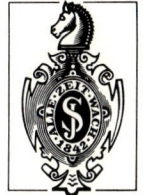

Michael Heberer · Bernulf Günther

Praxis der parenteralen und enteralen Ernährung in der Chirurgie

Mit 59 Abbildungen und 100 Tabellen

Springer-Verlag Berlin Heidelberg New York
London Paris Tokyo

Privatdozent Dr. med. Michael Heberer
Departement für Chirurgie, Kantonsspital Basel,
Spitalstraße 21, CH-4031 Basel

Professor Dr. med. Bernulf Günther
Chirurgische Klinik und Poliklinik,
Klinikum Großhadern,
Marchioninistraße 15, D-8000 München 70

ISBN 3-540-16276-3 Springer-Verlag Berlin Heidelberg New York
ISBN 0-387-16276-3 Springer-Verlag New York Heidelberg Berlin

Heberer, Michael: CIP-Titelaufnahme der Deutschen Bibliothek, Praxis der parenteralen und enteralen Ernährung in der Chirurgie/Michael Heberer; Bernulf Günther. – Berlin; Heidelberg; New York; London; Paris; Tokyo: Springer, 1988
ISBN 3-540-16276-3 (Berlin ...) Gb.
ISBN 0-387-16276-3 (New York ...) Gb.
NE: Günther, Bernulf:

Dieses Werk ist urheberrechtlich geschützt. Die dadurch begründeten Rechte, insbesondere die der Übersetzung, des Nachdrucks, des Vortrags, der Entnahme von Abbildungen und Tabellen, der Funksendung, der Mikroverfilmung oder der Vervielfältigung auf anderen Wegen und der Speicherung in Datenverarbeitungsanlagen, bleiben, auch bei nur auszugsweiser Verwertung, vorbehalten. Eine Vervielfältigung dieses Werkes oder von Teilen dieses Werkes ist auch im Einzelfall nur in den Grenzen der gesetzlichen Bestimmungen des Urheberrechtsgesetzes der Bundesrepublik Deutschland von 9. September 1965 in der Fassung vom 24. Juni 1985 zulässig. Sie ist grundsätzlich vergütungspflichtig. Zuwiderhandlungen unterliegen den Strafbestimmungen des Urheberrechtsgesetzes.

© by Springer-Verlag Heidelberg 1988
Printed in Germany

Die Wiedergabe von Gebrauchsnamen, Handelsnamen, Warenbezeichnungen usw. in diesem Werk berechtigt auch ohne besondere Kennzeichnung nicht zu der Annahme, daß solche Namen im Sinne der Warenzeichen- und Markenschutz-Gesetzgebung als frei zu betrachten wären und daher von jedermann benutzt werden dürften.

Produkthaftung: Für Angaben über Dosierungsanweisungen und Applikationsformen kann vom Verlag keine Gewähr übernommen werden. Derartige Angaben müssen vom jeweiligen Anwender im Einzelfall anhand anderer Literaturstellen auf ihre Richtigkeit überprüft werden.

Satz: Fotosatz Schmidt + Co., Weinstadt
Druck: Saladruck, Berlin; Bindearbeiten: Lüderitz & Bauer, Berlin
2124/3020/543210

Inhaltsverzeichnis

Vorwort		VII
1	**Indikation**	1
2	**Praxis**	9
	2.1 Parenterale Ernährung	9
	2.1.1 Hypokalorische parenterale Ernährung (Beispiel 1)	11
	2.1.2 Normokalorische parenterale Ernährung (Beispiele 2–4)	14
	2.1.3 Zusätze zu Infusionslösungen	21
	2.1.4 Kommerzielles Angebot an Kombinationslösungen	29
	2.2 Enterale Ernährung	34
	2.2.1 Bilanzierte Diäten	35
	2.2.2 Gastrale Ernährung (Beispiel 5)	37
	2.2.3 Jejunale Ernährung (Beispiel 6)	41
	2.2.4 Kombination von parenteraler und enteraler Ernährung zur postoperativen Ernährung (Beispiel 7)	44
	2.2.5 Überwachung bei enteraler Ernährung	48
	2.2.6 Zusätze zur enteralen Ernährung	48
	2.2.7 Medikamentengabe über Sonden	50
	2.2.8 Diäten für spezielle Anforderungen	51
	2.2.9 Bausteine der enteralen Ernährungstherapie	53
	2.2.10 Präparate zur Sondenernährung	59
3	**Kontroversen**	69
	3.1 Kalorienbedarf	69
	3.2 Aminosäurenbedarf und -muster	76
	3.3 Für und Wider der Zuckeraustauschstoffe	85
	3.4 Insulin in der parenteralen Ernährung	91
	3.5 Fettdiskussion	94
	3.6 Nährstoff- versus chemisch definierte Sondendiäten	103
	3.7 Ballaststoffe in der Sondenernährung	110
	3.8 Präoperative Ernährung	114
	3.9 Pro und Contra spezialisierter Ernährungsteams	119
	3.10 Problem der statistischen Signifikanz	122
4	**Krankheitsspezifische Aspekte**	129
	4.1 Polytrauma	129
	4.2 Verbrennungen	133
	4.3 Sepsis	150

4.4 Entzündliche Darmerkrankungen ... 155
4.5 Gastrointestinale Anastomoseninsuffizienz und Fisteln ... 162
4.6 Pankreatitis ... 169
4.7 Akutes Organversagen: Leber, Niere, Lunge ... 173
4.8 Tumorerkrankungen ... 181
4.9 Diabetes mellitus ... 188
4.10 Ambulante künstliche Ernährung ... 194

5 Technik ... 199
  5.1 Parenterale Zugänge ... 199
    5.1.1 Venenkathetermaterialien ... 199
    5.1.2 Venenkatheterarten ... 200
    5.1.3 Parenteraler Zugang/Insertionstechnik ... 202
    5.1.4 Katheterpflege ... 210
    5.1.5 Infusionstechnik ... 212
  5.2 Enterale Zugänge ... 214
    5.2.1 Sondenmaterialien ... 214
    5.2.2 Sondentypen ... 214
    5.2.3 Insertionstechnik ... 218
  5.3 Infusionsapparate ... 236

6 Komplikationen ... 243
  6.1 Parenterale Ernährung ... 243
    6.1.1 Punktionsabhängige Komplikationen ... 243
    6.1.2 Thrombotische Komplikationen ... 246
    6.1.3 Kathetersepsis ... 247
    6.1.4 Sonstige technische Komplikationen ... 249
    6.1.5 Metabolische Komplikationen ... 250
    6.1.6 Metabolische Überwachung ... 254
  6.2 Enterale Ernährung ... 259

7 Mangelernährung und Risiko ... 277
  7.1 Immunologische Faktoren ... 277
  7.2 Ernährungszustand und prognostische Indizes ... 295

8 Streß und künstliche Ernährung ... 331
  8.1 Postaggressionsstoffwechsel und Utilisation parenteraler Nährstoffe ... 331
  8.2 Verdauung und Resorption ... 347

9 Trends ... 375

10 Effektivität und Ergebnisse ... 385

11 Tabellarischer Anhang ... 395

12 Sachverzeichnis ... 399

Vorwort

Parenterale und enterale künstliche Ernährung sind aufwendige und keinesfalls risikofreie Behandlungsverfahren. Sie werden bei etwa 1/3 aller stationären chirurgischen Patienten eingesetzt. Daraus resultieren erhebliche Kosten. Aus ethischen und ökonomischen Gründen müssen deshalb Indikationen und Grundsätze der künstlichen Ernährung neuesten Erkenntnissen immer wieder angepaßt werden.

Im Klinikum Großhadern der Ludwig-Maximilians-Universität München mit insgesamt 1500 Betten entfielen 1986 10 % der Gesamtausgaben der zentralen Apotheke auf den Kauf von Diätetika und Infusionslösungen (2,9 Mio. DM) (Abb. 1). Etwa die Hälfte dieses Betrages wurde für Lösungen zur parenteralen Ernährung, nur etwa 7 % für Sondennahrung ausgegeben. Dabei muß allerdings berücksichtigt werden, daß Sondenernährung um fast die Hälfte billiger als eine vollständige parenterale Ernährung ist.

Die Ausgabenverteilung an einer chirurgischen Klinik entspricht nicht notwendigerweise der des Gesamtklinikums. Das Departement Chirurgie der Universität Basel umfaßt neben der Allgemeinchirurgie die neurochirurgische, orthopädische, herz- und thoraxchirurgische, urologische sowie die plastisch-wiederherstellende Klinik. In diesem 435 Betten umfassenden Bereich wurden 1986 für Parenteralia und Sondenernährung 600000 Schweizer Franken ausgegeben, da-

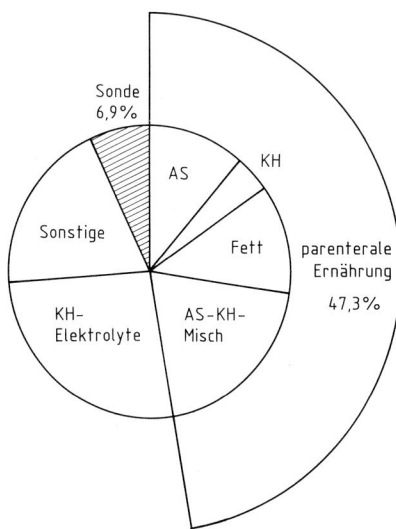

Abb. 1. Ausgaben des Klinikums Großhadern der Ludwig-Maximilians-Universität München (2.937.219,–DM) für Infusionslösungen und Sondennahrung im Jahr 1986. (*AS* Aminosäuren, *KH* Kohlenhydrate)

von 22 % für die parenterale Ernährung und 14 % für die Sondenernährung (Abb. 2). Mit 43 % entfiel am Chirurgischen Departement des Kantonsspitals Basel ein besonders großer Anteil der Ausgaben auf Kohlenhydrat-Elektrolyt-Lösungen. Die Anwendung dieser Lösungen reduziert in der postoperativen Phase zwar die Gluconeogenese aus Aminosäuren und stellt insofern ein proteinsparendes Regime dar. Da keine Aminosäurenlösungen gegeben werden, wird dieses Regime aber nicht als Ernährungstherapie klassifiziert.

Eine nochmals andere Perspektive ergibt die Analyse einer einzelnen Abteilung (Abb. 3). Auf einer ausgewählten chirurgischen Station im Klinikum Großhadern wurden 1986 insgesamt 678 Patienten behandelt. Bei 452 Operierten erfolgte lediglich eine Infusionbehandlung (66,6 %), die wiederum aufgrund fehlender Verwendung von Aminosäuren von der künstlichen Ernährung abgegrenzt wurde. 226 Patienten (34,4 %), die über eine Kohlenhydrat-Elektrolyt-Lösung hinausgehend auch Aminosäuren infundiert bekamen, wurden als künstlich ernährt klassifiziert. Von dieser Gruppen wurden 181 Patienten (26,7 %) kurz- bis mittelfristig hypokalorisch ernährt, eine vollständige parenterale Ernährung erhielten 29 Patienten (5,8 %). 21 Kranke wurden bereits präoperativ vollständig parenteral ernährt; bei 12 Patienten wurde die Ernährung bereits vor Verlegung auf die Chirurgie in den medizinischen Kliniken des Hauses begonnen (3,1 %).

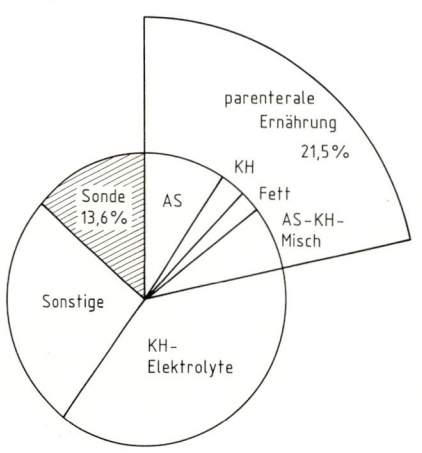

Abb. 2. Ausgaben der Chirurgischen Universitätsklinik Basel (602.980,– SFr) für Infusionslösungen und Sondennahrung im Jahr 1986. (*AS* Aminosäuren, *KH* Kohlenhydrate)

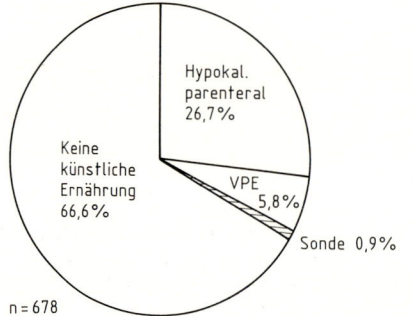

Abb. 3. Praxis der künstlichen Ernährung auf einer allgemeinchirurgischen Station der Chirurgischen Klinik im Klinikum Großhadern im Jahr 1986. (*VPE* vollständige parenterale Ernährung)

Nur 6 Patienten (0,9 %) erhielten eine Sondenernährung. Indikation und Durchführung der künstlichen Ernährung erfolgte durch Ärzte und Pflegepersonal der Station. Bei der Aufstellung nicht berücksichtigt wurden Operierte, die nach großen Eingriffen oder bei postoperativen Komplikationen auf der chirurgischen Intensivstation behandelt wurden.

Diese Beispiele dürfen nicht verallgemeinert werden: Auf neurochirurgischen Abteilungen ist der Anteil sondenernährter Patienten naturgemäß höher als auf urologischen Stationen, und abdominalchirurgische Abteilungen oder Intensivstationen werden einen größeren Bedarf an Parenteralia haben als etwa orthopädisch-traumatologische Stationen. Trotzdem, in einer chirurgischen Klinik bedürfen insgesamt etwa 30–50 % der stationären Patienten künstlicher Ernährung.

Die Beispiele belegen darüber hinaus, daß die Praxis der künstlichen Ernährung an den Kliniken der Autoren zumindest 1986 den aktuellen Vorstellungen zur künstlichen Ernährung nicht voll entsprach: Der geringe Anteil der Sondenernährung in der Münchner Klinik steht im Gegensatz zu dem Ziel, die enterale Ernährung wegen weniger gravierenden Komplikationen und günstigerem Preis wenn immer möglich zu bevorzugen (Kap. 1), und die anteilsmäßig geringen Aufwendungen für Fettemulsionen an der Basler Klinik weisen darauf hin, daß dem Anspruch der dualen kalorischen Versorgung bei vollständiger parenteraler Ernährung durch Fett und Kohlenhydrate nicht immer entsprochen wurde (Kap. 3.5).

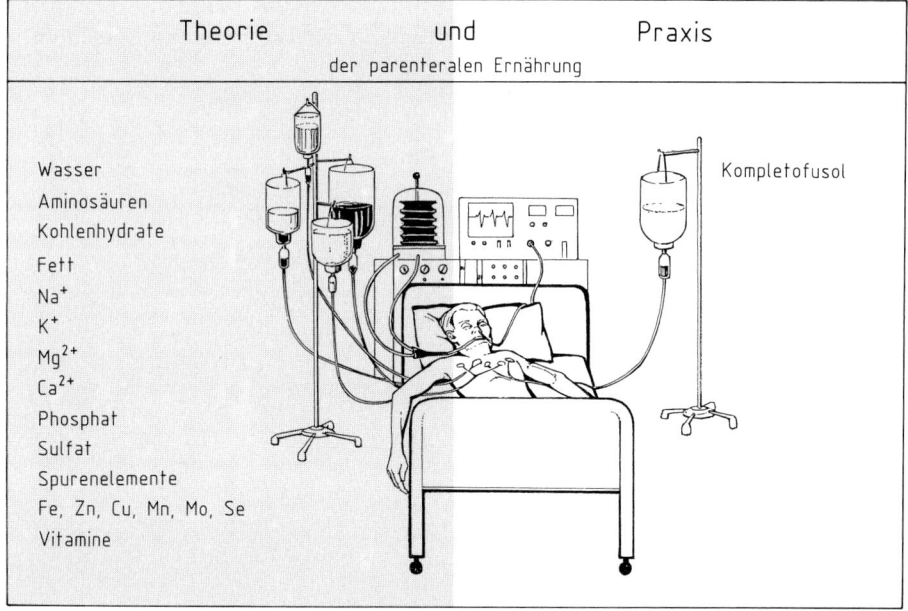

Abb. 4. Theorie und Praxis der künstlichen Ernährung. [Aus: Seeling W et al. (1980) Grundvoraussetzungen zur Erhaltung der Homöostase – Wasser, Elektrolyte, Spurenelemente und Vitamine. In: Ahnefeld TW, Holm E, Kleinberger G (Hrsg) Klinische Ernährung. Zuckschwerdt, München, Bd 1, S 20–30]

Die Analyse zeigt auch, daß die künstliche Ernährung als wichtiges Teilgebiet der perioperativen Patientenversorgung zum Aufgabenbereich des Chirurgen gehört. Anspruch und Möglichkeiten der künstlichen Ernährung bei operierten und verunfallten Patienten haben klinische Forschung und Grundlagenwissenschaften stimuliert und zu exponentiell wachsendem Wissen über die Wechselwirkungen von künstlicher Ernährung und Stoffwechsel geführt. Die Hersteller künstlicher Ernährung wurden zur Entwicklung immer neuer Produkte veranlaßt. Der Kliniker steht damit vor einem schwer übersehbaren Angebot an Produkten zur künstlichen Ernährung.

Der Wunsch, der komplexen Theorie der künstlichen Ernährung eines chirurgischen Patienten in der Praxis mit einem einfachen „Kompletofusol" gerecht zu werden (Abb. 4), ist Illusion. Die praktische Ernährunstherapie gerade der perioperativen Phase, setzt Kenntnisse zu Postaggressionsstoffwechsel und Verwertung applizierter Nährstoffe voraus und erfordert eine kritische Bewertung der komerziell angebotenen Präparate. Mit dem vorliegenden Buch wurde versucht, den heutigen Kenntnisstand zusammenzufassen. Das Buch wurde von Chirurgen für Chirurgen mit dem Ziel geschrieben, einen Beitrag für die tägliche klinische Praxis zu leisten.

Die Autoren danken Herrn Prof. K. H. Bässler, Mainz, Herrn Dr. A. Bodoky, Basel, Herrn Dr. M. Ernst, Borstel, Herrn Dr. W. Hartel, München, Herrn Dipl.-Ing. P. Iwatschenko, Neunkirchen, und Herrn Prof. H. K. Selbmann, Tübingen, für wichtige Verbesserungsvorschläge. Ohne den außerordentlichen Einsatz unserer Sekretärinnen, Frau M. Dürr und Frau B. Galamb, hätte das Buch nicht entstehen können. Dem Springer-Verlag danken wir für Beratung und Durchsicht der Manuskripte sowie für das pünktliche Erscheinen des Buches.

Basel und München, im März 1988
M. Heberer
B. Günther

1 Indikation

Für den eiligen Leser

> Mangelernährung, Dauer der Nahrungskarenz, Funktion des Gastrointestinaltrakts, Verwertung der angebotenen Nährstoffe in Abhängigkeit von der Stoffwechsellage sowie mögliche Nebenwirkungen und Risiken bestimmen im Wesentlichen die Indikation zur künstlichen Ernährung. Im Regelfall werden mangelernährte Patienten vor elektiven Eingriffen sowie Operierte und Verunfallte mit einer Nahrungskarenz von mehr als 3 Tagen künstlich ernährt. Darüber hinaus bestehen spezielle Indikationen (Kap. 4.1 bis 4.10).
> Die künstliche Ernährung versteht sich v. a. als adjuvante Therapiemaßnahme. Sie kann ferner Ersatz einer auf Zeit oder Dauer unmöglichen oralen Nahrungsaufnahme sein. Eine primäre therapeutische Wirkung ist bei enterokutanen Fisteln gesichert, bei entzündlichen Darmerkrankungen und einigen weiteren Indikationen Gegenstand der klinischen Forschung. Bei fortgeschrittenem, inkurablem Tumorleiden wird die Indikation zur künstlichen Ernährung mehr unter sozialen und karitativen als unter medizinischen Aspekten gestellt.

Bei Operationen und nach Unfällen wird die Indikation zur künstlichen Ernährung gestellt, um Morbidität und Letalität der zugrundeliegenden Erkrankung zu reduzieren (medizinische Indikation). Darüber hinaus kann die Indikation mit der ärztlich-moralischen Pflicht zur Verbesserung der Lebensqualität bei inkurablem Leiden begründet werden (soziale Indikation).

Medizinische Indikation

Mangelernährung als Risikofaktor chirurgischer Patienten sowie eine Risikominderung durch perioperative Ernährungstherapie sind gut belegt (Kap. 10) (Studley 1936; Mullen et al. 1980; Müller et al. 1982; Koretz 1986; Shanbhogue et al. 1987). Künstliche Ernährung kann die postoperative Komplikationsrate senken und stellt gelegentlich sogar die Voraussetzung zur Durchführung eines Eingriffs dar. Die medizinische Indikation ist somit rational begründet.

Dieser *adjuvante Einsatz* der künstlichen Ernährung bei Mangelernährung stellt eine häufige Indikation dar. Darüber hinaus kann künstliche Ernährung die physiologische Nahrungsaufnahme bei anatomischem oder funktionellem Verlust des Dünndarms teilweise oder vollständig ersetzen *(Substitution)* (Kap. 4.10, 10). Schließlich fehlt es in der Chirurgie nicht an Versuchen, künstliche Ernährung als *primäre,* also *kausale Therapie* einzusetzen. Dies gilt besonders für die Behandlung enterokutaner Fisteln und des M. Crohn (Kap. 4.4, 4.5, 10).

Im einzelnen werden Indikation, Dauer der künstlichen Ernährung und Ernährungsregime neben dem Ernährungszustand von der wahrscheinlichen Dauer der Nahrungskarenz, der Funktion des Gastrointestinaltrakts, der zu erwartenden Verwertung angebotener Nährstoffe sowie den möglichen Nebenwirkungen und Risiken der Ernährungstherapie bestimmt.

Bestimmung von Mangelernährung und nutritivem Risiko

Prognose und therapeutische Belastbarkeit eines Patienten können bei entsprechender Erfahrung des Arztes klinisch beurteilt werden (Baker et al. 1982). Verbesserte Interventionsmöglichkeiten beim Risikopatienten (Antibiotika, Intensivmedizin, Ernährungstherapie) haben aber die Suche nach quantitativen, objektiven und eindeutig dokumentierbaren Kriterien des Ernährungszustandes stimuliert.

Heute gestatten anthropometrische Parameter, chemische Analysen in Serum und Urin sowie immunologische Kriterien eine quantitative Bestimmung von Körperzusammensetzung und wichtigen abhängigen Funktionen (Kap. 7.2). Die Befunde dieser Untersuchungen korrelieren mit der postoperativen Komplikationswahrscheinlichkeit (Mullen et al. 1980; Baker et al. 1982).

Zur Diagnose der klinisch relevanten Mangelernährung sind allerdings in der Praxis wenige und einfache Kriterien ausreichend (Kap. 7.2). Für alle Patienten, die sich operativen Eingriffen unterziehen müssen, wird die klinische Beurteilung von Ernährungs- und Allgemeinzustand, die Erhebung anamnestischer Angaben zur Gewichtsentwicklung der zurückliegenden Wochen bis Monate und eine klinische Untersuchung unter nutritiven Gesichtspunkten, die den Zustand der Skelettmuskulatur, Hautturgor und Ödeme, Lebergröße und Veränderungen von Haut und Haaren (Vitamin- und Spurenelementmangel) erfaßt, empfohlen. Als Laborparameter ist die Bestimmung des Serumalbuminspiegels zunächst ausreichend:

Ungewollter *Gewichtsverlust* von mehr als 10 % des üblichen Körpergewichts und ein *Serumalbuminspiegel* unter 30 g/l sind objektive Kriterien der Mangelernährung und eines erhöhten nutritiven Risikos (Tabelle 1.1).

Tabelle 1.1. Klinisches Minimalprogramm zur Erfassung und Objektivierung des mangelernährten Risikopatienten

1.	Klinischer Blick: Beurteilung von Ernährungs- und Allgemeinzustand
2.	Anamnese: Unbeabsichtigter Gewichtsverlust von mehr als 10 % des üblichen Körpergewichts
3.	Körperliche Untersuchung unter nutritiven Aspekten: Muskulatur, Turgor, Ödeme, Lebergröße, Haut- und Haarauffälligkeiten (Hinweise auf Vitamin- und Spurenelementmangel)
4.	Laboruntersuchung: Serumalbumin unter 30 g/l

1 Indikation

Nahrungskarenz

Die Nahrungskarenz korreliert vor allem nach abdominalchirurgischen Eingriffen mit dem Ausmaß der Operation. Bei unkompliziertem Verlauf und mittleren Eingriffen (Magenteilresektion) wird nach 3 – 4 Tagen, bei größeren Eingriffen (Gastrektomie) nach etwa 1 Woche mit dem oralen Nahrungsaufbau begonnen. Dabei muß berücksichtigt werden, daß der Beginn einer oralen Nahrungszufuhr keinesfalls mit einer ausreichenden Ernährung identisch ist. Die Zeitspanne zwischen Operation und bedarfsdeckender oraler Nahrungsaufnahme liegt nach Magenteilresektion im Mittel bei 8 Tagen, nach vollständiger Gastrektomie durchschnittlich bei 11,5 Tagen und nach Ösophagektomie bei 16 Tagen. Auch nach ausgedehnten Eingriffen am unteren Intestinaltrakt (Kolonresektionen) vergehen postoperativ im Mittel 9 Tage, bis eine bedarfsdeckende orale Ernährung erreicht wird (Heberer et al. 1987). Während der Dauer der Nahrungskarenz ist zumindest eine nutritive Unterstützung durch eine periphervenöse hypokalorische parenterale Ernährung angezeigt. Muß bei schlechtem Ernährungszustand und ausgedehntem Eingriff mit eher längerer Dauer unzureichender oraler Ernährung gerechnet werden, so ist die vollständige parenterale Ernährung oder bei intraabdominalen Eingriffen auch die prophylaktische Anlage einer Katheterjejunostomie angezeigt. Es wird dann eine kombinierte parenteral-enterale postoperative Ernährung aufgebaut (Kap. 2.2, Beispiel 7).

Funktion des Gastrointestinaltrakts

Bei funktionsfähigem Gastrointestinaltrakt ist die Sondenernährung grundsätzlich der parenteralen Ernährung vorzuziehen (Williamson 1984). Postoperativ ist die Funktion einzelner Abschnitte des Magen-Darm Traktes unterschiedlich lange vermindert (Kap. 8.2). Funktionseinschränkungen von Magen und Dickdarm können länger als 96 Stunden dauern, die resorptive Funktion des Dünndarms ist hingegen postoperativ kaum beeinträchtigt. Deshalb stellt die jejunale Ernährung in Kombination mit einem hypokalorischen parenteralen Regime nach ausgedehnten abdominalen Eingriffen eine Alternative zur zentralvenösen vollständigen parenteralen Ernährung dar (Kap. 2, Beispiele 3 und 7, Kap. 10).

Ist bei funktionsfähigem Gastrointestinaltrakt mit einer längeren Nahrungskarenz zu rechnen (Schädel-Hirn-Trauma), so empfiehlt sich eine gastrale oder jejunale Sondenernährung (Kap. 2.2, Beispiel 5, Kap. 4.1).

Verwertung künstlicher Ernährung in Hunger- und Streßstoffwechsel

Die Katabolie des Hungerstoffwechsels kann durch Nahrungsaufnahme aufgehoben werden. Die Verwertung angebotener Nährstoffe ist nicht gestört. Ein stufenweiser Aufbau (Adaptation des Organismus an die künstliche Ernährung) ist nicht erforderlich.

Die Katabolie des Postaggressionsstoffwechsels ist hingegen hormonell fixiert und kann mit einer Ernährungstherapie nicht durchbrochen werden (Kap. 8.1). Die Streßhormone verursachen eine Verwertungsstörung angebotener Nährstoffe. Metabolische Komplikationen, insbesondere die Hyperglykämie sind in dieser labilen Stoffwechselsituation häufig. Deshalb ist in der frühen postoperativen Phase ein stufenweiser Aufbau der künstlichen Ernährung (Adapationsphase) erforderlich (Kap. 2.1, Beispiel 3).

Nebenwirkungen und Risiken

Parenterale und enterale Ernährung sind nicht frei von Nebenwirkungen und Gefahren (Kap. 6.1 und 6.2). Bei der Indikation zur parenteralen Ernährung müssen besonders die septischen Komplikationsmöglichkeiten peripherer und zentralvenöser Katheter in Rechnung gestellt werden (Kap. 6.1). Bei Sondenernährung sind gastrointestinale Nebenwirkungen häufig (Kap. 6.2).

Für die parenterale Ernährung bestehen grundsätzliche Kontraindikationen nur im Schock oder bei kardiorespiratorischer Instabilität, die jegliche Substratverwertung und damit auch jede Zufuhr ausschließen. Für die enterale Ernährung stellen Ileus, Subileus und kardiorespiratorische Instabilität Kontraindikationen dar.

Die künstliche Ernährung ist kostenintensiv (Detsky und Jeejeebhoy 1984). Dies gilt für parenterale und enterale Ernährung gleichermaßen. Kosten entstehen durch Verbrauch von Nährstoffen, Sonden, Kathetern und Überleitungssystemen, durch Infusionspumpen und Laborkontrollen, aber auch als Personalkosten.

Soziale Indikation

Bei fortgeschrittenem Tumorleiden, das chirurgischer, radiologischer oder zytostatischer Therapie nicht mehr zugänglich ist, wird die Verschlechterung des Ernährungszustands infolge reduzierter Nahrungsaufnahme und tumorinduzierter Stoffwechselveränderungen zum Stigma der malignen Grunderkrankung. Damit liegt nicht nur für den Laien der Fehlschluß nahe, die Mangelernährung sei Ursache der raschen Progredienz des Grundleidens. Unabhängig von der Erfolgsaussicht bei der Behandlung der Grundkrankheit entspricht die Indikation zur Ernährungstherapie in dieser Situation der karitativen Intention ärztlichen Handelns. Oftmals kann eine Verbesserung des subjektiven Befindens durch die künstliche Ernährung erreicht werden, auch wenn die Überlebenszeit nicht zu verlängern ist (Fischer 1984). Zu welchen Teilen diese Wirkung somatischen Effekten oder der Erfahrung des Patienten, daß eine Behandlung stattfindet (Plazeboeffekt), zuzuschreiben ist, bleibt offen.

Indikationen zur künstlichen Ernährung in der Chirurgie (Tabelle 1.2)

1. Mangelernährte Patienten vor elektiven Eingriffen

Im Vordergrund steht der reduzierte Ernährungszustand, der durch einen unbeabsichtigten Gewichtsverlust von mehr als 10 % des üblichen Körpergewichts und einen Albuminspiegel von < 30 g/l objektiviert werden kann (Tabelle 1.1). Der Hungerstoffwechsel dieser Patienten erlaubt infolge normaler Verwertung angebotener Nährstoffe die sofortige vollständige künstliche Ernährung. Auch bei funktionierendem Gastrointestinaltrakt wird in der Regel eine einwöchige präoperative parenterale Ernährung durchgeführt (Kap. 2.1, Beispiel 2, Kap. 3.8).

1 Indikation

Tabelle 1.2. Indikationen zur künstlichen Ernährung

Indikationen	Determinanten				Künstliche Ernährung	Einschränkungen	
	Orale Nahrungskarenz	Gastrointestinale Funktion	Stoffwechsellage	Ernährungszustand		Nebenwirkungen	Zusätzliche Kosten
Präoperativ vor großen elektiven Eingriffen	Keine	+	Normal	+	Keine	–	–
	–	–	Hunger	–	VPE mindestens 1 Woche	↑↑	↑↑
Postoperativ							
1) Geringes OP-Trauma (Vagotomie, Cholecystektomie)	Bis 3 Tage	(+)	Streß	+	Glukose (150g/Tag) Elektrolytersatz	–	–
				–	Hypokalorische parenterale Ernährung	↑	↑
2) mittlere Eingriffe (Magenteil-, Kolonresektion)	Bis 7 Tage	(+)	Streß	+	VPE	↑↑	↑↑
				–			
3) Große Eingriffe (Gastrektomie, Ösophagektomie)	Über 7 Tage	(+)	Streß	+/–	oder kombinierte parenterale und enterale Ernährung	↑	↑
Spezielle Indikationen (z.B. Verbrennung, M. Crohn)	Krankheitsspezifische Indikationen (Kapitel 4)						

2. Operierte Patienten

Bei *kurzer oraler Nahrungskarenz (bis 3 Tage)* ist in der Regel unabhängig vom Ausmaß der Operation keine künstliche Ernährung erforderlich. In diese Gruppe fallen die meisten Patienten nach allgemeinchirurgischen (Cholezystektomie, Appendektomie), thoraxchirurgischen, unfallchirurgischen sowie nach gefäßchirurgischen Eingriffen.

Bei *mittelfristiger oraler Nahrungskarenz (4 – 6 Tage)* und mittleren Eingriffen (Magenteilresektion) ist eine eiweißsparende, hypokalorische parenterale Ernährung indiziert (Kap. 2.1, Beispiel 1).

Bei mangelernährten Patienten dieser Gruppe muß für längere Zeit mit einer unzureichenden oralen Ernährung gerechnet werden. Deshalb wird eine vollständige parenterale Ernährung aufgebaut (Kap. 2.1, Beispiel 3).

Nach *größeren Abdominaleingriffen* (Gastrektomie) ist regelhaft mit einer mehr als einwöchigen oralen Nahrungskarenz zu rechnen. Deshalb wird unabhängig vom Ernährungszustand eine vollständige parenterale Ernährung aufgebaut (Kap. 2.1, Beispiel 3.). Als Alternative kommt die Kombination von jejunaler und parenteraler Ernährung in Betracht (Kap. 2.2, Beispiel 7), weil der Dünndarm von der postoperativen Atonie kaum betroffen ist.

3. Spezielle Indikationen

Indikationen zur künstlichen Ernährung bei speziellen Krankheitsbildern werden in einem eigenen Kapitel behandelt (Kap. 4). Bei mehrfach verletzten Patienten, insbesondere mit gleichzeitigem Schädel-Hirn-Trauma, hat die Sondenernährung einen höheren Stellenwert als bei elektiv operierten Patienten (Kap. 2 und 4.1, Beispiel 5). Die Problemaktik der primären Ernährungstherapie bei enterokutanen Fisteln, entzündlichen Darmerkrankungen und der Pankreatitis wurde bereits angesprochen (Kap. 4.4, 4.5 und 4.6). Die Überlegungen zur künstlichen Ernährung von Tumorpatienten werden ebenfalls weiter ausgeführt (Kap. 4.10). Weiterhin werden die Besonderheiten der künstlichen Ernährung bei Patienten mit eingeschränkter Organfunktion und Diabetes mellitus diskutiert (Kap. 4.7. und 4.9). Speziellen Aspekte der künstlichen Ernährung bei septischen Patienten (Anpassung der Ernährungstherapie an die jeweilige Stoffwechsellage), nach Verbrennungen (hoher Kalorienbedarf) sowie bei funktionellem und anatomischem Kurzdarm (Substitution der physiologischen Ernährung, Induktion der Adaptation des verbleibenden Intestinaltrakts durch frühzeitige Gabe enteraler Supplemente) sind in weiteren Kapitel besprochen (Kap. 4.2, 4.3 und 4.10).

Literatur

Baker JP, Detsky AS, Wessen D (1982) Nutritional assessment: A comparison of clinical judgement and objective measurements. N Engl J Med 306: 969-972

Detsky AS, Jeejeebhoy KN (1984) Cost-effectiveness of preoperative parenteral nutrition in patients undergoing major gastrointestinal surgery. JPEN 8: 632-637

Fischer JE (1984) Adjuvant parenteral nutrition in the patient with cancer. Surgery 96: 578-580

Heberer M, Bodoky A, Iwatschenko P, Harder F (1987) Indications for needle catheter jejunostomy in elective abdominal surgery. Am J Surg 153: 545-552

Koretz RL (1986) Nutritional support: how much for how much? Gut 27: 85-95

Müller JM, Brenner U, Dienst C, Pichlmaier H (1982) Preoperative parenteral feeding in patients with gastrointestinal carcinoma. Lancet I: 68-71

Mullen J, Buzby GP, Matthews DC, Smale BF, Rosato EF (1980) Reduction of operative morbidity and mortality by combined preoperative and postoperative nutritional support. Ann Surg 192: 604-613

Shanbhogue LKR, Chwals WJ, Weintraub M, Blackburn GL, Bistrian BR (1987) Parenteral nutrition in the surgical patient. Br J Surg 74: 172-180

Studley HO (1936) Percentage of weight loss: A basic indicator of surgical risk in patients with chronic peptid ulcer. JAMA 106: 458-460

Williamson RCN (1984) Disuse atrophy of the intestinal tract. Clin Nutr 3: 169-170

2 Praxis

2.1 Parenterale Ernährung

Definitionen

Prinzipiell unterscheidet man die vollständige oder totale von der proteinsparenden oder partiellen parenteralen Ernährung. Da die Applikation der vollständigen parenteralen Ernährung wegen ihrer hohen Osmolalität an einen zentralvenösen Katheter („Kavakatheter") gebunden ist, wird synonym auch der Begriff „zentralvenöse Ernährung" verwendet. Aufgrund der vollständigen Kalorienzufuhr bei der zentralvenösen Ernährung findet man auch den Begriff „normokalorische parenterale Ernährung". Da sich die Vorstellungen über Kalorienbedarf und -angebot der künstlichen Ernährung grundlegend geändert haben, sind Begriffe wie Hyperalimentation oder hyperkalorische parenterale Ernährung heute gegenstandslos.

Die Zufuhrmöglichkeit der proteinsparenden parenteralen Ernährung über eine periphere Vene bedingt die Bezeichnung „periphervenöse Ernährung". Das reduzierte Kalorienangebot führte auch zum Ausdruck „hypokalorische parenterale Ernährung".

Nährstofflösungen

Für die parenterale Ernährung sind Mononährstofflösungen, Kombinations- bzw. Komplettlösungen und ein zunehmendes Angebot an Gesamtnährlösungen auf dem Markt. Eine Übersicht mit Definitionen, Vor- und Nachteilen der verschiedenen Nährlösungen zeigt Tabelle 2.1.

Bei der Ernährung nach dem „Bausteinprinzip" werden die *Mononährstofflösungen*, Kohlenhydrate, Aminosäuren und Fett, getrennt infundiert. In der Regel enthalten die Kohlenhydrat- oder Aminosäurenlösungen die notwendigen Elektrolyte. Vitamine und Spurenelemente werden den in Abb. 2.4 und 2.5 (S. 25) aufgeführten Dosisrichtlinien entsprechend zugemischt. Diese Art der vollständigen parenteralen Ernährung erlaubt die beste Anpassung an die individuellen Bedürfnisse eines Patienten. Dies ist besonders beim Risikopatienten der Intensivtherapie von Vorteil.

Nachteilig ist der infusionstechnische Aufwand mit Parallelinfusionen, mehreren Infusionspumpen und der Gefahr der Kontamination bei Zumischung und Infusionswechsel.

Von der Industrie angebotene *Komplettlösungen,* besser als *Kombinationslösungen* bezeichnet, enthalten in der Regel Kohlenhydrate, Aminosäuren und Elektrolyte in unterschiedlichen Konzentrationen. Sie können für hypo- und

Tabelle 2.1. Übersicht über Nährstofflösungen zur parenteralen Ernährung

Nährstofflösung	Vorteile	Nachteile	Indikation
Monokomponentenlösungen („Bausteinprinzip") – Kohlenhydrate – Aminosäuren – Fett	Individuelle Anpassung, rasche Änderung von Zusammensetzung und Dosierung	Aufwendige Infusionstechnik (Parallelinfusion, Mehrlumenkatheter etc.)	Normokalorische Ernährung Risiko-/Intensivpatienten
Kombinationslösungen („Komplettlösungen", „Kompaktlösungen", „3-l-Konzepte") Kohlenhydrate + Aminosäuren	Einfachere Infusionstechnik, geringeres Infektionsrisiko, bei Zuckeraustauschstoffen geringer Überwachungsaufwand	Keine „vollständige" parenterale Ernährung (Fett, Vitamine, Spurenelemente fehlen), keine individuelle Anpassung	Hypokalorische und normokalorische Standardernährung
Gesamtnährlösungen „All-in-one-(AIO-)Lösungen" Glukose + Aminosäuren + Fett + Elektrolyte + Vitamine + Spurenelemente	Einfache Infusionstechnik, geringes Infektionsrisiko	Investition hoch, noch auf größere Zentren beschränkt	Normokalorische Ernährung, besonders Langzeiternährung (ambulante Ernährung)

normokalorische parenterale Ernährung verwendet werden. Bei Parallelinfusion von Fett stellen sie heute die Basis der vollständigen parenteralen Ernährung in der Praxis dar.

Die notwendige Parallelinfusion der Kohlenhydrat-Aminosäuren-Komponente einerseits und des Fetts andererseits macht den Einsatz von 2 Infusionspumpen sinnvoll (Kap.5.1).

Von den Kombinationslösungen sind die *Gesamtnährlösungen* oder *All-in-one-solutions* (AIO) als eigentliche „Komplettlösungen" abzugrenzen. In Zukunft werden Gesamtnährlösungen wohl eine beherrschende Stellung in der vollständigen parenteralen Ernährung einnehmen. Ihr Vorteil liegt v.a. in der einfachen und damit risikoarmen Infusionstechnik. Die Mischung von Kohlenhydraten, Aminosäuren und Fett macht die technisch aufwendige Parallelinfusion überflüssig. Bei Abfüllung des Tagesbedarfs in 3-l-Gefäßen werden Manipulationen an zentralvenösen Kathetern und Infusionsgeräten auf ein Minimum reduziert.

Immer mehr Hersteller von Parenteralia geben an, welche ihrer Produkte und in welcher Dosierung diese zur Mischung von Gesamtnährlösungen verwandt werden können. Außerdem liefern sie entsprechende Geräte zur Mischung und Applikation der Gesamtnährlösungen.

2.1.1 Hypokalorische parenterale Ernährung (Proteinsparende parenterale Ernährung/Periphervenöse Ernährung) (Beispiel 1)

Für den eiligen Leser

Ziel dieser Ernährung ist eine Reduktion des Eiweißverlusts durch Substitution des täglichen Eiweißbedarfs von 1,0 – 1,5 g Aminosäuren pro kg Körpergewicht und Tag sowie ein Ersatz der Glukosemindestmenge, die der Organismus bei fehlender Kohlenhydratzufuhr zur Versorgung der Gewebe in 24 h produzieren muß, also etwa 150 – 200 g/d bzw. 2 g/kg KG · d. Verwendet werden sollten sog. Kombinations- oder Komplettlösungen (3-l-Konzepte), die eine 3-3,5%ige Aminosäurenlösung mit einer 5 bis 6%igen Kohlenhydratlösung kombinieren. Es muß darauf geachtet werden, daß der Vorteil weitgehenden Elektrolytersatzes in solchen Lösungen mit einer Steigerung der Osmolalität und einer Minderung der Venenverträglichkeit einhergeht. Indikation für die hypokalorische parenterale Ernährung ist v.a. die kurzfristige postoperative Ernährung, die unmittelbare postoperative Ernährung in der Phase der Gluko severwertungsstörung bis zum Beginn einer normokalorisch parenteralen Ernährung und die Supplementierung einer frühen postoperativen jejunalen Sondenernährung. Die Verwendung von Zuckeraustauschstoffen als Kohlenhydrate macht eine metabolische Überwachung auch unmittelbar postoperativ überflüssig. Mögliche Nachteile einer Fruktoseunverträglichkeit können durch eine nur Xylit enthaltende Infusionslösung heute umgangen werden. Eine Infusionspumpe ist nicht notwendig.

In der Praxis (Beispiel 1) werden 3 l einer kommerziell angebotenen Kombinationslösung (sog. 3-l-Konzept) infundiert (Präparate s.Tabelle 2.6 und 2.7). Wegen des postoperativ erhöhten Wasserbedarfs sind 2-l-Konzepte in der Chirurgie ungünstiger. Hypokalorische Infusionslösungen können bis zu einer Osmolalität von 900 mosmol/l über Venülen periphervenös appliziert werden. Bei Vorhandensein eines zentralvenösen Katheters (intraoperatives Kreislaufmonitoring) kann dieser auch postoperativ zur Infusion hypokalorischer Nährlösungen verwendet werden.

Die bei hypokalorischer Ernährung angebotene Kohlenhydratmenge von etwa 150g/Tag (2g/kg KG · d) entspricht der Glukosemindestmenge, die der Organismus täglich zur Versorgung jener Gewebe bereitstellen muß, die nur Glukose verwerten können (Fekl 1969; Dölp et al. 1978; Löhlein et al. 1979; Löhlein 1984). Bei der Zufuhr dieser täglichen Kohlenhydratmindestmenge geht man davon aus, daß der Rest des Kalorienbedarfs aus den körpereigenen Fettdepots gedeckt wird (Löhlein u. Zwick 1981). Dies ist jedoch nur möglich, wenn das Kohlenhydratangebot ca. 150 g/d beträgt, da sonst die kohlenhydratinduzierte Insulinfreisetzung die Lipolyse als Grundprinzip der hypokalorischen Ernährung aufhebt oder zumindest beeinträchtigt. Da die Insulinfreisetzung bei Zuckeraustauschstoffen geringer als bei Glukose ist, werden diese bevorzugt (Kap. 3.3) (Löhlein u. Zwick 1981; Georgieff et al. 1985). Es versteht sich, Zuckeraustauschstoffe nicht bei Säuglingen, Kleinkindern und bewußtlosen Patienten we-

Beispiel 1

Postoperative hypokalorische (periphervenöse) Ernährung

Indikation:	Bei Nahrungskarenz für einige Tage nach mittleren Abdominaleingriffen, z.B. Magenteilresektion
Prinzip:	periphervenöser Zugang; Osmolalität bei periphervenöser Applikation sollte < 900 mosmol/l sein, Kohlenhydratdosis unter 200g/d; vorzugsweise Zuckeraustauschstoffe; Aminosäuren: 1,5g/kg KG · d
Standardregime:	3-l-Konzept (Präparateübersicht s. Tabellen 2.6 und 2.7). Gewichtsbezogene Dosierung von Kohlenhydraten und Aminosäuren nicht notwendig (*KH* Kohlenhydrate, *AS* Aminosäuren, *S* Sorbit, *X* Xylit, *BZ* Blutzucker)

Tag	ml/d	AS [g/d]	Kohlenhydrate Art	Dosis [g/d]	Laborkontrollen[b]
1	3000[a]	105	S+X	150	BZ
2	↓	↓	↓	↓	Keine
3	↓	↓	↓	↓	Keine
4	↓	↓	↓	↓	Keine
5	↓	↓	↓	↓	Keine

Relative Substratzufuhr: Zufuhr in Gramm bezogen auf 70 (60/80) kg KG · d

Tag	KH [g/kg · d]	AS [g/kg · d]
1	2,1 (2,5/1,9)	1,5 (1,75/1,3)
2	↓	↓
3	↓	↓
4	↓	↓
5	↓	↓

[a] Z.B. Periplasmal S – 3,5; weitere Präparate **s. Tabellen 2.6 und 2.7**
[b] Bei Glukose tägliche Blutzuckerkontrollen empfehlenswert.

2.1 Parenterale Ernährung

gen einer möglichen Fruktoseintoleranz zu geben. Vor der Infusion von Zuckeraustauschstoffen muß eine mögliche Fruktoseintoleranz durch die Frage nach der Verträglichkeit von Obst ausgeschlossen werden. Bei Verwendung einer Infusionslösung die nur Xylit enthält, kann diese Problematik umgangen werden (Fekl 1969; Freeman et al. 1977; Dölp et al. 1978; Georgieff et al. 1985). Bei Verwendung von Xylit in periphervenösen Lösungen wird die maximale Dosis von 3 g/kg · d dieses Polyols nicht erreicht. Ein weiterer Vorteil der Zuckeraustauschstoffe ist eine kaum notwendige metabolische Überwachung.

Keine der für die periphervenöse Applikation angebotenen Lösungen enthält Elektrolyte in ausreichender Dosis. Der Grund liegt in der Steigerung der Osmolalität und der damit verbundenen Zunahmen der Venenunverträglichkeit der Lösungen. Keine der klinischen Studien, die mit den kommerziell angebotenen periphervenösen Kombinationslösungen durchgeführt wurde, zeigt jedoch wesentliche Störungen der Serum-Elektrolyt-Konzentrationen (Löhlein et al. 1973; Günther et al. 1983). Aus Gründen der Osmolalität sollte daher auf einen Elektrolytzusatz bei kurzfristiger Behandlung verzichtet werden. Auch eine Substitution von Vitaminen und Spurenelementen ist nicht nötig, da bei der meist kurzfristigen periphervenösen parenteralen Ernährungsphase die Frage nach Vitamin- und Spurenelementzusatz nach heutigem Kenntnisstand nicht erforderlich ist.

Es gibt verschiedenste Empfehlungen zur Prophylaxe von Thrombophlebitiden, wie Zusätze von Heparin, Kortison oder auch das parallele Angebot von Fett. Andere Autoren sehen besonders im früher verwendeten PVC-Kathetermaterial den ursächlichen Faktor der Thrombophlepitiden. Beste Prophylaxe ist ein regelmäßiger Kanülenwechsel in 48stündigem Abstand.

Andere Konzepte partieller parenteraler Ernährung

Die alleinige parenterale Applikation der Glukosemindestmenge von 150 g mit 5 %iger Glukose ist weit verbreitet und billiger. Der stickstoffsparende Effekt dieses Regimes ist jedoch im Streßstoffwechsel im Unterschied zum Hungerstoffwechsel unzureichend (Löhlein 1984).

Auch der Mißerfolg der alleinigen Aminosäurensubstitution ohne die Kohlenhydratmindestmenge von 150 – 200 g /d ist unter dem Aspekt des Streßstoffwechsels zu sehen.Dazu kommt noch der Nachteil des hohen Preises. Ist somit ein Mononährstoffangebot anstelle des hypokalorischen Ernährungsprinzips als unzureichend anzusehen, so fehlt es nicht an Versuchen, die Kohlenhydratkomponente im hypokalorischen Ernährungsregime durch andere Kalorienträger wie Glyzerin isokalorisch zu ersetzen (Greenberg et al. 1976; Mc Doughal et al. 1977; Freeman et al. 1977). Zu einer breiteren Anwendung derartiger Lösungen in der Praxis ist es aber nicht gekommen.

Wird der tägliche Mindestbedarf an Glukose substituiert, so kann der restliche Kalorienbedarf durch Fett gedeckt werden (Löhlein 1984). Damit ist es möglich ein hypokalorisches parenterales Ernährungsregime durch die simultane hochdosierte Gabe von Fett von 2-4 g/kg KG · d zur normokalorischen Ernährung zu erweitern (Freeman et al. 1977; Löhlein 1984). Vorteil ist die periphervenöse Applikationsform von hypokalorischen Regimen und Fettemulsionen.

2.1.2 Vollständige parenterale Ernährung (zentralvenöse Ernährung/ Normokalorische Ernährung) (Beispiele 2-4)

Für den eiligen Leser

Vollständige parenterale Ernährung bedeutet die an eine gegebene Stoffwechselsituation angepaßte i.v.-Zufuhr aller Komponenten der täglichen Ernährung, so daß weder eine zusätzliche orale Nahrungs- oder Flüssigkeitsaufnahme noch eine Mobilisierung von Nährstoffen, Mineralien und Vitaminen aus körpereigenen Depots notwendig sind.

In der Praxis kann von einem basalen täglichen Kalorienbedarf von 30 kcal/kg KG · d ausgegangen werden, der z.B. bei Vorliegen eines Postaggressionsstoffwechsels um den Faktor 1,5 korrigiert wird; 2/3 der Kalorien sollten mit Kohlenhydraten, 1/3 mit Fett gedeckt werden („duales Kalorienregime"). Die duale Kaloriendeckung erlaubt die gewünschte Begrenzung der Kohlenhydratdosis auf täglich 400-500 g entsprechend 5-7 g/kg KG · d. Aminosäuren sollten mit 1,5 g/kg KG · d dosiert werden. Wasser- und fettlösliche Vitamine sowie Spurenelemente werden täglich mit kommerziell angebotenen Mischpräparaten substituiert.

Die vollständige parenterale Ernährung nach operativen oder akzidentellen Traumen muß den hormonellen Veränderungen des Streßstoffwechsels in den ersten 1-3 Tagen Rechnung tragen. Dies kann mit einer langsamen Steigerung des Kohlenhydratangebots erreicht werden oder vereinfacht durch Vorschalten einer 2 bis 3tägigen hypokalorischen parenteralen Ernährung bis zum Abklingen der ausgeprägtesten Verwertungsstörung der Substrate. Danach kann auf ein normokalorisches 3-l-Konzept übergegangen und dieses in den folgenden Tagen um jeweils 500 ml 10- bzw. 20%ige Fettemulsion ergänzt werden. Da im Hungerstoffwechsel keine Nährstoffverwertungsstörung vorliegt, braucht die vollständige parenterale Ernährung bei der präoperativen Ernährung von Patienten mit nutritivem Risiko nicht aufgebaut zu werden.

Die Zufuhr der vollständigen parenteralen Ernährung mit Infusionspumpen ist obligat. Unabhängig von der Stoffwechselsituation sollte die Applikation der Nährlösungen kontinuierlich über 24 h erfolgen.

Die vollständige parenterale Ernährung ist kosten- und personalintensiv. Der obligate zentralvenöse Zugang ist infektionsgefährdet. Auf eine klare Begründung der Indikation ist zu achten.

Präoperative vollständige parenterale Ernährung (Beispiel 2)

Der Kalorienbedarf wird bei mangelernährten Patienten empirisch mit 35-40 kcal/kg KG · d festgelegt, wobei das Sollgewicht als Bezugsgröße gilt. Der Wasserbedarf wird mit 40 ml/kg KG · d festgesetzt. Für den täglichen Eiweißbedarf gilt in der Regel eine Dosierung von 1-1,5 g/kg KG · d. Damit ergeben sich als Richtwerte für eine Ernährungstherapie bei Annahme eines Sollgewichts von 70 kcal ein Flüssigkeitsvolumen von 2800 ml, ein Bedarf an Kalorienträgern von 2100 kcal und eine Dosierung von etwa 100 g Aminosäuren.

2.1 Parenterale Ernährung

Beispiel 2

Präoperative vollständige parenterale Ernährung

Indikation: Bei Mangelernährung und nutritivem Risiko zur Senkung der postoperativen Morbidität und Letalität

Prinzip: Zentralvenöser Zugang („Kavakatheter")
35-40 kcal und 1,5g Aminosäuren/kg KG · d,
Glukose und Fett im Verhältnis 3 : 1 oder 2 : 1,
kontinuierliche Parallelinfusion von Aminosäuren, Glukose und Fett: mindestens 1 Pumpe obligat

Standardregime: 3-l-Konzept (Kombinationslösung) zur normokalorisch parenteralen Ernährung mit Glukose (Präparate s. **Tabelle 2.9**) und 500 ml 10- bzw. 20 %ige Fettemulsion
(*Alb* Albumin, *AS* Aminosäuren, *F* Fett, *G* Glukose, *BZ* Blutzucker, *TG* Triglyzeride)

Tag	ml/d	AS [g/d]	kcal/d	Laborkontrollen
1	3000[a]	105	1920	BZ, Na, K, TG, Alb, Leberwerte, Gewicht
2	3000 + 500 F(10%)	↓	2370	BZ, TG
3	3000 + 500 F(20%)	↓	2820	BZ, TG
4	↓	↓	↓	BZ, K, TG
5	↓	↓	↓	Keine
6	↓	↓	↓	BZ, K, TG
7	↓	↓	↓	Keine
8	↓	↓	↓	BZ, Na, K, TG, Alb, Leberwerte, Gewicht

Relative Substratzufuhr: Zufuhr in Kilokalorien bzw. Gramm bezogen auf 70 (60 und 80) kg KG

Tag	Kalorien [kcal/kg·d]	AS [g/kg·d]	G:F [kcal]
1	27 (32/24)	1,5 (1,75/1,3)	0
2	34 (40/30)	↓	4 : 1
3	40 (47/35)	↓	2 : 1
4	↓	↓	↓
5	↓	↓	↓
6	↓	↓	↓
7	↓	↓	↓
8	↓	↓	↓

[a] Z.B. Glukoplasmal S – 3,5; weitere Präparate s. **Tabelle 2.9**

Die Kalorienzufuhr sollte prozentual in 2/3 Kohlenhydratkalorien und 1/3 Fettkalorien geteilt werden (Kap. 3.1 und 3.5).

Vitamine und Spurenelemente werden täglich in Form einer Ampulle zu den Kohlenhydrat-Aminosäuren-Lösungen und fettlösliche Vitamine in Form einer Ampulle zur Fettemulsion gegeben. Auf eine ausreichende Elektrolytzufuhr sollte entsprechend der Richtlinien geachtet werden (Tabellen 2.2 und 2.3). Elektrolytkonzentrate sollten niemals in die Fettlösung gegeben werden.

Obwohl die präoperative Ernährung den Vorteil hat, daß die angebotenen Nährstoffe im Unterschied zur postoperativen Stoffwechselsituation normal verwertet werden, empfiehlt es sich, die Ernährung bei extremer Mangelernährung über 2 Tage aufzubauen. So erfolgt am 1. Tag die Applikation eines 3-l-Konzepts und erst am 2. Tag wird das Regime mit der Fettemulsion vervollständigt (Beispiel 2). Es gibt in der Literatur Hinweise, daß infolge der Eiweißkatabolie die Schlüsselenzyme der Glukoseverwertung reduziert sein können und damit eine Hyperglykämieneigung vorliegen kann. Weiterhin wurde über eine Beeinträchtigung

Tabelle 2.2. Elektrolytverluste aus Sonden, Drainagen, Fisteln operierter Patienten. Mittelwerte in Millimol pro Liter, große individuelle Streuungen der Werte möglich

Sekret	Natrium [mmol/l]	Kalium [mmol/l]	Chlor [mmol/l]	HCO_3 [mmol/l]
Magensaft	60	10	130	–
Duodenum/ Jejunum	140	5	80	30
Ileum	140	5	100	–
Ileostomie				
Neuanlage	140	5	100	30
Nach Adaptation	50	5	20	15
Dickdarm (Kolostomie)	60	30	40	–
Pankreas	140	5	75	115
Galle	145	5	100	35

Tabelle 2.3. Täglicher Elektrolytbedarf (Shenkin u. Wretlind 1977; Heberer et al. 1979)

Kationen	Anionen	Parenterale Dosierung	
		Basaler Bedarf [mmol/kg]	Postoperativer Streß [mmol/kg]
Natrium		1,0 – 1,5	3 – 4
Kalium		0,5 – 1,0	2 – 3
Kalzium		0,1	0,2
Magnesium		0,1	0,2
	Chlorid	1,0 – 1,5	2 – 3
	Phosphat	0,2	0,5

2.1 Parenterale Ernährung

der Fettutilisation bei extremer Mangelernährung berichtet (Kap. 3.5). Bei der Infusion sollte auf eine möglichst kontinuierliche Applikation über 24 h geachtet werden. Es ist selbstverständlich, daß täglich ein neues Infusionssystem benutzt wird und zurückgebliebene Infusionslösungen vom Vortag verworfen werden.

Die präoperative vollständige parenterale Ernährung wird über mindestens 1 Woche durchgeführt (Kap. 3.8).

Vor Beginn der präoperativen Ernährung und vor dem geplanten Eingriff sollten Blutzucker, Natrium und Kalium, Serumalbumin, Leberwerte, Quick und Gewicht kontrolliert werden. Während des 2tägigen „Aufbaus" empfiehlt sich eine tägliche Kontrolle von Blutzucker, Triglyzeriden, Natrium und Kalium. Die Blutabnahme erfolgt unter laufender Infusion aus einer peripheren Vene.

Den Infusionslösungen wird heute kein Insulin mehr zugesetzt. Werden bei kontinuierlicher Infusion über 24 h Blutzuckerwerte von 15 mmol/l (250 mg/dl) überschritten, reduziert man das Glukoseangebot. Insulin normalisiert zwar den Glukosespiegel, steigert aber nicht die Verwertungsrate von Glukose, sondern fördert lediglich die unerwünschte Fettbildung, v.a. in der Leber (Kap. 3.4).

Postoperative vollständige parenterale Ernährung (Beispiel 3)

Die postoperative Ernährung hat entsprechend der hormonellen Stoffwechselregulation 2 fast gegensätzlichen Anforderungen Rechnung zu tragen. So bedeutet einerseits die postoperative Nährstoffverwertungsstörung in den ersten Tagen eine Einschränkung der Zufuhr, andererseits bedingt der gesteigerte Kalorienbedarf nach einigen Tagen entsprechend des Ausmaßes der Operation eine erhöhte Kalorienzufuhr (Shenkin u. Wretlind 1977; Fischer 1980; Berlin u. Mossberg 1981; Löhlein u. Zwick 1981; Elia 1982; Apelgren u. Wilmore 1983; Brennan u. Horowitz 1984; Hill u. Church 1984).

Die Besonderheiten des Postaggressionsstoffwechsels bedingen, daß in den ersten Tagen nach einem Trauma oder einer Operation durch eine Veränderung des hormonellen Milieus die Verwertung i.v. zugeführter Nährstoffe gestört ist. Das volle Angebot der Nährstoffe unmittelbar nach einer Operation in Form von vollständiger parenteraler Ernährung führt aufgrund der Verwertungsstörung zu Stoffwechselentgleisungen, besonders Hyperglykämien („Glukoseverwertungsstörung", „Glukoseassimilationsstörung", „Insulinresistenz"; Kap. 8.1). Um dies zu vermeiden, empfiehlt es sich, in den ersten postoperativen Tagen (1.- 3. postoperativer Tag) das parenterale Kalorienangebot schrittweise zu erhöhen oder mit der Gabe einer hypokalorischen Ernährung für 3 Tage (Beispiel 1) das Abklingen der Streßhormonwirkung abzuwarten (Beispiel 3). Man spricht auch von einer sog. postoperativen Adaptationsphase der parenteralen Ernährung.

Mit Beginn der oralen Ernährung kann die parenterale Ernährung abgestellt werden. Die früher befürchtete reaktive Hypoglykämie hat sich in der Praxis als nicht relevant erwiesen (Wagman et al. 1986).

Zur Berechnung des gesteigerten Kalorienbedarfs nach Ausmaß des Traumas hat sich die Multiplikation des nach der Harris-Benedict Formel ermittelten Kalorienbedarfs mit entsprechenden Streßfaktoren bewährt (Kap. 3.1). Vereinfacht kann ein angenommener Standardwert des Ruhestoffwechsels von 30 kcal/kg · d mit dem Faktor 1,3 multipliziert werden. Beträgt der Energieumsatz eines normalgewichtigen Patienten von 70 kg etwa 2100 kcal, so gilt bei einer

Beispiel 3

Postoperative vollständige parenterale Ernährung

Indikation: Mindestens einwöchige Nahrungskarenz, z.B. nach großen Abdominaleingriffen

Prinzip: Zentralvenöser Zugang („Kavakatheter"); *Adaptation* an postoperative Glukoseassimilationsstörung (zunächst hypokalorische Ernährung, Zuckeraustauschstoffe); nach Adaptation: etwa 40 kcal und 1,5g Aminosäuren/kg KG · d; Glukose und Fett (Verhältnis 3 : 1 bis 2 : 1); kontinuierliche Parallelinfusion von Aminosäuren, Kohlenhydraten und Fett; mindestens 1 Pumpe obligat

Standardregime: 3-l-Konzepte zur hypo- und normokalorischen Ernährung, (Präparate: Tabellen 2.6 – 2.9) und 500 ml 10- bzw. 20 %ige Fettemulsion. (*AS* Aminosäuren, *G* Glukose, *F* Fett, *BZ* Blutzucker, *K* Kalium, *Na* Natrium, *TG* Triglyzeride)

Tag	ml/d	AS[g/d]	kcal/d	Laborkontrollen[c]
1	3000[a]	75	900	BZ
2	↓	↓	↓	Keine
3	1000[a] + 2000[b]	25 + 60	300 + 1240/1540	BZ, TG, Na, K
4	3000[b] + 500F (10%)	90	2000 + 450/2450	BZ, TG, Na, K
5	3000[b] + 500F (20%)	↓	2000 + 900/2900	BZ, TG
6	↓	↓	↓	BZ, TG, Na, K
7	↓	↓	↓	Keine
8	↓	↓	↓	Keine

Relative Substratzufuhr: Zufuhr in Kilokalorien bzw. Gramm bezogen auf 70 (60/80) kg KG

Tag	Kalorien [kcal/kg · d]	AS [g/kg · d]	G : F [kcal]
1	13 (15/11)	1,1 (1,25/0,9)	
2	↓	↓	
3	22 (27/19)	1,2 (1,4/1,0)	
4	35 (41/31)	1,3 (1,5/1,1)	4 : 1
5	41 (48/36)	↓	2 : 1
6	↓	↓	↓
7	↓	↓	↓
8	↓	↓	↓

[a] Z.B. Periamin X (Xylitvorteil!); weitere Präparate Tabellen 2.6 und 2.7.
[b] Z.B. AKE 2000; weitere Präparate Tabellen 2.8 und 2.9.
[c] Bei Verwendung von hypo- bzw. normokalorischen 3-l-Konzepten mit Glukose täglich ein- bis zweimal BZ-Kontrollen.

2.1 Parenterale Ernährung

Schematische Darstellung einer postoperativen vollständigen parenteralen Ernährung mit Kombinationslösungen. Die Verwendung von Zuckeraustauschstoffen reduziert die metabolische Überwachung auf ein Minimum

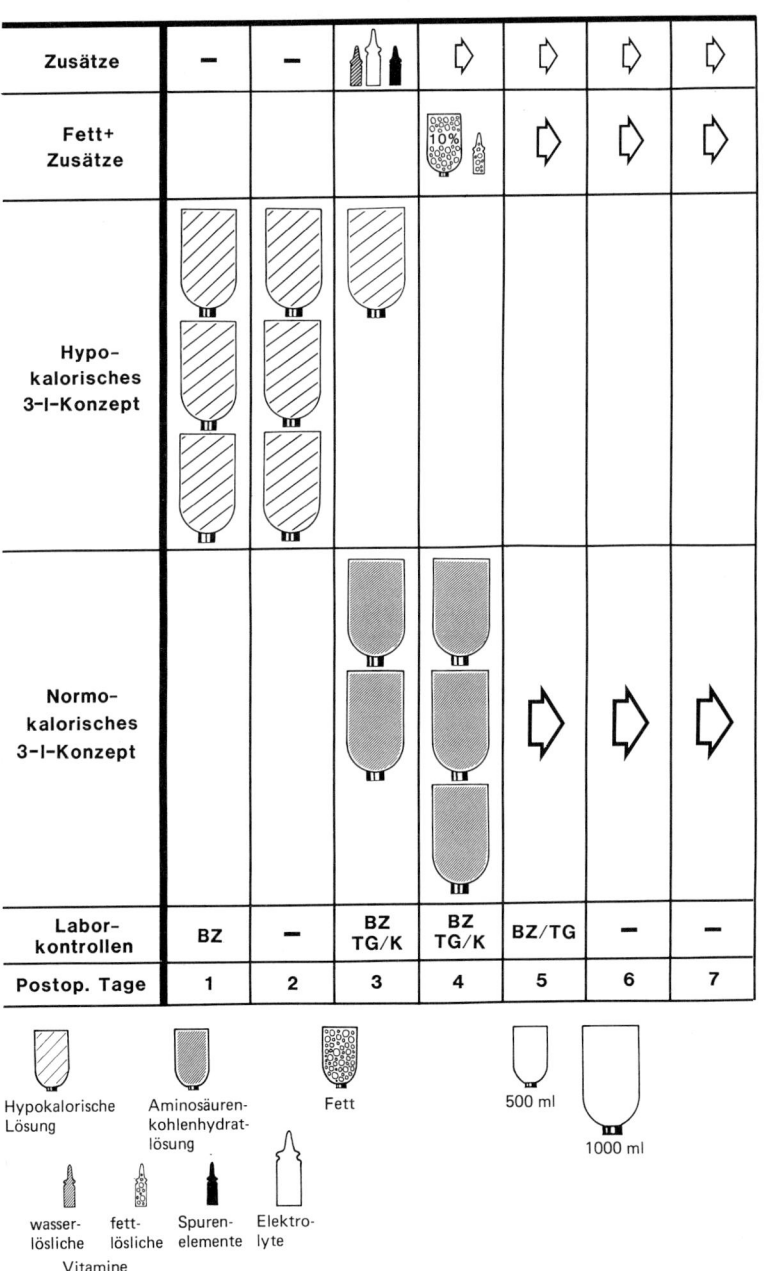

angenommenen 50%igen Steigerung des Energieumsatzes als adäquate Kalorienzufuhr: 2000 · 1,5 = 3000 kcal/d.

Die postoperative parenterale Ernährung kann mit Zuckeraustauschstoffen oder Glukose durchgeführt werden. Hypokalorische 3-l-Konzepte für die ersten 3 Tage und normokalorische Lösungen sind in den Tabellen 2.6 – 2.9 aufgelistet. Vorteile der zuckeraustauschstoffhaltigen Lösungen werden im Kap. 3.3. diskutiert.

Länger als 1 Woche sollten Zuckeraustauschstoffe nicht gegeben werden. Ist eine längere parenterale Ernährung angezeigt, wird auf ein glukosehaltiges 3-l-Konzept umgestellt. Da nach 1 Woche die streßbedingte Glukoseverwertungsstörung aufgehoben ist, kann in der Regel ohne Adaptation auf Glukose übergegangen werden. Bei der heute üblichen Dosisbegrenzung der Kohlenhydrate auf 400-500 g/d (5-7g/kg · d) ist die Verwendung von sog. Kohlenhydratmischlösungen aus Zuckeraustauschstoffen und Glukose nicht mehr notwendig. Mit Begrenzung der Kohlenhydratdosis stellt Fett einen integralen Bestandteil der vollständigen parenteralen Ernährung dar.

Vor Einsatz der Fettemulsion sollte der Triglyzeridspiegel bestimmt werden, da man bei Konzentrationen von über 3 mmol/l (ca. 300mg/dl) die Fettgabe zurückstellt. Blutzuckerspiegel werden bis 15 mmol/l (250 mg/dl) toleriert. Insulin wird nicht mehr gegeben, da entsprechende Untersuchungen lediglich eine erhöhte Fettbildung aus Glukose durch Insulin zeigten, aber keine Steigerung der Oxydationsrate. Diese „Insulinregelung" gilt natürlich nicht für Diabetiker (Kap. 3.4).

Kommt es während der normokalorisch parenteralen Ernährung zu Hyperglykämien, so ist meist eine septische Komplikation Ursache der erneuten Glukoseunverträglichkeit. Neben Wundheilungsstörungen ist v.a. auf septische Komplikationen von seiten des Katheters zu achten. In der Regel ersetzt man das normokalorische Glukose-Fett-Regime durch ein hypokalorisches 3-l-Konzept.

Vollständige parenterale Langzeiternährung mit Gesamtnährlösungen (Beispiel 4)

Ist eine parenterale Langzeiternährung über 4 Wochen abzusehen, empfiehlt sich die Verwendung einer Gesamtnährlösung (All-in-one-Lösung, AIO). Waren früher AIO-Lösungen wenigen Zentren vorbehalten, so werden von den Herstellern von Parenteralia zunehmend Gesamtnährlösungen zur klinischen Testung zur Verfügung gestellt. Im Beispiel 4 wird stellvertretend für diese Gruppe eine Gesamtnährlösung der Fa. Hausmann verwendet.

Besonderheiten bei der Mischung von Gesamtnährlösungen sind auf S. 22 dargestellt. Wird die breitere Verwendung von Gesamtnährlösungen in einer Klinik angestrebt, empfiehlt sich eine enge Kooperation zwischen Chirurg, Klinikapotheke und dem Hersteller der Mononährstoffkomponenten.

Die Vorteile der Verwendung von Gesamtnährlösungen liegen v.a. in der einfachen Infusionstechnik ohne Parallelinfusion und der Applikation des Tagesbedarfs mit einem Vorratsgefäß. Die Gefahr der septischen Komplikationen ist damit auf ein Minimum reduziert. AIO-Lösungen erleichtern eine präzise gewichtsbezogene Zufuhr aller Nährstoffe.

2.1 Parenterale Ernährung

Beispiel 4

Vollständige parenterale Langzeiternährung mit einer Gesamtnährlösung

Indikation: Z.B. Kurzdarmsyndrom

Prinzip: Zentralvenöser Zugang („Kavakatheter")
Gesamtnährlösung (AIO) mit rund 35 kcal/kg KG und etwa 1,5g Aminosäuren/kg KG
Glukose und Fett etwa im Verhältnis 2 : 1,
kontinuierliche Infusion über 12 – 16 h (nach Gewöhnung!),
Infusionspumpe erforderlich

Standard-
regime: 2000 ml einer vom Hersteller auf Stabilität geprüften Gesamtnährlösung; Zusammensetzung pro Liter [a]:

(*AS* Aminosäuren, *G* Glukose, *F* Fett)

Glukose	150 g
Fett	40 g
Aminosäuren	50 g
kcal	1190 kcal
Osmolalität etwa	1600 kcal
Natrium	60 mmol
Kalium	30 mmol
Kalzium	2,5 mmol
Magnesium	2,5 mmol
Chlor	7,3 mmol
Phosphor	10 mmol

Relative Substratzufuhr: Zufuhr in kcal bzw. g bezogen auf 70 (60/80) kg KG bei 2000 ml obiger Lösung

Kalorien [kcal/kg · d]	AS [g/kg · d]	G : F [kcal]
34 (40/30)	1,4 (1,7/1,25)	1,7 : 1

[a] Laboratorien Hausmann; entsprechende Empfehlung zur Mischung von Gesamtnährlösungen geben inzwischen die meisten Hersteller von Parenteralien für ihre Einzelnährstoffprodukte an.

2.1.3 Zusätze zu Infusionslösungen

Allgemeines zu Kompatibilität und Stabilität

In den meisten Fällen müssen auch sog. Komplettlösungen durch Elektrolyte, Vitamine und Spurenelemente ergänzt werden.

Beim Zusatz von Elektrolytlösungen muß neben der möglichen Interaktion mit den Komponenten der „Stammlösungen" die Erhöhung der Osmolalität berücksichtigt werden: Niedrige Osmolalität und gute Venenverträglichkeit der periphervenösen Lösungen setzen einen geringen Elektrolytgehalt voraus. Elektrolytzusatz kann damit zum Verlust der Venenverträglichkeit führen.

Die Stabilität der Fettemulsion stellt ein entscheidendes Problem bei der Mischung von Gesamtnährlösungen dar. Verschiedene Grade der Instabilität der als Öl-in-Wasser emulgierten Fettemulsionen wurden beschrieben: reversible Aggregation der Liposomen bis zur irreversiblen Trennung von wäßriger und öliger Phase, wobei das Fett als Ölfilm auf dem Wasser schwimmt (Al-Jurf u. Chapman-Furr 1985). Faktoren, die zur Instabilität von Fettemulsionen führen, sind: Veränderungen des pH, Zumischen von Elektrolyten, besonders 2wertiger Ionen, Temperaturveränderungen und die Lagerungszeit. Glukoselösungen zeigen z.T. sehr niedrige pH-Werte und dürfen damit erst nach Mischung mit der puffernden Aminosäurenlösung durch Fettemulsionen ergänzt werden. Elektrolyte setzen die Oberflächenspannung (sog.Zetapotential) der Fettröpfchen herab, wobei der Einfluß um so stärker ausgeprägt ist, je höher die Wertigkeit der Ionen des zugesetzten Salzes ist (Al-Jurf u. Chapman-Furr 1985). Prinzipiell sollte die Konzentration 2wertiger Ionen in Gesamtnährlösungen 5 mmol/l und die von einwertigen 150 mmol/l nicht übersteigen (Dawes u. Groves 1981; Streat u. Hill 1987). Untersuchungen an Gesamtnährlösungen zeigten den Einfluß von Lagerungszeiten und Temperatur auf die Stabilität. Allgemein wird heute bei einwöchiger Lagerung im Kühlschrank bei 4° C von einer ausreichenden Stabilität der Gesamtlösungen (All-in-one-Lösungen) ausgegangen. Bei Raumtemperatur sollte die Lösung in 24 h verbraucht sein.

Problematisch scheint die Beurteilung der mit der Stabilität korrelierten Tröpfchengröße zu sein. Zur Feinbeurteilung müssen mehrere Methoden herangezogen werden, da die einzelnen Verfahren nur jeweils einen Teilaspekt erfassen (Dawes u. Groves 1981; Al-Jurf u. Chapman-Furr 1985). Für den klinischen Alltag kommt der direkten Inspektion Bedeutung zu. Man kann jedoch davon ausgehen, daß die Fettpartikel in Gesamtnährlösungen größer sind (> 0,4µm) als in der Monofettemulsion. Die Konsequenzen der Applikation größerer Liposomen über längere Zeit sind noch unbekannt (Al-Jurf u. Chapman-Furr 1985).

Zunehmend geben die Firmen für ihre Einzellösungen Dosisempfehlungen zur Herstellung von Gesamtnährlösungen an. Diese Richtlinien sind streng zu beachten. Allen Empfehlungen zur Aufbereitung von Gesamtnährlösungen sind einige Grundzüge gemeinsam. Volumenbezogen darf die Glukose nicht das Fett übersteigen. Lediglich Aminosäuren können Fett im Volumenverhältnis bis 2:1 zugesetzt werden. In der Gesamtnährlösung sollte der Glukosegehalt 20% nicht übersteigen. Eine strenge Reihenfolge der Mischung muß eingehalten werden. Auf jeden Fall müssen Glukose und Aminosäurenlösung sowie Elektrolyte zuerst gemischt werden. Erst danach darf die Fettlösung zugegeben werden. Die Mischung hat in einer Sterileinheit zu erfolgen.

Zusatz von Elektrolyten

Bezüglich des Elektrolytstoffwechsels und seiner Veränderungen im Postaggressionsstoffwechsel wird auf Lehrbücher und Monographien verwiesen (Hartig 1984; Reissigl 1984). Unter praktischen Aspekten scheint es uns wichtig, sich stets zu überzeugen, ob Kombinationslösungen Elektrolyte in erforderlicher Dosierung enthalten oder durch Zusätze zu ergänzen sind. Es empfiehlt sich hier ein Vergleich der infundierten Tagesdosis mit den Dosisrichtlinien in Tabelle 2.3.

2.1 Parenterale Ernährung

Elektrolytzusätze sind in der Roten Liste ab Nr. 51 117 als Elektrolytkonzentrate aufgeführt. In der Regel handelt es sich um 10 ml Ampullen, in denen die Elektrolyte so konzentriert sind, daß einwertige Ionenlösungen in 1 ml 1 mmol Substanz enthalten. Da sowohl die Kationen wie Anionen in verschiedensten Kombinationen zur Verfügung stehen, kann z.B. durch Kaliumlaktat ein Kaliummangel ohne gleichzeitige Chlorzufuhr behandelt werden. Umgekehrt kann mit Chlorid oder Phosphatsalzen der entsprechende Anionenmangel ausgeglichen werden.

Im wesentlichen sind die Störungen im Elektrolythaushalt operierter oder verunfallter Patienten durch die folgenden Mechanismen bedingt: durch die Transmineralisation von Natrium und Kalium im Rahmen des sekundären Hyperaldosteronismus des Postaggressionsstoffwechsels (Schildberg u. Zumtobel 1976), durch den Verlust zellständiger Elektrolyte durch den einsetzenden Katabolismus (OKeefe et al. 1985; Takala et al. 1985), durch den besonderen Bedarf an Elektrolyten, durch die Zufuhr bestimmter Nährstoffe und die oft beträchtlichen

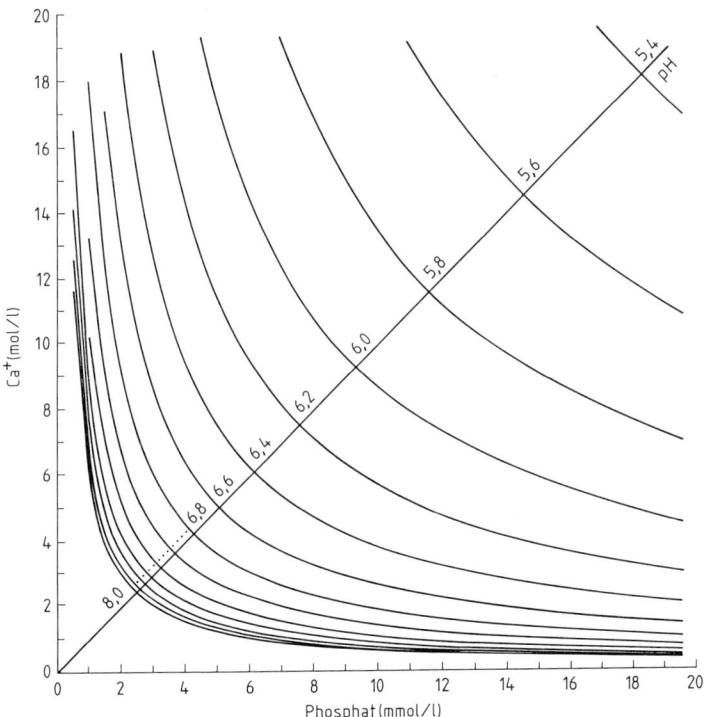

Abb. 2.1 Simultane Zugabe von Kalzium und Phosphat zu Infusionslösungen kann zur Entstehung von unlöslichen Kalziumphosphatkomplexen führen. Neben den Elektrolytkonzentrationen ist der pH der Lösung entscheidend. Entsprechend der *Fläche links vor den ph-abhängigen Kurven* kann bei einem pH von 5,4 der Zusatz beider Mineralien 20 mmol/l betragen, im physiologischen pH-Bereich jedoch unter 5 mmol. Wird ein Mineral in geringerer Dosis zugesetzt, kann das andere auch im physiologischen pH-Bereich in höheren Konzentrationen zugegeben werden.

Elektrolytverluste durch abgeleitete Sekrete, Fisteln und künstliche Ausgänge (Tabelle 2.2). Von nicht zu unterschätzender Bedeutung ist v.a. der Phosphatbedarf des Organismus, der zur Utilisation der i.v. angebotenen Kohlenhydrate notwendig ist (Rudmann et al. 1975; Juan 1981; Kleinberger 1982;Ketterer 1985).

Zwischen Phosphat, Kalzium und Magnesium besteht ein enger Zusammenhang, so daß Hypophosphatämien auch zu sekundären Verlusten von Kalzium und Magnesium führen. In der Praxis macht eine großzügige Phosphatsubstitution mit 25-50 mmol/d, entsprechend 0,5 mmol/kg KG · d zur bereits enthaltenen Konzentration in den verwendeten kommerziellen Lösungen eine zusätzliche Zufuhr von Kalzium überflüssig (Sheldon u. Grzyb 1975; Al-Jurf u. Chapman-Furr 1985; Wood et al. 1986).

Elektrolyte können in der Regel ohne Bedenken Kohlenhydrat- und Aminosäurenlösungen oder entsprechenden Kombinationspräparaten zugesetzt werden. Bei der simultanen Zugabe von mehreren 2wertigen Ionen, wie Kalzium, Magnesium und Phosphat, bzw. der Zugabe eines Minerals zu einer Lösung, die bereits das andere enthält, kann es zur Entstehung von unlöslichem Kalziumphosphat kommen. Bei der Entstehung dieses Komplexes spielt neben der Konzentration der beiden Elektrolyte in der Lösung v.a. der pH eine entscheidende Rolle (Abb.2.1). So können bei einem pH von 5,6 einer Lösung je 20 mmol Kalzium und Phosphat/l zugesetzt werden, ohne daß es zur Ausfällung von Kalziumphosphat kommt. Bereits bei einem pH von 6 muß der Zusatz beider Elektrolyte auf unter 10 mmol/l gesenkt werden, und im physiologischen pH-Bereich liegt der Höchstzusatz unter 5 mmol/l.

Zusatz von Vitaminen und Spurenelementen

Die Tabelle 2.4 und 2.5 zeigen die Dosisempfehlungen von Vitaminen und Spurenelementen bei parenteraler Ernährung, die Tabelle 2.10 und 2.11 geben eine Übersicht über die Präparate.

Bei kurzfristiger postoperativer künstlicher Ernährung setzt man den Lösungen in der Regel keine Vitamine und Spurenelemente zu. Erst bei längerdauernder Ernährung substituiert man täglich wasserlösliche und fettlösliche Vitamine mit kommerziell angebotenen Multivitaminpräparaten. Bei längerer künstlicher Ernährung ist v.a. die Substitution von Vitamin K und Folsäure wichtig, falls sie in den verwendeten Multivitaminpräparaten nicht enthalten sind.

Wasserlösliche Vitaminpräparate können allen Lösungen zugesetzt werden, fettlösliche nur Fettemulsionen beigemischt werden.

Für den praktischen Aspekt ist noch von Wichtigkeit, daß eine ganze Reihe von Vitaminen, besonders die Vitamine A, B und C lichtempfindlich sind. Ein Lichtschutz während der Infusion ist erforderlich (Allwood 1982). Diese Maßnahme kann jedoch bei Angebot eines Multivitaminpräparats in Form einer Kurzinfusion umgangen werden.

Bei künstlicher Ernährung über 1 Woche setzen wir jeweils eine Ampulle eines Spurenelementmischpräparats pro Tag, bevorzugt in Aminosäurenlösungen, zu (Köchel 1983). Erwähnt sei, daß bis zu 20% des Spurenelementbedarfs mit Plasmaderivaten und Aminosäurenlösungen aufgenommen werden können.

2.1 Parenterale Ernährung

Tabelle 2.4. Täglicher Vitaminbedarf (American Medical Association, Department of Food and Nutrition, 1979).

Wasserlösliche Vitamine	Fettlösliche Vitamine	Einheit	parenterale Dosierung
B_1 (Thiamin)		mg	3
B_2 (Riboflavin)		mg	3,6
B_3 (Niacin)		mg	40
B_5 (Pantothensäure)		mg	15
B_6 (Pyridoxin)		mg	4
B_{12} (Zyanokobalamin)		µg	5
C (Askorbinsäure)		mg	100
Folsäure		µg	400
Biotin		µg	60
	A (Retinol)	1 JE = 0,3 µg	3300
	D_2 (Kalziferol)	1 JE = 0,025 µg	200
	E (Tokoferol)	mg	10

Tabelle 2.5. Täglicher Bedarf an Spurenelementen bei i.v.-Ernährung

Element	Parenterale Dosierung		
	AMA [mg/d][a]	Hallberg[b] [µmol/d]	Seeling[c] [µmol/d]
Eisen		20–75	10–20
Fluor		50	–
Kupfer	0,5–1,5	5	2–8
Mangan	0,15–0,8	7,5	6–7
Chrom	10–15 (µg)	1	0,2–0,4
Selen		0,45	0,4
Molybdän		0,2	0,2
Zink	2,5–4	50	50–75
Jod	0,1–0,15	1	1

[a] Richtlinien für Spurenelementpräparate bei parenteraler Ernährung (American Medical Association, Department of Food and Nutrition, 1979).
[b] Seeling (1983): Basisbedarf.
[c] Hallberg et al. (1982): Basisbedarf.

Tabelle 2.6. Aminosäuren-Kohlenhydrat-Mischlösungen zur hypokalorischen parenteralen (periphervenösen) Ernährung mit Zuckeraustauschstoffen; Sonderstellung von Periamin X: nur Xylit als Zuckeraustauschstoff

Präparat/Firma	AKE 1100 Fresenius	Aminohorm 3,5 Hormonchemie	Infonutrin 900 Schiwa	Intrafusin 3,5% SX-E Pfrimmer	Periplasmal S-3,5 Braun	Salviamin 3,5% SX-E, Salvia	Thomaeamin 3% + 5% KH Thomae	Periamin X Pfrimmer
Energiegehalt [kJ(kcal)/l]	1500 (360)	1600 (380)	1275 (300)	1615 (380)	1445 (340)	1615 (380)	1420 (345)	1275 (300)
Osmolarität [mosmol/l]	806	790	680	790	790	790	740	685
Kohlenhydrate [g/l]								
Sorbit	60	60	50	60	50	60	50	50
Xylit	30	40	25	30	25	40	50	
	30	20	25	30	25	20		50
Aminosäuren [g/l]	30	35	25	35	35	35	30	25
Essentielle AS								
Isoleuzin	1,5	1,5	1,3	1,0	1,7	2,1	1,1	0,8
Leuzin	2,2	2,4	2,2	1,3	2,9	2,2	2,0	1,1
Lysin	2,0	2,0	1,4	1,6	2,6	2,5	2,0	1,1
Methionin	1,3	1,4	0,8	1,3	0,7	1,7	0,9	0,9
Phenylalanin	1,5	1,6	1,3	1,2	1,5	1,9	1,2	0,8
Threonin	1,3	1,4	1,0	1,3	1,7	1,8	1,4	0,5
Tryptophan	0,6	0,6	0,5	0,5	0,7	0,7	0,4	0,2
Valin	1,9	2,0	1,2	1,1	2,2	1,8	1,2	0,8
Semiessentielle AS								
Arginin	3,6	3,8	2,3	3,3	3,0	3,4	2,8	2,5
Histidin	0,9	1,6	1,3	0,8	1,9	1,2	1,3	0,8
Glutaminsäure	–	–	2,3	5,1	3,2	1,8	3,0	3,8
Zystein	–	–	0,3	0,2	0,7	0,2	0,2	0,1
Tyrosin	–	0,6	0,3	0,2	0,5	0,6	0,2	0,4
Elektrolyte [mmol/l]								
Natrium	50	70	60	62	59	60	44	45
Kalium	25	27	25	30	30	30	25	25
Chlor	40	60	50	60	47	41	34	41
Kalzium	3	2	2	2,5	–	3	2	3
Magnesium	3	3	3	5	2,6	6	2,5	5
Phospat	10	10	10	10	9,0	20	–	10

2.1 Parenterale Ernährung

Tabelle 2.7. Aminosäuren-Glukose-Kombinationslösungen zur periphervenösen Ernährung

Präparat/Firma	AKE 1100 G Fresenius	Periplasmal S – 3,5 + G Braun	Vacu-Mix 3 % + 5 % G + E Hausman
Energiegehalt [kJ(kcal)/l]	1500 (360)	1445 (340)	1282 (306)
Osmolarität [mosmol/l]	788	765	600
Glukose [g/l]	60	55	50
Aminosäuren [g/l]	30	35	30
Essentielle AS			
Isoleuzin	1,5	1,7	1,7
Leuzin	2,2	2,9	2,6
Lysin	2,0	2,6	2,0
Methionin	1,1	0,7	0,5
Phenylalanin	1,5	1,5	1,5
Threonin	1,3	1,7	1,4
Tryptophan	0,6	0,7	1,5
Valin	1,9	2,2	2,0
Semiessentielle AS			
Arginin	3,6	3,0	2,2
Histidin	0,9	1,9	1,4
Glutaminsäure	–	3,2	2,9
Zystein	0,2	0,7	0,4
Tyrosin	–	0,5	0,3
Elektrolyte [mmol/l]			
Natrium	50	59	45
Kalium	25	30	20
Chlor	81	61	45
Kalzium	3	–	2,5
Magnesium	3	2,6	1,5
Phosphat	10	9	–

Zusatz von Arzneimitteln

Ein Zusatz von Arzneimitteln ist in Kohlenhydrat-, Aminosäuren- und entsprechenden Mischlösungen möglich. Belegt ist Kompatibilität für Heparin, Cimetidin, Hydrocortison, Albumin, HCl, Dextran, Eisen, Theophyllin und Insulin. Im Nebenschluß können über das Infusionsbesteck der parenteralen Ernährung Antibiotika außer Amphotericin und Vancomycin angeboten werden (Shanbhogue et al. 1987). Durch Spurenelemente, besonders Zink, wird letzteres inaktiviert, bei Albumin kann es zur Biuretreaktion kommen (Streat u. Hill 1987).

Fehlende Steuerbarkeit, Verluste durch Adsorption an Plastikmaterial und teilweise Inaktivierung, z.B. in ausgeprägt sauren Lösungen wie Kohlenhydratlösungen, lassen aber in der Praxis vom Zusatz von Arzneimitteln zu Infusionslösungen abraten. Arzneimittel sollten in Kurzinfusionen oder kontinuierlich mittels Spritzenpumpen über getrennte Zugänge oder über Mehrlumenkatheter appliziert werden.

Tabelle 2.8. Aminosäuren-Kohlenhydrat-Kombinationslösungen zur vollständigen parenteralen Ernährung (bei simultaner Gabe von Fett) mit Zuckeraustauschstoffen

Präparat/Firma	AKE 2000 Fresenius	Aminohorm 5 Hormonchemie	Combiplasmal S-3,5 Braun	Combiplasmal S-4,5 Braun	Infonutrin 5 % KHE Schiwa	Salviamin 2000 Salvia
Energiegehalt [kJ(kcal)/l]	2760 (660)	2520 (600)	2720 (640)	4335 (1020)	2460 (600)	2890 (680)
Kohlenhydrate [g/l]						
Sorbit	130	100	210	210	100	140
Xylit	70	70	70	70	50	70
Glukose	60	30	70	70	50	70
Aminosäuren [g/l]	30	50	35	45	50	30
Essentielle AS						
Isoleuzin	1,5	2,2	1,7	2,2	2,6	1,4
Leuzin	2,2	3,4	2,9	3,8	4,4	2,2
Lysin	2,0	2,9	2,6	3,3	2,8	2,0
Methionin	1,3	2,0	0,7	0,9	1,9	1,8
Phenylalanin	1,5	2,3	1,5	1,9	2,6	2,6
Threonin	1,3	2,0	1,7	2,2	2,0	1,2
Tryptophan	0,6	0,9	0,7	0,9	0,2	0,5
Valin	1,9	2,8	2,2	2,9	2,4	1,7
Semiessentielle AS						
Arginin	3,6	5,4	3,0	3,9	4,6	3,5
Histidin	0,9	2,2	1,9	2,4	4,6	0,8
Glutaminsäure	–	–	3,2	4,1	4,6	0,8
Zystein	–	–	0,7	0,9	0,2	–
Tyrosin	–	0,6	0,7	0,5	0,3	–
Elektrolyte [mmol/l]						
Natrium	50	40	65	65	60	50
Kalium	30	20	30	30	30	30
Chlor	40	60	45	62	60	50
Kalzium	2,5	–	–	3	3	3
Magnesium	2,5	5	2,6	2,6	3	4
Phosphat	10	–	8,0	15	10	10

Tabelle 2.9. Aminosäuren-Glukose-Kombinationslösungen zur vollständigen parenteralen Ernährung (bei simultaner Fettgabe)

Präparat/Firma	Glukoplasmal S-3,5 Braun	Nutriflex 32 G-E Boehringer-Mannheim	Vacu-Mix 5 % + 15 % G mit E. Hausmann
Energiegehalt [kJ(kcal)/l]	2720 (640)	3730 (890)	3157 (754)
Glukose [g/l]	125	180	150
Aminosäuren [g/l]	35	32	50
Essentielle AS			
Isoleuzin	1,7	1,9	2,8
Leuzin	2,9	2,5	4,3
Lysin	2,6	1,8	3,4
Methionin	0,7	1,6	0,9
Phenylalanin	1,5	2,8	2,5
Threonin	1,7	1,5	2,3
Tryptophan	0,7	0,5	0,8
Valin	2,2	2,1	3,3
Semiessentielle AS			
Arginin	3,0	2,2	3,6
Histidin	1,9	1,0	2,3
Glutaminsäure	3,2	2,8	4,9
Zystein	0,7	–	0,7
Tyrosin	0,5	–	0,3
Elektrolyte [mmol/l]			
Natrium	60	50	45
Kalium	30	30	20
Chlor	58	50	45
Kalzium	–	3,6	2,5
Magnesium	2,6	5,7	1,5
Phosphat	9,0	12,8	–

2.1.4 Kommerzielles Angebot an Kombinationslösungen

In der Praxis der parenteralen Ernährung werden heute meist Kombinationslösungen eingesetzt. In sog. 3-l-Konzepten bieten sie den Tagesbedarf an Flüssigkeit, Kalorien, Aminosäuren und Elektrolyten an. Die Bezeichnung Komplettlösungen, die oft synonym verwendet wird, ist irreführend, da allen Kombinationslösungen Fett sowie Vitamine und Spurenelemente fehlen.

Unübersehbar ist der Trend, bei den Kombinationslösungen von den Zuckeraustauschstoffen zu Glukose überzugehen. Das Für und Wider ist in Kap. 3.3 diskutiert.

Den praktischen Bedürfnissen entsprechend wurden Kombinationslösungen für den hypo- und den normokalorischen Gebrauch tabellarisch aufgeführt (Tabellen 2.6 – 2.9). Als Bewertungskriterien wurden Kohlenhydratart und Dosierung, Aminosäurenmuster und -gehalt, Osmolarität und Elektrolytgehalt erfaßt. Berücksichtigt wurden nur Kombinationslösungen, die den aktuellen Anforde-

Tabelle 2.10. Multivitaminpräparate als Zusätze zur vollständigen parenteralen Ernährung

Vitamine	Multibionta (1 Ampulle = 10 ml)	Soluvit (1 Ampulle = 10 ml)	Vitintra Adult (1 Ampulle = 10 ml)	Protovit (2 Ampullen = 25 ml) → Kurzinfusion
B_1 (Thiamin)	50 mg	1,2 mg		2,8 mg
B_2 (Riboflavin)	7,3 mg	1,8 mg		3,6 mg
B_3 (Niacin)	100 mg	10 mg		40 mg
B_5 (Pantothensäure)	25 mg	10 mg		15 mg
B_6 (Pyridoxin)	15 mg	2 mg		4 mg
B_{12} (Kobalamin)		2 µg		6 mg
C (Askorbinsäure)	500 mg	40 mg		90 mg
Biotin		0,3 mg		60 mg
Folsäure		0,3 mg		0,8 mg
A (Retinol)	1000 IE = 3mg		2500 IE 0,75 mg	4000 IE
D_2 (Kalziferol)			120 IE 0,003 mg	400 IE
E (Tokopherol)	5 mg			15 IE
K_1 (Phytomenadion)			0,15 mg	

Tabelle 2.11 Spurenelementpräparate als Zusätze zur vollständigen parenteralen Ernährung

Spurenelemente	Addel, Tracitrans (1 Ampulle = 10 ml)		Hausmann – Spurenelemente (1 Ampulle = 10 ml)	
	[mg/Ampulle]	[µmol/Ampulle]	[mg/Ampulle]	[µmol/Ampulle]
Eisen	13,5	50	1,95	35
Zink	2,7	20	3,27	50
Mangan	7,9	40	0,55	10
Kupfer	0,9	5	0,76	12
Chrom			0,04	0,7
Molybdän			0,01	0,1
Selen			0,02	0,3
Fluor	2,1	50	0,57	30
Jod	0,17	1	0,13	1

rungen an eine parenterale Standardernährung in der chirurgischen Praxis (Beispiele 1-3) genügen. Infusionslösungen für spezielle Stoffwechselsituationen oder Erkrankungen (Kap. 4) sind nicht erfaßt.

Bei der Vielzahl der kommerziell angebotenen Parenteralia empfiehlt es sich bei der Auswahl neben den patientenbezogenen Aspekten auch den Ausbildungsstand von Ärzten und Pflegepersonal sowie die labortechnischen Möglichkeiten einer Klinik in Rechnung zu stellen. Unter praktischen Gesichtspunkten sollte jede Klinik die Auswahl aus der Palette der kommerziell angebotenen Produkte für die verschiedenen Anwendungsbereiche standardisieren.

Literatur

Al-Jurf A S, Chapman-Furr F (1985) Magnesium balance and distribution during total parenteral nutrition: effect of calcium additives. Metabolism 34: 658-664

Allwood M C (1982) The influence of light on vitamin A degradation during administration. Clin Nutr 1: 63-70

Apelgren K N, Wilmore D W (1983) Nutritional care of the critically ill patients. Surg Clinics N America 63: 497-507

Berlin R, Mossberg T (Ed.) (1981) Guidelines for complete parenteral nutrition – Applicable worldwide Symposium in Amsterdam

Blackburn G L, Flatt J P, Clowes G H, Donell T F, Hensle F E (1973) Peripheral intravenous feeding with isotonic amino acid solutions. Am J Surg 125: 447-454

Bradley J A, King R F J G, Schorah C J, Hill G L (1978) Vitamins in intravenous feeding: a study of water – vitamins and folate in critically ill patients receiving intravenous nutrition. Br J Surg 65: 492-494

Brennan M F, Horowitz G D (1984) Total parenteral nutrition in surgical patients. Vol. 17, Advances in Surgery, Year Book Medical Publishers, Chicago pp.1-35

Brown R, Quercia R A, Sigman R (1986) Total nutrient admixture. A review. JPEN 10: 650-658

Dawes W H, Groves J (1981) The effect of electrolytes on phospholipid stabilized soybean oil emulsions. Int J Pharm 15: 184-193

Dölp R, Ahnefeld F W, Knoche E, Traub E (1978) Möglichkeiten und Grenzen der periphervenösen parenteralen Ernährung. Infusionstherapie 5: 61-64

Eggert L D, Rusho W J, Mac Kay M W, Chan G M (1982) Calcium and phosphorus compatibility in parenteral nutrition solutions for neonates. Am J Hosp Pharm 39: 49-53

Elia M (1982) The effects of nitrogen and energy intake on the metabolism of normal depleted and injured man: Considerations for practical nutritional support. Clin Nutr 1: 173-192

Fekl W (1969) Some principles of modern parenteral nutrition Scand J Gastroenterol 4 (Suppl.) 3, 17-34

Fischer J E (1980) Nutritional support in the seriously ill patient. Current problems in surgery, Vol. 17/9, Year Book Medical Publishers, Chicago

Freeman J B, Stegink L D, Wittine M E, Thompson R G (1977) The current status of protein sparing. Surg Gynecol Obstet 144: 843-849

Freeman J B, Fairfull-Smith R, Rodman G H, Bernstein D M, Gazzaniga A B, Gersovitz M (1983) Safety and efficacy of a new peripheral intravenously administered amino acid solution containing glycerol and electrolytes. Surg Gynecol Obstet 156: 625-631

Gamble J L (1947) Physiological information gained from studies on the life rift ration. Harvey Lect 42: 247-273

Georgieff M, Moldawer L L, Bistrian B R, Blackburn G L (1985) Xylitol, an energy source for intravenous nutrition after trauma. JPEN 9: 199-209

Greenberg G R, Marliss E B, Anderson H, Langer B, Spence W, Tovee B, Jeejeebhoy K N (1976) Protein-sparing therapy in postoperative patients – effects of added hypocaloric glucose or lipid. N Engl J Med 294: 1411-1414

Günther B, Utz F, Teichmann R, Hartl W (1983) Peripher-venöse hypokalorische Ernährung nach großen Abdominaleingriffen. Infusionstherapie 10: 74-78

Hallberg D, Hallgren B, Schuberth O, Wretlind A (1982) Editorial. Nutritional Support Services 2: 15-24

Hartig W (1984) Moderne Infusionstherapie / Parenterale Ernährung. Urban und Schwarzenberg, München, Wien, Baltimore

Hill G L, Church J (1984) Energy and protein requirements of general surgical patients requiring intravenous nutrition. Br J Surg 71: 1-9

Juan D (1981) The causes and consequences of hypophosphatemia – Collective review. Surg Gynecol Obstet 153: 589-596

Jürgens P, Schwartan M, Doehn M (1982) Aminosäurenstoffwechselstörung bei einem Patienten mit gesichertem Thiaminmangel. Infusionstherapie 9: 312-316

Ketterer M W (1985) The clinical status of hypophosphatemia. N Engl J Med 313: 447-449

Kleinberger G (1982) Parenterale Ernährung: Eine Einführung zum Thema. Acta chir Austriaca 1: 9-19

Kleinberger G, Pamperl H (1983) Allgemeine Charakteristika und Fragen der Galenik von Fettemulsionen. Infusionstherapie 10: 108-117

Köchel D (1983) Zur Kompatibilität und Mischbarkeit von Infusionslösungen und Zusätzen. In: Ahnefeld F W et al.(Hrsg) Klin Ernährung 2. Zuckschwerdt, München, Bern, Wien, S 41-50

Löhlein D, Donay F, Henkel E (1979) Untersuchungen zum Einfluß der peripher-venösen parenteralen Ernährung auf den postoperatiaven Proteinstatus. Infusionstherapie 6: 284-288

Löhlein D (1980) Anionenhaushalt in der postoperativen Phase. In: Heberer G, Schultis K, Günther B (Hrsg) Postaggressionsstoffwechsel II. Schattauer, Stuttgart, New York, S 93-101

Löhlein D, Zwick R (1981) Zuckeraustauschstoffe oder Glukose bei peripher-venöser hypokalorischer Ernährung. Infusionstherapie 8: 133-140

Löhlein D (1984) Proteinsparende Mechanismen der parenteralen Ernährung. II. Mitteilung: Klinische Aspekte. Infusionstherapie 11: 114-128

Löhlein D (1986) Hypokalorische parenterale Ernährung. Beitr Infusionstherapie klin Ernähr, vol 16, pp 54-63. Karger, Basel

Mc Doughal W S, Wilmore D W, Pruitt Jr B A (1977) Effect of intravenous near isoosmotic nutrient infusions on nitrogen balance in critically ill injured patients. Surg Gynecol Obstet 145: 409-414

OKeefe S J D, Bean E, Symmonds K (1985) Clinical evaluation of a „3-in-1" intravenous nutrient solution. S Afr Med J 68: 82-86

Pamperl H (1986) Stabilität von fertig zubereiteten Gesamtnährlösungen. Beitr Infusionstherapie klin Ernähr, vol 14, pp 72-78. Karger, Basel

Reissigl H (1984) Handbuch der Infusionstherapie und klinischen Ernährung. In: Lang F, Dettjen P, Reissigl H (Hrsg) Wasser- und Elektrolythaushalt – Physiologie und Pathophysiologie, Band I. Karger, Basel

Rhodes J M, Carroll A, Dawson J, Hall S, Pincock, Temple J, Elias E (1985) A controlled trial of fixed versus tailored calorie intake in patients receiving intravenous feeding after abdominal operation. Clin Nutr 4: 169-174

Rudmann D, Millikan W J, Richardson T J (1975) Elemental balances during intravenous hyperalimentation of underweight subjects. J Clin Invest 55: 94-104

Schildberg F W, Zumtobel V (1976) Aktuelle Gesichtspunkte zur postoperativen Infusionstherapie. Chirurg 47: 164-170

Seeling W (1983) Spurenelemente in der parenteralen Ernährung. In: Zumkley H (Hrsg) Spurenelemente. Thieme, Stuttgart, New York, S 255-267

Shanbhogue L K R, Chwals W J, Weintraub M, Blackburn G L, Bistrian B R (1987) Parenteral nutrition in the surgical patient. Br J Surg 74: 172-180

Sheldon G F, Grzyb S (1975) Phosphate depletion and repletion: relation to parenteral nutrition and oxygen transport. Ann Surg 182: 683-689

Sheldon G F, Kudsk K A (1980) Electrolyte requirements in total parenteral nutrition In: Deitel M (Hrsg) Nutrition in Clinical Surgery. Williams and Wilkins, Baltimore, pp.103-111

Shenkin A, Wretlind A (1977) Die vollständige parenterale Ernährung mit Aminosäuren, Glukose, Vitaminen und Mineralien unter Einbeziehung von Fetten. Infusionstherapie 4: 217-224

Sloan M G, White D E, Brennan M F (1983) Calcium and Phosphor metabolism during total parenteral nutrition. Ann Surg 197: 1-6

Solassol C, Joyeux H, Etco L (1974) New techniques for long-term intravenous feeding: An artificial gut in 75 patients. Ann Surg 179: 519-522

Solassol C, Joyeux H, Astruc B (1980) Complete nutrient mixtures with lipids for parenteral nutrition in cancer patients. Acta Chir Scand (Suppl) 498: 151-154

Streat S J, Hill G L (1987) Nutritional support in the management of critically ill patients in surgical intensive care. World J Surg 11: 194-201

Takala J, Neuvonen P, Klossner J (1985) Hypophosphatemia in hypercatabolic patients. Acta Anaesthesiol Scand 29: 65-67

Van Rij A M, Hall M T, Bray J T, Pories W J (1981) Zinc as an integral component of the metabolic response to trauma. Surg Gynecol Obstet 153: 677-682

Wagman L D, Miller K B, Thomas R B, Newsome H H, Weir G C (1986) The effect of acute discontinuation of total parenteral nutrition. Ann Surg 204: 524-529

Wood R J, Sitrin M D, Cusson G J, Rosenberg J H (1986) Reduction of total parenteral nutrition – induced urinary calcium loss by increasing the phosphorus in the total parenteral nutrition prescription. JPEN 10: 18 8-190

Woolfson A M J (1985) Intravenous feeding – A review of aspects of current practice: Editorial Review. Clin Nutr 4: 187-194

Herstellung von Mischlösungen in der Klinikapotheke (1983) Krankenhauspharmazie 4: 333-363

Guidelines for essential trace element preparations for parenteral use – A statement by an expert panel, AMA Department of foods and nutrition (1979) JAMA 241: 2051-2054

Multivitamin preparations for parenteral use: A statement by the Nutrition Advisory Group, American Medical Association, Department of Foods and Nutrition 1975 – Invited review (1979) JPEN 3: 258-262

2.2 Enterale Ernährung

Das vorliegende Kapitel beschränkt sich auf die Sondenernährung, die synonym als künstliche enterale Ernährung bezeichnet wird. Klinische Diätetik ist kein Gegenstand dieses Buches.

Die künstliche Ernährung unterscheidet sich von der natürlichen Nahrungsaufnahme durch den Weg der Nährstoffzufuhr und die Zusammensetzung der verwendeten Nährsubstrate. Die Nährstoffe werden über Sonden in den Magen oder den Dünndarm eingeleitet. Die Umgehung von Teilen der physiologischen Nahrungspassage hat digestive, absorptive, hormonelle und metabolische Konsequenzen. Die Wahl der Nährsubstrate muß diese Zusammenhänge ebenso wie krankheitsbedingte Einschränkungen der Verdauungs- und Resorptionsleistung berücksichtigen (Kap. 1 und 8.2).

Tabelle 2.12. Prinzipien der definierten, bilanzierten Sondendiät

---
Nichtproteinenergie: ca. 2/3 als Kohlenhydrate und 1/3 als Fett
Nichtproteinkalorien/Stickstoffgehalt: variabel (vgl. Kap. 3.2)
　　　　　　　　　　　　　　Richtwert ca. 150 : 1
Osmolalität: 300 – 400 mosmol/kg
Elektrolyte, Mineralien, Vitamine: entsprechend Erhaltungsbedarf
Ballaststoffe: keine
Viskosität: niedrig (filiforme Sonden)
Auslieferung: steril verpackt, gebrauchsfertig, bevorzugt flüssig
---

Zur künstlichen enteralen Ernährung werden im Regelfall „definierte, bilanzierte Diäten" verwendet, die ein standardisiertes Nährstoffangebot gewährleisten. Sämtliche Nährstoffe, sowie Elektrolyte, Vitamine und Spurenelemente sollten in ausreichender Menge enthalten sein (Tabelle 2.12). Diese Diäten sind industrietechnisch hergestellte Produkte, die spezielle Anforderungen einer Krankheit (z.B. intestinale Fistel → Ballaststofffreiheit) ebenso wie Erfordernisse des Zugangsweges (z.B. filiforme Sonden → niedrige Viskosität) berücksichtigen.

Als Alternative kommt eine individuelle Zusammenstellung der Sondennahrung aus definierten Modulen in Betracht („modular feeding") : Diese Form der künstlichen Ernährung stellt höhere Anforderungen an Arzt und Pflegepersonal und sollte auf besondere Situationen beschränkt bleiben (z.B. individuelle Anpassung der Proteinkomponente bei Niereninsuffizienz, Kap. 2.2.8, 2.2.9 und 9).

Küchentechnisch hergestellte Präparate („home made diet") können den Kriterien der definierten, bilanzierten Diät nicht genügen. Wenn sie mit vertretbarem Personal- und Kostenaufwand hergestellt werden, besteht die Gefahr eines nicht vollwertigen Nährstoffangebots und der bakteriellen Kontamination. Die Viskosität der küchentechnisch hergestellten Diäten macht eine Zufuhr über filiforme Sonden unmöglich. Da Küchendiäten zudem keinen Preisvorteil bieten, sollten sie nicht mehr verwendet werden.

2.2 Parenterale Ernährung

Wie jede Regel, bleibt auch diese Empfehlung nicht ohne Ausnahme: Von Patienten mit nicht operabler oder überbrückbarer Einengung der Speiseröhre wird gelegentlich eine Entlassung zur Pflege in häuslicher Umgebung gewünscht. Diesem Wunsch kann entsprochen werden, wenn ein für den Patienten praktikabler Weg zur Nahrungs-und Flüssigkeitszufuhr geschaffen werden kann. Bei älteren Patienten, die zu Hause von Angehörigen versorgt werden, kann in dieser Situation auf die klassische Witzel-Fistel zurückgegriffen und eine Ernährung mit passierter Küchenkost empfohlen werden (Kap. 5.2). Es handelt sich um eine soziale Indikation zur Ernährung, bei der die verwendeten Substrate von nachgeordneter Bedeutung sind.

2.2.1 Bilanzierte Diäten

Für den eiligen Leser

Bilanzierte Diäten gewährleisten bei Zufuhr einer ausreichenden Menge die vollständige Deckung des Nährstoff-, Spurenelement-, Elektrolyt- und Vitaminbedarfs. Es können Produkte mit hochmolekularer (nährstoffdefinierte Diäten, früherer Ausdruck: Formuladiäten) und niedermolekularer Zusammensetzung (chemisch definierte Diäten, früherer Ausdruck: Elementardiät, Astronautenkost) unterschieden werden. Bei weitgehend intaktem Verdauungstrakt und gastraler Applikation werden nährstoffdefinierte Diäten empfohlen, bei Infusionen in den Dünndarm oder Störungen der Verdauungskapazität sollte von chemisch definierten Diäten vom Typ der Oligopeptiddiät Gebrauch gemacht werden. Ob auch bei der Dünndarmernährung nährstoffdefinierte Diäten eingesetzt werden können, ist heute Gegenstand der Forschung.
Module sind nutritive Komponenten, aus denen eine vollständige Ernährung zusammengestellt werden kann. Dies verlangt genaue Kenntnisse über Nährstoffbedarf und -gehalt der Bausteine. Module bieten gegenüber bilanzierten Diäten meist keine Vorteile und bleiben deshalb ausgewählten Indikationen vorbehalten.

Die Vielzahl heute verfügbarer Diätetika erlaubt eine individuelle und rationale Ernährungstherapie. Voraussetzungen sind eine anerkannte Nomenklatur, eine praxisgerechte Systematik und die eindeutige Deklaration der Zusammenstzung diätetischer Produkte. Die Einteilung der bilanzierten Diäten sollte klinische Erfordernisse ebenso wie die Kostenstaffelung der Produkte berücksichtigen (Tabelle 2.13).

Nährstoffdefinierte Diäten (NDD) basieren auf hochmolekularen Ausgangsprodukten (intaktes Protein, komplexe Kohlenhydrate, langkettige Triglyzeride = LCT) und erfordern grundsätzlich eine normale Verdauungsleistung. Sie unterscheiden sich von der normalen Ernährung im wesentlichen durch Sondengängigkeit und Ballaststofffreiheit: Sie sollen filiforme Sonden (CH 8, Innendurchmesser 2-3 mm) passieren können, gebrauchsfertig und billig sein. Einfache und sichere Handhabung (Sterilität, korrekte Verdünnung) sind Vorteile der Flüssig-

Tabelle 2.13. Einteilung definierter bilanzierter Diäten.

Nährstoffdefinierte Diäten (NDD)	Chemisch definierte Diäten (CDD)
Hochmolekulare Substrate	Niedermolekulare Substrate
1. Standarddiät (NDD)	1. Elementardiät
intaktes Protein Poly-, Oligo-, Monosaccharide LCT >> MCT 1 kcal/ml ballaststofffrei	freie Aminosäuren Glukose kaum Fett 1 kcal/ml ballaststofffrei
2. Modifizierte NDD (MOD NDD)	2. Oligopeptiddiät
– MCT > 10g/l, laktosefrei – Energiedichte > 1,5 kcal/ml – Proteingehalt > 20 % der Gesamtkalorien – niedriger Kohlenhydratgehalt – ballaststoffhaltig – erhöhter Gehalt verzweigtkettiger Aminosäuren	>80% Oligopeptide Oligo-, Monosaccharide relevanter MCT-Gehalt
	3. Modifizierte CDD (MOD CDD)
	krankheitsadaptiert durch Modifikation der Kohlenhydrat-, Fett- oder Proteinkomponente (z. B. Supplementation mit Dipeptiden)

produkte gegenüber Pulverpräparaten. Da der preisliche Vorteil der pulverisierten Diäten kaum nennenswert ist, sind flüssige Fertigpräparate zu bevorzugen.

Die *nährstoffdefinierte Standarddiät* (Nährstoffdichte 1 kcal/ml; Zusammensetzung s. Tabelle 2.12 und 2.13) wird bei Patienten in gutem Ernährungszustand, die aufgrund eines akuten Ereignisses (z.B. Trauma, Verbrennung) künstlich ernährt werden müssen, eingesetzt. *Modifizierte nährstoffdefinierte Diäten* bleiben speziellen Indikationen vorbehalten: Eine an die verminderte Verdauungsleistung von Patienten mit Mangelernährung, Pankreasinsuffizienz und Kurzdarmsyndrom adaptierte NDD sollte laktosefrei sein und einen relevanten Anteil mittelkettiger Fettsäuren („medium chain triyglicerides" = MCT) enthalten (Kap. 2.2.2 und 2.2.9).

Bei bestimmten Erkrankungen sind andere Modifikationen der nährstoffdefinierten Diäten sinnvoll: Präparate mit erhöhter kalorischer Dichte (1,5 – 2 kcal/ml gegenüber Standardpräparaten mit 1 kcal/ml) können zur Flüssigkeitsrestriktion bei kardialer und pulmonaler Insuffizienz eingesetzt werden; Produkte mit reduziertem Kohlenhydratanteil sind für Diabetiker geeignet; schließlich werden auch Diätetika mit erhöhtem Anteil verzweigtkettiger Aminosäuren angeboten, die bei Patienten mit Leberinsuffizienz oder zur Ernährung im Postaggressionsstoffwechsel von einigen Autoren als vorteilhaft angesehen werden; gleiches gilt für Präparate mit einem erhöhten Anteil an essentiellen Aminosäuren, die bei niereninsuffizienten Patienten eingesetzt werden können (Kap. 2.2.8 und 2.2.9).

Chemisch definierte Diäten (CDD) basieren auf *niedermolekularen Substraten* (Peptide und Aminosäuren, Oligosaccharide, Fettkomponente mit mittelkettigen Triglyzeriden) und sind bei minimaler Verdauungsleistung resorbierbar (Kap.

3.6). CDD werden daher bei Störungen der Verdauung (Pankreasinsuffizienz, Enteropathie, Kurzdarmsyndrom), zur Ruhigstellung distaler Darmabschnitte (chronisch entzündliche Darmerkrankungen, intestinale Fisteln) und bei der frühpostoperativen enteralen Ernährung (Jejunostomieernährung) eingesetzt.

Die erste Generation dieser chemisch definierten Diäten wurde unter dem Namen „Elementardiät" oder „Astronautenkost" bekannt. Die Proteinquelle bestand aus kristallinen Aminosäuren, als Energieträger wurde ausschließlich Glukose, selten auch ein geringer Anteil mittelkettiger Triglyzeride eingesetzt (Kap. 3.6). Die Produkte waren infolgedessen hochosmolar: Bei einer Energiedichte von 1 kcal/ml und einem Aminosäurengehalt von mehr als 30 g/l lag die Osmolalität über 600 mosmol/kg. Die Resorption der Proteinkomponente war auch deshalb ungünstig, weil freie Aminosäuren nur die Aminosäurentransportsysteme, nicht aber das Peptidsystem nutzen können (Kap. 8.2). Verträglichkeit und Effektivität dieser Diäten sind deshalb nicht ideal.

Die zweite Generation der chemisch definierten Diäten, die sog. *Oligopeptiddiäten*, wurde wesentlich verbessert: Di-, Tri- und Oligopeptide vermindern im Vergleich zu freien Aminosäuren die osmotische Wirksamkeit und können über intestinale Peptidtransportsysteme mit hoher Kapazität rasch resorbiert werden (Kap. 8.2). Oligosaccharide und die zusätzliche Verwendung von Fett als Energieträger reduzieren die Osmolalität weiter. Zudem enthalten die Präparate der zweiten Generation ausreichende Mengen an essentiellen Fettsäuren, Vitaminen und Spurenelementen. Diese chemisch definierten Diäten zeichnen sich deshalb durch bessere Verträglichkeit und Effektivität aus. Sie sind für die Langzeiternährung ohne weitere Supplemente geeignet.

Modifizierte chemisch definierte Diäten stehen in Europa noch nicht zur Verfügung. Diese Produkte wurden für Kombinationen von Störungen des Verdauungstrakts (Indikation für die CDD) mit anderen Erkrankungen (z.B. Niereninsuffizienz, Diabetes mellitus) entwickelt (Kap. 2.2.8, und 2.2.9). Bei einigen Produkten handelt es sich um chemisch definierte Diäten der ersten Generation, bei denen die Aminosäurenzusammensetzung modifiziert wurde (Produkte zur Ernährung bei Nieren- oder Leberinsuffizienz). Bei einigen CDD der zweiten Generation wurde der Kohlenhydratgehalt zugunsten einer höheren Fettmenge vermindert (Diabetes mellitus).

Module sind Einzelkomponenten, die allein keine vollständige Ernährung gestatten. In den USA werden Module in großer Auswahl angeboten, aber auch in Europa können Energie- (lang- und mittelkettige Triglyzeride, Kohlenhydrate), Protein-(Vollprotein, Hydrolysate), Vitamin-, Elektrolyt- und Spurenelementmodule bezogen werden (Kap. 2.2.9 und 9).

2.2.2 Gastrale Ernährung (Beispiel 5)

Für den eiligen Leser

Die gastrale Ernährung ist der Regelfall der künstlichen enteralen Ernährung bei nichtlaparotomierten Patienten. Voraussetzung ist ein funktionierender Gastrointestinaltrakt und ein intakter Schluckreflex. Die gastrale Sondenernährung wird in der Regel mit nährstoffdefinierten Diäten durchgeführt. Für die Mehrzahl der Patienten ist die Makrobolusapplikation geeignet, die in einer Tropfinfusion von 500 ml-Portionen über jeweils etwa 2 h besteht. Als Zugang wird eine weiche, nasogastrale Sonde verwendet; bei entsprechender Indikation kommt die perkutane endoskopische Gastrostomie als Alternative in Betracht.

Beispiel 5

Gastrale Sondenernährung

Indikation: Schädel-Hirn-Verletzung bei intaktem Schluckreflex

Prinzip: Nasogastrale Sonde
NDD: 1 kcal/ml, 300 mosmol/kg
fixes tägliches Infusionsvolumen
Makrobolus (500 ml), Pumpe nicht obligat

Alternativen: Perkutane endoskopische Gastrostomie (PEG)
modifizierte NDD (laktosefrei, MCT)
individuell berechnetes Infusionsvolumen
kontinuierliche, pumpenkontrollierte Infusion

Absolute Substratzufuhr

Tag	ml/d kcal/d	Intervall [h] zwischen 500 ml-Portionen	Laborkontrollen
1	1000	12	BZ, Na, K, Krea, Alb, Gewicht
2	1500	8	BZ
3	2000	6	BZ
4	2500	4, nachts 8	BZ, Na, K, Krea
5	3000	4	BZ bei Bedarf
6,7	3000	4	BZ bei Bedarf
8	3000	4	BZ, Na, K, Krea, Hs, Alb, Gewicht

Relative Substratzufuhr : Zufuhr bezogen auf 70 (60/80) kg KG

Tag	Gesamtkalorien [kcal/kg·d]	N-freie Kalorien [kcal/kg·d]	Protein [g/kg·d]	[g/d]
1	14 (17/13)	12 (14/10)	0,6 (0,7/0,5)	42
2	21 (15/19)	18 (21/16)	0,9 (1,1/0,8)	63
3	29 (33/25)	24 (28/21)	1,2 (1,4/1,1)	84
4	36 (42/31)	30 (35/26)	1,5 (1,8/1,3)	105
5	43 (50/38)	35 (41/31)	1,8 (2,1/1,6)	126

2.2 Enterale Ernährung

Beispiel 5 (Forts.)
Adaptationsphase bei Verwendung einer nährstoffdefinierten Diät mit einer kalorischen Dichte von 1 kcal/ml. Beispiel: Naga Sonda, Galaktina (nährstoffdefinierte Standarddiät). Weitere Präparate inkl. modifizierter NDD listet Tab. 2.19 auf (Flaschen symbolisieren 500 ml, Tassen 250 ml). Laborkontrollen im Serum/Vollblut: *BZ* Blutzucker, *Na* Natrium, *K* Kalium, *Krea* Kreatinin, *Alb* Albumin

Tee/5%Glukose enteral	🍼🍼🍼	🍼🍼	🍼	☕	☕	☕	☕	☕
NDD		🍼🍼	🍼🍼🍼	🍼🍼🍼🍼	🍼🍼🍼🍼	⇨	⇨	⇨
Klin. Kontrollen (Insp.,Palp.,Ausk.)	2x	♦	♦	♦	♦	♦	♦	1x
Labor	„Basislabor"	BZ 2x	BZ	BZ,Na, K,Krea	–	–	–	„Basislabor"
Postop. Tage	1	2	3	4	5	6	7	8

Die meisten nichtlaparotomierten Patienten können über nasogastrale Sonden ernährt werden. Grundsätzlich werden hochmolekulare, nährstoffdefinierte Diäten bevorzugt (Tabelle 2.13). Die Wahl einer speziellen Sondendiät muß auch den Ernährungszustand und die zugrundeliegende Erkrankung berücksichtigen. Für gut ernährte Patienten ohne gastroenterologische Erkrankungen (z.B. polytraumatisierter Patient mit Schädel-Hirn-Verletzung) kommt die Standarddiät zum Einsatz (Beispiel 5). Bei Mangelernährten oder Patienten mit gastroenterologischen Erkrankungen sollte hingegen eine vollständig laktosefreie Diät, deren Fettkomponente einen relevanten Anteil mittelkettiger Triglyzeride enthält, eingesetzt werden (modifizierte NDD).

Mit einer nährstoffdefinierten Diät (NDD) einer kalorischen Dichte von ca. 1 kcal/ml (Standard- oder modifizierte Diät) kann bei den meisten Patienten eine ausreichende Ernährung erreicht werden (Beispiel 5). Über eine Abschätzung von Kalorien- (Basis: 30 kcal/kg KG · d multipliziert mit dem Streßfaktor; Kap. 3.2) und Eiweißbedarf (Basis: 1,5–2 g/kg · d, s. Kap. 3.2) wird die tägliche Zufuhrmenge festgelegt:

Für einen 80 kg schweren Patienten kann nach einer größeren abdominalen Operation ein Streßfaktor von 1,3 und ein täglicher Eiweißbedarf von 1,6 g/kg KG angenommen werden. Es ergibt sich folgender Bedarf:

Gesamtkalorien: $80 \cdot 1.3 \cdot 30 = 3120$ kcal/d
Eiweiß: $\quad\quad\quad\;\, 80 \cdot 1.6 \quad\quad = 128$ g/d

Vergleicht man diese Schätzwerte mit dem Gehalt einer nährstoffdefinierten Standarddiät (z.B. Naga-Sonda, Galaktina), so ergibt sich ein Zielvolumen von 3000 ml/d: In dieser Menge sind 3000 kcal und 126 g Eiweiß enthalten. Die meisten Patienten können mit 2500 oder 3000 ml einer NDD ausreichend ernährt werden (Beispiel 5).

Die Sondenernährung wird stufenweise über eine sog. *Adaptationsphase* aufgebaut. Eine initiale Verdünnung ist nicht erforderlich (s.u.). Begonnen wird mit der Hälfte der angestrebten täglichen Zufuhr. Innerhalb von 3 – 4 Tagen kann die tägliche Infusionsmenge in der Regel auf die berechnete Gesamtzufuhr gesteigert werden (Beispiel 5).

Die Mehrzahl der Patienten toleriert eine *Makrobolusapplikation* gut: 4- bis 6mal täglich werden 500-ml-Portionen als Schwerkrafttropfinfusion verabreicht (Heitkemper et al. 1981). Häufig wird vor jeder Sondenmahlzeit eine Aspirationsprobe zum Ausschluß einer Retention der Vormahlzeit empfohlen. Weiche, filiforme Sonden schließen einen solchen Test in aller Regel jedoch aus, da sie bei dem erforderlichen Sog kollabieren. Deshalb sollte auf die Aspirationsprobe verzichtet werden. – Als zuverlässigere Kontrolle kann beim bewußtlosen Patienten eine Röntgenübersichtsaufnahme des Abdomens unmittelbar nach Injektion eines wasserlöslichen Kontrastmittels angefertigt werden: Der Verteilungsraum des Kontrastmittels orientiert über das Restvolumen.

Zur Applikation sehr hoher Substratmengen und zur maximalen Stuhlreduktion, wie dies beim Verbrennungspatienten angestrebt wird, ist die *kontinuierliche, pumpenkontrollierte Ernährungstherapie* geeigneter als die diskontinuierliche Bolusgabe. Ebenso soll bei Patienten, die eine angestrebte Substratzufuhr nicht tolerieren (Diarrhö, Distension), durch kontinuierliche, pumpenkontrollierte Zufuhr eine Toleranzverbesserung erreicht werden können. Nur in diesen Situationen ist nach heutigem Kenntnisstand die Verwendung einer Ernährungspumpe zur gastralen Ernährung sinnvoll (Jones et al. 1980).

Eine wichtige Alternative zur nasogastralen Zufuhr ist die *perkutane endoskopische Gastrostomie (PEG)*. Insbesondere bei wochen- bis monatelanger künstlichen Ernährung bietet dieser Zugang Vorteile gegenüber transnasalen Sonden: Die Belästigung durch den Fremdkörper in Gesicht und Nasen-Rachen-Raum entfällt ebenso wie die Gefahr sondenbedingter lokaler Komplikationen (Schleimhautulzera, Nebenhöhlenentzündungen). Einige technische Details erfordern Beachtung (Kap. 5.2); Nährstoffzufuhr und Adaptationsphase folgen den Regeln der gastralen Sondenernährung.

2.2.3 Jejunale Ernährung (Beispiel 6)

Für den eiligen Leser

> Zur längerfristigen Operationsvorbereitung bei Patienten mit entzündlichen Dickdarmerkrankungen oder zur Therapie perioperativer Komplikationen wie intestinaler Fisteln kann eine Dünndarmernährung angebracht sein. Die Sondenspitze muß dabei distal des Treitz-Bandes liegen, um Reflux- und Aspirationsgefahr zu minimieren. Es sollen chemisch definierte Diäten vom Typ der Oligopeptiddiät eingesetzt werden. Eine Ernährungspumpe ist erforderlich. In der Regel wird die jejunale Ernährung kontinuierlich über 24 h durchgeführt. Unmittelbar nach Laparotomie ist eine ausschließliche jejunale Ernährung nicht sinnvoll, da die postoperativ erforderlichen Flüssigkeitsmengen enteral selten komplikationslos toleriert werden.

Bei Patienten mit gastraler Retention oder nicht sicher erhaltenem Schluckreflex besteht eine erhöhte Reflux- und Aspirationsgefahr. Man wird deshalb die gastrale Sondenernährung meiden und eine Dünndarmsonde zu plazieren suchen. Gelingt dies nicht problemlos, so sollte die endoskopische Plazierung angestrebt werden. Ein Plazierungsversuch unter Durchleuchtungskontrolle ist nur in Ausnahmefällen (erfahrener Radiologe, aber kein Endoskopiker verfügbar) gerechtfertigt (Kap. 5.2). Zur wirksamen Vermeidung von Reflux muß die Sondenspitze distal des Treitz-Bandes positioniert werden (Gustke et al. 1970).

Unter physiologischen Bedingungen reguliert die Magenentleerung die transduodenale Passagegeschwindigkeit des Speisebreies und sorgt für ein geeignetes intraluminales Verhältnis von Pankreasenzymen zu Substrat. Die intrajejunale Ernährung umgeht dieses Regulativ und bewirkt eine geringere Pankreassekretion von Volumen, Bikarbonat und Proteinen als eine entsprechende intragastrale Ernährung (Reagins et al. 1973). Dieser „gastroduodenale Bypass" erfordert eine Kompensation: Die kontinuierliche Substratabgabe ins Jejunum wird von Ernährungspumpen gewährleistet, und das mögliche Mißverhältnis von Pankreasenzymen zu intraluminalen Nährstoffen kann durch eine Diät kompensiert werden, die einer minimalen Verdauungsaktivität bedarf. Diesem Erfordernis entspricht nach heutigem Kenntnisstand am ehesten die definierte Oligopeptiddiät (Matthews u. Adibi 1976; Silk et al. 1980; Adibi u. Kim 1981).

Für die Ernährung über Dünndarmsonden gelten daher folgende Prinzipien: Es muß stets pumpenkontrolliert infundiert werden, eine niedrigmolekulare, chemisch definierte Diät sollte zum Einsatz kommen, und der schrittweise Aufbau der Ernährung über eine Adaptationsphase ist unverzichtbar (Beispiel 6).

Bei Verwendung einer Oligopeptiddiät mit einer Kaloriendichte von 1 kcal/ml und einer Osmolalität von 300-350 mosmol/kg kann die enterale Ernährung bei reduzierter täglicher Zufuhr ohne initiale Verdünnung begonnen werden. Während einer 7- bis 9tägigen Adaptationsphase wird in der Regel eine ausreichende kalorische Versorgung erreicht.

Nach traditioneller Meinung werden bei Sondenernährung initial stets geringe Mengen verdünnter Nährlösung infundiert (sog. Startregime). Bei gastraler Substratzufuhr soll zunächst die Osmolalität, bei duodenaler oder jejunaler Ernährung hingegen erst das tägliche Infusionsvolumen und dann die Osmolalität der Nährlösung erhöht werden. Dieses Konzept hat einer Nachprüfung nicht stand-

Beispiel 6

Jejunale Sondenernährung

Indikation:	Intestinale Fistel, M.Crohn
Prinzip:	Nasojejunale Sonde CDD: 1 kcal/ml, bis 400 mosmol/l Fixes tägliches Infusionsvolumen Kontinuierliche Infusion, Pumpe obligat
Alternativen:	Perkutane endoskopische Gastrostomie (PEG), Katheterjejunostomie (KJ), kombinierte parenteral-enterale Zufuhr (Cave: nicht bei M. Crohn) Elementardiät (freie AS) Individuell berechnetes Infusionsvolumen

Absolute Substratzufuhr

Tag	ml/h	ml/d = kcal/d	Laborkontrollen
1	40	960	BZ, Na, K, Krea, Hs, ALB, Gewicht
2	40	960	BZ
3,4	60	1440	BZ, Tag 4: BZ, Na, K, Krea
5,6	80	1920	BZ
7	100	2400	BZ
8	100	2400	BZ, Na, K, Krea, Hs, ALB, Gewicht
9 ev.	120	2880	BZ nur bei Bedarf

Relative Substratzufuhr : bezogen auf 70 (60/80) kg KG

Tag	Gesamtkalorien [kcal/kg·d]	N-freie Kalorien [kcal/kg·d]	Protein [g/kg·d]	[g/d]
1,2	14(16/12)	12(14/10)	0,5(0,6/0,4)	36
3,4	21(24/18)	18(20/15)	0,8(0,9/0,7)	54
5,6	27(32/24)	23(27/20)	1,0(1,2/0,9)	72
7,8	34(40/30)	29(34/26)	1,3(1,5/1,1)	90
9..	41(48/36)	35(41/31)	1,5(1,8/1,3)	106

2.2 Enterale Ernährung

Beispiel 6 (Forts.)
Adaptationsphase unter Verwendung einer chemisch definierten Flüssigdiät in 500-ml-Flaschen. Kalorische Dichte 1 kcal/ml. Beispiel: Peptisorb, Pfrimmer. Weitere Präparate listet Kap. 2.2.10 auf

CDD									
ml/d	960	960	1440	1440	1920	1920	2400	2400	ev. 2880
ml/h	40	40	60	60	80	80	100	100	ev. 120
Klin. Kontrollen (Insp.,Palp.,Ausk.)	2x	▶	▶	▶	▶	▶	▶	▶	1x
Labor	"Basislabor"	BZ	BZ	Na,K,BZ Krea	BZ	BZ	BZ	"Basislabor"	ev.BZ
Postop. Tage	1	2	3	4	5	6	7	8	9

gehalten (Keohane et al. 1984): Bei gastraler und intestinaler Ernährung kann von Anfang an eine unverdünnte Diät infundiert werden. Initial werden lediglich kleinere Volumina appliziert. Der Aufbau der Ernährung (Adaptationsphase) bezieht sich lediglich auf die stufenweise Erhöhung der täglichen Zufuhrmenge.

Dieser Praxis entspricht auch die ausschließliche Verwendung flüssiger Fertigdiäten. Durch den Einsatz dieser Präparate und den Entfall von Verdünnungsschritten wird das Kontaminationsrisiko minimal.

Einige Hinweise sprechen dafür, daß nach längerer Sondenernährung mit einer niedermolekularen Diät (Wochen bis Monate) auch bei intestinaler Zufuhr auf hochmolekulare Substrate (NDD) übergegangen werden kann (Kap. 3.6). Offensichtlich sind die intraluminalen Proteasen beim adaptierten Darm in so ausreichender Menge vorhanden, daß die Spaltung der hochmolekularen Proteinkomponente nicht limitierend ist. Dieses Vorgehen verlangt allerdings eine Überpüfung, bevor generelle Empfehlungen abgeleitet werden können (Kap. 3.6).

2.2.4 Kombination von parenteraler und enteraler Ernährung zur postoperativen Ernährung (Beispiel 7)

Für den eiligen Leser

> Bei Patienten, die postoperativ einer längerfristigen künstlichen Ernährung bedürfen, ist die initiale Kombination von parenteraler und enteraler Ernährung sinnvoll, da eine alleinige enterale Ernährung in der unmittelbar postoperativen Phase keine ausreichende Versorgung mit Flüssigkeit, Kalorienträgern und Protein sicherstellen kann. In der Folge wird die parenterale Ernährung schrittweise reduziert, während die enterale Substratzufuhr entsprechend gesteigert wird. Als parenterales Ernährungsregime kann bei entsprechender Anamnese (kein Anhalt für Fruktoseintoleranz) ein peripheres hypokalorisches Regime mit Zuckeraustauschstoffen eingesetzt werden, während bei anderen Patienten Glukoseregime vorgezogen werden sollten.

Ist aufgrund des Ernährungszustands und der Größe des operativen Eingriffs eine postoperative Nahrungskarenz von mehr als 10 Tagen zu erwarten, so kann die Indikation zur postoperativen Sondenernährung gestellt werden. In der unmittelbar postoperativen Phase wird aber weder ein ausreichendes Flüssigkeitsvolumen noch die erforderliche Energie- und Aminosäurenmenge resorbiert. Eine adäquate Versorgung ist deshalb nur bei Kombination von parenteraler und enteraler Nährstoffzufuhr gewährleistet (Beispiel 7).

Parenteral wird initial ein hypokalorisches, proteinsparendes 3-l-Regime eingesetzt, das periphervenös infundiert werden kann. Bei operativen Eingriffen dieser Größenordnung wird in der Regel allerdings ein zentraler Venenkatheter eingelegt, der postoperativ zur Infusion dieses Regimes benutzt werden kann. Der 2tägige Wechsel der peripheren Venüle oder des kurzen Venenkatheters, der bei peripherer Lage ansonsten erforderlich ist, entfällt somit.

Zur parenteralen Ernährung in der frühen postoperativen Phase wird ein Regime mit Zuckeraustauschstoffen (ZAS) empfohlen (Kap. 2.1, 3.3 und 8.1), wenn eine Fruktoseintoleranz anamnestisch ausgeschlossen werden kann. Die Laborüberwachung wird durch den Einsatz von ZAS wesentlich vereinfacht: Tägliche Blutzuckerbestimmungen und die Applikation von Insulin entfallen.

Zur enteralen Ernährung können transnasale Sonden ebenso wie die operativ anzulegende Katheterjejunostomie benutzt werden. Transnasale Sonden haben folgende Nachteile: Dünndarmsonden sind intraoperativ nicht einfach zu plazieren (je dünner um so schwieriger), haben eine Tendenz zur sekundären Dislokation, werden gelegentlich akzidentell entfernt, können die Atmung durch Mißempfindungen der Patienten oder Schwellung der Nasen-Rachen-Schleimhaut beeinträchtigen und zu Entzündungen im HNO-Bereich führen. Falls zusätzlich eine Magensonde zur Dekompression proximaler Darmabschnitte eingelegt wird, muß der Patient 2 transnasale Sonden gleichzeitig tolerieren. Darüber hinaus besteht die Gefahr, die Ernährungssonde bei der Entfernung der Magensonde mit zurückzuziehen. Diese Argumente sprechen für die Anlage einer Katheterjejunostomie bei großen Operationen am oberen Gastrointestinaltrakt.

2.2 Enterale Ernährung

Nach Anlage einer Katheterjejunostomie kann sofort mit der enteralen Infusion begonnen werden. Da die enterale Ernährung aber als längerfristige künstliche Ernährung geplant wird, ist der Morgen des 1. postoperativen Tages in der Regel ein geeigneterer Startpunkt (Beispiel 7). Als wesentliche Faktoren, die die Verträglichkeit der frühen postoperativen enteralen Ernährung sichern, werden eine adäquate Dekompression der dem perfundierten Dünndarm vorgeschalteten Darmabschnitte (Magensonde oder entsprechende Absaugung nach Gastrektomie) und ein Ausgleich der Serumproteine vor Beginn der enteralen Ernährung empfohlen: Gastrale Distension und Hypoproteinämie sind häufige Ursachen einer postoperativen Darmatonie (Moss 1979). Zum Ausgleich eines Albuminspiegels von < 30 g/l werden bei einem Hb unter 10 g% 2 Einheiten Vollblut, bei höherem Hb 200 ml 20%iges Humanalbumin empfohlen (Hardin et al. 1986).

Darüber hinaus muß die kardiale Kompensation des Patienten auch unter der zusätzlichen Belastung einer gesteigerten Durchblutung des Splanchnikusgebietes gesichert sein. Kardiale Insuffizienz ist eine Kontraindikation für die frühe postoperative enterale Ernährung. Dies gilt auch für beatmete und intensivpflichtige Patienten. Im Zweifel sollte bei einer ausgedehnten Operation ein Jejunalkatheter eingelegt werden. Postoperativ kann dann über Möglichkeit und Bedarf einer künstlichen Ernährung entschieden werden (Heberer et al. 1987).

Die enterale Ernährung wird schrittweise aufgebaut. Klinische Kontrollen müssen mehrfach täglich durchgeführt werden und bestimmen die Geschwindigkeit des Aufbauprogramms. Bei gleichzeitigem Einsatz einer hypokalorischen, parenteralen Ernährung besteht keine Notwendigkeit zu raschem Ernährungsaufbau; eine adäquate kalorische Versorgung ist ebenso wie eine ausreichende Proteinzufuhr infolge der Ergänzung von parenteralem und enteralem Regime zu jedem Zeitpunkt gewährleistet (Beispiel 6). In den ersten postoperativen Tagen trägt eine niedrige Kalorienzufuhr bei ausreichender Proteinsubstitution den Bedingungen des Postaggressionsstoffwechsels Rechnung (Kap. 8.1).

Bei der Beurteilung der Kalorienzufuhr unter enteraler Ernährung muß berücksichtigt werden, daß die Kalorienangabe der Hersteller einer wenig glücklichen Tradition folgend von den Angaben zu parenteralen Lösungen abweicht (Tabelle 2.14): Die übliche Angabe der kalorischen Dichte bilanzierter Diäten bezieht sich auf die Gesamtkalorien, z.B. 1 kcal/ml. Die wichtigere Angabe der stickstofffreien Kalorien muß aufgrund der Zusammensetzung der Präparate berechnet werden. In den Beispielen ist dieser Rechenschritt berücksichtigt.

Abschließend seien 2 Vorteile, welche die Kombination von parenteraler und enteraler Ernährung in der postoperativen Phase bietet, herausgestellt. Eine der individuellen Toleranz angepaßte künstliche Ernährung wird auf diese Weise möglich, zudem können die spezifischen Risiken beider Zufuhrwege vermindert werden: Septische und thrombotische Komplikationen belasten die parenterale Ernährung mit längerer Dauer zunehmend; beim kombinierten Vorgehen wird dieser Zufuhrweg rasch entbehrlich. Umgekehrt resultieren die Risiken der enteralen Nährstoffzufuhr in der Regel aus Versuchen, diese Ernährung zu rasch aufzubauen. Bei gleichzeitiger parenteraler Substratzufuhr entfällt diese Notwendigkeit, so daß auch die spezifischen Risiken der Dünndarmernährung durch kombiniertes Vorgehen reduziert werden können.

Beispiel 7

Kombinierte parenterale und enterale Ernährung

Indikation: Subtotale Ösophagektomie und cervicale oder intrathorakale Ösophagogastrostomie bei Ca.

Prinzip: Katheterjejunostomie *und* peripherer Zugang

parenteral: Protein sparendes Regime (ZAS,3-L), absteigende Dosierung

enteral: CDD, 1kcal/ml, bis 400mosmol/kg, individuelle Adaptationsphase, aufsteigende Dosierung

fixes tägliches Infusionsvolumen
kontinuierliche Infusion, Pumpe obligat

A) Periphervenöses, proteinsparendes Regime (Aminohorm, Hormonchemie), 3-l-Konzept: 3,5%AS, 5%ZAS (Xylit/Sorbit)

Postoperativer Tag	Infusion [ml/24h]	KH-Zufuhr [g/24h]	N-freie Kalorien [kcal/24h]	AS-Zufuhr [g/24h]
1	3000	150	600	105
2,3	2000	100	400	70
4,5	1500	75	300	52,5
6,7	1000	50	200	35
8	je nach Flüssigkeits- und Kalorienbedarf			

B) Enteraler Ernährungsaufbau (CDD:Peptisorb flüssig, Pfrimmer)

Postoperativer Tag	Geschwindigkeit [ml/h]	ml/24h = gesamte [kcal/24h]	N-freie Kalorien [kcal/24h]	Protein [g/24h]
1				
2,3	40	960	816	36
4,5	60	1440	1224	54
6,7	80	1920	1632	72
8,9	100	2400	2040	90
10 evtl.	120	2880	2448	108

C) Gesamtzufuhr

Postoperativer Tag	Flüssigkeit [ml/24h]	N-freie Kalorien[kcal/24h]	Protein [g/24h]
1	3000	600	105
2,3	2960	1216	106
4,5	2940	1524	106,5
6,7	2920	1832	107
8,9	Je nach parenteraler Zufuhr, enteral: 2400	2040	90

2.2 Enterale Ernährung

Beispiel 7 (Forts.)
Adaptationsphase mit überlappendem Aufbau einer enteralen Ernährung bei gleichzeitiger Reduktion der parenteralen Zufuhr. Als parenterales, hypokalorisches Regime werden in dieser frühen postoperativen Phase Lösungen mit 3,5%igem Aminosäurengehalt und 5%iger Konzentration an Zuckeraustauschstoffen (Xylit, Sorbit, Fruktose) empfohlen (vgl. Beispiel 1). Das enterale Regime entspricht der alleinigen jejunalen Ernährung (vgl. Beispiel 6)

Parenteral: Hypokal. Konzept							je nach Bedarf	⇨	⇨
CDD	—								
ml/d	—	960	960	1440	1440	1920	1920	2400	2400	ev.2800
ml/h	—	40	40	60	60	80	80	100	100	ev.120
Klin.Kontrollen (Insp.,Palp.,Ausk.)	—	2x	↓ Venüle↑	↓	↓ Venüle↑	↓	↓ Venüle↑	↓	↓	1x
Labor	„Basis- labor"	BZ	BZ	BZ,Na, K,Krea	BZ	BZ	BZ	„Basis- labor"	ev.BZ	ev.BZ
Postop. Tage	1	2	3	4	5	6	7	8	9	10

Tabelle 2.14. Unterschied von Gesamt- und stickstoffreien Kalorien am Beispiel des Präparates Peptisorb (Pfrimmer)

100 ml Peptisorb flüssig enthalten:

Peptide AS :   3,75 g = 15 kcal
Fett: 1,11 g = 10 kcal
KH: 18,75 g = 75 kcal

Gesamtkalorien:100kcal/100ml
N-freie Kalorien: 85kcal/100ml

2.2.5 Überwachung bei enteraler Ernährung

Klinische Kontrollen besitzen bei der Überwachung der enteralen und insbesondere der intrajejunalen Ernährung einen höheren Stellenwert als bei der parenteralen Substratzufuhr. Das Abdomen muß während der Adaptationsphase mindestens 2mal täglich, später einmal am Tag inspiziert, palpiert und auskultiert werden. Zusätzlich muß die Passage von Stuhl und Wind protokolliert werden. Bei schlechten Darmgeräuschen, abdominaler Distension oder Krämpfen muß die Zufuhrrate vermindert und die Ursache abgeklärt werden (Kap. 6.2). Häufig kann durch eine passagere ein- bis 2tägige Reduktion des täglich zugeführten Volumens eine Toleranzverbesserung erreicht werden. Anschließend ist ein zügiger Wiederaufbau der enteralen Ernährung möglich.

Täglich ist die Eintrittstelle einer Venüle oder eines Venenkatheters zu inspizieren. Auch bei nicht geröteter Einstichstelle muß nach 48stündiger Liegezeit eine periphere Venüle prophylaktisch gewechselt werden (Kap. 2.1.1, 5.1 und 6.1) (Katheterwechsel).

Bei den *Laborkontrollen* sollte zwischen Basislabor und Zwischenkontrollen unterschieden werden. Das *Basislabor* umfaßt die Kontrolle der Serumelektrolyte (Natrium, Kalium, Kalzium, Magnesium und Phosphat), des Blutzuckers, der Triglyzeride, der Retentionswerte im Serum (Kreatinin, Harnstoff), des Hämatokrit- und Hämoglobinwertes, der Gerinnungsfaktoren (Quick-Wert als Globaltest), des Serumalbuminwertes, der Leberfunktionswerte und des Körpergewichts.

Aus den Resultaten des Basislabors kann sich die Notwendigkeit weiterer Untersuchungen ergeben: Hohe Serumnatriumwerte machen die Bestimmung von Serumosmolalität, Blutvolumen oder zentralem Venendruck erforderlich, ansteigende Blutzuckerwerte verlangen eine Infektsuche.

Das Basislabor sollte während der ersten 4 – 8 Wochen einer künstlichen Ernährung wöchentlich und später in größeren zeitlichen Abständen, die sich nach der „metabolischen Stabilität" des Patienten richten, durchgeführt werden.

Zwischenkontrollen richten sich in Umfang und Häufigkeit ebenfalls nach der metabolischen Situation des Patienten. Als Minimalprogramm sind während der Aufbauphase tägliche Blutzuckerkontrollen erforderlich. Des weiteren sind während der Adaptationsphase Kontrollen der Serumelektrolyte in 3- bis 4tägigen Abständen, also 2mal wöchentlich, sinnvoll.

2.2.6 Zusätze zur enteralen Ernährung

Vitamine sind vom Körper nicht synthetisierbare Substanzen, die exogen zugeführt werden müssen. Eine gewisse Ausnahme stellen die fettlöslichen Vitamine der K-Gruppe dar, die von einer intakten intestinalen Flora synthetisiert werden können. Bilanzierte Diäten enthalten in einem Volumen, das einem Energiegehalt von 2500 – 3000 kcal entspricht, eine Vitaminmenge, die den Bedarf auch unter den Bedingungen eines schweren Traumas deckt (Tabelle 2.15). Die Vitaminresorption ist auch unter pathologischen Bedingungen mit Ausnahme des

2.2 Enterale Ernährung

Tabelle 2.15. Täglicher Vitaminbedarf eines Erwachsenen bei normaler Stoffwechsellage (Deutsche Gesellschaft für Ernährung 1985; Dietary Allowances Committee 1980) sowie unter Streßbedingungen (Roth 1985) bei enteraler Zufuhr

	DGE 1985 [mg]	Roth 1985 [mg]	FNB 1980 [mg]
A (Retinoläquivalent)	0,8-1	1,5	1-1,5
D (Kalziferol)	5	10	10
E (Tokopherol)	12	10	10
K (K-Gruppe)	0,1-0,3	2-20	--
B1 (Thiamin)	1,1-1,4	2-10	1,5-10
B2 (Riboflavin)	1,5-1,7	2-10	1,7-10
B6 (Pyridoxin)	1,6-1,8	2-40	2,2-40
B12 (Kobalamin)	5	2-4	3-4
C (Askorbinsäure)	75	75-300	60-300
Folsäure			
a) Gesamtfolat	400	1,5-2,5	0,4-2,5
b) Freie Folsäure (oder Äquivalent)	160	--	--
Biotin	50-200		200
Niacin (= Nikotinsäureamid-Nikotinsäure B3)	15-18	20-100	19-100
Pantothensäure (B5)	8	18-40	7-40

Kurzdarmsyndroms und des Gallensäurenmangels bei biliärer Obstruktion zumeist unproblematisch. Ein Vitaminmangel ist deshalb nur zu befürchten, wenn geringere Zufuhrmengen über längere Zeiträume appliziert werden. In erster Linie werden die wasserlöslichen Vitamine betroffen, für die im Gegensatz zu den fettlöslichen Vitaminen praktisch keine Speichermöglichkeit besteht. Im Zweifel empfiehlt sich die Gabe von oralen Vitaminsupplementen 2- bis 3mal pro Woche.

Vitamin K nimmt eine Sonderstellung ein, weil einige Diäten keine ausreichenden Vitamin-K-Konzentration enthalten und eine intestinale Synthese bei antibiotikainduzierter Zerstörung der Darmflora nicht gesichert ist. Eine wöchentliche Vitamin-K-Gabe wird dem Resultat des Quick-Wertes entsprechend verordnet. Bei intaktem Ileum kann die Applikation enteral erfolgen, ansonsten ist die parenterale Gabe zu bevorzugen.- Umgekehrt enthalten viele Diäten hohe Vitamin-K-Mengen, so daß eine therapeutisch gewünschte Antikoagulation schwierig sein kann. In diesen Situationen schafft ein Wechsel des Präparats Abhilfe (Kap. 2.2.9).

Für *Spurenelemente* und *Elektrolyte* gilt Vergleichbares. Bilanzierte Diäten decken den Bedarf in der Regel (Tabelle 2.16), und eine ausreichende Resorption darf auch in der postoperativen Phase beim erkrankten Darm angenommen werden (Andersson et al. 1984).

Bei sondenernährten Patienten wurde eine 3%ige Inzidenz eines Magnesium- und Kupfermangels sowie eine 11%ige Häufigkeit eines Zinkmangels beobachtet (Vanlandingham et al. 1981). Fortsetzung der Sondenernährung führte mit Besse-

Tabelle 2.16. Täglicher Bedarf an Vitaminen und Spurenelementen bei enteraler Ernährung (absolute Angaben nach Deutsche Gesellschaft für Ernährung 1985, körpergewichtsbezogene Werte nach Roth 1985). Die Spurenelemente Chrom, Selen und Molybdän wurden nicht berücksichtigt, da beim Menschen keine Mangelerscheinungen bekannt sind.

	Absoluter Bedarf		Körpergewichtsbezogener Bedarf	
	SI-Einheiten	Konventionelle Einheiten	SI-Einheiten	Konventionelle Einheiten
Elektrolyte				
Natrium	20-200 mmol	> 0,5-4 g	1-2,5 mmol/kg	20-60 mg/kg
Kalium	80-100 mmol	3-4 g	1-2 mmol/kg	40-80 mg/kg
Kalzium	20 mmol	800 mg	0,2-0,5 mmol/kg	10-20 mg/kg
Magnesium	12-15 mmol	300-350 mg	0,1 mmol/kg	2,5 mg/kg
Phosphat	8 mmol	800 mg	0,2-0,5 mmol/kg	20-50 mg/kg
Chlorid	50 mmol	2 g	1-3 mmol/kg	35-100 mg/kg
Spurenelemente				
Eisen	200-300 µmol	12-18 mg	0,25-1 µmol/kg	14-55 µg/kg
Zink	250 µmol	15 mg	0,7-3 µmol/kg	50-200 µg/kg
Kupfer	30-60 µmol	2-4 mg	0,07-1 µmol/kg	5-60 µg/kg
Mangan	35-90 µmol	2-5 mg	0,1-0,6 µmol/kg	6-40 µg/kg
Fluorid	50 µmol	1 mg		
Jod	1-1,5 µmol	180-200 µg		

rung des Ernährungszustands zur Behebung dieser Mangelzustände. Ursächlich wurde eine durch Mangelernährung bedingte Einschränkung der Transportkapazität vermutet.

Hyponatriämie und Hypophosphatämie wurden bei 30 % der sondenernährten Patienten beobachtet, Hypokaliämie bei 8 %, meist in Zusammenhang mit Insulinapplikation. Erniedrigte Natrium- und Phosphatwerte entsprechen einer nicht adäquaten Zufuhr und müssen den Serumspiegeln entsprechend korrigiert werden (Vanlandingham et al. 1981).

Hyperphosphatämie und Hyperkaliämie wurden v. a. bei Patienten mit Niereninsuffizienz beobachtet (Vanlandingham et al. 1981), Hyperkaliämie aber auch als Folge einer zu hohen Kaliumzufuhr mit der Sondennahrung (Primrose et al. 1981). Therapeutisch kommen eine Reduktion der Zufuhrmenge sowie eine parenterale Glukose-Insulin-Therapie in Betracht.

2.2.7 Medikamentengabe über Sonden

Alle Medikamente, die bei oraler Gabe resorbiert werden, können auch über Sonden gegeben werden. Eine Ausnahme stellen galenische Präparationen dar, die eine Resorptionsverzögerung (Retardpräparate) oder einen Säureschutz (Filmtabletten) bieten.

Flüssige Zubereitungen (Sirup, Lösung, Emulsion, Elixier, Suspension) können sowohl über gastrale als auch über Dünndarmsonden direkt injiziert werden, falls die Viskosität die Passage des jeweiligen Sondenlumens erlaubt. Andernfalls kann verdünnt werden.

Feste Präparate (Tabletten, Dragées) müssen zermörsert und gelöst (Wasser) oder suspendiert werden (Methylzellulose). Medikamente, die zum Schutz gegen Magensäure mit einem säurefesten Film überzogen sind, dürfen in zermörserter Form nicht über gastrale Sonden appliziert werden, während die direkte Injektion über Dünndarmsonden ohne Wirkungsverlust möglich ist.

Grundsätzlich sollten *Retardpräparate*, deren Galenik für einen resorptionsverzögernden Effekt sorgt, nicht zermörsert über Sonden appliziert werden. Da die Resorptionsverzögerung bei diesem Vorgehen aufgehoben werden kann, können temporäre Überdosierungen resultieren. In diesem Falle muß das praktisch immer vorhandene Basismedikament auf mehrere Einzeldosen verteilt werden.

Auch Präparate, die zur *i.v.-Anwendung* hergestellt wurden, können über enterale Sonden appliziert werden. Im Einzelfall ist mit dem Hersteller abzuklären, ob das Medikament durch Digestion unwirksam werden kann (z.B. Peptidhormone), welcher Anteil mit welcher Geschwindigkeit resorbiert wird, welche intestinalen Nebenwirkungen resultieren können und ob ein preisgünstigeres Präparat für die enterale Anwendung zur Verfügung steht.

Vor und nach jeder Injektion eines Medikaments sollte die Sonde mit physiologischer Kochsalzlösung gespült werden, um die Durchgängigkeit zu prüfen und das Medikament vollständig auszuwaschen.

2.2.8 Diäten für spezielle Anforderungen

Die grundsätzliche Einteilung der bilanzierten Diäten in 2 Gruppen orientiert sich v. a. an der Digestions- und Resorptionsfähigkeit für Protein. Die energieliefernden Komponenten (Kohlenhydrate, Lipide) werden so eingestellt, daß die Diät für die Mehrzahl der Patienten ohne weitere Modifikation geeignet ist. Zusätze von Elektrolyten, Vitaminen und Spurenelementen entsprechen den Regeln der bilanzierten definierten Diät. Einige klinische Situationen stellen aber besondere Anforderungen (Kap. 4):

1. *Niereninsuffizienz.* Flüssigkeitsrestriktion, geringe Gesamteiweißzufuhr bei erhöhtem Anteil essentieller Aminosäuren, einem entsprechend erhöhten Kalorien-Stickstoff-Verhältnis und geringe Kaliumgaben sind ernährungstherapeutisch gesicherte Prinzipien für niereninsuffiziente Patienten (Kap. 4.7). Bei Niereninsuffizienz ist über die klassischen 8 essentiellen Aminosäuren hinaus auch Histidin als essentiell anzusehen (Kopple u.Swendseid 1975). Sondendiäten, die diesen Erfordernissen Rechnung tragen, sind erhältlich (z.B. Survimed renal, Fresenius). In der perioperativen Phase ist ein Vorteil derart modifizierter Diäten bis heute allerdings nicht bewiesen. Bei niereninsuffizienten Patienten kann zumindest in dieser Zeit eine adäquate Sondenernährung mit nährstoff- oder chemisch definierten Diäten ohne manipuliertes Aminosäurenmuster durchgeführt werden.

2. *Leberversagen.* Enterale Proteinrestriktion sowie geringe Natrium- und Flüssigkeitszufuhr sind diätetische Gebote für die Behandlung von Patienten mit

Leberversagen. Zumindest für die parenterale Ernährung soll außerdem eine vermehrte Zufuhr verzweigtkettiger und eine Restriktion aromatischer Aminosäuren zu Prophylaxe und Therapie der hepatischen Enzephalopathie geeignet sein (Kap. 4.7) (Okada et al. 1978; Fischer u. Bower 1981) Sondendiäten, die mit verzweigtkettigen Aminosäuren angereichert sind (Hepatic Aid, in Europa nicht erhältlich), können die hepatische Enzephalopathie möglicherweise ebenso beeinflussen (Horst et al. 1982; Keohane et al. 1982; Simoko 1982). Untersuchungen in der perioperativen Phase liegen bislang allerdings nicht vor, so daß für diesen Zeitraum wiederum keine abgesicherten Empfehlungen zur Sondenernährung gegeben werden können.

3. *Diabetes mellitus.* Die absolute Kohlenhydratzufuhr muß beim Diabetiker eingeschränkt werden, stattdessen wird der Fettanteil der Diät erhöht. Die Zufuhr von Zuckeraustauschstoffen (Fruktose, Xylit, Sorbit) bietet bei Sondenernährung keine Vorteile. Der unbedingt erforderliche Glukoseanteil kann bei kontinuierlicher 24stündiger Sondenernährung als Monosacchrid ebenso wie als Polysaccharid gegeben werden. Bei diskontinuierlicher Förderung sollte hingegen auf Monosaccharide verzichtet werden. Wegen einer leichten Resorptionsverzögerung sind Oligo- und Polysaccharide bei diskontinuierlicher Ernährung des Diabetikers zu bevorzugen (Kap. 2.2.10 und 4.9).

4. *Herzinsuffizienz.* Flüssigkeits- und Natriumrestriktion erfordern für diese Patienten Diäten mit hoher Kaloriendichte und Proteinkonzentration. Osmotische Gründe können zu vermehrtem Einsatz von Fetten als Kalorienträger zwingen. Entsprechende Produkte sind verfügbar, darüber hinaus kann auch der Einsatz von Modulen erwogen werden (Kap. 2.2.10 und 9).

5. *Respiratorentwöhnung.* Hohe Kohlenhydratgaben führen zu gesteigerter CO_2-Produktion und können damit eine Entwöhnung vom Respirator erschweren. In der Weaningphase muß deshalb an die Möglichkeit gedacht werden, Fettmodule als Energieträger einzusetzen (Kap. 9). Zumindest sollten für die Sondenernährung Produkte mit niedrigem Kohlenhydratgehalt gewählt werden.

6. *Antikoagulation.* Hohe Vitamin-K-Mengen vieler bilanzierter Diäten erschweren die Antikoagulation mit Kumarinen. Für diese Patienten müssen Vitamin-K-arme Sondendiäten gewählt werden.

7. *Elektrolytstörungen.* Hypokaliämie, Hypophosphatämie und Hypomagnesiämie können während intensiver Ernährungstherapie mangelernährter Patienten auftreten. Unter diuretischer Behandlung ist die Hypokaliämie häufig; Hyperkaliämie, Hyperphosphatämie und Hypermagnesiämie kommen hingegen am ehesten bei niereninsuffizienten Patienten vor. Elektrolytstörungen erfordern eine Anpassung der jeweiligen Diät. Diese kann durch parenterale oder enterale Supplemente sowie mit Modulen erreicht werden (Kap. 2.1 und 2.2.10).

Auch die krankheitsspezifisch modifizierten Diäten lassen sich nähstoff- und chemisch definierten Diäten zuordnen: Produkte, die eine wesentliche Manipulation des Aminosäurenmusters erfordern (Niereninsuffizienz, Leberversagen),

2.2 Enterale Ernährung

sind notwendigerweise chemisch definiert. Bei Herzinsuffizienz wird nach Möglichkeit eine modifizierte nährstoffdefinierte Diät eingesetzt, da nur bei intaktem Protein und hohem Fettgehalt eine ausreichende kalorische Dichte und ein hoher Proteingehalt bei akzeptabler Osmolalität erreicht werden kann. Der Ersatz von langkettigen Triglyzeriden durch mittelkettiges Fett erscheint zudem wegen des serumlipidsenkenden MCT-Effekts bei diesen Patienten sinnvoll.

In anderen Situationen können sowohl nährstoff- als auch chemisch definierte Diäten verwendet werden, da nicht die Proteinkomponente, sondern der Kohlenhydratanteil (Diabetes mellitus, Respiratorentwöhnung), der Vitamingehalt (Antikoagulation) oder die Serumelektrolyte (Elektrolytstörungen) Modifikationen gegenüber den Basisprodukten verlangen. Entsprechende Tabellen sollen die Auswahl geeigneter Produkte erleichtern (Kap. 2.2.10). Die hohe Zahl der erforderlichen Produkte und die Schwierigkeit, diese zu bevorraten, hat zumindest in den USA das Konzept des „modular feeding" begünstigt (Kap. 9).

2.2.9 Bausteine der enteralen Ernährungstherapie

Für den eiligen Leser

> Zur Beurteilung der Qualität einer Sondendiät ist die Kenntnis der Bausteine wichtig.
> Die Bewertung einer Proteinkomponente kann nur in Bezug auf eine bestimmte physiologische oder pathophysiologische Situation erfolgen. Die bekannten und standardmäßig durchgeführten Analysen der Proteinqualität beziehen sich zumeist auf gesunde Probanden und sind deshalb für den Kliniker beschränkt aussagekräftig. Intaktes Protein ist die Stickstoffkomponente der hochmolekularen nährstoffdefinierten Diät. Hydrolysate stellen die wichtigste Proteinkomponente der niedermolekularen, chemisch definierten Diät dar. Eine Oligopeptiddiät muß mehr als 80 % Oligopeptide enthalten. Für die Praxis ist eine Unterscheidung von Produkten mit normalem Proteingehalt (unter 20 % der Gesamtkalorien) und solchen mit hohem Proteingehalt (über 20 % der Gesamtkalorien) wesentlich.
> Die Kohlenhydratkomponente hochwertiger Diäten sollte aus Di- und Oligosacchariden mit mittlerem Molekulargewicht von 1000 bestehen, einen Laktosegehalt von weniger als 10 % besitzen (Milch als Ausgangsprodukt ungeeignet) und in ihrer relativen Menge der Krankheit angepaßt sein.
> Als Fett sollten je nach Krankheitsbild 30 – 50 % der Nichtproteinkalorien verabreicht werden. Der Anteil essentieller Fettsäuren darf 10 g/d nicht für längere Zeit unterschreiten. Der nicht essentielle Fettsäurenanteil wird dem jeweiligem Krankheitsbild in Quantität und Qualität (MCT- oder LCT-Fett) angepaßt.

Entsprechend den Richtlinien der meisten nationalen Gesellschaften für Ernährung sollte die Nahrung zu 50 – 60 % aus Kohlenhydraten, zu 25 – 30 % aus Fetten und zu 15 – 20 % aus Proteinen bestehen (Deutsche Gesellschaft für Ernährung 1985).

Es ist in der klinischen Ernährung sinnvoll, Energie- und Proteinbedarf getrennt zu definieren. Die Angabe der „Nichtproteinkalorien" („non protein calories", Synonym: stickstofffreie Kalorien) wird leider oft umgangen, wodurch der Eindruck einer falsch hohen kalorischen Dichte entstehen kann. Mindestens sollte erkenntlich sein, ob es sich bei einer Angabe um Gesamtkalorien oder stickstofffreie Kalorien handelt.

Ein Drittel der stickstofffreien Kalorien sollte als Fett, 2/3 als Kohlenhydrate gegeben werden. Diese Relation wird bei enteraler wie parenteraler Ernährung meist eingehalten und hat sich praktisch bewährt. Nur bei wenigen Krankheiten muß das Verhältnis modifiziert werden (z.B. Reduktion des Fettgehalts bei Pankreasinsuffizienz oder des Kohlenhydratgehalts in der Entwöhnungsphase beim Beatmungspatienten).

Proteinkomponente

Proteinmoleküle sind Polymere von Aminosäuren in Peptidbindung. Bei Kettenlängen unter 100 Aminosäuren wird der Begriff Polypeptid, bei 10 und weniger Aminosäuren der Ausdruck Oligopeptid vorgezogen. Von den Oligopeptiden werden nochmals die Di- und Tripeptide abgegrenzt, weil diese über spezialisierte Transportsysteme, die sich von denen der freien Aminosäuren unterscheiden, resorbiert werden (Kap. 8.2). Das mittlere Molekulargewicht von Aminosäuren beträgt 150. Durchschnittliche Nahrungsproteine bestehen zu 16 % aus Stickstoff (1 g Stickstoff = 6,25 g Protein). Die Begriffe „Stickstoffzufuhr" und „Proteinzufuhr" werden unter Berücksichtigung dieses Umrechnungsfaktors synonym verwendet, da Proteine die einzige Stickstoffquelle des Organismus sind.

Als Ausgangssubstrate der Proteinkomponente künstlicher Diäten können pflanzliche und tierische Proteine verwendet werden. Diese werden in unterschiedlichem Ausmaß chemisch oder enzymatisch vorverdaut und aufgearbeitet. Folgende Proteinabbaustufen können unterschieden werden:

Vollständiges Protein ist die preisgünstigste Proteinkomponente. Das intakte Eiweiß findet bei der hochmolekularen nährstoffdefinierten Diät (NDD) Verwendung. Die Anwendung setzt ein qualitativ und quantitativ intaktes Verdauungssystem voraus. Vollständiges Protein erhöht die Osmolalität einer Diät nur geringfügig. Die Aminosäurenzusammensetzung wird im wesentlichen vom Ausgangsprotein bestimmt. Das Muster kann vom Hersteller durch geeignete Kombination verschiedener Ausgangsproteine beeinflußt werden.

Hydrolysate enthalten unterschiedliche Anteile von Monoaminosäuren, Di- und Tripeptiden sowie Oligo- und Polypeptiden. Diese heterogene Proteinkomponente wird bei niedrigmolekularen, chemisch definierten Diäten (CDD) verwendet. Die Analyse und Deklaration des Hydrolysegrades (Angabe des relativen Anteils von Aminosäuren und Peptiden, des mittleren Molekulargewichts und des Verteilungsmusters von Di-, Tri-, Oligo- und Polypeptiden) auf der Packung ist zu fordern: Als *Oligopeptiddiät* sollten nur Produkte anerkannt werden, deren Proteinkomponente zu mehr als 80 % aus Oligopeptiden besteht. Oligopeptide werden im Gegensatz zu intaktem Protein auch bei wesentlich eingeschränkter intraluminaler Hydrolysekapazität gut resorbiert, da die Transportsysteme für die

Di- und Tripeptide ohne vorherige Digestion genutzt werden können (Adibi u. Kim 1981; Silk et al. 1980; Matthews u. Adibi 1976). Allerdings steigt mit zunehmendem Hydrolysegrad auch die osmotische Wirksamkeit der Proteinkomponente, die bei Peptiden ohnehin höher als bei intaktem Protein ist. Andererseits ist die Osmolalität von Peptiddiäten niedriger als die der chemisch definierten Diäten mit freien Aminosäuren. Proteinhydrolysate sind bei eingeschränkter Resorptionsfläche (z.B. Sprue, Kurzdarmsyndrom) und exokriner Pankreasinsuffizienz indiziert. Ebenso sollten Hydrolysate bei kontinuierlicher Substratzufuhr in den Dünndarm gegenüber intaktem Eiweiß bevorzugt werden.

Synthetische Peptiddiäten sind derzeit nicht kommerziell erhältlich. Im Gegensatz zu intaktem Protein und Hydrolysaten wäre die Aminosäurenzusammensetzung präzis definierbar und könnte innerhalb der Löslichkeitsgrenzen der Peptide manipuliert werden. Die Stoffwechseleffekte synthetischer Peptiddiäten sind noch weitgehend unbekannt. Der Erwerb ausreichender Mengen ist zudem selbst für klinische Studien noch prohibitiv teuer. In näherer Zukunft werden deshalb eher mit definierten Peptiden supplementierte Hydrolysate als vollständig definierte Peptiddiäten zu Erprobung und praktischer Anwendung gelangen.

Kristalline Aminosäuren können ebenfalls als Proteinkomponente enteraler Diäten verwendet werden. Sie werden durch die Aminosäurentransportsysteme direkt aus dem Darm aufgenommen (Kap. 8.2). Allerdings haben Aminosäurenlösungen eine hohe Osmolalität, welche die Verträglichkeit einschränkt. Ein weiterer Nachteil besteht in der geringen Löslichkeit (z.B. Tyrosin) oder Stabilität (z.B. Glutamin) einiger Aminosäuren, die deshalb mit kristallinen Aminosäurenlösungen in relativ geringer Menge angeboten werden. Zudem konkurrieren Aminosäuren, die den gleichen Carrier benutzen, um das Transportsystem (z.B. verzweigtkettige Aminosäuren), wodurch die Effizienz der Resorption limitiert wird (Smith u. Heymsfield 1983). Synthetische Aminosäurenlösungen sollten deshalb nur verwendet werden, wenn eine wesentliche Manipulation des Aminosäurenmusters beabsichtigt ist, also etwa bei Nieren- und Leberinsuffizienz. Außerdem können Diäten mit kristallinen Aminosäuren bei der Testung von Nahrungsmittelallergien nützlich sein. Ansonsten sind Peptiddiäten nach heutigem Kenntnisstand grundsätzlich vorzuziehen.

Bei Verwendung von intakten Proteinen sowie Hydrolysaten ist die Proteinkomponente im strengen Sinne stets *nährstoffdefiniert*. Nur bei Diäten mit synthetischen Peptiden oder kristallinen Aminosäuren als Proteinkomponente darf im eigentlichen Wortsinn von chemisch definierter Diät gesprochen werden. Aus praktischen Gründen hat man sich allerdings daran gewöhnt, auch Diäten mit einem Hydrolysat den *chemisch definierten Diäten* zuzurechnen, wenn die mittlere Peptidgröße keine starken Schwankungen aufweist (mehr als 80 % Oligopeptide) und die Aminosäurenzusammensetzung deklariert ist.

Dieses Vorgehen ist pragmatisch, weil die derart definierte Proteinkomponente überwiegend über die Peptidcarrier resorbiert werden dürfte und eine echte chemisch definierte Peptiddiät auf absehbare Zeit nicht verfügbar sein wird. Als Zwischenlösung auf dem Weg zu echten chemisch definierten Diäten deuten sich Peptiddiäten an, bei denen Aminosäuren mit besonders niedriger Löslichkeit (z.B. Tyrosin) oder besonderer pharmakologischer Wirkung (z.B. Tryptophan) als Peptide einem Proteinhydrolysat zugegeben werden (z.B. Glycyl-Tyrosin oder

Glycyl-Tryptophan). Ein wesentliches Problem vieler Proteinhydrolysate ist nämlich der Mangel an Tyrosin, Methionin und Tryptophan, deren Supplementation als Monoaminosäure an Löslichkeitsgrenzen stößt.

Für die Praxis können folgende Punkte zusammenfassend hervorgehoben werden (vgl. Tabelle 2.13):

Intaktes Protein ist die Stickstoffkomponente der hochmolekularen nährstoffdefinierten Diät. Hydrolysate stellen derzeit die einzige praktisch relevante Proteinkomponente der niedermolekularen, chemisch definierten Diät dar. Für eine definierte Oligopeptid-diät werden dabei mehr als 80 % Oligopeptide verlangt.

Es sollte zwischen Produkten mit normalem Proteingehalt (unter 20 % der Gesamtkalorien) und solchen mit hohem Proteingehalt (über 20 % der Gesamtkalorien) unterschieden werden. Da Protein ungleich Protein und die klinische Qualität schwer beurteilbar ist, empfiehlt sich für Auswahl und Ankauf von Diäten eine konservative Haltung: Ein Produkt, das sich im klinischen Einsatz bewährt hat, sollte wegen möglicher geringfügiger Vorteile eines anderen Präparats nicht ausgetauscht werden.

Kohlenhydrate

Mit einem Anteil von 50 – 80 % der Nichtproteinkalorien sind die Kohlenhydrate auch bei Sondenernährung der quantitativ bedeutsamste Energieträger. Bei bestimmten Krankheitsbildern muß der Kohlenhydratanteil modifiziert werden:

Bei *gestörter Fettverdauung* infolge Pankreasinsuffizienz sowie entzündlichen oder mikrobiellen Darmerkrankungen können vermehrt Kohlenhydrate eingesetzt werden. Teilweise ist auch ein Ersatz langkettiger Triglyzeride (LCT) durch mittelkettige Fette (MCT) möglich (s. u. Abschn. Lipide). Die Steigerung des Kohlenhydratanteils ist meist besser verträglich und zudem preisgünstiger als der Ersatz eines LCT-Anteils durch MCT. Die täglich zugeführte Kohlenhydratmenge sollte 500 g oder 70% der gesamten stickstofffreien Kalorien nicht überschreiten (Kap. 3.1, 3.4 und 8.1).

Bei *Diabetikern* oder im *Postaggressionsstoffwechsel* muß die Kohlenhydratgabe hingegen beschränkt werden: Immer sind aber mindestens *150 g oder 40 % der Nichtproteinkalorien als Kohlenhydrate* erforderlich, um den Bedarf der absolut glukoseabhängigen Gewebe zu decken und die metabolisch aufwendige Gluko-neogenese zu minimieren (Kap. 4.9 und 8.1).

Maldigestion und *Malabsorption* von Kohlenhydraten sind selten, da die stärkespaltenden intraluminalen alpha-Amylasen, die spezifischen Disaccharidasen des intestinalen Bürstensaums (Saccharose, Maltose) und die Resorptionskapazität für Monosaccharide (Glukose, Fruktose, Galaktose) kaum je limitierend sind (Kap. 8.2). Eine gestörte Kohlenhydratassimilation wurde lediglich bei hochgradiger Einschränkung der Resorptionsfläche (z.B. Kurzdarmsyndrom) sowie bei schwerer Mangelernährung von Kindern beobachtet (Gray u. Santiago 1966; James 1968; Gray 1981).

Häufig findet sich hingegen bei erwachsenen Mitteleuropäern eine relative Verdauungsinsuffizienz für das Disaccharid Laktose. Die klinische Bedeutung ist allerdings nicht unumstritten (Welsh 1970; Passmore 1984). Es wurde deshalb vorgeschlagen, nicht generell von Laktoseintoleranz zu sprechen, sondern die jeweilige Verdauungskapazität für Laktose genau anzugeben (Newcomer u.

2.2 Enterale Ernährung

Tabelle 2.17. Klassifikation der Ursachen der Laktoseintoleranz

Primär:	Genetisch bedingt
Sekundär:	Manglernährung
	Sprue
	Gastroenteritis
	Strahlenenteritis
	Colitis ulcerosa
Relativ:	Kurzdarmsyndrom

McGill 1984). – Der Begriff der *Laktoseintoleranz* kann für praktische Zwecke verwendet werden, wenn bereits auf Zufuhr von einem Glas Milch Symptome auftreten (Diarrhö, Krämpfe, Meteorismus, Völlegefühl, Nausea). Eine derartige *primäre* Laktoseintoleranz wird bei bis zu 10 % der mitteleuropäischen Bevölkerung berichtet. Bei Mangelernährung und gastroenterologischen Erkrankungen nimmt dieser Prozentsatz als sog. *sekundäre* Laktoseintoleranz weiter zu (Rothauve et al. 1972; Canzler 1978; Chernoff 1980) (Tabelle 2.17). Diäten mit einer Kohlenhydratkomponente auf Milchbasis, die bis zu 85 % der Gesamtkohlenhydratmenge als Laktose enthalten, sollten deshalb nicht mehr verwendet werden. Bei mangelernährten Patienten müssen hingegen vollständig laktosefreie Präparate eingesetzt werden.

Die Kohlenhydratkomponenten von Sondendiäten können aus Getreide, Früchten, Gemüse und Milch hergestellt werden. Da langkettige Stärkemoleküle (mehrere 1000 Glukosemoleküle) kaum wasserlöslich sind, zudem quellen und durch einen Kleistereffekt die Ernährungssonden verstopfen können, werden diese Polysaccharide (Definition: mehr als 10 Zuckermoleküle) industrietechnisch zu Oligosacchariden (Definition: 3 – 10 Zuckermoleküle) und Disacchariden (Maltose, Saccharose, Laktose) hydrolysiert. Je kleiner das Molekül, um so größer wird dabei die Wasserlöslichkeit, aber auch die Osmolalität der Lösung. Eine geeignete mittlere Molekülgröße scheint bei 5 – 6 Glukoseeinheiten (Molekulargewicht der Glukose: 180) und einem Molekulargewicht von 1000 zu liegen: Polymere dieser Größenordnung haben eine geringe osmotische Wirksamkeit, werden aber experimentellen Befunden nach mit gleicher Geschwindigkeit wie Glukose assimiliert (Daum et al. 1978). Von den Disacchariden werden Saccharose (Glukose-Fruktose) und Maltose (Fruktose-Glukose) deutlich rascher als Laktose (Glukose-Galaktose) assimiliert (Gray 1981; Rerat et al. 1983).

Die Kohlenhydratkomponenten hochwertiger Diäten sollten somit aus Di- und Oligosacchariden mit mittlerem Molekulargewicht von 1000 bestehen, einen Laktosegehalt von weniger als 10 % besitzen (Milch als Ausgangsprodukt ungeeignet) und in ihrer relativen Menge der Krankheit angepaßt sein.

Lipide

Für die Sondenernährung stehen einerseits Fette mit langkettigen Fettsäuren (Definition: über 10 C-Atome) zur Verfügung, zu denen auch die essentiellen Fettsäuren gehören (Linolsäure) („long chain triglycerides" = LCT). Als Quellen kommen Butterfett und pflanzliche Öle (Mais, Soja, Safran, Sonnenblumen) in

Betracht. Andererseits haben Fette mit mittelkettigen Fettsäuren („medium chain triglycerides" = MCT, Definition: bis 12 C-Atome) wegen ihres einfacheren Assimilationsweges und spezifischer metabolischer Effekte Bedeutung erlangt (Kap. 3.5 und 8.2). MCT werden aus Kokosnußöl gewonnen.

Fette sind für die Sondenernährung wegen ihrer hohen Energiedichte (LCT: ca. 9 kcal/g, MCT : 8 – 8,5 kcal/g) bei fehlender (LCT) oder geringer osmotischer Wirksamkeit (MCT) wertvoll. Ein Anteil *essentieller Fettsäuren,* der durch tägliche Zufuhr von mindestens 10 g oder 3-4 % der zugeführten Nichtproteinkalorien gedeckt werden kann, ist zur längerfristigen Ernährung unverzichtbar. Ansonsten entwickelt sich bei Erwachsenen nach einigen Wochen fettfreier Ernährung ein Fettsäuremangelsyndrom; bei Kindern können hyperkeratotische Dermatosen hingegen schon nach kurzer Zeit auftreten (Wene et al. 1975; Sailer u. Berg 1976; Dodge u. Yassa 1980). Außerdem sind Fette als Lösungsvermittler für fettlösliche Vitamine erforderlich.

Allerdings können Fette als Energieträger nicht beliebig eingesetzt werden, da die Kapazität zur Fettassimilation begrenzt ist. Die Assimilation setzt Emulgierung und Hydrolyse zu freien Fettsäuren (FFS), eine adäquate Sekretion von Galle und Pankreasfermenten sowie die anschließende Resynthese von Triglyzeriden, Phospholipiden und Chylomikronen voraus (Kap. 8.2). Dieser komplexe Resorptionsvorgang ist störanfällig.

MCT-Fette sind besser wasserlöslich und haben einen unkomplizierteren Resorptionsweg als LCT: Sie werden rascher hydrolysiert und können auch in Abwesenheit von Galle und Pankreasenzymen direkt in das Portalsystem aufgenommen werden (Greenberger et al. 1966; Bach u. Babayan 1982). Malabsorption verschiedener Ursachen, Pankreas- und exokrine Leberinsuffizienz sind daher Indikationen für MCT (Tabelle 2.18). – MCT-Fette werden in der Leber zudem rascher und vollständiger als LCT oxydiert. Diese günstige Energiebereitstellung hat den Anwendungsbereich von MCT zwar erweitert, doch haben MCT-Fette auch spezifische Nachteile:

Gelegentlich treten bei ihrer Anwendung gastrointestinale Nebenwirkungen (Diarrhö, Distension, Erbrechen, Nausea) auf. Die osmotische Wirkung nach rascher intraluminaler Hydrolyse der MCT-Fette kann diese Nebenwirkungen

Tabelle 2.18. Indikationen für MCT-Fette nach Krankheitsbild und pathophysiologischer Begründung

Exokrine Pankreasinsuffizienz	Verminderung der intraluminalen Pankreaslipase
Kurzdarmsyndrom Mangelernährung	Reduzierte mukosale Oberfläche
M. Crohn Mangelernährung Nicht tropische Sprue Hypo-beta-Lipoproteinämie	Defekte von mukosalem Transport und Metabolismus
Malignes Lymphom Intestinale Lymphangiektasie	Störungen des Lymphabflusses

nur teilweise erklären. Bei allmählicher Steigerung der MCT-Gabe (wie dies im Rahmen einer Adaptationsphase geschieht) sind diese Komplikationen allerdings selten.- Ferner kann eine Verminderung der hepatischen MCT-Verwertung bei Leberzirrhose und/oder portokavalem Shunt zu erhöhten Octanoatspiegeln im Serum führen und damit eine hepatische Enzephalopathie begünstigen (Greenberger et al. 1966).

Insgesamt sollten je nach Krankheitsbild 20 – 50 % der Nichtproteinkalorien als Fett verabreicht werden, wobei der Anteil essentieller Fettsäuren 10 g/d nicht für längere Zeit unterschreiten darf. Der nicht essentielle Fettsäurenanteil wird dem jeweiligen Krankheitsbild in Quantität und Qualität (MCT- oder LCT-Fett) angepaßt.

2.2.10 Präparate zur Sondenernährung

In den Abschnitten 2.2.1 – 2.2.9 wurden praktische Beispiele zur Sondenernährung dargestellt, grundlegende Anforderungen an bilanzierte Diäten formuliert und eine Einteilung diätetischer Produkte vorgeschlagen (Tabelle 2.13). Ein Buch, dessen Ziel es ist, Empfehlungen für die tägliche Praxis zu geben, wäre aber ohne eine Stellungnahme zu den geläufigen diätetischen Präparaten nicht vollständig. Dazu sollen die folgenden tabellarischen Zusammenstellungen dienen (Tabelle 2.19 – 2.21, S. 60 – 65). Alle Angaben beruhen auf Herstellerangaben einer schriftlichen Umfrage (Stand 1. September 1987). Die Beurteilung beruht natürlich nicht bei allen Produkten auf persönlicher Erfahrung der Autoren.

Zwei grundsätzliche Empfehlungen seien ausgesprochen:

1. Wann immer der oft geringe Mehrpreis bezahlbar scheint, sollten benutzungsfertige Flüssigpräparate (Tabelle 2.19) den instantisierten Produkten (Tabelle 2.20) vorgezogen werden. Die gesicherte Sterilität und die einfachere Applikationstechnik wiegen den Mehrpreis auf. Aus diesem Grunde wurden in den 3 Beispielen zur enteralen Ernährung (Beispiel 5, 6 und 7) nur Flüssigpräparate berücksichtigt.
2. Man sollte nur eine begrenzte Anzahl von Produkten anwenden und bevorraten. Dann können spezifische Vor- und Nachteile am besten erkannt und berücksichtigt werden. Aus dem gleichen Grund empfiehlt sich eine konservative Einstellung beim Wechsel von einem Präparat zum anderen.

Tabelle 2.19. Definierte, bilanzierte Flüssigdiäten zur Sondenernährung. Diäten mit wesentlicher Abweichung von der Standardkaloriendichte (1 kcal/ml) oder von Standardkriterien der definierten bilanzierten Diät (Tabelle 1) werden dann als modifizierte Diät (MOD NDD oder MOD CDD) bezeichnet, wenn damit spezielle therapeutische Absichten verfolgt werden

Nr.	Präparat	Hersteller	Klassifikation	Nährstoffrelation Proteine:Fett:KH	Kalorische Dichte [kcal/ml]	Osmolarität [mosmol/l]	Proteingehalt [g/l]	Proteintyp
1	Nutricomp F	B. Braun	NDD	17:24:59	1,3	340	54	Intaktes EW
2	Nutricomp intensiv	B. Braun	NDD	20:40:40	1,2	300	60	Intaktes EW
3	Fresubin flüssig	Fresenius	NDD	15:30:55	1,0	300	38	Intaktes EW
4	Fresubin DFN	Fresenius	NDD	20:37:43	1,1	290	56	Intaktes EW
5	Naga Sonda flüssig	Galactina	NDD	17:32:51	1,0	300	42	Intaktes EW
6	Sonana 500	Humana	NDD	20:30:50	1,0	380	50	Intaktes EW
7	Sonana 700	Humana	NDD	18:32:50	1,4	600	63	Intaktes EW
8	Biosorb Sonde	Pfrimmer	NDD	16:36:48	1,0	250	40	Intaktes EW
9	Nutrodrip intensiv	Wander	NDD	16:36:48	1,2	398	43	Intaktes EW
10	Nutrodrip standard	Wander	NDD	15:34:51	1,1	230	38	Intaktes EW
11	Fresubin 750 MCT	Fresenius	MOD NDD	20:35:45	1,5	300	75	Intaktes EW
12	Fresubin plus	Fresenius	MOD NDD	15:30:55	1,0	250	38	Intaktes EW
13	Fresubin hepa	Fresenius	MOD NDD	12:33:55	1,3	400	40	Intaktes EW + AS
14	Biosorbin MCT flüssig	Pfrimmer	MOD NDD	20:30:50	1,0	250	50	Intaktes EW
15	Biosorb plus Sonde	Pfrimmer	MOD NDD	20:30:50	1,0	275	50	Intaktes EW
16	Biosorb 1500	Pfrimmer	MOD NDD	16:36:48	1,5	390	40	Intaktes EW
17	Sokoham	Pharma Hameln	MOD NDD	14:40:46	1,6	630	36	Intaktes EW
18	Salvimulsin MCT	Salvia	MOD NDD	19:27:54	1,0	300	48	Intaktes EW
19	Salviplus	Salvia	MOD NDD	19:27:54	1,0	350	48	Intaktes EW
20	Meritene flüssig	Wander	MOD NDD	34:19:47	1,0	560	80	Intaktes EW
21	Nutricomp Peptid F	B. Braun	CDD	18:15:67	1,0	350	45	Hydrolysat
22	Survimed OPD	Fresenius	CDD	18:22:60	1,0	400	45	Hydrolysat
23	Peptisorb flüssig	Pfrimmer	CDD	15:10:75	1,0	335	38	Hydrolysat
24	Salvipeptid Liquid	Salvia	CDD	13:11:76	1,0	360	33	Hydrolysat

2.2 Enterale Ernährung

Tabelle 2.19 (Forts.)

Nr.	Präparat	Fettgehalt [g/l]	LCT [g/l]	MCT [g/l]	Essentielle Fettsäuren [g/l]	Kohlen-hydrat-gehalt [g/l]	Mono- u. Disac-charide [g/l]	Oligo- u. Polysac-charide [g/l]	Laktose [g/l]	Ballaststoffe [g/l]
1	Nutricomp F	33	27	5	15	186	15	170	1	0
2	Nutricomp intensiv	53	53	0	23	120	11	108	1	0
3	Fresubin flüssig	34	30	4	18	138	34	104	0	0
4	Fresubin DFN	47	47	0	27	120	2	118	0	0
5	Naga Sonda flüssig	34	.	.	.	125	.	.	0	0
6	Sonana 500	33	33	0	5	125	0	124	1	.
7	Sonana 700	50	50	0	8	174	.	.	37	.
8	Biosorb Sonde	40	40	0	26	118	7	110	1	0
9	Nutrodrip intensiv	43	43	0	20	121	9	87	25	7
10	Nutrodrip standard	39	29	10	16	133	0	132	1	1
11	Fresubin 750 MCT	60	24	36	16	170	6	164	0	0
12	Fresubin plus	34	20	14	12	138	4	134	0	10
13	Fresubin hepa	49	12	17	20	179	.	.	0	10
14	Biosorbin MCT flüssig	33	8	25	6	123	7	115	1	0
15	Biosorb plus Sonde	33	33	0	21	125	12	113	0	10
16	Biosorb 1500	40	40	0	39	117	4	99	14	0
17	Sokoham	70	70	0	35	179	0	179	0	12
18	Salvimulsin MCT	30	15	15	10	135	11	123	1	0
19	Salviplus	30	30	0	18	135	47	78	10	10
20	Meritene flüssig	20	20	0	10	112	48	0	64	0
21	Nutricomp Peptid F	17	8	9	5	167	13	153	1	0
22	Survimed OPD	26	11	15	7	150	2	148	0	0
23	Peptisorb flüssig	11	6	5	4	188	9	178	1	0
24	Salvipeptid Liquid	12	12	0	7	190	7	182	1	0

Tabelle 2.19 (Forts.)

Nr.	Präparat	Elektrolyte [mmol/l]						Spurenelemente [mg/l]					Vitamin A [mg/l]	Vitamin D [µg/l]	Vitamin E [mg/l]
		Na	K	Ca	Mg	PO$_4$	Cl	Fe	Zn	Cu	Mn	J			
1	Nutricomp F	44	50	16	6	20	.	10	.	.	.	.	0,6	6	8
2	Nutricomp intensiv	44	40	14	8	20	.	14	.	.	.	.	0,9	2	13
3	Fresubin flüssig	33	32	19	8	19	33	10	8	1,0	1,5	0,075	0,6	5	15
4	Fresubin DFN	41	40	19	10	19	41	13	10	1,3	1,9	0,094	0,8	6	13
5	Naga Sonda flüssig	29	32	18	10	24	32	13	10	1,6	1,8	.	0,9	9	20
6	Sonana 500	31	33	24	5	17	15	11	3	0,2	0,3	0,040	.	.	14
7	Sonana 700	27	54	37	4	29	26	15	4	2	2	0,045	.	.	20
8	Biosorb Sonde	42	42	13	8	17	50	7	6	1,0	1,0	0,060	0,6	5	8
9	Nutrodrip intensiv	56	36	22	11	42	34	12	10	1,3	2,7	0,100	1,0	7	20
10	Nutrodrip standard	26	24	12	5	13	28	7	8	1,0	1,2	0,075	0,4	3	6
11	Fresubin 750 MCT	44	43	20	11	21	44	13	10	1,3	2,0	0,100	0,8	7	11
12	Fresubin plus	33	32	19	7	19	33	10	8	1,0	2,0	0,075	0,6	5	11
13	Fresubin hepa	33	31	20	11	16	28	10	12	2,0	2,0	0,100	0,6	5	8
14	Biosorbin MCT flüssig	55	55	17	8	18	45	9	6	1,0	1,0	0,060	0,6	5	6
15	Biosorb plus Sonde	40	40	17	9	18	50	12	3	1,5	1,5	.	0,6	5	6
16	Biosorb 1500	39	35	13	7	15	43	8	.	.	.	.	0,5	5	7
17	Sokoham	75	38	15	9	3	75	10	3	0,6	4,0	0,051	.	8	30
18	Salvimulsin MCT	40	30	10	6	14	28	6	5	0,6	0,8	0,050	0,6	3	8
19	Salviplus	40	30	10	6	14	28	15	4	0,5	0,4	.	.	.	8
20	Meritene flüssig	26	72	50	22	65	40	20	7	.	.	.	.	.	12
21	Nutricomp Peptid F	50	30	11	7	11	40	9	8	.	.	.	0,4	2	6
22	Survimed OPD	44	32	15	8	16	33	10	8	1,0	1,5	0,075	0,6	5	8
23	Peptisorb flüssig	60	30	13	8	20	27	9	8	1,0	1,5	0,075	0,6	3	6
24	Salvipeptid Liquid	60	30	10	5	14	30	6	5	0,6	0,8	0,050	0,6	3	8

2.2 Enterale Ernährung

Tabelle 2.19 (Forts.)

Nr.	Präparat	Vitamin K [µg/l]	Vitamin B1 [mg/l]	Vitamin B2 [mg/l]	Vitamin B6 [mg/l]	Vitamin B12 [µg/l]	Vitamin C [mg/l]	Folsäure [mg/l]	Biotin [µg/l]	Niacin [mg/l]	Pantothen [mg/l]	Kommentar
1	Nutricomp F	0	1,00	1,30	1,1	3,1	47	0,25	190	9	5,0	
2	Nutricomp intensiv	600	1,30	1,50	2,0	3,6	66	0,30	110	11	6,0	
3	Fresubin flüssig	100	1,10	1,30	1,2	3,0	50	0,20	120	9	6,9	
4	Fresubin DFN	125	1,30	1,60	1,5	3,8	63	0,25	150	11	8,6	
5	Naga Sonda flüssig	150	1,00	1,50	3,2	3,0	60	0,30	120	.	8,0	
6	Sonana 500	1	0,79	1,13	0,8	2,0	90	0,10	20	11	7,0	
7	Sonana 700	1	1,10	1,58	1,1	3,0	130	0,14	28	16	9,0	Laktosehaltig
8	Biosorb Sonde	75	1,00	1,00	1,0	3,0	50	0,20	200	10	4,2	
9	Nutrodrip intensiv	67	1,50	1,70	2,0	4,0	60	0,27	200	13	6,7	Ballaststoffhaltig, laktosehaltig
10	Nutrodrip standard	40	0,70	0,70	1,0	1,5	35	0,20	75	8	4,0	MCT-haltig
11	Fresubin 750 MCT	100	1,50	1,70	1,6	4,0	60	0,27	133	12	8,0	Hochkalorisch, EW-reich, MCT-haltig
12	Fresubin plus	75	1,10	1,30	1,2	3,0	45	0,20	100	9	6,0	Ballaststoffhaltig, MCT-haltig
13	Fresubin hepa	75	1,10	1,30	1,2	3,0	40	0,20	100	9	6,0	44% verzweigtkettige AS, ballaststoffhaltig, MCT-haltig
14	Biosorbin MCT flüssig	75	1,00	1,00	1,0	3,0	45	0,20	120	10	5,5	MCT-haltig
15	Biosorb plus Sonde	75	1,00	1,00	1,0	3,0	45	0,20	150	10	5,5	Ballaststoffhaltig
16	Biosorb 1500	470	1,00	1,00	1,0	2,0	46	0,20	186	9	4,0	Hochkalorisch, laktosehaltig
17	Sokoham	.	2,50	2,00	1,8	6,0	100	.	.	25	10,0	Ballaststoffhaltig, hochkalorisch
18	Salvimulsin MCT	90	0,80	1,00	1,0	2,5	40	0,24	100	8	4,0	MCT-haltig
19	Salviplus	90	0,80	1,00	1,0	2,5	40	0,24	100	8	4,0	Ballaststoffhaltig, laktosehaltig
20	Meritene flüssig	.	1,60	2,00	2,7	5,0	75	0,40	100	15	8,0	Hoher Protein- u. Laktosegehalt
21	Nutricomp Peptid F	375	0,80	1,00	1,3	2,5	38	0,20	92	75	4,0	Etwas MCT
22	Survimed OPD	75	1,10	1,30	1,2	3,0	45	0,20	100	9	6,0	MCT-haltig
23	Peptisorb flüssig	75	0,75	0,85	1,0	3,0	45	0,20	150	10	5,5	Etwas MCT
24	Salvipeptid Liquid	60	0,60	0,70	0,7	1,6	30	0,16	100	7	4,0	

Tabelle 2.20. Instantisierte Sondendiäten. Hingewiesen sei auf Survimed renal, das auf die Anforderungen niereninsuffizienter Patienten zugeschnitten wurde, und auf BSD 1800, die derzeit einzige in Mitteleuropa erhältliche klassische Elementardiät, welche zur Testung von potentiellen Nahrungsmittelallergien Bedeutung hat.
EW = Eiweiß, KH = Kohlenhydrate

Nr.	Präparat	Hersteller	Klassifikation	Nährstoffrelation Proteine:Fett:KH	Proteintyp	Kommentar
1	Nutricomp	B. Braun	NDD	18:24:58	Intaktes EW	
2	Palenium	Bristol-Myers	NDD	24: 8:68	Intaktes EW	
3	Fresubin instant	Fresenius	NDD	14: 7:79	Intaktes EW, laktosehaltig	
4	Naga Sonda	Galactina	NDD	17:32:51	Intaktes EW	
5	Sonana Aufbau Vollkost	Humana	NDD	20:30:50	Intaktes EW	
6	Dilsana	Milupa	NDD	22:17:61	Intaktes EW, hoher Laktosegehalt	
7	Biosorb	Pfrimmer	NDD	16:36:48	Intaktes EW, laktosehaltig	
8	Meritene Pulver	Wander	NDD	32:10:58	Intaktes EW, hoher Laktosegehalt	
9	Precitene	Wander	NDD	12: 6:82	Intaktes EW, hoher Kohlenhydratanteil	
10	Biosorbin MCT	Pfrimmer	MOD NDD	20:30:50	Intaktes EW, 80% MCT, 20% LCT	
11	Nutricomp Peptid	B. Braun	CDD	18:15:67	Hydrolysat, geringer MCT-Gehalt	
12	Survimed instant	Fresenius	CDD	14:10:76	Hydrolysat	
13	BSD 1800	Pfrimmer	CDD	18: 1:81	Freie AS, klassische Elementardiät, hoher KH-Gehalt	
14	Salvipeptid	Salvia	CDD	13:11:76	Hydrolysat	
15	Survimed renal	Fresenius	MOD CDD	6:10:84	Hydrolysat, EW- und elektrolytreduziert, hoher KH-Gehalt	

2.2 Enterale Ernährung

Tabelle 2.21. Module zur Sondenernährung

Nr.	Präparat	Hersteller	Klassifikation
1	Ballaston	B. Braun	Ballaststoffmodul
2	Eiweißkonzentrat Braun	B. Braun	Eiweißmodul
3	Eiweißkonzentrat Fresenius	Fresenius	Eiweiß- und Kohlenhydratmodul
4	Laktosestrict	Fresenius	Eiweiß- und Kohlenhydratmodul, 41% verzweigtkettige Aminosäuren
5	Protenplus	Fresenius	Elektrolytarmes Eiweißmodul
6	Vita Drink plus	Galactina	Eiweiß-Kohlenhydrat-Modul
7	Protein P9	Galactina	Eiweißmodul
8	K-AM	Maizena	Eiweiß-Elektrolyt-Modul
9	Maltodextrin 19	Maizena	Kohlenhydratmodul
10	Mazola Keimoel	Maizena	Fettmodul
11	B6 Aufbaukonzentrat	Pfrimmer	Eiweißmodul
12	Protein 88	Wander	Eiweiß- und Vitaminmodul

Literatur

Adibi SA, Kim YS (1981) Peptide adsorption and hydrolysis. In: Johnson LR (ed) Physiology of the gastrointestinal tract. Raven, New York pp 1073-1095

Andersson H, Hultén L, Magnusson O, Sandström B (1984) Energy and mineral utilization from a peptide-based elemental diet and a polymeric enteral diet given to ileostomists in the early postoperative course. JPEN 8: 497-500

Bach AC, Babayan VK (1982) Medium-chain triglycerides: an update. Am J Clin Nutr 36: 950-962

Canzler H (1978) Grundlagen der Sondenernährung. Internist 19: 28-43

Chernoff R (1980) Enteral feeding. Am J Hosp Pharm 37: 65-74

Daum F, Cohen MI, McNamara H, Finberg L (1978) Intestinal osmolality and carbohydrate absorption in rats treated with polymerized glucose. Pediat Res 12: 24-26

Deutsche Gesellschaft für Ernährung (1985) Empfehlungen für die Nährstoffzufuhr. Umschau, Frankfurt

Dietary Allowances Committee and Food and Nutrition Board: Recommended Dietary Allowances, Edition 9. Washington, D.C., National Academy of Sciences Press, 1980

Dodge JA, Yassa JG (1980) Essential fatty acid deficiency after prolonged treatment with elemental diet. Lancet II: 1256-1257

Fischer JE, Bower RH (1981) Nutritional support in liver disease. Surg Clin North Am 61: 653-660

Gray GM (1981) Carbohydrate absorption and malabsorption. In: Johnson LR (ed) Physiology of the gastrointestinal tract. Raven, New York 1063-1072

Gray GM, Santiago NA (1966) Disaccharide absorption in normal and diseased human intestine. Gastroenterology 51: 489-498

Greenberger NJ, Rodgers JB, Isselbacher KJ (1966) Absorption of medium and long chain triglycerides: Factors influencing their hydrolysis and transport. J Clin Invest 2: 217-227

Gustke RF, Varma RR, Soergel KH (1970) Gastric reflux during perfusion of the proximal small bowel. Gastroenterology 59: 890-895

Hardin TC, Page CP, Schwesinger WH (1986) Rapid replacement of serum albumin in patients receiving total parenteral nutrition. Surg Gynecol Obstet 163: 359-362

Heberer M, Bodoky A, Iwatschenko P, Harder F (1987) Indications for needle catheter jejunostomy in elective abdominal surgery. Am J Surg 153: 545-552

Heitkemper ME, Martin DL, Hansen BC, Hanson R, Vandenburg BS (1981) Rate and volume of intermittent enteral feeding. JPEN 5: 125-129

Horst D, Grace N, Conn HO, Schiff E, Schenker S. Viteri A. Law D, Atterbury CE (1982) A double-blind randomized comparison of dietary protein and an oral branched-chain amino acid (BCAA) supplement in cirrhotic patients with chronic protal systemic encephalopathy (PSE). Hepatology 2: 184

James WP (1968) Intestinal absorption in protein-calorie malnutrition. Lancet I: 333-335

Jones BJM, Payne S, Silk DBA (1980) Indications für pump-assisted enteral feeding. Lancet I: 1057-1058

Keohane PP, Attrill H, Grimble C, Spiller R, Silk DBA (1982) Nutritional support of malnourished encephalopathic cirrhotic patients using a specially formulated enteral diet. Gastroenterology (Abstr) 82: 1098

Keohane PP, Atrill H, Love M, Frost P, Silk DBA (1984) Relation between osmolality of diet and gastrointestinal side effects in enteral nutrition. Br Med J 288: 678-680

Kopple JD, Swendseid ME (1975) Evidence that histidine is an essential amino acid in normal and chronically uremic man. J Clin Invest 55: 881-891

Matthews DM, Adibi SA (1976) Peptide absorption. Gastroenterology 71: 151-161

Moss G (1979) Postoperative ileus is an avoidable complication. Surg Gynecol Obstet 48: 81-82

Newcomer AD, McGill DB (1984) Clinical importance of lactase deficiency. N Engl J Med 310: 42-43

Okada A, Ikeda Y, Hakura T, Kim CW, Kamata S, Kawashima Y (1987) Treatment of hepatic encephalopathy with a new parenteral amino acid mixture. JPEN 2: 218-222

Passmore R (1984) Clinical importance of lactase deficiency. N Engl J Med 311: 56

Primrose JN, Carr KW, Sim AJ, Shenkin A (1981) Hyperkalemia in patients on enteral feeding. JPEN 5: 130-131

Ravich WJ, Bayless TM, Thomas M (1983) Fructose: Incomplete intestinal absorption in humans. Gastroenterology 84: 26-29

Reagins HH, Levanson SM, Signer R (1973) Intrajejunal administration of an elemental diet at neutral pH avoids pancreas stimulation. Am J Surg 126: 606-614

Rerat AA, Vaissade P, Vaugelade P (1983) Cinétique d'absorption du glucose et du galactose apres ingestion de lactose ou de lactose hydrolysé chez le porc. Bull Acad Nat Med Paris 167: 297-303

Roth E (1985) Stoffwechsel der Nährsubstrate. In: Handbuch der Infusionstherapie und klinische Ernährung. Reissigl H (Hrsg) Karger, Basel Band II: 55-113

Rothauve HW, Ernous D, Flatz G (1972) Die Häufigkeit der Laktoseintoleranz bei gesunden Erwachsenen in Deutschland. Dtsch Med Wochenschr 97: 376-380

Sailer D, Berg G (1976) Essential fatty acid deficiency syndrome in the adult. Nutr Metabol 20: 194-198

Silk DB, Fairclough PD, Clark ML, Hegarty JE, Marrs TC, Addison JM, Burston D, Clegg KM, Matthews DM (1980) Use of a peptide rather than free amino acid nitrogen source in chemically defined elemental diets. JPEN 4: 548-553

Simoko V (1982) Long-term tolerance and nutritional value of oral branched chain amino acids (Hepatic-aid) in patients with liver disease and history of encephalopathy. Gastroenterology (Abstr) 82: 1244

Smith JL, Heymsfield SB (1983) Enteral nutrition support: Formula preparation from modular ingredients. JPEN 7: 280-288

Stefee WP, Anderson CF (1984) Enteral nutrition and renal disease. In: Rombeau JL, Caldwell MD (eds) Enteral and tube feeding. Saunders, Philadephia pp 362-375

Vanlandingham S, Simpson S, Daniel P, Newmark SR (1981) Metabolic abnormalities in patients supported with enteral tube feeding. JPEN 5: 322-324

Welsh JD (1970) Isolated lactase deficiency in humans: Report on 100 patients. Medicine 49: 257-277

Wene JD, Connor WE, DenBesten L (1975) The development of essential fatty acid deficiency in healthy man fed fat-free diets intravenously and orally J Clin Invest 56: 127-134

3 Kontroversen

3.1 Kalorienbedarf

Für den eiligen Leser

> Der Kalorienbedarf wurde früher überschätzt. Erst die Möglichkeit der Messung des tatsächlichen Energieumsatzes mit Hilfe der indirekten Kalorimetrie führte zur Ablösung hyperkalorischer Kaloriendosen und der Hyperalimentation. Die direkte Messung von Energieumsatz und individuellem Kalorienbedarf ist heute bei ausreichender Genauigkeit mit kommerziell angebotenen Geräten möglich. Sie ist bei Risikopatienten wünschenswert. Für die Praxis wird ein Schätzwert von 30 kcal/kg KG · d für den Ruheumsatz als ausreichend angesehen. Eine größere Annäherung an den tatsächlichen Energiebedarf ist durch Berechnung des Ruheumsatzes nach der Harris-Benedict-Formel oder Verwendung von Nomogrammen möglich. Schätzwert und berechneter Wert können durch Multiplikation mit entsprechenden Korrekturfaktorendem tatsächlichen Kalorienbedarf in speziell vorliegenden Situationen weiter angenähert werden. Fehleinschätzungen des Energieumsatzes bei Über- und Untergewicht umgeht man durch Wahl des Broca-Gewichts als Bezugsgröße.

Die ursprüngliche Dosierung von Glukose nach Blutzuckerspiegel und Glukoseausscheidung im Urin mit dem Ziel der Hyperalimentation, das Wissen um die nach Traumen und Operationen besonders bei Komplikationen rasch zutage tretenden Folgen der Mangelernährung sowie das Fehlen direkter Messungen des aktuellen Energieumsatzes ließen den Kalorienbedarf, wie wir heute wissen, in der Regel viel zu hoch ansetzen. Es war v.a. das Verdienst der Arbeitsgruppe von Kinney, nicht nur mit Hilfe der indirekten Kalorimetrie den tatsächlichen Energiebedarf bei den verschiedensten Verletzungen und elektiven Eingriffen zu messen, sondern auch unser Bewußtsein für die Kalorienfrage zu wecken (Kinney et al. 1964; Gump et al. 1973; Elwyn et al. 1981). Ihre Meßdaten ließen alle früheren Dosisempfehlungen als übertrieben erscheinen. So ist beim Gros der elektiven Standardeingriffe, z.B. Cholezystektomie, Magenteilresektion etc., der Kalorienbedarf kaum höher als bei normaler Tätigkeit im Alltag, und selbst große gastrointestinale Eingriffe steigern den Energiebedarf „nur" um etwa 25 %. Polytraumen und hypermetabole hyperdyname Sepsissituation bedingen eine etwa 50%ige Steigerung des Ruheumsatzes, und selbst schwerste Verbrennungen führen maximal zu einer Verdoppelung des Ruheumsatzes (Abb. 3.1).

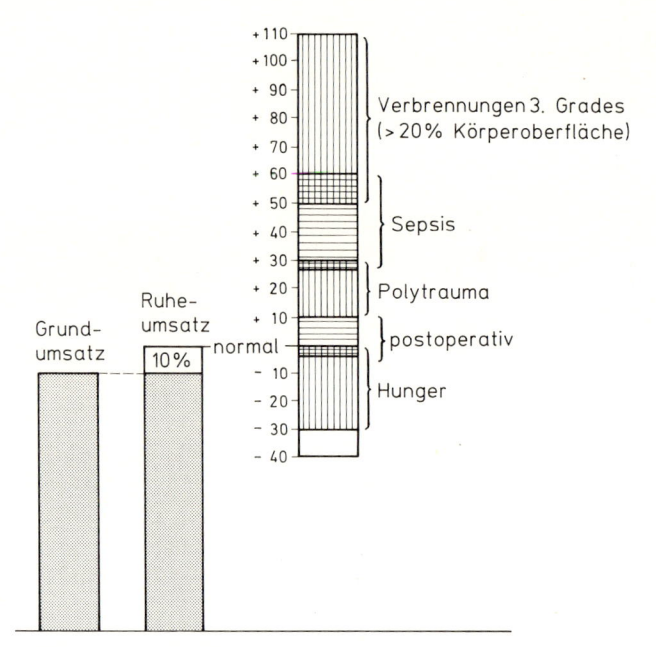

Abb. 3.1. Energieumsatz nach Operation und Trauma (Gump et al. 1973)

Indirekte Kalorimetrie

Bei der indirekten Kalorimetrie wird das Volumen des aufgenommenen Sauerstoffs und die Menge des abgegebenen Kohlendioxyds bestimmt. Zur Berechnung des Energieumsatzes macht sich die Methode die physiologische Tatsache zunutze, daß Sauerstoff nicht gespeichert werden kann und damit der im Organismus verbliebene Sauerstoff zur Oxydation verwendet wird. Aufgrund dieser Beziehung zwischen Sauerstoffverbrauch und freigesetzter Energie kann für den Sauerstoff ein kalorischer Brennwert ermittelt werden. Ist auch der Energiegewinn und damit der kalorische Brennwert von der Art des oxydierten Substrats abhängig, d.h. bei Glukoseoxydation höher als bei Fettverbrennung, so wird bei Normalverteilung der Kaloriendeckung von einem kalorischen Brennwert von 4,82 kcal /l Sauerstoff ausgegangen.

Je nach Art des verbrannten Substrats ist mit einer unterschiedlichen Menge entstandenen Kohlendioxyds zu rechnen. So führt stöchiometrisch die Verbrennung von Glukose zu einem Kohlendioxydvolumen, das dem aufgenommenen Sauerstoff entspricht. Die Oxydation von Fett führt hingegen im Verhältnis zum benötigten Sauerstoffvolumen zu einem geringeren Kohlendioxydanfall. Umgekehrt kann damit aus dem Volumen des abgeatmeten Kohlendioxyds (Vol. CO_2) und dem Volumen des aufgenommenen Sauerstoffs (Vol. O_2) auf die Zusammensetzung des verbrannten Substratgemischs im intermediären Stoffwechsel geschlossen werden. Das Verhältnis von Vol. CO_2 zu Vol. O_2 bezeichnet man als respiratorischen Quotienten:

$$RQ = \frac{Vol.CO_2}{Vol.O_2}$$ · Jedem Wert des Quotienten von 0,7 (Energiedeckung allein

3.1 Kalorienbedarf

durch Fett) bis 1,0 (Energiedeckung allein durch Kohlenhydrate) entspricht eine andere prozentuale Zusammensetzung der Kaloriendeckung aus Kohlenhydraten und Fett. Für den Normalzustand wird ein RQ von 0,85 angegeben.

Während der Sauerstoff nicht gespeichert werden kann und damit der Sauerstoffverbrauch uneingeschränkt als Maß des Energieumsatzes verwendet werden kann, ist das Volumen der Kohlendioxydabgabe eine sehr komplexe Größe. Neben der Art des Kalorienumsatzes beeinflussen z.B. ventilatorische Besonderheiten oder Veränderungen im Säure-Basen-Haushalt das Kohlendioxydvolumen und damit den respiratorischen Quotienten. So ist bei metabolischer Azidose mit einem Anstieg des RQ zu rechnen, da Kohlendioxyd zur respiratorischen Kompensation vermehrt abgeatmet wird. Gleiches gilt bei Hyperventilation.

Von der Industrie wird heute eine ganze Reihe von Apparaten für die indirekte Kalorimetrie bei spontan atmenden und beatmeten Patienten angeboten. Hilfreicher als Detailkenntnisse über die Leistungsfähigkeit des Geräteangebotes sind Überlegungen, welche Größe gemessen werden soll und ob das Gerät unter klinischen Gesichtspunkten oder mit wissenschaftlicher Fragestellung eingesetzt werden soll. In der klinischen Praxis interessiert v.a. die Bestimmung des tatsächlichen Energieumsatzes. Eine individuelle Messung des Energieumsatzes und damit die Möglichkeit der exakteren Berechnung des Kalorienangebots ist besonders beim kritisch kranken Patienten der Intensivtherapie wünschenswert, d.h. bei polytraumatisierten Patienten, bei mangelernährten Patienten im Streß, bei Intensivpatienten, bei denen die Polypragmasie der Therapie einen nicht zu überschätzenden, aber schlecht zu fassenden Einfluß auf den Energieumsatz hat, bei Patienten, bei denen die Entwöhnung vom Respirator schwierig ist, und letztlich bei Kranken, die über sehr lange Zeiträume auf der Intensivstation künstlich ernährt werden müssen (Eckart 1983; Knox et al. 1983; Schmitz et al. 1984; Carlsson u. Burgerman 1985).

So wurde beispielsweise für polytraumatisierte Patienten ein überraschend niedriger durchschnittlicher Energiebedarf von 2400 $\pm$ 500 kcal/d ermittelt (Schmitz et al. 1984).

Wichtig erscheint der Hinweis, daß eine kalorimetrisch bestimmte Kaloriendosierung gegenüber früheren Empfehlungen zwar niedrig erscheint, aber immer noch reichlich dosiert ist. Man kann davon ausgehen, daß durch die exogene Kalorienzufuhr die endogene Substratverbrennung zwar reduziert, aber nicht aufgehoben werden kann. Vom kalorimetrisch bestimmten Kalorienbedarf müßte der Kaloriengewinn aus den endogen freigesetzten Substraten abgezogen werden. Leider ist deren Anteil jedoch mit der indirekten Kalorimetrie nicht faßbar.

Wissenschaftliche Fragestellungen über den Anteil von Kohlenhydraten, Fetten und Aminosäuren an der Kaloriendeckung oder Verwertungsstudien applizierter Nährstoffe stellen im Gegensatz zu den obengenannten Energieumsatzbestimmungen hohe personelle und apparative Anforderungen (Gump et al. 1973; Lowry u. Brennan 1979; Elwyn et al. 1981; Eckart 1983; Silberman u. Silberman 1986). Technische Probleme wie Luftverluste über Lecks in der Apparatur, Beeinträchtigung der Meßgenauigkeit der Elektroden in Grenzbereichen, aber auch nichtmetabolische Störgrößen, z.B. eine Azidose, beeinflussen den gemessenen respiratorischen Quotienten. Die dann computergestützt berechneten Größen sind damit mit z.T. beträchtlichen Fehlern belastet. Es liegt auf der Hand, daß wissenschaftlichen Anforderungen genügende Daten speziell eingearbeiteter Arbeitsgruppen vorbehalten sind. Derartigen Spezialuntersuchungen mit Hilfe der indirekten Kalorimetrie verdanken wir die heute allgemein anerkannten und praktisch genutzten Kenntnisse über die Umsätze von Glukose, Fett und Aminosäuren in normalen und extremen Stoffwechselsituationen. So konnte mit Hilfe der indirekten Kalorimetrie die maximale Oxydationsrate von Glukose ermittelt werden (s. Kap. 3.5). Der Anstieg des respiratorischen Quotienten über 1,0 bei höherem Glukoseangebot wies in die Richtung der Fettbildung aus überschüssiger Glukose, als deren Folge die kohlenhydratinduzierte Fettleber angesehen wird (s. Kap. 3.5). Die vermehrte Kohlendioxydbildung bei Gluko severbrennung gegenüber Fett ließ besonders beim beatmeten Patienten im Stadium des Abtrainierens vom Respirator oder beim Patienten mit grenzwertiger Lungenfunktion eine Reduktion der Kohlenhydratdosis mit Ersatz durch Fett als Kalorienträger ratsam erscheinen (Askanazi et al. 1979, 1981; Eckart 1983). Ist auch mit den heute auf dem Markt angebotenen Geräten die Messung des aktuellen Energieumsatzes und damit des Kalorienbedarfs in der klinischen Praxis möglich geworden und wie angesprochen, in bestimmten Situationen wünschenswert, so bleibt im klinischen Alltag die Schätzung der Kaloriendosis die Regel. Natürlich basieren die Schätzwerte auf den mit Hilfe der indirekten Kalorimetrie gemessenen Daten.

Klinische Praxis

Geht man davon aus, daß sich der Energieumsatz nach chirurgischen Standardeingriffen nur unwesentlich vom Ruheumsatz unterscheidet, so kann man einen „Standard"-Kalorienbedarf von 30 kcal/kg Körpergewicht und Tag vertreten (Elwyn et al. 1981).

Multipliziert man die so erhaltene Kaloriendosis mit entsprechenden Korrekturfaktoren, die mit der indirekten Kalorimetrie ermittelt wurden, so erhält man befriedigende Näherungswerte an den tatsächlichen Energieumsatz bzw. Kalorienbedarf in der entsprechenden Situation (Tabelle 3.1 und 3.2). Für den normalen operativen Eingriff setzt man einen Korrekturfaktor von 1,0-1,2 fest, für Mehrfachverletzungen und schwere Infekte einen Faktor von 1,5; bei Verbrennungen kann er je nach dem Schweregrad bis zum Faktor 2 erhöht werden. Temperaturerhöhungen um 1 °C werden jeweils mit einem Faktor von 0,13 belegt, der zum Basisfaktor 1,0 addiert wird (Gump et al. 1973; Rutten et al. 1975; Wilmore 1975; Long et al. 1979; Elwyn et al. 1981).

Besonders der Nachweis, daß sich der Energieumsatz elektiver Standardeingriffe nur unwesentlich vom Ruheumsatz unterscheidet, ließ als Basis einer exakteren Energiebedarfsberechnung unserer Patienten eine ältere Formel für den Grundumsatz der Physiologen Harris und Benedict in den Vordergrund rücken (Harris u. Benedict 1919). Diese Formel berücksichtigt als wesentliche Determinanten des Energieumsatzes: Größe, Gewicht, Alter und Geschlecht. Die Anpassung an die spezielle Situation, also das Ausmaß von Operation und

3.1 Kalorienbedarf

Tabelle 3.1. Möglichkeiten der Bestimmung des Kalorienbedarfs bei chirurgischen Patienten (s. Kap. 11, Tabelle 11.2). *A* Lebensalter in Jahren, *G* Gewicht in kg, *GU* Grundumsatz in kcal/d, *KF* Korrekturfaktoren (Tabelle 3.2), *L* Körpergröße in cm

1. *Schätzwert:*
   $(30 \text{ kcal/kg} \cdot \text{d}) \cdot KF$

2. *Berechneter Wert:*
   GU (Harris-Benedict- oder Stein-Levine-Formel) · KF
   Harris-Benedict-Formel (Harris u. Benedict 1919)
       Männer: GU = 66,5 + 13,8 · G + 5,0 · L − 6,8 · A
       Frauen: GU = 655 + 9,6 · G + 1,9 · L − 4,7 · A
   Stein-Levine-Formel (Stein u. Levine 1984)
       Männer: GU = 1,05 · 24 · G
       Frauen: GU = 0,97 · 24 · G

3. *Tatsächlicher Wert:*
   Indirekte Kalorimetrie
   wünschenswert bei: Polytrauma
                          Mangelernährung und operativem Streß
                          Intensivpatient mit Langzeiternährung
                          Verzögerte Respiratorentwöhnung

Tabelle 3.2. Korrekturfaktoren des nach Harris u. Benedict (1919) berechneten oder geschätzten Kalorienbedarfs (30 kcal · kg KG/d). Der Gesamtkorrekturfaktor resultiert aus der Multiplikation zutreffender Einzelfaktoren.

Klinik	Korrekturfaktor[a]
Immobilisation	1,2
Fieber	1,0 + 0,13 pro Grad Celsius
Elektive Operation	1,0 − 1,2
Peritonitis, Sepsis	1,2 − 1,8
Weichteilverletzung	1,14 − 1,36
Multiple Frakturen	1,2 − 1,35
Verbrennungen	
0 − 20 %	1,0 − 1,5
20 − 40 %	1,5 − 1,85
40 − 100 %	1,85 − 2,05

[a] Angaben nach Kinney et al. 1964; Wilmore 1975; Long et al. 1979

Trauma, erfolgt wieder durch Multiplikation mit den obengenannten Streßfaktoren (Tabelle 3.1).

Auch bei Verwendung der Harris-Benedict-Formel ist zu beachten, daß es sich um einen Näherungswert handelt, der beträchtlich vom gemessenen Wert abweichen kann (Gazzangia et al. 1978; Mann et al. 1985; Saffle et al. 1985). So ist die Formel bei extremen Gewichtsklassen nur eingeschränkt verwertbar. Liegt ihre Präzision bei normal ernährten Patienten im Bereich von etwa ± 15% (Roza u.

Shizgal 1984), so wird der Energieumsatz bei niedrigem Körpergewicht unterschätzt, bei Übergewicht allerdings überschätzt. Von praktischer Bedeutung wird diese Tatsache v.a. bei Dosierung der Kalorienzufuhr bei kachektischen, mangelernährten Patienten. In der Praxis umgeht man diesen Nachteil dadurch, daß man anstelle des Istgewichts beim reduzierten Patienten das Sollgewicht (vereinfacht: Broca-Gewicht s.Kap. 7.2) zur Bestimmung des Energieumsatzes und damit des Kalorienbedarfs verwendet. Ein weiterer zu beachtender Störfaktor, der in der Harris-Benedict-Formel nicht erscheint, ist die Umgebungstemperatur, in der sich der Verletzte oder Operierte befindet. So konnte an Verbrennungspatienten gezeigt werden, daß der Energiebedarf bei 33 $^{\circ}$C Umgebungstemperatur am geringsten ist, bei normal als angenehm empfundenen Raumtemperaturen von 20 $^{\circ}$C aber wesentlich höher liegt (Wilmore 1975).

Literatur

Askanazi J, Rosenbaum S H, Hyman A I, Foster R, Milic-Emili J, Kinney J M (1979) Effects of total parenteral nutrition on gas exchange and breathing patterns. Crit Care Med 7: 125-127

Askanazi J, Nordenström J, Rosenbaum S H, Elwyn D, Hyman H, Carpentier Y, Kinney J M (1981) Nutrition for the patient with repiratory failure – glucose vs. fat. Anesthesiology 54: 373-377

Carlsson M, Burgerman R (1985) Overestimation of caloric demand in a long-term critically ill patient. Clin Nutr 4: 91-93

Eckart J (1983) Die parenterale Ernährung von Beatmungspatienten. In: Ahnefeld F W, Hartig W, Holm E, Kleinberger G (Hrsg) Klinische Ernährung 11. Zuckschwerdt, München, Bern, Wien, S 345-361

Elwyn D H, Kinney J M, Askanazi J (1981) Energy expenditure in surgical patients. Surg Clin North Am 61: 545-557

Gazzaniga A B, Polacheck J R, Wilson A F, Day A T (1978) Indirect calorimetry as a guide to caloric replacement during total parenteral nutrition. Am J Surg 136: 128-133

Gump F E, Martin P, Kinney J M (1973) Oxygen consumption and caloric expenditure in surgical patients. Collective review. Surg Gynecol Obstet 137: 499-513

Harris J A, Benedict F G (1919) A biometric study on basal metabolism in man. Publication No 279, Carnegie Institution of Washington

Kinney J M, Morgan A P, Domingues F J, Gildner K J (1964) A method for continuous measurement of gas exchange and expired radioactivity in acutely ill patients. Metabolism 13: 205-211

Knox L S, Crosby L O, Feurer J D, Buzby G P, Miller C L, Mullen J L (1983) Energy expenditure in malnourished cancer patients. Am Surg 197: 152-162

Long C L, Schaffel N, Geiger J W (1979) Metabolic response to injury and illness: Estimation of energy and protein needs from indirect calorimetry and nitrogen balance. JPEN 3: 452-456

Lowry S F, Brennan M F (1979) Abnormal liver frunction during parenteral nutrition: Relation to infusion excess. J Surg Res 26: 300-307

Mann S, Westenskow D R, Houtchens B A (1985) Measured and predicted caloric expenditure in the acutely ill. Crit Care Med 13: 173-177

Roza A M, Shizgal H M (1984) The Harris Benedict equation reevaluated: resting energy requirements and the body cell mass. Am J Clin Nutr 40: 168-182

Rutten P, Blackburn G L, Flatt J P, Hallowell E, Cochran D (1975) Determination of optimal hyperalimentation infusion rate. J Surg Res 18: 477-483

Saffle J R, Medina E, Raymond J, Westenskow D, Kravitz M, Warden G D (1985) Use of indirect calorimetry in the nutritional management of burned patients. J Trauma 25: 32-39

Schmitz J E, Lotz P, Kilian J, Grünert A, Ahnefeld F W (1984) Untersuchungen zum Energieumsatz und zur Energieversorgung beatmeter Intensivpatienten. Infusionstherapie 11: 100-108
Silberman H, Silberman A W (1986) Parenteral nutrition, biochemistry and respiratory gas exchange. JPEN 10: 151-154
Stein T P, Levine G M (1984) Human macronutrients requirements. Clin Nutr 1: 73-83
Wilmore D W (1975) The metabolic management of the critically ill. Plenum Medical Book New York

3.2 Aminosäurenbedarf und -muster

Für den eiligen Leser

> Allgemein wird unter (postoperativen) Streßbedingungen eine Aminosäurendosierung von 1,5 g/kg · d, entsprechend 250 mg Aminosäuren-N/kg · d, empfohlen. Bei vollständiger parenteraler Ernährung entspricht dies einem Kalorien-Stickstoff-Verhältnis von etwa 125:1 (kcal:gN). Verteilung und Proportionierung der einzelnen Aminosäuren in den kommerziell angebotenen Lösungen variieren von Hersteller zu Hersteller. Trotz unterschiedlicher Überlegungen, die zur Entwicklung der verschiedenen Aminosäurenmuster führten, genügen die auf dem Markt befindlichen Standardaminosäurenlösungen den Anforderungen der klinischen Praxis. Aminosäurenlösungen mit hohem Anteil an verzweigtkettigen Aminosäuren, bieten keinen gesicherten Vorteil bei der Behandlung der postoperativen Eiweißkatabolie.

Zahlreiche Mitteilungen über Vorteile von Lösungen mit einem erhöhten Anteil an verzweigtkettigen Aminosäuren haben in den letzten Jahren wieder die Aufmerksamkeit auf das Aminosäurenmuster der kommerziell angebotenen Lösungen gelenkt.

In Anlehnung an die theoretischen und experimentellen Grundlagen, die zur Entwicklung eines bestimmten Aminosäurenmusters führten, spricht man von „plasma"-, „bedarfs-", „utilisationsadaptierten", oder von „traumaspezifischen" Aminosäurenlösungen sowie von Aminosäurenlösungen, die sich in ihrem Muster an „biologisch besonders wertvollen Proteinen", z.B. der Kartoffel-Ei-Diät, orientieren (Dölp et al. 1973/74, 1978; Bürger 1977; Bürger et al. 1982).

Zur Bestimmung des Aminosäurenbedarfs bei parenteraler Applikation und unterschiedlichen Stoffwechselsituationen werden v.a. Stickstoffbilanz und Plasmaaminosäurenprofil herangezogen. Lösungen, die sich am Plasmaaminosäurenprofil orientieren, werden als „plasmaadaptiert" bezeichnet. Da im Postaggressionsstoffwechsel die verzweigtkettigen Aminosäuren im Plasma erhöht sind, wurden streßstoffwechseladaptierte Aminosäurenlösungen mit reduzierter Konzentration verzweigtkettiger Aminosäuren entwickelt und „traumaspezifisch" genannt (Dölp et al. 1978). Bestimmt man mit Hilfe einer kurzzeitigen Aminosäureninfusion anhand wiederholter Aminogramme die Eliminationsrate der einzelnen Aminosäuren und paßt ihre Konzentrationen in der Lösung der berechneten Utilisation an, so spricht man von einem „utilisationsadaptierten" Aminosäurenmuster (Bürger 1977; Bürger et al. 1982).

Die folgende Diskussion von Aminosäurenmuster und Dosierung gilt der postoperativen Streßsituation (zu adaptierten Aminosäurenlösungen für Leber- und Nierenversagen s.Kap. 4.8).

Rose-Muster: Essentielle/nichtessentielle Aminosäuren

Seit den grundlegenden Untersuchungen von Rose (1949) unterscheidet man 8 essentielle und 11 nichtessentielle Aminosäuren (Tabelle 3.3, Abb.3.2). Rose konnte zeigen, daß zur Aufrechterhaltung einer ausgeglichenen Stickstoffbilanz

3.2 Aminosäurebedarf und -Muster

Tabelle 3.3. Daten wichtiger Aminosäuren des Stoffwechsels

Aminosäure	Abkürzung	Molekular-gewicht (Da)	Löslichkeit bei 25°C [g/kg H$_2$O]	[mmol/l]	Bemerkungen
Glyzin	GLY	75	250	3,329	
Alanin	ALA	89	167	1,877	
Serin	SER	105	50	0,477	
Threonin	THR	119	16	0,1377	essentiell
Valin	VAL	117	89	0,755	essentiell
Leuzin	LEU	131	22	0,167	essentiell
Isoleuzin	ILE	131	29	0,223	essentiell
Asparaginsäure	ASP	133	5	0,038	
Glutaminsäure	GLU	147	8	0,057	semiessentiell
Arginin	ARG	174	150	0,861	semiessentiell
Lysin	LYS	146	Sehr hoch		essentiell
Zystein	ZYS	121	Sehr hoch		
Methionin	MET	149	36	0,225	essentiell
Tyrosin	TYR	181	0,45	0,0025	semiessentiell
Phenylalanin	PHE	165	30	0,179	essentiell
Prolin	PRO	115	1623	14,097	semiessentiell
Hydroxyprolin	HYP	131	361	2,753	
Histidin	HIS	155	43	0,277	semiessentiell
Tryptophan	TRP	204	11,4	0,056	essentiell

bestimmte Mindestmengen der essentiellen Aminosäuren Threonin, Valin, Leuzin, Isoleuzin, Phenylalanin, Lysin, Methionin und Tryptophan notwendig sind (Tabelle 3.4). Die täglichen Bedarfsmengen der einzelnen essentiellen Aminosäuren stehen in einem bestimmten Verhältnis zueinander; man spricht von Proportionierung der Aminosäuren (Jürgens 1982). Eine ausgewogene Aminosäurenlösung enthält damit nicht nur alle 8 essentiellen Aminosäuren, sondern diese auch in entsprechender Relation (Tabelle 3.4).

Zur Aufrechterhaltung der Stickstoffhomöostase sind aber auch die nicht essentiellen Aminosäuren als unspezifische Stickstoffquellen unerläßlich, wobei allerdings Dosierung und Proportionierung der einzelnen Aminosäuren kaum eine Rolle spielen. Legt man die auf Rose zurückgehenden und weitgehend von der FAO/WHO (1973) übernommenen Daten zugrunde, so beträgt der Anteil aller essentiellen Aminosäuren bei einer täglichen Mindesteiweißzufuhr von etwas über 0,5 g/kg · d nur etwa 15 % (Tabelle 3.4).

Diese Bestimmung des Mindestbedarfs und die Definition essentieller Aminosäuren erfolgten unter Standardbedingungen bei jungen, gesunden Probanden, bei leichter körperlicher Tätigkeit und normaler oraler Nahrungsaufnahme

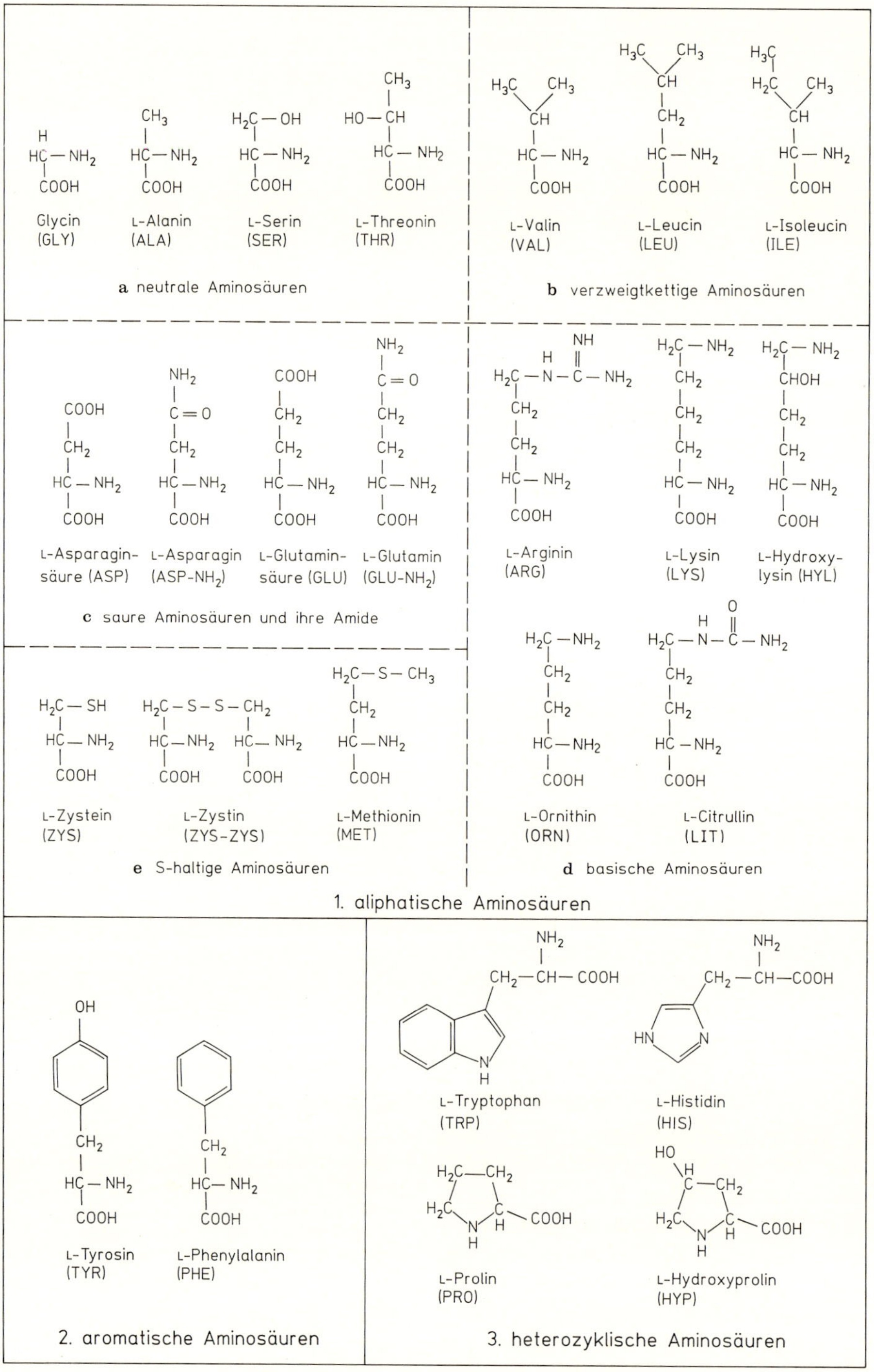

Abb. 3.2. Aminosäurenstrukturen. (Modifiziert nach Buddecke 1971)

3.2 Aminosäurebedarf und -Muster

Tabelle 3.4. Täglicher Bedarf von essentiellen Aminosäuren und Gesamteiweiß bei Probanden und operierten Patienten bei parenteraler Ernährung. Als Beispiel dient die Aminosäurenlösung Intrafusion 10 %(Pfrimmer)

Aminosäure	Mindestbedarf [mg/kg · d] WHO[a]	Proportionierung der essentiellen AS[c]	Prozentualer Anteil am täglichen Eiweißmindestbedarf [%]	Tägliche Zufuhr [g] bei 1000 ml 10 %iger AS-Lösung (= 100g)	Dosis [mg] pro kg KG und Tag (Sollgewicht 70 kg)	Sicherheitsfaktor gegenüber Mindestbedarf, WHO
TRY	3,5	1	0,65	1,4	20	≈ 6
THR	7	2	1,3	3,6	51,4	≈ 7
ILE	10[b]	3	1,8	2,8	40	≈ 4
LEU	14[b]	4	2,5	3,8	54,4	≈ 4
LYS	12	3	2,2	4,5	64,4	≈ 5
MET	13	4	2,4	3,6	51,4	≈ 4
PHE	14	4	2,5	2,7	38,5	≈ 3
VAL	10[b]	3	1,8	3,1	44,3	≈ 4
Essentielle Aminosäuren	83,5		15,2	25,5	364,4	≈ 4
Minimaler Eiweißbedarf	550		100,0	100,0	1,4 g	≈ 3
Verzweigtkettige AS	34		Prozentualer Anteil an essentielle AS : 40,7 % Anteil an minimalem Eiweißbedarf: 6,2 %	9,7	138,6	≈ 4

[a] WHO (1973) Angaben entsprechen in Dosis und Proportionierung weitgehend „minimal intake" nach Rose; täglicher Eiweißmindestbedarf (gesunde Probanden, kein Streß etc.) 0,55 g/kg und Tag.
[b] Isoleuzin, Leuzin und Valin werden als „verzweigtkettige" Aminosäuren zusammengefaßt.
[c] Gewichtsverhältnis des täglichen Mindestbedarfs an essentiellen Aminosäuren, wenn Tryptophan gleich 1 gesetzt wird.

(Rose 1939; WHO 1973). Es ist klar, daß diese Dosisangaben bei parenteraler Aminosäurenzufuhr im Postaggressionsstoffwechsel oder beim mangelernährten Patienten nur eingeschränkt gültig sind. Neben die Frage der höheren Dosierung tritt die Überlegung, ob die Proportionierung und die historische Einteilung in essentielle und nichtessentielle Aminosäuren aufrechterhalten werden kann (Jackson 1983).

Semiessentielle Aminosäuren

Zahlreiche Untersuchungen bei parenteraler Aminosäurenzufuhr im Postaggressionsstoffwechsel wiesen 4 weitere Aminosäuren als unverzichtbar aus: Histidin, Arginin, Prolin und Glutaminsäure (Jürgens 1982). Arginin begünstigt die Einschleusung von Aminosäuren in den Harnstoffzyklus und reduziert damit die Gefahr einer Ammoniakintoxikation. Darüber hinaus dürfte Arginin auch einen klinisch relevanten Effekt auf die Wundheilung besitzen, evtl. über die Stimulation der Freisetzung von Wachstumshormon (Barbul 1986). Ohne einen Zusatz von Glutamin läßt sich auch bei ausreichender Dosierung der klassischen 8 essentiellen Aminosäuren unter parenteraler Ernährung keine positive Stickstoffbilanz erreichen (Watts et al. 1965; Jürgens 1982). Der bekannte neurotoxische Effekt von Glutaminsäure, besonders bei wachsenden Organismen, läßt sich erst bei hoher Überdosierung nachweisen (Olney u. Ol Lan Ho 1970; Reif-Lehrer 1978; Jürgens 1986). Während die Notwendigkeit der Zufuhr dieser 4 semiessentiellen Aminosäuren bei parenteraler Applikation im Streß gut belegt ist, bleibt diese Frage für Zystein/Zystin und Tyrosin noch offen. Allgemein wird die Zufuhr dieser beiden Aminosäuren empfohlen, da die Bildung aus Methionin bzw. Phenylalanin unter Streßbedingungen reduziert ist.

Bereitet im allgemeinen die Ausstattung einer Standardaminosäurenlösung mit den erforderlichen essentiellen Aminosäuren keine galenischen Schwierigkeiten, so ist der Zusatz von Tyrosin und Zystin aufgrund schlechter Löslichkeit (Tabelle 3.3) und von Glutaminsäure aufgrund seiner Instabilität schwierig. Experimentell ist das Problem mit Hilfe der Synthese von Dipeptiden gelöst. Die Kopplung von Glutaminsäure oder Tyrosin an eine andere Aminosäure führt zu einer stabilen und gut löslichen Verbindung, die auch bei parenteralem Einsatz vom Organismus utilisiert werden kann (Fürst 1985). Erst mit Hilfe dieser Dipeptide wird es möglich sein, eine vollständig bilanzierte Aminosäurenlösung herzustellen. Bis dahin stellen semiessentielle und essentielle Aminosäuren ein wesentliches Kriterium zur Bewertung einer Aminosäurenlösung für den Postaggressionsstoffwechsel dar.

Nichtessentielle Aminosäuren spielen für die Bewertung einer Aminosäurenlösung eine untergeordnete Rolle. An nichtessentiellen Aminosäuren, sog. unspezifischen Stickstoffquellen, sollte eine Lösung mindestens 2 verschiedene Aminosäuren enthalten. Das tägliche Angebot an Glyzin sollte 200 mg/kg · d, also entsprechend 14 g für einen 70 kg schweren Patienten, nicht übersteigen (Egberts u. Malchow 1978; Jürgens 1982).

Trotz zahlreicher Untersuchungen ist bis heute die optimale Proportionierung und Dosierung von Aminosäurenlösungen für die verschiedenen Situationen wie Streß, Sepsis oder Mangelernährung noch nicht bekannt. In der Regel entspricht die Proportionierung der essentiellen Aminosäuren dem Rose-

3.2 Aminosäurebedarf und -Muster

Muster. Weiterhin versuchen die Standardaminosäurenlösungen, die Daten, die über semiessentielle Aminosäuren und über die Zusammensetzung der nichtessentiellen Aminosäuren erarbeitet wurden, zu berücksichtigen (Tabelle 3.4). Um den nicht sicher bekannten Bedarf jeder einzelnen Aminosäure, besonders der essentiellen abzudecken, wird mit einer weiten Sicherheitsgrenze gearbeitet. Tabelle 3.4 zeigt exemplarisch anhand einer typischen Aminosäurenlösung, daß die Dosierung essentieller Aminosäuren durchschnittlich um den Faktor 5 über dem Minimum bei oraler Nahrungsaufnahme gesunder Probanden liegt.

Verzweigtkettige Aminosäuren

Bei Aminosäurenlösungen, die dem Rose-Muster entsprechend konzipiert wurden, machen die verzweigtkettigen Aminosäuren Isoleuzin, Leuzin und Valin rund 40 % der essentiellen Aminosäuren aus (Tabelle 3.4). Untersuchungen der Grundlagenforschung wiesen die verzweigtkettigen Aminosäuren als Regulatoren des Eiweißstoffwechsels v. a. der Skelettmuskulatur aus (Goldberg u.Chang 1978). Die verzweigtkettigen Aminosäuren Leuzin, Isoleuzin und Valin gehören neben Asparaginsäure und Glutaminsäure zu den Aminosäuren, die der Muskel oxydieren, d.h. zur eigenen Energiedeckung heranziehen kann (Goldberg u. Chang 1978). Diskutiert man als Ursache der muskulären Katabolie einen Mangel an Kalorienträgern, so liegt es unter energetischen Aspekten nahe, diese Aminosäuren dem Skelettmuskel anzubieten, um die Proteolyse zu reduzieren. Neuere Untersuchungen zeigen, daß v. a. Leuzin die muskuläre Proteinsynthese steigert und den Abbau reduziert (Buse u. Reidt 1975; Bonau et al. 1984). Mit Aminosäurelösungen, die bis zu 50 % der Gesamtaminosäurenzufuhr als verzweigtkettige Aminosäuren enthalten („Streßlösungen"), wurde deshalb versucht, die postoperative Eiweißkatabolie zu beeinflussen (Freund u. Yoshimura 1978). Erste erfolgversprechende Mitteilungen amerikanischer Arbeitsgruppen (Cerra et al. 1984) fanden in nachfolgenden Untersuchungen zur Wirkungsweise der verzweigtkettigen Aminosäuren auf die Eiweißkatabolie im Streß keine Unterstützung (Eriksson u.Wahren 1982; Brennan et al. 1986). Besonders Arbeitsgruppen im deutschsprachigen Raum konnten keine Vorteile der „Streßlösungen" gegenüber „normal" proportionierten Aminosäuren nachweisen (Schmitz et al. 1982; Roth et al. 1983) (Kap. 4.1).

Seit langem ist bekannt, daß verzweigtkettige Aminosäuren beim Leberversagen erniedrigt und aromatische Aminosäuren erhöht sind (Kap. 4.8). Es lag daher nahe, verzweigtkettige Aminosäuren unter pharmakologischen, nicht nutritiven Aspekten bei der hepatischen Enzephalopathie einzusetzen (Fischer u.Baldessarini 1971; Fischer et al. 1974). Trotz zahlreicher Untersuchungen ist aber die Wirksamkeit derartiger Lösungen weiterhin Gegenstand der Diskussion (Michel et al. 1980; Wahren et al. 1981).

Dosierung

Im Streßstoffwechsel gilt eine Aminosäurenzufuhr von 1,5 g/kg · d bei parenteraler Ernährung als Richtwert. Verbreitet ist auch die Dosierungsangabe von Aminosäuren in Gramm Stickstoff (gN). Der Umrechnungsfaktor von Aminosäuren in Stickstoff beträgt 0,16, der von Stickstoff in Aminosäuren 6,25 (Kap. 11: Tabelle 11.1). Damit entsprechen den 1,5 g Aminosäuren 250 mg Aminosäuren-N.

Aufgrund der engen Beziehung zwischen Energie- und Eiweißstoffwechsel müssen Fragen der Aminosäurendosierung in Verbindung mit der Kalorienzufuhr diskutiert werden. Ältere Untersuchungen von Gamble, Calloway und Spector an gesunden Probanden belegen diese enge Beziehung eindrucksvoll (Bürger u. Grauhan 1927; Calloway u. Spector 1954; Gamble 1946/47; Ahnefeld 1983). Aber auch neuere Untersuchungen mit verbesserter Methodik zur Analyse des Eiweißstoffwechsels zeigen diesen engen Zusammenhang (Elia 1982; Iapichino et al. 1982), aber auch die Grenzen der Aminosäurendosierung. So fand Ang zwischen einer Dosierung von 1500 kcal/d und 12 g N/d und 2900 kcal/d und 16 g N/d keine Verbesserung der Proteinsynthese (Ang et al. 1983). Die Arbeitsgruppe um Wolfe fand bei einer Kalorienzufuhr von 40 kcal /kg · d keinen Unterschied zwischen 1,4 und 2,2 g Aminosäuren/kg. Beim höheren Aminosäurenangebot waren lediglich der Eiweißumsatz und die Harnstoffsyntheserate gesteigert (Wolfe et al. 1983). Auch Shizgal und seine Arbeitsgruppe fanden bei Messungen mit der Isotopenverdünnungsmethode keinen Unterschied zwischen einer Aminosäurendosierung von 1,3 und 2,3 g/kg · d bei isokalorischen Kalorienangebot von 50 kcal/kg · d (Shizgal u. Forse 1980). Setzt man die Kilokalorien des Kalorienangebots und die Gramm Stickstoff der N-Zufuhr in Relation, so ergab sich zwischen einem Verhältnis Kilokalorien:Stickstoff von 250 : 1 und 125 : 1 keine Differenz. Aufgrund dieser Untersuchungen ist ein fixes Verhältnis von Kalorien- und Eiweißzufuhr nicht mehr vertretbar. Beide Komponenten sollten – jede für sich – den Stoffwechselverhältnissen entsprechend dosiert werden.

Literatur

Ahnefeld F W (1983) Der Postaggressionsstoffwechsel. Infusionstherapie 10: 232-242
Ang S D, Leskiw M J, Stein T P (1983) The effect of increasing total parenteral nutrition on protein metabolism. JPEN 7: 525-529
Barbul A (1986) Arginine: Biochemistry, physiology and therapeutic implications – Review. JPEN 10: 227-257
Bonau R A, Ang S D, Jeevanandam M, Daly J M (1984) High-branched chain amino acid solutions: relationship of composition to efficacy. JPEN 8: 622-627
Brennan M F, Cerra F B, Daly J M, Fischer J E, Moldawer L L, Smith R J, Vinnars E, Wannemacher R, Young V R (1986) Report of a research workshop: branched-chain amino acids in stress and injury. JPEN 10: 446-453
Bürger M, Grauhan M (1927) Der postoperative Eiweißzerfall, sein Nachweis und seine Bedeutung. Klin Wochenschr 6: 1716 -
Bürger U (1977) Untersuchungen über die Verwertung parenteral zugeführter Aminosäuren bei gesunden Erwachsenen. Infusionstherapie 4: 273-278
Bürger U, Schleußner E, Madu B (1982) Untersuchungen über die Verwertung parenteral zugeführter Aminosäuren in der postoperativen Phase. Infusionstherapie 9: 120-126
Buse M G, Reid S S (1975) Leucine. A possible regulator of protein turnover in muscle. J Clin Invest 56: 1250-1261
Calloway D H, Spector H (1954) Nitrogen balance as related to caloric and protein intake in active young man. Am J Clin Nutr 2: 405-412
Cerra F B, Mazuski J E, Chute E, Nuwer N, Teasley K, Lysne J, Shrouts E P, Konstantinides F N (1984) Branched chain metabolic support – A prospective, randomized, double-blind trial in surgical stress. Ann Surg 199: 286-291

Dölp R, Dick W, Milewski T, Steinhardt B (1973/74) Grundsätze der postoperativen parenteralen Substitution mit Aminosäurelösungen. Infusionstherapie 3: 221-228

Dölp R, Ahnefeld F W, Schmitz E (1978) Klinische Untersuchungen über die Konzentration freier Aminosäuren im Plasma und Urin im Postaggressionsstoffwechsel. Infusionstherapie 5: 241-245

Egberts E H, Malchow H (1978) Aminosäuren in der parenteralen Ernährung. Internist 19: 20-27

Elia M (1982) The effects of nitrogen and energy intake on the metabolism of normal, depleted and injured man: Considerations for practical nutritional support. Clin Nutr 1: 173-192

Eriksson L S, Wahren J (1982) Branched chain amino acids – what are they good for? Clin Nutr 1: 127-135

Fischer J E, Baldessarini R J (1971) False neurotransmitters and hepatic failure. Lancet II: 75-79

Fischer J E, Yoshimura N, Aguirre A, James J H, Cummings M C, Abel R M, Deindörfer F (1974) Plasma amino acids in patients with hepatic encephalopathy. Effect of amino acid infusions. Am J Surg 127: 40-47

Freund H, Yoshimura N (1978) The role of the branched-chain amino acids in decreasing muscle catabolism in vivo. Surgery 83: 611 – 618

Fürst P (1985) Peptides in parenteral nutrition. Clin Nutr 4 (Suppl.): 105-115

Gamble J L (1946/47) Physiological information gained from studies on the life rift ration. Harvey Lect 42: 247-273

Goldberg A L, Chang T W (1978) Regulation and significance of amino acid metabolism in skeletal muscle. Fed Proc 37: 2301-2307

Hartig W, Matkowitz R, Junghans P, Jung K, Faust H (1982) Protein synthesis after experimental injury in pigs: A comparison of infusion solutions with different amino acid patterns. Clin Nutr 1: 159-167

Iapichino G, Gattinoni L, Solca M, Radrizzani D, Zucchetti M, Langer M, Vesconi S (1982) Protein sparing and protein replacement in acutely injured patients during TPN with and without amino acid supply. Int Care Med 8: 25-31

Jackson A A (1983) Aminoacids: Essential and non-essential? Lancet I: 1034-1037

Jekat F, Hahn F (1971) Über die theoretischen und experimentellen Grundlagen der parenteralen Aminosäurenversorgung des Menschen. Ernährungsumschau 10: 420 -

Jürgens P (1982) Der postoperative Aminosäurestoffwechsel. Infusionstherapie 9: 74-85

Jürgens P (1986) Zum Aminosäurenbedarf Früh- und Neugeborener sowie Säuglinge bei enteraler und parenteraler Ernährung. Beitr Infusionsther klin Ernähr 16: 14-53

Kleinberger G (1980) Aminosäurengemische für die parenterale Ernährung des Erwachsenen. In: Ahnefeld F W, Holm E, Kleinberger G (Hrsg) Klinische Ernährung 3. Zuckschwerdt, München, Bern, Wien, S 100-113

Michel H, Pomier-Layrargues G, Duhamel O, Lacombe B, Cuileret G, Bellet H (1980) Intravenous infusion of ordinary and modified amino acid solutions in the management of hepatic encephalopathy. Gastroenterology 79: 1038-

Olney J W, Lan Ho O L (1970) Brain damage in infant mice following oral intake of glutamate, aspartate or cysteine. Nature 227: 609 – 611

Reeds P J, James T (1983) Protein turnover. Lancet I: 571-574

Reif-Lehrer L (1976) Possible significance of adverse reactions to glutamate in humans. Fed Proc 35: 2205-2211

Rose W C (1949) Amino acid requirements of man. Fed Proc 8: 546-552

Roth E, Funovics J, Karner J, Huk J, Schulz F, Fritsch A (1983) Keine Stimulierung der Stickstoffretention und Plasmaproteinsynthese durch eine erhöhte Zufuhr von verzweigtkettigen Aminosäuren. Infusionstherapie 10: 259-266

Schmitz J E, Dölp R, Grünert A, Ahnefeld F W (1982) The effect of solutions of varying branched-chain concentrations on the plasma amino acid pattern and metabolism in intensive care patients. Clin Nutr 1: 147-158

Shizgal H M, Forse R A (1980) Protein and caloric requirements with total parenteral nutrition. Ann Surg 192: 562-569

Wahren J, Denis J, Desurmont P, Eriksson S, Escoffier J M, Gauthier A P, Hagenfeldt L, Michel H, Opolon P, Paris J C, Veyracx M (1981) Is i.v. administration of BCAA effective in the treatment of hepatic encephalopathy? ESPEN Congress, Maastricht/The Netherlands, Sept. 27-30 (Abstr.)

Watts J H, Bradley L, Mann A N (1965) Total-N, urea and ammonia excretions of human male subjects fed several nonessential amino acids singly as the chief source of nonspecific N. Metabolism 14: 504-515

WHO (1973) Energy and Protein Requirements: Report of a Joint FAO/WHO Ad Hoc Expert Committee. WHO Tech Rep Ser 522: 55-57

Wolfe R R, Goodenough R D, Burke J F, Wolfe M H (1983) Response of protein and urea kinetics in burn patients to different levels of protein intake. Ann Surg 197: 163-171

3.3 Für und Wider der Zuckeraustauschstoffe

Für den eiligen Leser

> Zuckeraustauschstoffe erlauben v.a. bei operierten Patienten im Streßstoffwechsel eine Kohlenhydratzufuhr ohne aufwendiges metabolisches Monitoring. Vorteilhaft erscheinen sie bei der hypokalorischen oder periphervenösen Ernährung. Wegen der möglichen Fruktoseintoleranz muß vor Einsatz von Fruchtzucker nach Unverträglichkeit von Obst gefragt werden. Wegen des „anamnestischen Defizits" dürfen Zuckeraustauschstoffe auf keinen Fall bei Verunfallten und in der Kinder- und Säuglingschirurgie verwendet werden. Xylitintoleranz ist unbekannt, jedoch ist die Dosierung durch dosisabhängige renale Verluste auf etwa 200 g/d beschränkt. Weitere Mitteilungen über „xylitspezifische" Reduktion der Glukoneogenese und Steigerung der hepatischen Produktion viszeraler Proteine im Streß verdienen aufmerksam verfolgt zu werden. Kohlenhydratmischlösungen aus Glukose, Fruktose und Xylit zeigen gegenüber Glukose keinen Vorteil.

Nachrichten über letale Folgen einer Infusion von Fruktose und Hinweise auf eine besondere Wirksamkeit von Xylit im Streß sind die aktuellen Themen der Diskussion um die Zuckeraustauschstoffe (Georgieff et al. 1985; Ahnefeld et al. 1987). Laktatbelastung, aber keine zusätzliche Erhöhung der streßbedingten Hyperglykämie durch Fruktose waren Schlagworte der meist sehr emotionell geführten Auseinandersetzung um die Nicht-Glukose-Kohlenhydrate in früheren Jahren.

Klinische Untersuchungen über die Wirksamkeit von Zuckeraustauschstoffen in hypokalorischen periphervenösen Lösungen und Beschäftigung mit den speziellen Effekten des Polyols Xylit auf den Streßstoffwechsel haben nicht nur das allgemeine Interesse an den Zuckeraustauschstoffen geweckt, sondern auch unser theoretisches Wissen über Stoffwechselwege im Rahmen des Kohlenhydratstoffwechsels sowie Interaktionen mit dem Eiweiß- und Fettstoffwechsel vertieft. Damit ist es möglich, Vor- und Nachteile dieser Kohlenhydratgruppe weniger emotional zu diskutieren und Argumente durch entsprechende Untersuchungsergebnisse zu belegen. Dabei scheint es heute notwendig, neben der Gegenüberstellung der Vor- und Nachteile von Zuckeraustauschstoffen und Glukose in ihrer Gesamtheit, die einzelnen Nicht-Glukose-Kohlenhydrate Fruktose, Sorbit und Xylit getrennt darzustellen (Tabelle 3.6).

Folgende Argumente sprechen für die Verwendung von Zuckeraustauschstoffen in der parenteralen Ernährung (Tabelle 3.5):

- keine weitere Erhöhung der streßbedingten Hyperglykämie durch die i.v.-Applikation von Zuckeraustauschstoffen;
- keine Hemmung der Lipolyse im Streß wie durch eine isokalorische Dosis Glukose;
- Sterilisierbarkeit von Zuckeraustauschstoffen und Aminosäuren in Kombinations- und Komplettlösungen.

Tabelle 3.5. Vorteile von Zuckeraustauschstoffen in der parenteralen Ernährung

- Kaum Beeinflussung der postoperativen Hyperglykämie
  → Einfaches Monitoring
- Kaum Beeinträchtigung der postoperativen Lipolyse
  → Besonderer Vorteil bei Verwendung in hypokalorischen Ernährungsregimen
- Sterilisation mit Aminosäuren möglich[a]
  → Vereinfachte Infusionstechnik durch Kombinationskomplettlösungen
- Kombination mit Glukose in Kohlenhydratmischlösungen[b]
  → Höhere Dosierung als mit Einzelzucker möglich

[a] Vorteil durch Angebot von Glukose-Aminosäuren-Mischlösungen weitgehend aufgehoben.
[b] Vorteil durch die heute übliche niedrigere Kohlenhydratdosierung aufgehoben.

Tabelle 3.6. Spezifische Vor- und Nachteile der verschiedenen Zuckeraustauschstoffe

Austauschstoff	Vorteil	Nachteil
Sorbit Fruktose (Lävulose, Invertose)	Extrahepatische Verwertung möglich →evtl. Beeinflussung der Skelettmuskelkatabolie	Fruktoseintoleranz →Kontraindikation bei Patienten mit „anamnestischem Defizit"
		Erhöhter Laktatanfall möglich
		Gesteigerter ATP-Umsatz →Steigerung der Harnsäuresynthese
Xylit	Verminderung der postoperativen Glukoneogenese	Dosierungsbegrenzung auf 3 g/kg KG · d (renale Verluste bei höherer Dosierung)
	Steigerung der hepatischen Synthese viszeraler Proteine	
	Xylitintoleranz unbekannt	

Das Ausbleiben einer relevanten Hyperglykämie bei Verwendung von Zuckeraustauschstoffen bedeutet in der postoperativen Ernährungspraxis eine spürbare Entlastung von den Kontrollen des sonst üblichen Stoffwechselmonitorings (Kap. 2.1.). Das nur unbedeutende Ansteigen des Blutzuckerspiegels erklärt sich durch rasche Aufnahme der exogen zugeführten Substrate Sorbit, Fruktose und Xylit in die Leber und langsame Umwandlung in Glukose (Abb.3.3). Sorbit steht der Fruktose chemisch nahe. Nach seiner Infusion erfolgt zunächst in der Leber über eine Polyoldehydrogenase die Überführung in Fruktose; letztere wird durch eine hochaktive Fruktokinase phosphoryliert und in die Glykolyse eingeschleust. Je nach Stoffwechselsituation erfolgt nach Aufspaltung Laktatbildung, Endoxydation, Triglyzeridbildung oder Glukoseneubildung. Xylit wird ebenfalls durch eine Polyoldehydrogenase in Xylulose umgewandelt, welches dann mit dem endogen entstehenden Pendant aus dem Glukuronsäure-Xylulose-Zyklus über

3.3 Für und Wider der Zuckeraustauschstoffe

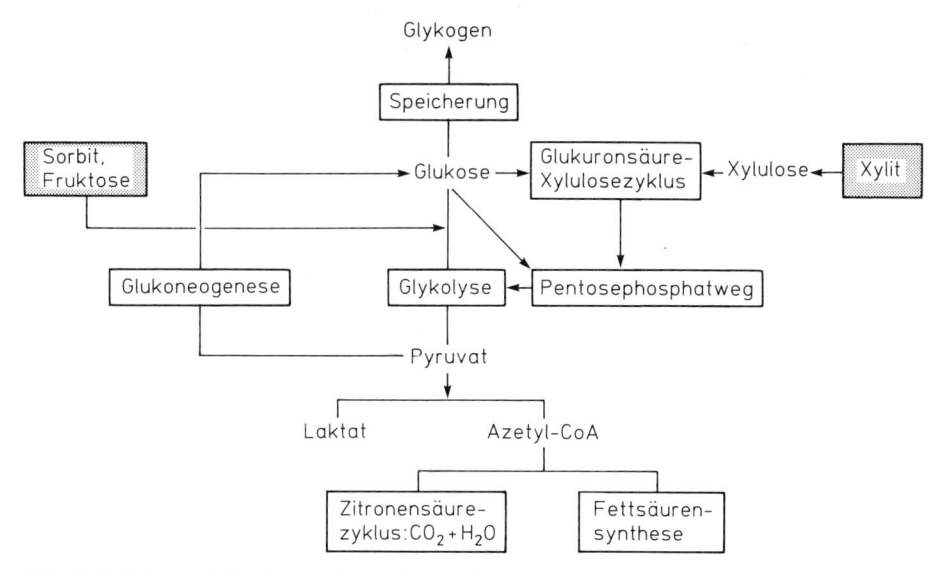

Abb. 3.3. Schematische Darstellung der Stoffwechselwege von Glukose und Zuckeraustauschstoffen

den Pentosephosphatshunt in Glykolyse bzw. Glukoneogenese eingeschleust wird (Georgieff et al. 1985).

Der entscheidende Vorteil der Zuckeraustauschstoffe gegenüber der Glukose besteht also zum einen darin, daß sie rasch bei parenteraler Applikation von der Leber extrahiert werden und damit nicht osmolar wirksam werden können, zum anderen, daß durch den aufgezeigten Stoffwechsel in der Leber die aus den Nicht-Glukose-Kohlenhydraten gebildete Glukose nur langsam von der Leber an den Kreislauf abgegeben wird und damit gegenüber der direkten Glukoseabgabe ein langsamer Anstieg des Blutzuckerspiegels erfolgt. Gegenüber Glukose hält sich bei Zuckeraustauschstoffen gleicher Menge die postoperative Hyperglykämie in Grenzen, osmotische Nebenwirkungen unterbleiben, und die Blutzuckerkontrolle, d.h. die Überwachung der postoperativen parenteralen Ernährung, kann auf ein Minimum reduziert werden (Ahnefeld et al. 1975).

Mißverständlich ist der Ausdruck einer insulinunabhängigen Verwertung der Zuckeraustauschstoffe (Froesch 1978). Insulinunabhängig erfolgt lediglich die Aufnahme der Substanzen in die Leber und in ihre initiale Phosphorylierung. Die dann von der Leber abgegebene, aus den Zuckeraustauschstoffen entstandene Glukose ist natürlich in ihrer Verwertung durch die übrigen Gewebe und Organe des Organismus wieder insulinabhängig.

Neure Untersuchungen zeigen ein sehr unterschiedliches Verhalten der postoperativen Insulinresistenz an verschiedenen Organen und Geweben (s. Kap. 8.1). So ließ sich zeigen, daß auch im Postaggressionsstoffwechsel durch eine mäßige Erhöhung des Insulinspiegels, wie er z.B. durch ein hypokalorisches Glukoseangebot von 150-200 g/d erfolgt, Fettsäuren- und Ketonkörperspiegel signifikant abfallen. Da aber gerade die Bereitstellung von Fettsäuren und Ketonkörpern, also eine ungestörte Lipolyse und Ketogenese, Grundlage der Energiedeckung bei hypokalorischer Ernährung ist, halten wir bei diesem Ernährungsregime die Zuckeraustauschstoffe gegenüber der Glukose für überlegen. Klinische Arbeiten sprechen ebenfalls für die Richtigkeit dieser Interpretation der experimentellen Daten (Löhlein u. Zick 1981).

Das Erreichen höherer Kohlenhydratdosen durch Kohlenhydratmischlösungen aus Glukose, Fruktose und Sorbit scheint heute von untergeordneter Bedeutung bei der Auflistung allgemeiner Vorteile der Zuckeraustauschstoffe. Die heute übliche Reduzierung der Kohlenhydratdosis macht derartige Überlegungen überflüssig. Spezifische Vorteile scheint eine Kohlenhydratmischlösung nicht zu bieten. Bei polytraumatisierten Patienten und bei elektiven Eingriffen sind Glukose und eine isokalorisch dosierte Kohlenhydratmischlösung gleichwertig (Göransson u. Hermann 1984; Semsroth u. Steinbereithner 1985).

Aminosäuren und Kohlenhydrate in einer Lösung vereinfachen die Infusionstechnik und vermindern das Infektionsrisiko (s. Kap. 5.1). Da aber heute Glukose und Aminosäuren als Mischlösungen angeboten werden, ist dieses Argument für die Zuckeraustauschstoffe weitgehend hinfällig.

Neben den allgemeinen Gesichtspunkten bei der Diskussion der Zuckeraustauschstoffe gibt es eine Reihe von Eigenschaften, die nur für die einzelnen Austauschzucker Gültigkeit haben (Tabelle 3.6).

Fruktose

Nachteil der Fruktose ist die Gefahr der heriditären Fruktoseintoleranz (Ahnefeld et al. 1987). Biochemisch liegt der Fruktoseintoleranz ein Mangel an Aldolase zugrunde, womit die Spaltung des Fruktose-1-Phosphats in die C-3-Bruchstücke unterbleibt. Die Anreicherung von Fruktose-1-Phosphat blockiert Glukoneogenese und Glykogenabbau, womit die Glukosehomöostase nicht mehr gewährleistet ist. Biochemisches Leitsymptom der hereditären Fruktoseintoleranz ist damit die Hypoglykämie.

Da der zugrundeliegende Enzymdefekt spätestens im Kindesalter klinisch manifest wird, ist das Risiko, einen Erwachsenen zu treffen, der von seiner Erkrankung keine Kenntnis hat, äußerst gering. Aufgrund der Vorfälle sollten zur Sicherheit in der Kinderchirurgie besonders bei Kleinkindern und Säuglingen keine Zuckeraustauschstoffe gegeben werden. Bei den erwachsenen Patienten muß präoperativ die Frage nach einer bekannten Obstunverträglichkeit gestellt werden. Eine entsprechende Anamnese könnte für eine Fruktoseintoleranz sprechen. Damit können Lösungen mit Zuckeraustauschstoffen auch nicht bei bewußtlosen, verunfallten Patienten zum Einsatz kommen. Die vorgeschlagenen Blutzuckerkontrollen nach Anhängen von Infusionen mit Invertzuckern, Abfall des Blutzuckers spräche für Fruktoseintoleranz, halten wir bei den genannten Sicherheitsmaßnahmen für überflüssig. Dem Vorschlag, die Zuckeraustauschstoffe Sorbit und Fruktose wegen der möglichen Fruktoseintoleranz grundsätzlich nicht mehr zu verwenden, muß unter den speziellen Gesichtspunkten des Streßstoffwechsels, besonders in der frühen postoperativen Phase, widersprochen werden.

Als weiterer Nachteil der Fruktose wird eine erhöhte Laktatproduktion angegeben und die Gefahr der Laktatazidose angeführt (Woods u. Alberti 1972; Alberti u. Nattrass 1977). Dazu muß aber gesagt werden, daß sich der Laktatanstieg bei Normaldosierung von Fruktose in engen Grenzen hält. Weiterhin zeigten eigene Versuche, daß bei hoher Fruktosedosis (0,5 g/kg · h) der Laktatanstieg im Serum bei operierten Patienten geringer ist als bei gesunden Probanden. Als Ursache der geringeren hepatischen Laktatbildung im Streß kann die gesteigerte Glukoneogenese angenommen werden (Günther et al. 1981; Wicklmayr et al. 1981). Erhöhter Phosphatbedarf, gesteigerter ATP-Umsatz und eine erhöhte Harnsäureproduktion sind lange bekannte Befunde (Woods u. Alberti 1972; Grunst et al. 1975), die bei richtiger Dosierung und entsprechender Phosphatsubstitution (s. Kap. 2.1.) nicht von klinischer Relevanz sind.

Neben den bei den allgemeinen Eigenschaften der Zuckeraustauschstoffe diskutierten Vorteilen dürfte Fruktose noch einige spezifische Effekte haben. Wird auch Fruktose bevorzugt in der Leber umgesetzt, so scheint eine Aufnahme und Verwertung auch in anderen Organen, besonders in der Skelettmuskulatur möglich. Obwohl die biochemischen Mechanismen noch weitgehend unbekannt sind, belegen mehrere ältere Tierversuche die extrahepatische Fruktoseaufnahme (Griffiths u. Waters 1936; Hers 1955). Aber auch an menschlicher Skelettmuskulatur konnte in vivo die Fruktoseaufnahme gezeigt werden (Van Itallie et al. 1957; Bergström u. Hultman 1967; Wicklmayr et al. 1983). Sowohl bei eigenen Untersuchungen wie in der Literatur fällt auf, daß Fruktose die Glukoseaufnahme steigert, also eine „Insulin-like-Aktivität" besitzt (Corkill u. Nelson 1947, 1961; Cavilain u. Tagnon 1961). Die biochemischen Grundlagen dieses Befundes sind unklar. Inwieweit diese biochemisch interessanten Befunde klinische Relevanz haben und bei der Entscheidung des Für und Wider der Fruktose helfen können, kann noch nicht beantwortet werden.

Xylit

Xylitintoleranz ist in jedem Lebensalter unbekannt (Bässler et al. 1966). Nachteilig ist, daß die maximale Dosis durch Verluste über die Niere bei höherer Dosierung auf 0,125 g/kg · h, d.h. ungefähr 200 g bei einem 70 kg schweren Patienten beschränkt ist (Berg et al. 1974). Die Anfang der 70er Jahre beschriebene Gewebeablagerung von Oxalat konnte mit extrem hohen Dosierungen erklärt werden (Thomas et al. 1972). Damit wurde dieses Argument gegen Xylit entkräftet. Von großem praktischen Interesse sind neuere Befunde, die durch Xylit im Streß eine Reduktion der Glukoneogenese, eine Verminderung der Triglyzeridsynthese und eine erhöhte hepatische Synthese viszeraler Proteine beschrieben (Georgieff et al. 1985). Xylit ist damit sowohl unter dem Aspekt des Postaggressionsstoffwechsels als auch aufgrund der nicht bekannten Xylitintoleranz für die hypokalorische parenterale Ernährung als idealer Zuckeraustauschstoff zu bezeichnen. Kombinationslösungen, die Xylit als einzigen Energieträger mit Aminosäuren kombiniert anbieten, sind praktische Konesequenz.

Literatur

Ahnefeld F W, Bässler K H et al. (1975) Suitability of non-glucose-carbohydrates for parenteral nutrition Europ J Intensive Care Med 1: 105-113
Ahnefeld F W, Bässler K H, Grünert A, Halmagyi M, Mehnert H, Schmitz J E (1987) Kohlenhydratintoleranzen als Gefahr bei der Infusionstherapie Infusionstherapie 14: 124-128
Alberti K G M M, Nattrass M (1977) Lactic acidosis Lancet II, 25-29

Bässler K H, Toussaint W, Stein G (1966) Xylit-Verwertung bei Frühgeborenen, Säuglingen, Kindern und Erwachsenen – Kinetik der Elimination aus dem Blut Klin Wochenschr 14: 212-215

Bässler K H (1968) Biochemische Grundlagen der parenteralen Therapie und Versorgung des menschlichen Organismus mit Kohlenhydraten. In: Lang, Frey, Halmagyi (Hrsg) Kohlenhydrate in der dringlichen Infusionstherapie Springer, Berlin, Heidelberg, New York

Berg C, Matzkies F, Bickel H (1974) Dosierungsgrenzen bei der Infusion von Glukose, Sorbit, Fruktose, Xylit und deren Mischungen. Dtsch med Wochenschr 99: 633-638

Bergström J, Hultman E (1967) Synthesis of muscle glycogen in man after glucose and fructose infusion. Act Med Scand 182: 93-107

Corkill A B, Nelson J F (1940) The influence of fructose upon the peripheral utilisation of glucose Austral J Exper Biol Med Sci 18: 171-174

Corkill A B, Nelson J F (1947) The influence of fructose on the utilization of glucose by isolated muscle. Austral J Experiment Biol Med Sci 25: 347-349

Corvilain J, Tagnon R (1961) Effects of fructose infusion on glucose uptake and circulating insulin-like activity in normal man. J Physiol 155: 337-342

Froesch E R (1978) Parenterale Ernährung: Glukose oder Glukoseersatzstoffe? Schweiz med Wochenschr 108: 813-815

Georgieff M, Moldawer L L, Bistrian B R, Blackburn G L (1985) Xylitol, an energy source for intravenous nutrition after trauma -Review JPEN 9: 199-209

Göransson G, Hermann L S (1984) Metabolic effects of glucose compared with invertose and a mixture of fructose, glucose and xylitol before and after moderate surgical trauma. Clin Nutr 3: 111-117

Griffiths J P, Waters E T (1936) The utilization of fructose in the mammalian organism as shown by experiments on hepatectomized and eviscerated preparations. Am J Physiol 117: 134-141

Grunst J, Dietze G, Wicklmayr M, Hoppe T, Mehnert H (1975) Einfluß parenteraler Fruktose- bzw. Glukosezufuhr auf die Harnsäurebildung und Phosphataufnahme der menschlichen Leber. Z Ernährungswiss 14: 259-267

Günther B, Wicklmayr M, Inthorn D, Dietze G (1981) Untersuchungen zur Insulinresistenz der menschlichen Leber während des Postaggressionssyndroms Ernährung-Nutrition 5: 520-521

Hers H G (1955) The conversion of fructose-1-C^{14} and sorbitol-1-C^{14} to liver and muscle glycogen in the rat. J Biol Chem 214: 373-381

Löhlein D, Zick R (1981) Zuckeraustauschstoffe oder Glukose bei der peripher-venösen hypokalorischen Ernährung? Infusionstherapie 8: 133-140

Schultis K, Geser C A (1968) Klinische Untersuchungen über die Anwendung von Kohlenhydraten bei Streßzuständen. Anaesthesiology and Resuscitation 31: 30-37

Schultis K, Diedrichson W, Hahn O (1970) Xylit in der Stoffwechselführung bei Streßzuständen. Med u Ernähr 11: 59-62

Semsroth M, Steinbereithner K (1985) Stickstoffmetabolismus und renale Aminosäurenausscheidung während totaler parenteraler Ernährung hypermetaboler Patienten mit verschiedenen Kohlenhydratregimen Infusionstherapie 12: 136-148

Thomas D W, Edwards J B, Gilligan J E (1972) Complications following intravenous administration of solutions containing xylitol. Med J Austral 1: 1238-1246

Van Itallie T B, Morgan M C, Cathcard R T, Leduc G G, Dotti L B (1953) Peripheral assimilation of fructose in man. Proc Soc Exper Biol Med 84: 713-715

Van Itallie T B, Shull K H, McCann M B, Lin H J (1957) Effect of fructose feeding on glucose tolerance in man. J Lab Clin Med 50: 391-399

Wicklmayr M, Günther B, Dietze G, Brunnbauer H, Mehnert H, Heberer G (1981) Substratstoffwechsel der Leber unter dem Einfluß von Fruktose bei stoffwechselgesunden Patienten und nach operativen Eingriffen Acta Endocrin 2: 128-131

Wicklmayr M, Dietze G, Günther B, Schöps H, Hartl W, Mehnert H (1983) Untersuchungen zur Verwertung von Fruktose durch die menschliche Skelettmuskulatur. Akt Ernähr 8: 192-199

Woods H F, Alberti K G M M (1972) Dangers of intravenous fructose Lancet 2, 1354-1357

3.4 Insulin in der parenteralen Ernährung

Für den eiligen Leser

> Auf den Zusatz von Insulin zur künstlichen Ernährung sollte im Regelfall verzichtet werden. Die Ablösung der Hyperalimentation durch eine bedarfsentsprechende duale Kaloriendeckung aus Glukose und Fett hat eine zusätzliche Insulinapplikation weitgehend überflüssig gemacht.
> Führt jedoch bei normokalorischer Ernährung eine Dosisreduktion der Glukose auf 200g/d (ungefähr 3 g/kg KG · d) bereits zu Blutzuckerkonzentrationen über 15 mmol/l (250 mg/dl), so wird Insulin im Verhältnis 1 IE Altinsulin pro 5g Glukose zugesetzt.
> Bei höheren Glukosedosen führt Insulin zwar zu einer Steigerung der Glukoseaufnahme, aber zu keiner Verbesserung der Oxydationsrate. Die gesteigerte Glukoseaufnahme ist die Ursache der kohlenhydratinduzierten Fettleber und belastet die Lungenfunktion durch erhöhte Kohlendioxydbildung.

Dieses Kapitel muß mit der Frage nach dem Ziel der Insulinapplikation in der parenteralen Ernährung beginnen: Es gibt kein Argument für Insulin, wenn man von der Absicht, „Blutzuckerkosmetik" zu betreiben, absieht. Natürlich gilt diese Einstellung nicht bei Typ I- (sog. juveniler Diabetes) und Typ II-Diabetikern (sog. Altersdiabetes) (Kap. 4.9).

Alle Argumente für eine zusätzliche Insulingabe bei künstlicher Ernährung sind historisch und wurden im Laufe der Zeit durch klinische Beobachtungen und experimentelle Untersuchungen widerlegt. Abgesehen vom Ziel der Blutzuckersenkung war früher die Indikation für Insulin damit begründet, die besonders im Postaggressionsstoffwechsel auftretende Glukoseassimilationsstörung zu überwinden und über eine verbesserte energetische Versorgung des Organismus letztlich die Eiweißkatabolie des Streßstoffwechsels aufzuheben (Kap. 8.1). Die parenterale Ernährung früherer Jahre war in der Regel allein auf Kohlenhydrate als Energieträger angewiesen. Die notwendigen hohen Glukosedosen stellten eine Belastung des Stoffwechsels auch bei fehlender Streßsituation dar. Es wurde erwartet, durch Insulin nicht nur die Hyperglykämie zu behandeln und die Glukoseausscheidung im Urin zu reduzieren, sondern auch die Verwertung der zugeführten Glukose zu verbessern. Die mit Insulin steigerbare Clearance von Glukose legte den Schluß einer verbesserten Glukoseutilisation nahe.

Untersuchungen der Arbeitsgruppe von Kinney und Burke konnten Ende der 70er Jahre zeigen, daß die Verwertung von Glukose begrenzt ist. Messungen des respiratorischen Quotienten mit Hilfe der indirekten Kalorimetrie zeigten eine maximale Glukoseoxydation von 5–7g/kg KG · d (Elwyn et al. 1981). Höhere Dosen führten zu einem Anstieg des respiratorischen Quotienten auf Werte von über 1 und wiesen damit auf die Bildung von Fett hin. Weiterhin konnte gezeigt werden, daß Glukosedosen über dem genannten Limit selbst als Streßfaktor wirken und den Hypermetabolismus weiter steigerten. Zu ähnlichen Ergebnissen kamen Untersuchungen mit markierter Glukose, die ebenfalls die maximale Glukosedosis auf 5–7 g/kg KG · d begrenzten (Burke et al. 1979).

Neuere Untersuchungen von Thiebaud mit der Möglichkeit einer differenzierten Aussage über Glukoseaufnahme und -oxydation durch Kombination von Glukoseklemmtechnik und indirekter Kalorimetrie belegen die Wirkungen von Insulin eindrucksvoll (Thiebaud et al. 1982). Ein zunehmendes Insulinangebot führt zu einer Zunahme der Glukoseaufnahme und -deponierung, aber zu keiner Erhöhung der Oxydationsrate (Thiebaud et al. 1982) (Kap. 8.1).

Diese und andere Untersuchungen sprechen klar gegen die Verwendung von Insulin in der künstlichen Ernährung. Insulin führt zu keiner Steigerung der Oxydationsrate. Die bedingte Erhöhung der Glukoseaufnahme, entsprechend der bekannten Erhöhung der Glukoseclearance, führt lediglich zu unerwünschter Fettbildung. Dabei spielt es keine Rolle, ob das Insulin exogen zugeführt wird oder bei normalen Stoffwechselverhältnissen durch erhöhte endogene Insulininkretion des Pankreas bei höherem Glukoseangebot freigesetzt wird. So wird die bei der früher üblichen Hyperalimentation besonders häufig nachgewiesene Störung der Leberfunktion auf die Folgen einer kohlenhydratinduzierten Fettleber zurückgeführt (Roy u. Belli 1985). Die Folgen der gesteigerten Kohlendioxydproduktion bei hohen Glukosedosen infolge Fettbildung bei Patienten mit grenzwertiger Lungenfunktion wurde von Askanazi beschrieben (Askanazi et al. 1986). Deshalb sollte die Glukosezufuhr auf 400–500 g/d (5–7g/kg KG · d) begrenzt werden.

Die grundsätzlich mögliche Beeinflussung der Katabolie des Streßstoffwechsels durch Insulin stößt praktisch auf große Schwierigkeiten. Bei Insulinresistenz sind individuell und v. a. in Abhängigkeit von Zeit und Verlauf des Traumas sehr unterschiedliche und rasch wechselnde Insulindosen erforderlich. Allein das aufwendige Monitoring zur Überwachung des Blutzuckerspiegels spricht gegen eine breitere Anwendung dieses Behandlungsprinzips (Kap. 9). Hinton konnte zeigen, daß besonders in der Anfangsphase der Insulinbehandlung nach Verbrennungen zur Beeinflussung der katabolen Reaktion Dosen von mehreren Hundert Einheiten kontinuierlich appliziert werden mußten (Hinton et al. 1971). Die Gefahr einer plötzlichen Hypoglykämie und Hypokaliämie bei Nachlassen der Wirksamkeit der kontrainsulinären Hormone ist offensichtlich.

Die anabole Wirkung des Insulins macht sich auch die sog. akute parenterale Alimentation zunutze (Haider et al. 1981). Ziel dieser Methode ist eine Glykogenanreicherung im Myokard durch kurzzeitige hohe Insulin-Glukose-Kalium-Dosen. Glykogenvorräte bedeuten einen protektiven Effekt für das Myokard bei kardiochirurgischen Operationen. Trotz der Bezeichnung „akute parenterale Ernährung" verfolgt dieses Vorgehen keine nutritiven Absichten.

Alle Argumente gegen den Einsatz von Insulin in der künstlichen Ernährung beziehen sich auf Versuche, die physiologisch mögliche Verwertung von 5–7 g Glukose/kg KG · d zu erhöhen. Kommt es jedoch schon in diesen Dosisbereichen zur Hyperglykämie, ist die Ursache dieser Glukoseassimilationsstörung entweder im Auftreten einer septischen Komplikation oder in einem relativen Insulinmangel zu suchen. Letzteres gilt für den präoperativen latenten oder subklinischen Diabetes mellitus. Unter diesen Umständen ist ein Zusatz von Insulin zur Glukoselösung im Verhältnis von 1 IE Altinsulin pro 5 g Glukose erforderlich. Andernfalls muß mit einer Dosisreduktion auf etwa 200g/d reagiert werden. Insulin sollte nur gegeben werden, wenn auch nach dieser Dosisreduktion, der Blutzuckerspiegel über 15 mmol/l (250 mg/dl) bleibt.

Literatur

Askanazi J, Rosenbaum S, Hyman A, Silverberg P, Milic-Emili J, Kinney J M (1986) Respiratory changes induced by large glucose loads of total parenteral nutrition. JAMA 243: 1444-1447

Burke J F, Wolfe R R, Mullany C J, Matthews D E, Bier D E (1979) Glucose requirements following burn injury. Ann Surg 190: 274-285

Elwyn D H, Kinney J M, Askanazi J (1981) Energy expenditure in surgical patients. Surg Clin North Am 61: 545-557

Haider W, Benzer H, Coraim F, Khosropour R, Mohl W, Müller M (1981) Postoperative Therapie durch Akute Parenterale Alimentation (APA) mittels hohen Dosen von Insulin und Glukose nach Operationen mit der Herz-Lungen-Maschine. Anaesthesist 30: 53-63

Hinton P, Littlejohn S, Allison S P, Lloyd J (1971) Insulin and glucose to reduce catabolic response to injury in burned patients. Lancet I: 767-769

Roy C C, Belli D C (1985) Hepatobiliary complications associated with TPN: An enigma. J Am Coll Nutr 4: 651-660

Thiebaud D, Jacot E, DeFronzo R A, Maeder E, Jequier D, Felber J P (1982) The effect of graded doses of insulin on total glucose uptake, glucose oxidation and glucose storage in man. Diabetes 31: 957-963

3.5 Fettdiskussion

Für den eiligen Leser

> Fett ist heute ein integraler Bestandteil der künstlichen parenteralen und enteralen Ernährung. Etwa 1/3 des Kalorienbedarfs bei vollständiger parenteraler Ernährung sollte mit Fett gedeckt werden. Dies entspricht ca. 500 ml einer 20%igen Fettemulsion oder gewichtsbezogen 1-2g/kg und Tag.
>
> Sieht man von primären Stoffwechselstörungen und Schock ab, so gibt es für Fett keine Kontraindikationen. Allerdings sollte vor Beginn der Fettinfusion der Triglyzeridspiegel eine Konzentration von 3 mmol/l (300mg/dl) nicht überschreiten.
>
> Angebotene MCT-LCT-Mischemulsionen zeigen eine gleich gute Verträglichkeit wie die bewährten LCT-Fette. Die klinische Bedeutung der theoretischen Vorteile mittelkettiger Triglyzeride, der besseren Wasserlöslichkeit und der karnitinunabhängigen Verwertung, ist noch nicht geklärt.

Die Diskussion um den grundsätzlichen Einsatz von Fett in der parenteralen Ernährung ist heute abgeschlossen und für Fett entschieden. Fett hat einen festen Platz in der parenteralen und enteralen Ernährung.

Dosierung

Etwa 1/3 der Kalorien sollten als Fett zugeführt werden. Dies entspricht 1–2 g/kg · d oder vereinfacht 500 ml einer 20%igen Fettemulsion. Damit sind in der künstlichen Ernährung ähnliche Relationen von Kohlenhydraten und Fetten zur Kaloriendeckung möglich wie bei der normalen täglichen Ernährung.

Unter dem Aspekt, Fett möglichst bald beim Aufbau einer i.v. Ernährung zu applizieren, gelten zunehmend weniger frühere Überlegungen, die Fettindikation vom Abklingen des Stresses oder von der Besserung der Grundkrankheit, z.B. einer Pankreatitis, abhängig zu machen. Alleinige Voraussetzung für die Applikation von Fett ist ein Triglyzeridspiegel unter 3 mmol/l (300 mg/dl). Im Notfall reicht zur Beurteilung auch die optische Begutachtung einer zentrifugierten Blutprobe aus. Vor und während der Fettinfusion sollte der Überstand (Serum) klar und durchsichtig sein.

Fett kann zur Ergänzung einer periphervenösen Ernährung gegeben werden, da bei diesem Energieträger hohe kalorische Dichte und Blutisotonie gegeben sind. Fettemulsionen gestatten auch die Versorgung des Organismus mit essentiellen Fettsäuren, die Emulgierung und Applikation fettlöslicher Vitamine und eine ausreichende Phosphatzufuhr (Tabelle 3.7). Bei der festen Stellung, die Fett heute in der künstlichen Ernährung einnimmt, überrascht es nicht, daß ehemalige wichtige Aspekte seiner Indikation, wie die Versorgung des Organismus mit essentiellen Fettsäuren, nur noch marginale Bedeutung haben (Wolfram u. Eckart 1983). Mangel an essentiellen Fettsäuren bei fettfreier Ernährung tritt bei schweren Traumen bereits nach einer Woche auf (McCarthy et al. 1981).

Gegenstand der Fettdiskussion heute sind nachgeordnete Fragen: Sind Fette mit mittelkettigen Fettsäuren, sog. MCT („medium chain" Triglyzeride), den

3.5 Fettdiskussion

Tabelle 3.7. Indikation und Vorteile der Applikation von Fett in der künstlichen Ernährung

1. *Energetische Aspekte*
   - Alleinige Kaloriendeckung durch Kohlenhydrate nicht möglich („kohlenhydratinduzierte Fettleber")
   - Normokalorischer Kalorienersatz verlangt etwa 1/3 der Kalorien als Fett („duales Energiesystem")
2. *Aspekte der Applikation*
   - Hohe Kaloriendichte
   - Blutisotonie mit Möglichkeit der komletten periphervenösen Ernährung
3. *Fettspezifische Aspekte*
   - Substitution essentieller Fettsäuren
   - Basis zur Emulgierung fettlöslicher Vitamine
   - Phosphatzufuhr
   - Verhütung oder Behandlung der kohlenhydratinduzierten Fettleber

bisher zur Verfügung stehenden Fetten mit langkettigen Fettsäuren, sog. LCT („long chain" Triglyzeride) überlegen, sind 20%ige Emulsionen den 10%igen vorzuziehen, soll Karnitin bei längerer künstlicher Ernährung zugeführt werden, oder welche Besonderheiten von Fett sind bei Gesamtnährlösungen (Kap. 2) zu beachten.

Vor der Darstellung der heute aktuellen Fragen soll kurz auf die Ursachen eingegangen werden, die früher zur grundlegenden Diskussion über Ja oder Nein der Fette führten. Viele der als historisch zu bewertenden Probleme begründen auch heute noch Ressentiments gegenüber Fett.

Das Hauptproblem der älteren Fettemulsionen waren die Nebenwirkungen. Am häufigsten wurden Blutungsstörungen, Thrombozytopenien, Anämien und Leberfunktionsstörungen genannt. Rückblickend ist wohl der Emulgator der ersten Präparationen als Ursache dieser Störungen anzuschuldigen. Diese traten mit der seit 1961 von Schubert und Wretlind zur Verfügung gestellten Fettemulsion (Intralipid) nicht mehr auf (Kleinberger u. Pamperl 1983). Damit konnten die Skandinavier, lange bevor die Nachteile der alleinigen Kaloriendeckkung durch Kohlenhydrate gezeigt werden konnten, Indikation und Dosisrichtlinien für eine Kombinationsernährung mit Kohlenhydraten und Fett erarbeiten, die heute noch allgemeine Gültigkeit haben.

Argumente für Fett

Welches sind nun die Gründe, die Fett zu einem unverzichtbaren Bestandteil der künstlichen Ernährung werden lassen? Es sind dies vor allem die im letzten Jahrzehnt nachgewiesenen Nachteile einer alleinigen Kaloriendeckung durch Kohlenhydrate und die Besonderheiten des Postaggressionsstoffwechsels.

Anfang der 70er Jahre konnte ein Teil länger bekannter Nebenwirkungen der damals üblichen Hyperalimentation, z.B. Leberfunktionsstörungen und Hepatomegalie mit Fettleberbildung, auf die hyperkalorische Glukosezufuhr zurückgeführt werden (Jeejeebhoy et al. 1973; Zumtobel et al. 1982). Gleichzeitig konnte der günstige Einfluß von Fettgaben auf die „kohlenhydratinduzierte Fettleber" gezeigt werden.

Eine höhere Tagesdosis von Glukose als 400-500 g (5-7g/kg · d) führt über die endogene Freisetzung von Insulin zur Lipogenese und erklärt die genannten klinischen Befunde. Weiterhin wurde gezeigt, daß der früher übliche Zusatz von Insulin zur Glukoselösung die Oxydationsrate nicht steigern konnte, aber die Fettbildung wesentlich beschleunigte. Die durch das Insulin mögliche Normalisierung der Blutzuckerspiegel wurde fälschlicherweise als Maß der Glukoseverwertung angesehen (Kapitel 3.4, 6.1 und 8.1).

Diese Nebenwirkungen der „physiologischen" und mit Insulin „unbegrenzt" dosierbaren Glukose führten zusammen mit der Messung des tatsächlichen Energiebedarfs durch die indirekte Kalorimetrie (Kap. 3.1) zu einer drastischen Reduktion der Glukosedosierung. Es war aber damit auch klar, daß ein normokalorischer Kalorienersatz mit einem einzigen Energieträger nicht möglich ist. An die Stelle trat die Kaloriendeckung durch Kohlenhydrate und Fett. In zahlreichen Untersuchungen konnten die verschiedensten Relationen von Kohlenhydraten und Fett als gleichwertig gezeigt werden. Voraussetzung ist allerdings, daß eine Mindestdosis von Glukose von etwa 150-200 g/d zur Versorgung der Gewebe, die nur Glukose verwerten können, angeboten wird.

An die Stelle der hyperkalorischen Ernährung mit Glukose trat das „duale Energiesystem" mit Glukose und Fett. Es überrascht, daß selbst bei histologisch nachweisbarer Fettleber durch den Übergang von einem Glukose- auf ein Glukose-Fett-Regime über Rückbildungen der Leberveränderungen berichtet wurde (Jeejeebhoy et al. 1973).

Die Fettelimination bzw. -clearance erfolgt im Postaggressionsstoffwechsel rascher als unter physiologischen Bedingungen (Druml 1981). Elimination (Clearance) und Utilisation, d.h. Verstoffwechselung der Triglyzeride, stehen miteinander in Verbindung. Beide Größen sind aber nicht gleichzusetzen (Wolfram u. Eckart 1983). So sagt eine rasche Elimination über das weitere Schicksal der Triglyzeride im Organismus wenig aus. Einzelheiten der Fettverwertung wie Lipoproteintransfer, Oxydation, Speicherung oder Ketonkörperbildung sind Gegenstand der Forschung (La Rosa et al. 1970; Carlson 1980; Asmann 1983; Adolph et al. 1985; Carpentier et al. 1985; Deckelbaum et al. 1985; Hailer u. Wolfram 1985). Postoperative Untersuchungen mit 14-C-markiertem Intralipid zeigen bei einem Glukoseregime eine hohe Clearance, aber niedrige Oxydationsraten. Bei einem Glukose-Fett-regime im Verhältnis von 70:30 ist die Clearance vermindert, jedoch die Oxydationsrate gesteigert (Carpentier et al.1979; Nordenström et al. 1982).

Heparin wird in der Chirurgie zur Thromboseprophylaxe eingesetzt. Da es aktivierend auf die Lipoproteinlipase und damit auf die Verwertung von Fetten rückwirkt, liegt es nahe, diese Substanz auch zur besseren Utilisation exogener Fette einzusetzen. Entsprechende Versuche von Paust an Neugeborenen zeigen eine Steigerung der Fettclearance, aber keine Verbesserung der Oxydationsrate (Paust et al. 1985).

Nebenwirkungen

Welche *Nebenwirkungen* sind bei richtiger Dosierung und entsprechender metabolischer Überwachung noch immer aktuell? Bei etwa 2-3 % der Patienten kann mit Beginn der Fettemulsion eine flushähnliche Sofortreaktion unterschiedlicher

Ausprägung auftreten. Diese Symptomatik sistiert mit Abstellen der Fettinfusion. Ein erneuter Therapieversuch zu einem späteren Zeitpunkt ist ohne weiteres möglich.

Von untergeordneter Bedeutung für die Fettapplikation ist inzwischen der in vitro Nachweis von Agglutination von Fettpartikeln durch Serum oder Plasma von Schwerkranken (Hulman et al. 1985). Es findet sich als weitverbreitetes Phänomen bei Intensivpatienten, wobei jedoch in vivo bei diesen Kranken weder die Fettclearance reduziert war, noch Nebeneffekte bei Fettemulsionen in üblicher Dosierung von 1-2 g/kg · d auftraten (Mayfield u. Nordenström 1984).

Nebenwirkungen auf die Lungenfunktion sind bei Verwendung von Fettemulsionen der 3. Generation nicht mehr zu erwarten. Dies bestätigen ältere und neuere Arbeiten (Van Deyk et al. 1983; Übersicht bei Eckart 1983). Die wichtige Rolle der Fettzufuhr und der Vorteil des dualen Energiesystems mit Kohlenhydraten und Fetten gerade beim beatmeten Intensivpatienten (Askanazi et al. 1980) wird im deutschen Sprachraum immer wieder von Eckart (Eckart 1983) betont. Er empfiehlt für den Beatmungspatienten einen 40%igen Fettanteil.

Mitteilungen über Blutbildveränderungen, die sich auf die Applikation von Fettemulsionen zurückführen lassen, fehlen in den letzten Jahren. Lediglich nach monatelanger totaler parenteraler Ernährung bei Kleinkindern unter Verwendung von Fett wurde anekdotisch über rezidivierende Thrombozytopenien berichtet (Goulet et al. 1986).

Untersuchungen zur Immunität unter Ernährungsregimen mit Fett fanden bei richtiger Dosierung keine auffälligen Veränderungen (Helms et al. 1983; Strunk et al. 1985; Dionigi et al. 1985; Escudier et al. 1986; Übersicht bei Müller et al. 1986). Sogar über einen immunstimulatorischen Effekt bei 50 %iger Deckung des Kalorienbedarfs durch Fett wurde berichtet (Manson 1986).

Kontraindikationen

Kontraindikationen gegen Fett sind primäre Fettstoffwechselstörungen und Schock. Sekundäre Hypertriglyzeridämien, wie bei Niereninsuffizienz und Pankreatitis, stellen lediglich eine relative Kontraindikation dar. Bei Störung der hepatischen Eiweißsynthese, z.B. infolge Leberzirrhose oder bei extremer Mangelernährung, wird Fett zunächst niedrig dosiert (0,5 g/kg), da durch Apoproteinmangel der Lipoproteintransfer gestört sein kann.

Emulgator

In der Literatur wird auf den Vorteil 20%iger gegenüber 10%iger Emulsionen hingewiesen (Kaminski et al. 1983). So wird für 20%ige Fettemulsionen eine kürzere Eliminationszeit angegeben. Als ursächlich wird das günstigere Verhältnis von Lipidgehalt zum Emulgator in der höherprozentigen Fettemulsion angesehen. Der Emulgator scheint für die Aufnahme der exogenen Lipomikronen in das Lipoproteinsystem eine wichtige Rolle zu spielen (Weidler et al. 1987). Mit dem Emulgator wurde auch der Nachweis des abnormalen Lipoproteins X in Zusammenhang gebracht, dessen klinische Relevanz unklar ist (Griffin et al. 1977).

Karnitin

Die Frage, ob Karnitin bei langfristiger parenteraler Ernährung substituiert werden soll, läßt sich z.Z. noch nicht beantworten. Sicher ist eine Karnitinsubstitution bei kurz- und mittelfristiger parenteraler Ernährung nicht notwendig. Erst nach 20tägiger Ernährung wird der gemessene Abfall des Serumkarnitinspiegels signifikant (Hahn et al. 1982). Intravenöse Karnitingaben in der Dosierung von 60 mg/kg · d in einer prospektiven randomisierten Doppelblindstudie bei Mehrfachverletzten zeigten bei Messung zahlreicher Stoffwechselparameter nur marginale Veränderungen (Balogh et al. 1986).

Karnitin kommt in der normalen Nahrung, besonders in Fleisch- und Milchprodukten, reichlich vor. Es wird in Leber und Niere aus *Lysin* und *Methionin* synthetisiert und den anderen Geweben zur Verfügung gestellt. Mit seiner Hilfe werden die langkettigen Fettsäuren zur ß-Oxydation in das Mitochondrium transportiert. Besonders Gewebe wie das Myokard, die bevorzugt Fettsäuren oxydieren, sind reich an Karnitin, aber auch auf ausreichende Substitution angewiesen. Im Plasma werden mittlere Konzentrationen von 60 ± 10 µmol/l als Normalwerte angegeben (Übersicht bei Böhles 1983; Rebouche 1986).

Eventuelle Indikationen für Karnitin sind in Tabelle 3.8 aufgeführt. Dosisempfehlungen sind bis heute nicht möglich. Neben einer langfristigen parenteralen Ernährung über 20 Tage, dürften besonders Funktionseinschränkungen von Niere und Leber in Frage kommen (Rudmann et al. 1977; Battistella et al. 1978). Besondere Aufmerksamkeit könnte unter diesem Aspekt septischen Intensivpatienten mit Mehrorganversagen zukommen, bei denen alternativ zum Karnitin der Übergang von LCT auf MCT angeraten wird (Bach u. Babayan 1982; Bach 1985; Bret et al. 1985). Die Erörterung von Gründen, die bei Früh- und Neugeborenen, bei Herzinfarkt oder bei Hyperlipidämie Typ IV den Einsatz von Karnitin befürworten lassen, ginge über den Rahmen dieses Buches hinaus (Shug et al. 1965; Maebashi et al. 1978; Böhles et al. 1983).

Tabelle 3.8. Literaturhinweise zur Indikation von Karnitin

Längerfristige parenterale Ernährung (> 20 d)	Hahn et a. (1982)
	Worthley et al. (1983)
Niereninsuffizienz/Dialyse	Battistella et al. (1978)
Leberinsuffizienz	Rudmann et al. (1977)
Früh-/Neugeborene	Böhles (1983)
Myokardschädigung	Shug (1965)
Hyperlipoproteinämie Typ IV	Maebashi et al. (1978)

MCT

Fette mit mittellangen Fettsäurenketten mit 6–12 Kohlenstoffatomen, sog. MCT („medium chain" Triglyzeride), werden schon seit langem in der enteralen Ernährung bevorzugt (Übersicht bei Bach u. Babayan 1982). Die leichte und vollständige Aufspaltung durch die Pankreaslipase empfahl ihren Einsatz bei allen For-

3.5 Fettdiskussion

men der Fettmalabsorption. Auch der Weitertransport nach Resorption ist im Vergleich zu Fetten mit langkettigen Fettsäuren weniger aufwendig. Über die Pfortader gelangen sie direkt an die Leber und an Albumin gebunden an alle Gewebe des Organismus (s.Kap. 8.2).

Bei i.v.-Einsatz der MCT schienen andere Gesichtspunkte gegenüber den LCT interessant (Tabelle 3.9) (Jansing u. Reinauer 1978; Eckart et al. 1980; Bach 1985; Sailer 1985). Zu nennen sind v.a. eine vom Lipoproteintransfer unabhängige rasche Elimination und die karnitinunabhängige ß-Oxydation bzw. Ketonkörperbildung im Mitochondrium der Leber. Besonders die karnitinunabhängige Verwertung der mittelkettigen Fettsäuren wurde als Möglichkeit angesehen, in der Sepsis den Energieumsatz über den Substratweg anzustoßen (Bret et al. 1985). Trotz zahlreicher theoretischer Vorteile halten sich aber Mitteilungen über klinisch relevante Vorteile der MCT bei operierten und traumatisierten Patienten in Grenzen (Jauch et al. 1985; Eckart et al.1986). Andererseits wird bis jetzt aber auch über keine Nachteile der im Handel befindlichen Mischemulsion aus LCT und MCT im Verhältnis 1:1 berichtet. Die bei gesunden Probanden beobachteten hohen Konzentrationen an Ketonkörpern sind im Streß mit dem ohnehin gesteigerten Umsatz von Fettsäuren und Ketonkörpern weniger ausgeprägt (Sailer u. Müller 1981; Eckart et al. 1986). Überraschend sind die hohen Triglyzeridspiegel bei Verwendung von MCT-LCT-Emulsionen. Eckart empfiehlt aus diesem Grund häufigere Triglyzeridkontrollen als bei Verwendung von Fetten mit langkettigen Fettsäuren.

Aufgrund der forcierten Ketonkörperbildung aus mittelkettigen Fettsäuren sollte man bei diabetischer Stoffwechsellage und Azidose auf MCT verzichten (Kap. 4.9). Da MCT bevorzugt in der Leber verwertet werden, sind sie bei Leberzirrhose und Patienten mit portosystemischen Shunts nicht zu empfehlen: Erhöhte Konzentrationen von kurz- und mittelkettigen Fettsäuren sollen bei der hepatischen Enzephalopathie eine pathogenetische Rolle spielen (Linscheer et al. 1966) (Kap. 4.7).

Tabelle 3.9. Unterschiede zwischen Triglyzeriden mit mittellangen *(MCT)* und langen *(LCT)* Fettsäuren. *HDL* High-density-Lipoprotein; *Apo-CII* Apoprotein CII

	LCT	MCT
H$_2$O-Löslichkeit	−	+
Albuminbindung	+	+
Clearance	+	+ +
HDL-/Apo-CII-Abhängigkeit	+	−
Karnitinabhängigkeit	+	−
Oxydation	+	+ +
Ketonkörper	+	+ +
Reveresterung	+ +	(+)
Verträglichkeit	+	+

Literatur

Adolph M, Eckart J, Hailer S, Wolfram G (1985) Elimination und Verteilung mittel- und langkettiger Fettsäuren in Lipoproteinen schwerverletzter Patienten. In: Eckart J, Wolfram G (Hrsg) Fett in der parenteralen Ernährung 3. Zuckschwerdt, München, S 79-94

Askanazi J, Rosenbaum S H, Hyman A J, Silverberg P A, Milic-Emili J, Kimmey J M (1980) Respiratory changes induced by large glucose load of total parenteral nutrition. JAMA 243: 1444-1447

Assmann G (1983) Zur Physiologie des Lipoproteinstoffwechsels. Infusionstherapie 10: 162-170

Bach A C, Babayan V K (1982) Medium-chain triglycerides – an update. Am J clin Nutr 36: 950-962

Bach A C (1985) Stoffwechsel parenteral verabreichter mittelkettiger Triglyzeride. In: Eckart J, Wolfram G (Hrsg) Fett in der parenteralen Ernährung 3. Zuckschwerdt, München, S 3-14

Balogh D, Hackl J M, Legenstein E, Musil H E (1986) Erfahrungen mit L-Carnitin in der Postaggressionsphase. Infusionstherapie 13: 204-208

Battistella P A, Angelini C, Vergani L, Bertoli M, Lorenzi A (1978) Carnitine deficiency induced during hemodialysis. Lancet I: 938-939

Bret M, Bouletreau P, Schirardin H, Bach A C (1985) Infusion of a lipid emulsion containing medium chain triglycerides in septic patients. In: Eckart J, Wolfram G (Hrsg) Fett in der parenteralen Ernährung 3. Zuckschwerdt, München, S 157-165

Böhles H (1983) Die Bedeutung des Carnitins für Stoffwechsel und Ernährung. Ernährung 7: 76-

Böhles H, Michalk D, Brandl M, Fekl W (1983) Tissue carnitine concentrations after total parenteral nutrition with and without L-Carnitine supplementation. Clin Nutr 2: 47-49

Böhles H, Segerer H, Fekl W (1984) Improved N-retention during l-Carnitine-supplemented total parenteral nutrition. JPEN 8: 9-13

Carlson L A (1980) Studies on the fat emulsion Intralipid. Association of serum proteins to Intralipid triglyceride particles (ITP). Scand J Clin Lab Invest 40: 139-144

Carpentier Y A, Nordenström J, Askanazi J, Elwyn D, Gump F E, Kinney J M (1979) Relationship between rates of clearance and oxidation of 14 C-Intralipid in surgical patients. Surg Forum 3 0 : 72-74

Carpentier Y A, Thonnart N, Denis P (1985) Metabolic utilization of LCT vs. mixed MCT/LCT emulsion during intravenous infusion in man. In: Eckart J, Wolfram G (Hrsg) Fett in der parenteralen Ernährung 3. Zuckschwerdt, München, S 40-51

Deckelbaum R J, Granot E, Carpentier Y A (1985) Human plasma lipoprotein modifications by intravenous triglyceride emulsions in vitro. In: Eckart J, Wolfram G (Hrsg) Fett in der parenteralen Ernährung 3. Zuckschwerdt, München, S 55-62

Dionigi P, Dionigi R, Prati V, Pavesi F, Jemos V, Nazari S (1985) Effect of Intralipid on some immunological parameters and leucocyte functions in patients with esophageal and gastric cancer. Clin Nutr 4: 229-234

Druml W (1981) Parenterale Ernährung bei akutem Nierenversagen: Verwertung parenteral verabfolgter Nahrungsbestandteile. In: Ahnefeld F W, Holm E, Kleinberger G (Hrsg) Klinische Ernährung 5. Zuckschwerdt, München, S 109-120

Eckart J, Adolph M, von der Mühlen V, Naab V (1980) Fat emulsions containing medium chain triglycerides in parenteral nutrition of intensive care patients. JPEN 4: 360-366

Eckart J (1983) Die parenterale Ernährung von Beatmungspatienten. In: Ahnefeld F W, Hartig W, Holm E, Kleinberger G (Hrsg) Klinische Ernährung 11. Zuckschwerdt, München, Bern, Wien, S. 345-361

Eckart J, Neeser G, Adolph M, Hailer S, Wolfram G (1986) Beeinflussung einzelner Parameter des Kohlenhydrat- und Fettstoffwechsels durch mittel- und langkettige Triglyzeride. Beitr Infusionsther Klin Ernähr 13: 100-127

3.5 Fettdiskussion

Escudier E F, Escudier B J, Henry-Amar M C, Lobut J B, Bernaudin F, Leclercq B P, Nitenberg G M, Bernaudin J F (1986) Effects of infused intralipid on neutrophil chemotaxis during total parenteral nutrition. JPEN 10: 596-598

Griffin E, Kuskis A, Breckenridge C, Jeejeebhoy K, Bryan H, Angel A (1977) Hypercholesterolemia and Lipoprotein – X (LPX) in total parenteral nutrition with Intralipid. Am J Clin Nutr 30: 625 (Abstr.).

Gazzaniga A B, Baslett R H, Shobe J B (1975) Nitrogen balance in patients receiving either fat or carbohydrate for total intravenous nutrition. Ann Surg 182: 163-168

Georgieff M, Storz L W, Lutz H (1982) Fettemulsionen in der Postaggressionsphase – Reduzierung der hepatischen Lipogenese. In: Eckart J, Wolfram G (Hrsg) Fett in der parenteralen Ernährung 2. Zuckschwerdt, München, S 200-212

Goulet O, Girot R, Maier-Redelsperger M, Bougle D, Virelizier J L, Ricour C (1986) Hematologic disorders following prolonged use of intravenous fat emulsions in children. JPEN 10: 284-288

Grünert A (1983) Erfahrungen mit der Applikation von Fettemulsionen bei postoperativen und posttraumatischen Zuständen. Infusionstherapie 10: 144 – 149

Hahn P, Allardyce D B, Fröhlich J (1982) Plasma carnitine levels during total parenteral nutrition of adult surgical patients. Am J Clin Nutr 36: 569-572

Hailer S, Wolfram G (1984) Wirkungen von Fettemulsionen mit mittelkettigen oder langkettigen Triglyzeriden auf die Zusammensetzung der Lipoproteine des Serums. Infusionstherapie 11: 75 (Abstr.)

Hailer S, Wolfram G (1985) Lipoproteinfraktionen im Serum nach Infusion von Lipofundin MCT 10%. In: Eckart J, Wolfram G (Hrsg) Fett in der parenteralen Ernährung 3. Zuckschwerdt, München, S 63-73

Helms A R, Herrod H G, Burckart G J, Christensen M L (1983) E-Rosette formation total T-cells and lymphocyte transformation in infants receiving intravenous safflower oil emulsion. JPEN 7: 541 – 545

Hulman G, Fraser J, Pearson H J, Bell P R F (1982) Agglutination of intralipid by sera of acutely ill patients. Lancet II: 1426-1427

Jansing P, Reinauer H (1978) Über den Abbau von mittel- und langkettigen Triglyzeriden nach intravenöser Infusion beim Menschen. Infusionstherapie 5: 26-32

Jeejeebhoy K N, Zohrab W J, Langer B, Phillips M J, Kuksis A, Anderson G H (1973) Total parenteral nutrition at home for 23 months, without complication and with good rehabilitation. A study of technical and metabolic features. Gastroenterology 65: 811-820

Jauch K W, Günther B, Hailer S, Wolfram G (1985) Substratstoffwechsel der Skelettmuskulatur unter MCT-Infusion im postoperativen Stress. In: Eckart J, Wolfram G (Hrsg) Fett in der parenteralen Ernährung 3. Zuckschwerdt, München, S 97-105

Kaminski M V, Abrahamian V, Chrysomilides S A, Nasr N J, Armstrong M K, Lync D M (1983) Comparative study of clearance of 10 % and 20 % fat emulsion. JPEN 7: 126-130

Kleinberger G, Pamperl H (1983) Allgemeine Charakteristika und Fragen zur Galenik von Fettemulsionen. Infusionstherapie 10: 108-117

Kleinberger G (1986) Relative und absolute Kontraindikation einer parenteralen Fettapplikation. Beitr Infusionsther Klin Ernähr 13: 154-177

La Rosa J C, Levy R I, Hebert P, Lux S E, Fredrickson D S (1970) A specific apoprotein activator for lipoprotein lipase. Biochem Biophys Res Commun 41: 57-62

Linscheer W G, Patterson J F, Moore E W, Clermont R J, Robins S J, Chalmers T C (1966) Medium and long chain fat absorption in patients with cirrhosis. J clin Invest 45: 1317-1325

Löhlein D, Fabisiak R, Canzler H (1983) Postoperative parenterale Ernährung unter besonderer Berücksichtigung des Einsatzes von Fettinfusionen. In: Ahnefeld F W, Harting W, Holm E, Kleinberger G (Hrsg) Klinische Ernährung, 11: Parenterale Ernährung. Zuckschwerdt, München, S 295-304

McCarthy M C, Cottam G L, Turner Jr W W (1981) Essential fatty acid deficiency in critically ill surgical patients. Am J Surg 142: 747-751

Maebashi M, Sato M, Kuwamura N, Imamura A, Yoshinaga K (1978) Lipid-lowering effects of carnitine in patients with type-IV hyperlipoproteinemia. Lancet I: 805-807

Mayfield C, Nordenström J (1984) Creaming and plasma clearance rate of intravenous fat emulsion in critically ill patients. Clin Nutr 3: 93-97

Manson J R T, Ramsden C W, MacFie J, Brennan T G, Guillou P J (1986) Immunrestorative effect of lipid emulsions during total parenteral nutrition. Br J Surg 73: 843-846

Müller J M, Keller H W, Brenner V, Walter M (1986) Fett und Immunkompetenz. Beitr Infusionsther Klin Ernähr 13: 128-141

Nordenström J, Carpentier Y A, Askanazi J, Robin A P, Elwyn D H, Hensle T W, Kinney J M (1982) Metabolic utilization of intravenous fat emulsion during total parenteral nutrition. Ann Surg 196: 221-231

Paust H, Park W, Brösicke H, Knoblach G, Helge H (1985) Fettutilisation bei Frühgeborenen mit und ohne Heparingabe. Infusionstherapie 12: 85-87

Rademacher P, Grote G, Herbertz L, Reinauer H (1982) Über den Einfluß von Lipidinfusionen auf den Triglycerid- und Eiweißstoffwechsel. Infusionstherapie 9: 279-285

Rebouche C J (1986) Is Carnitine an essential nutrient for humans? J Nutr 116: 704-706

Rudmann D, Sewell C W, Ansley J D (1977) Deficiency of Carnitine in cachectic cirrhotic patients. J Clin Invest 60: 716-723

Sailer D, Müller M (1981) Medium chain triglycerides in parenteral nutrition. JPEN 5: 115-119

Sailer D (1985) Eliminationskinetik MCT-haltiger Fettemulsionen. In: Eckart J, Wolfram G (Hrsg) Fett in der parenteralen Ernährung 3. Zuckschwerdt, München, S 28-39

Shug A L, Thomsen J H, Ciman J D (1965) Stimulation of oxidation of mitochondrial fatty acids and of acetate by acetyl carnitine. Biochem J 96: 777-780

Strunk R C, Murrow B W, Thilo E, Kunke K S, Johnson E G (1985) Normal macrophage function in infants receiving Intralipid by low-dose intermittent administration. J Pediatr 106: 640-645

Van Deyk K, Hempel V, Münch F, Kopp M, Graf H, Epple E (1983) Influence of parenteral fat administration on the pulmonary vascular system in man. Intensive Care Med 9: 73-77

Weidler B, Peil J, v. Bormann B, Lohmann E, Elmaadfa J, Sommermeyer K, Schwanen N (1987) Über den Einfluß von Teilchengröße und Emulgator auf pharmkokinetische Kenndaten einer parenteral applizierten Fettemulsion. Infusionstherapie 14: 78-88

Wolfram G (1983) Clearance und Verwertung infundierter Fettemulsionen. Infusionstherapie 10: 120-126

Wolfram G, Eckart J (1983) Die essentiellen Fettsäuren im Plasma von Schwerverletzten unter dem Einfluß der parenteralen Ernährung. Klin Wschr 61: 1181-1189

Worthley L J G, Fishlock R C, Snoswell A M (1983) Carnitine deficiency with hyperbilirubinemia, generalized skeletal muscle weakness and reactive hypoglycemia in a patient on long-term total parenteral nutrition: Treatment with intravenous L-Carnitine. JPEN 7: 176-180

Zumtobel V, von Liebe S, Ernst R (1982) Zur intrahepatischen Cholestase bei fettfreier und fetthaltender vollständiger Ernährung. Infusionstherapie 9: 244 (Abstr.).

3.6 Nährstoff- vs. chemisch definierte Sondendiäten

Für den eiligen Leser

> Die Einteilung in nährstoff- und chemisch definierte Diäten basiert auf Unterschieden in der Proteinkomponente und entspricht ernährungsphysiologischen Überlegungen. Bei den chemisch definierten Diäten spielen für die praktische Sondenernährung nur noch Oligopeptiddiäten eine Rolle. Die klassische Elementardiät (= Astronautenkost) hat zumal im chirurgischen Bereich keine Bedeutung mehr.
>
> Die Summe der derzeit vorhandenen Ergebnisse klinischer und experimenteller Untersuchungen ist mit dem Konzept vereinbar, eine gastrale Sondenernährung mit nährstoffdefinierten Diäten und eine intestinale Ernährung mit chemisch definierten Diäten durchzuführen. Es gilt auch die umgekehrte Beziehung: Wird die Indikation zur chemisch definierten Diät gesehen, so sollte die Sondenspitze im oberen Jejunum liegen, bei Verwendung einer nährstoffdefinierten Diät soll, von Ausnahmen abgesehen, gastral ernährt werden. Nur bei nährstoffdefinierten Diäten muß deshalb auch die geschmackliche Qualität berücksichtigt werden.
>
> Beachtenswert sind Überlegungen, nährstoffdefinierte Diäten auch zur intestinalen Sondenernährung einzusetzen. Nach einer Adaptation an die Ernährung über Dünndarmsonden ist dies bei Langzeiternährung über Sonden möglich. Eine darüber hinausgehende Erweiterung der Indikation zur nährstoffdefinierten Diät ist Gegenstand der Forschung.
>
> Die Bestimmung der biologischen Wertigkeit der Proteinkomponenten hat angesichts der Erkenntnis, daß Hydrolysate unterschiedlichen Ausgangsproteins verschiedene biologische Wertigkeit aufweisen können, neue Bedeutung gewonnen. Prüfungen an gesunden Probanden sind auf klinische Situationen nur mit Vorbehalt übertragbar. Die Mehrzahl der kommerziellen Diäten greift auf Laktalbumin als Proteinquelle zurück. Ergänzungen durch Kasein sowie Soja- und Fleischprotein können eine Verbesserung bedeuten.

Die Zusammensetzung der Proteinkomponente einer bilanzierten Diät ist bis heute Gegenstand der Diskussion. Die Einteilung in niedermolekulare chemisch definierte Diäten (CDD) und hochmolekulare nährstoffdefinierte Diäten (NDD) ist allgemein anerkannt (Kap. 2.2.1). Die Bedeutung dieser Klassifikation wird allerdings unterschiedlich beurteilt: Mehrheitlich wird die Einteilung für praxisrelevant gehalten und entsprechend über Indikationen und Effektivität der beiden Diättypen diskutiert (Heymsfield et al. 1984, Andersson et al. 1984/a, Andersson et al. 1984/b, McIntyre et al. 1986). Andere Arbeitsgruppen halten diese Unterscheidung hingegen für akademisch und empfehlen eine Einteilung nach Proteingehalt (< 20 %, > 20 %), Kaloriendichte (1-1,5-2 kcal/ml) und Preis (Heimburger u. Weinsier 1985). Hydrolysegrad und spezifische Zusammensetzung der Proteinkomponente treten dabei gegenüber rein quantitativen Überlegungen in den Hintergrund.

Physiologische und pathophysiologische Aspekte

Chemisch und nährstoffdefinierte Diäten unterscheiden sich nicht nur in Herstellungsaufwand und Preis. Eine Einteilung in 3 Gruppen, nämlich Diäten mit intaktem Protein (NDD), mit Proteinhydrolysaten (CDD 2. Generation) und kristallinen Aminosäuren (CDD 1. Generation), wird ernährungsphysiologischen Anforderungen am ehesten gerecht (Kap. 2.2.1).

Bei der physiologischen Nahrungsaufnahme gelangt intaktes Protein in den Magen, wo es überwiegend auf die Stufe von Polypeptiden unter Freisetzung weniger Aminosäuren hydrolysiert wird. Entsprechend kann intaktes Protein (NDD) als das physiologische Proteinsubstrat des Magens bezeichnet werden.

In den oberen Dünndarm gelangt die polypeptidreiche Proteinkomponente. Intraluminale Proteasen, die v. a. aus dem Pankreas stammen, sorgen für eine rasche weitere Hydrolyse zu Oligopeptiden, Di- und Tripeptiden sowie freien Aminosäuren. Eine normale Funktion von Pankreas und Enzymen der Bürstensaummembran der intestinalen Mukosazelle vorausgesetzt, ist also eine polypetidreiche Proteinkomponente als das physiologische Proteinsubstrat des oberen Dünndarms anzusehen.

Bei klinischer Ernährung über Dünndarmsonden muß allerdings mit einer eingeschränkten Sekretion von Pankreasenzymen sowie einer reduzierten Kapazität der Bürstensaumenzyme des Darms gerechnet werden: Die Dünndarmernährung stimuliert das Pankreas weniger als eine gastrale Ernährung; zudem muß mit pathologischer Sekretionsminderung infolge von Krankheit und operativem Eingriff gerechnet werden; Mangelernährung und Perioden parenteraler Ernährung reduzieren ferner die Aktivität der Bürstensaumenzyme (Kap. 8.2).

Deshalb tritt eine bis zur Stufe der Oligopeptide hydrolysierte Proteinkomponente in den Vordergrund der klinischen Ernährung in den oberen Dünndarm. Diese Hydrolysate (chemisch definierte Diät der 2. Generation) bestehen überwiegend aus Di- und Tripeptiden sowie einem möglichst geringen Anteil freier Aminosäuren und können ohne weiteren Abbau resorbiert werden (Kap. 8.2).

Freie Aminosäuren, die die Proteinkomponente der 1. Generation der chemisch definierten Diäten (= Astronautenkost = Elementardiät) darstellen, können nur über Aminosäurentransportsysteme vom intestinalen Lumen in das Portalsystem transportiert werden. Neben weiteren Nachteilen (z.B. hohe Osmolarität, hoher Preis) ist die Kapazität dieser Transportsysteme geringer als die der Peptidcarrier (Kap. 8.2). Außer zur Testung von Nahrungsmittelallergien gibt es deshalb für diese Diäten kaum mehr eine rationale Indikation.

Aufgrund dieser ernährungsphysiologischen Überlegungen scheint somit die Einteilung in chemisch und nährstoffdefinierte Diäten gerechtfertigt und sinnvoll: NDD sind in erster Linie als Substrate der gastralen, CDD der intestinalen künstlichen Ernährung geeignet.

Klinische Erfahrungen

Der Einsatz der nährstoffdefinierten Diät zur gastralen Ernährung bei funktionsfähigem Gastrointestinaltrakt ist unbestritten und entspricht weitgehend der physiologischen Nahrungszufuhr.

Bei gestörter intestinaler Funktion (postoperative Phase, gastroenterologische Erkrankungen, Mangelernährung) oder Ausschluß eines intestinalen Segments

3.6 Nährstoff-vs. chemisch definierte Sondendiäten

aus der Nahrungspassage (Bypass der gastroduodenalen Passage durch die Katheterjejunostomie) spiegeln unterschiedliche Empfehlungen die verschiedenen klinischen Erfahrungen wider.

Keine klinische und experimentelle Untersuchung konnte bislang einen signifikanten klinischen oder metabolischen Vorteil von Produkten mit freien Aminosäuren als Proteinkomponente gegenüber Vergleichsprodukten mit Proteinhydrolysaten oder auch intaktem Protein nachweisen (Koretz u. Meyer 1980; Fairfull-Smith et al. 1980). Dies trifft auch für jene Krankheitsbilder zu, bei denen diese klassischen Elementardiäten der 1. Generation als besonders vielversprechend angesehen wurden, nämlich für das Kurzdarmsyndrom, die gastrointestinalen Fisteln, die entzündlichen Darmerkrankungen (M. Crohn, Colitis ulcerosa) und die Pankreasdysfunktion (Silk et al. 1979; 1980; Koretz u. Meyer 1980; Fairfull-Smith et al. 1980; Smith et al. 1982; Albina et al. 1985).

Auch in der unmittelbar postoperativen Phase konnte bei jejunaler Ernährung unter kontrollierten Bedingungen kein metabolischer Unterschied (Stickstoffbilanz, Serumalbumin, Serumtransferrin, Harnstoff im Serum) zwischen einer klassischen Elementardiät und einer sog. Peptiddiät nachgewiesen werden (Andrassy et al. 1986). Allerdings wurde als Hydrolysat ein Produkt mit 70 %-iger Aminosäuremenge und nur 30%igem Peptidgehalt eingesetzt, welches aufgrund des hohen Anteils freier Aminosäuren eigentlich nicht als Oligopeptiddiät klassifiziert werden darf. Deshalb kann diese Untersuchung nicht als Argument der Gleichwertigkeit einer Elementardiät der 1. Generation mit einer Oligopeptiddiät herangezogen werden. Elementardiäten bieten in der klinischen Sondenernährung keinen Vorteil.

Schwieriger ist es, nährstoffdefinierte Diäten und Oligopeptiddiäten (CDD der 2. Generation) zu vergleichen. Eindeutig und mit theoretischen Überlegungen vereinbar ist die Erfahrung, daß ein an Sondenernährung über längere Zeit (Wochen) adaptierter Darm auch bei gastroenterologischen Erkrankungen wie dem Kurzdarmsyndrom (Anderson et al. 1984/a, McIntyre et al. 1986), der Mukoviszidose (Boland et al. 1986) oder der Mangelernährung (Heymsfield et al. 1984) eine jejunale Sondenernährung mit nährstoffdefinierten Diäten gut toleriert.

Eher überraschend sind hingegen Hinweise, daß eine nährstoffdefinierte Diät auch zur frühpostoperativen jejunalen Ernährung verwendet werden könne (Anderson et al. 1984/b, Hinsdale et al. 1985). Diese Befunde müssen allerdings kritisch gesehen werden, weil zwischen unterschiedlichen Proteinhydrolysaten relevante Unterschiede der biologischen Wertigkeit bestehen können (Fairclough et al. 1980). Zudem bedeutet der fehlende Nachweis einer Überlegenheit von Resorption und Effizienz eines Hydrolysats im Vergleich zu intaktem Protein bei einer bestimmten Applikation (jejunale Infusion) weder, daß die verwendeten Produkte tatsächlich gleichwertig sind, noch, daß die Befunde in Richtung einer Überlegenheit der intakten Proteinkomponente interpretiert werden dürfen. Auch wenn die derzeit verfügbaren Befunde die Möglichkeit nicht ausschließen, daß auch im erkrankten und nur partiell in die Verdauung eingeschlossenen Dünndarm die proteolytische Reservekapazität für die Assimilation intakten Proteins ausreicht, so kann dies beim heutigen Kenntnisstand nicht als gesichert angesehen werden. Zur definitiven Klärung dieses Sachverhalts sind kontrollierte klinische Untersuchungen erforderlich.

Weitere Untersuchungen der Resorptionskapazität des Dünndarms für intaktes Protein unter pathologischen Bedingungen (postoperative Phase, Mangelernährung, Kurzdarm) sind also erforderlich. Beim heutigen Kenntnisstand ist der Einsatz der Oligopeptiddiät (= chemisch definierte Diät der 2. Generation) zur intestinalen Sondenernährung aufgrund ernährungsphysiologischer Überlegungen sinnvoll, auch wenn die Überlegenheit gegenüber der Elementardiät oder der nährstoffdefinierten Diät bislang nicht bewiesen werden konnte. Nach mehrwöchiger Adaptation an die Sondenernährung in den Dünndarm kann in der Regel ohne Schwierigkeiten auf eine nährstoffdefinierte Diät umgestellt werden. Dieser Schritt bedeutet erhebliche finanzielle Einsparung.

Beurteilung der biologischen Qualität einer Proteinkomponente

Mit der Beobachtung, daß Proteinhydrolysate unterschiedlicher Ausgangsproteine verschiedene Resorptionscharakteristika und damit eine unterschiedliche Bioverfügbarkeit aufweisen (Fairclough et al. 1980), wurde die Frage der biologischen Qualität einer Proteinkomponente aktualisiert.

Die biologische Qualität eines Proteins hängt von dessen Aminosäurenprofil ab. Folgende Maßzahlen sind in der Diätetik üblich:

Der *Anteil der essentiellen Aminosäuren am Gesamtaminosäurengehalt* beträgt bei hochwertigen Proteinen bis zu 70% (Tabelle 3.10) Ein höherer Anteil essentieller Aminosäuren ist nicht ökonomisch, weil die zur Proteinsynthese erforderlichen nicht essentiellen Aminosäuren dann über Transaminierungen vom Organismus hergestellt werden müssen. Tierexperimentelle Untersuchungen haben bestätigt, daß Reparationsvorgänge durch einen Anteil essentieller Aminosäuren über 40 % begünstigt werden (Steffee et al. 1950). Empfohlen wird deshalb ein Anteil essentieller Aminosäuren zwischen 50 und 70%.

Der *tägliche Bedarf an einzelnen Aminosäuren* wird heute weitgehend übereinstimmend beurteilt (Tabelle 3.11). Die vollständige Aminosäurenanalyse stellt deshalb einen Beitrag zur Qualitätsprüfung einer Proteinkomponente dar. Dabei

Tabelle 3.10. Biologische Wertigkeit *(BW)* und Anteil essentieller Aminosäuren in einigen Ausgangsproteinen der Sondennahrung. (Nach Woolfson 1986; Oser 1951)

Proteinquelle	BW	Anteil essentieller Aminosäuren [%]
Laktalbumin-Methionin oder Kartoffel-Ei-Eiweiß	130	
Vollei	100	65
Kuhmilch	90	65
Fisch	85	
Laktalbumin	84	
Rindfleisch	76	67
Sojabohnen	75	48
Kasein	72	
Weizen	68	34
Erbsen	50	28

3.6 Nährstoff-vs. chemisch definierte Sondendiäten

Tabelle 3.11. Bedarfsangaben an essentiellen Aminosäuren in mg/kg Körpergewicht. [Rose, Inque u. Hegstedt zitiert nach Munro (Munro 1970), Empfehlungen der WHO (WHO 1973) und des Food Nutrition Board (FNB 1974)]

	Männer (Rose)	(Inque)	Frauen (Hegsted)	Erwachsene (WHO)	(FNB)
Isoleuzin	10	11	10	10	12
Leuzin	11	14	13	14	16
Lysin	9	12	10	12	12
Methionin + Zystein	14	11	13	13	10
Phenylalanin + Tyrosin	14	14	13	14	16
Threonin	6	6	7	7	8
Tryptophan	3	3	3	4	3
Valin	14	14	11	10	14

ist allerdings zu berücksichtigen, daß die Bedarfsangaben bei gesunden Probanden ermittelt wurden. Nahrungsproteine von hoher biologischer Qualität haben ein Aminosäurenprofil, das dem relativen Bedarf der essentiellen Aminosäuren entspricht. Aminosäuren, die die Qualität eines Proteins häufig limitieren, sind Lysin (Mangel in Getreiden und einigen anderen pflanzlichen Proteinen), Methionin (Mangel in Kuhmilch und Fleischproteinen), Threonin (Mangel in Weizen und Roggen) und Tryptophan (Mangel in Kasein, Mais und Reis). Derartige Defizite der Proteinkomponenten müssen ausgeglichen werden, da sonst Mangelerscheinungen resultieren. Hierzu kommt ein Zusatz kristalliner Aminosäuren ebenso wie die Kombination mehrerer für sich allein minderwertiger Proteine zu einem sich ergänzenden Gemisch in Frage. Da derartige Kombinationen die Qualität einer Proteinkomponente verbessern können, ist die Angabe der Proteinquelle für sich kein ausreichendes Qualitätskriterium.

Die Proteinqualität kann durch bestimmte freie Aminosäuren beeinträchtigt werden. Die verzweigtkettigen Aminosäuren Isoleuzin, Leuzin und Valin konkurrieren um ein gemeinsames Transportsystem und können ihre Resorption gegenseitig behindern (Kap. 8.2). Dieses Problem ist allerdings auf Diäten mit kristallinen Aminosäuren beschränkt und somit von geringer praktischer Relevanz, weil diese Produkte heute kaum noch eine Indikation haben.

Ein weiteres, weitgehend historisches Problem ist die Aminosäurentoxizität, die im wesentlichen Methionin, Phenylalanin und Tyrosin betrifft. Die kritischen Spiegel sind bekannt und Überdosierungen bei den zugelassenen Präparaten praktisch unmöglich.

Die *biologische Wertigkeit (BW)* gibt die Qualität eines bestimmten Proteins in Relation zum Volleiprotein (= 100 %) an. Berechnet wird die minimale tägliche Proteinmenge, die eine ausgeglichene Stickstoffbilanz ermöglicht (z.B. 119 g Laktalbumin gegenüber 100g Volleiprotein). Der reziproke Wert dieser Angabe (im Beispiel $1/119 = 0{,}0084$ vs. $1/100 = 0{,}01$) wird für Volleiprotein als 100 % bezeichnet und für das Testprotein in Relation dazu angegeben (im Beispiel: Laktalbumin 84%). Diese Angabe wird als BW bezeichnet (Tabelle 3.10). Auffällig ist, daß die biologische Wertigkeit intakter, also nicht durch Zusätze oder Kombination veränderter Proteine mit dem relativen Anteil essentieller Aminosäuren korreliert (Tabelle 3.10).

Aus dem Prinzip der Berechnung geht hervor, daß die beim Gesunden ermittelte BW kaum noch eine Aussage über die Qualität der Proteinkomponente unter pathologischen Stoffwechselbedingungen gestattet: Ein Gemisch aus 2/3 Kartoffelprotein und 1/3 Volleiprotein ergibt beim Gesunden die höchste bekannte BW (130 %), ist aber für Patienten mit hochgradiger Niereninsuffizienz wegen des zu geringen Gehalts an essentiellen Aminosäuren sowie wegen des gesteigerten Histidinbedarfs dieser Patienten nicht geeignet. Für diese Patienten wäre eine durch hohen Anteil essentieller Aminosäuren und/oder Ketoanaloga der Aminosäuren angepaßte Proteinkomponente trotz geringerer BW vorteilhafter.

Auch andere biologische Maßzahlen der Proteinqualität (Osborne et al. 1919; Miller u. Bender 1955; Hegsted u. Chong 1965) erlauben unter Bedingungen, die von denen ihrer Erhebung (gesunde Probanden) abweichen, kaum eine Beurteilung der Qualität einer Proteinkomponente.

Trotz dieser Einschränkungen sind Angaben zu Aminosäurenprofil, Hydrolysegrad und BW für die Beurteilung der Qualität einer Proteinkomponente nützlich: Die Gefahr liegt in der Überbewertung dieser Kriterien.

Die tatsächliche Proteinqualität kann stets nur für eine bestimmte Stoffwechselsituation ermittelt werden. Die Resorptionscharakteristik, welche in Perfusionsstudien ermittelt werden kann (Fairclough et al. 1980), und die Stickstoffbilanz, die in mehrtägigen Bilanzstudien bestimmt werden muß (Heymsfield et al. 1984), sind wichtige Maße für die Bioverfügbarkeit eines enteral applizierten Proteins. Die Bestimmung von Plasmaaminogrammen, Retentionswerten im Serum und von Serumproteinen (z.B. Albumin, Präalbumin, Transferrin) lassen die Effektivität eines Ernährungsregimes beim Patienten beurteilen.

Es gibt allerdings nur wenige klinische Situationen, in denen die Proteinqualität einen für den Patienten kritischen Faktor darstellt: Es sind dies in der Regel Krankheitsbilder, die nur eine limitierte Proteinzufuhr gestatten: Bei Leber- und Nierenversagen soll die zugeführte Stickstoffmenge möglichst gering gehalten werden, so daß der jeweiligen Krankheitssituation angepaßte, hochwertige Proteine – evtl. mit modifiziertem Aminosäurenmuster – erforderlich sind (Kap. 4.7).

Literatur

Albina JE, Jacobs DO, Melnik G, Settle RG, Stein TP, Guy D, Rombeau JL (1985) Nitrogen utilization from elemental diets. JPEN 9: 189-195

Andersson H, Bosaeus I, Ellegard L, Hallgren B, Hultén L, Magnusson O (1984a) Comparison of elemental and two polymeric diets in colectomized patients with or without intestinal resection. Clin Nutr 3: 183-189

Andersson H, Hultén L, Magnusson O, Sandström B (1984) Energy and mineral utilization from a peptide-based elemental diet and a polymeric enteral diet given to ileostomists in the early postoperative course. JPEN 8: 497-500

Andrassy RJ, Page CP, Patterson RS (1986) Early postoperative jejunal feeding: Does nitrogen source affect utilization? Nutr Int 2: 317-321

Boland MP, Stoski DS, MacDonald NE, Soucy P, Patrick J (1986) Chronic jejunostomy feeding with a non-elemental formula in undernourished patients with cystic fibrosis. Lancet I: 232-234

Fairclough PD, Hegarty JE, Silk DBA, Clark ML (1980) Comparison of the absorption of two protein hydrolysates and their effects on water and electrolyte movements in the human jejunum. Gut 21: 829-834

Fairfull-Smith R, Abunassar R, Freeman JB et al (1980) Rational use of elemental and nonelemental diets in hospitalized patients. Am Surg 192: 600-603

Grimble GK, Rees RG, Keohane PP, Cartwright T, Desrenmaux M, Silk DBA (1987) Effect of peptide chain length on absorption of egg protein hydrolysates in the normal human jejunum. Gastroenterology 92: 136-142

Hegstedt DM, Chong Y (1965) Protein utilization in growing rats at different levels of intake. J Nutr 87: 19-25.

Heimburger DC, Weinsier RL (1985) Guidelines of evaluation and categorizing enteral feeding formulas according to therapeutic equivalence. JPEN 9: 61-67

Heymsfield SB, Bleier J, Whitmire L, McManus C, Smith-Andrews J, Hallenbeck J, Hersh T (1984) Nutrient bioavaliability from nasojejunally administered enteral formulas: comparison to solid food. Am J Clin Nutr 39: 243-250

Hinsdale JG, Lipkowitz GS, Pollock TW, Hoover EL, Jaffe BM (1985) Prolonged enteral nutrition in malnourished patients with nonelemental feeding. Reappraisal of surgical technique, safety and costs. Am J Surg 149: 334-338

Keohane P, Grimble G, Brown B, Kaminsky MV, Silk DBA (1982) Influence of peptide chain length on absorption from protein hydrolysates in man. JPEN 6: 578 (Abs.)

Koretz RL, Meyer JH (1980) Elemental diets – facts and fantasies. Gastroenterology 78: 393-410

McIntyre PB, Fitchew M, Lennard-Jones JE (1986) Patients with a high jejunostomy do not need a special diet. Gastroenterology 91: 25-33

Miller DS, Bender AE (1955) The determination of the net utilization of protein by a shortened method. Br J Nutr 9:382-388

Munro HN (1970) A general survey of mechanisms regulating protein metabolism in mammals. In: Munro HN (Ed.) Mammalian protein metabolism. vol IV. Academic Press, New York

Osborne TB, Mendel LB, Ferry EL (1919) A method of expressing numerically the growth promoting value of proteins. J Biol Chem 37: 223-229

Oser BL (1951) Method for integrating essential amino acid content in the nutritional evaluation of protein. J Am Diet Assoc 27: 396-402

Silk DBA, Chung YC, Berger KL, Conley K, Beigler M, Sleisenger MH, Spiller GA, Kim S (1979) Comparison of oral feeding of peptide and amino acid meals to normal human subjects. Gut 20: 291-299

Silk DBA, Fairclough PD, Clark ML, Hegarty JE, Marrs TC, Addison JM, Burston D, Cleg KM, Matthews DM (1980) Use of a peptide rather than free amino acid nitrogen source in chemically defined „elemental" diets. JPEN 4: 548-553

Smith JL, Arteaga C, Heymsfield SB (1982) Increased ureagenesis and impaired nitrogen use during infusion of a synthetic amino acid formula. N Engl J Med 306: 1013-1017

Steffee CH, Wissler RW, Humphrey EM, Benditt EP, Woolridge RW, Cannon PR (1950) Studies in amino acid utilization. V. The determination of minimum daily essential amino acid requirements in protein-depleted adult male albino rats. J Nutr 40: 483-497

WHO (1973) Report of a joint FAO/WHO ad hoc comittee. Techn Rep Ser 522: 55-57

Woolfson AMJ (1986) Energy and nitrogen requirements. In: Woolfson AMJ (Ed.) Biochemistry of hospital nutrition. Churchill Livingstone, Edinburgh, pp 140-158

3.7 Ballaststoffe in der Sondenernährung

Für den eiligen Leser

> Die Bedeutung einer ausreichenden Ballaststoffzufuhr zur Prophylaxe von Erkrankungen des Dickdarms, der Gallenwege und des Herz-Kreislauf-Systems ist heute anerkannt. Beim Diabetiker kann der resorptionsverzögernde Effekt für Kohlenhydrate weitere Vorteile bieten. Der Einsatz ausreichender Ballaststoffmengen in der natürlichen Ernährung ist somit berechtigt, und bei bestimmten Erkrankungen (Diabetes mellitus, Frühdumping nach Magenteilresektion) können Ballaststoffsupplemente sinnvoll sein. Als Zusatz zur Sondenernährung bei Patienten nach chirurgischen Eingriffen sind Ballaststoffe hingegen entbehrlich: Sämtliche Effekte der physiologischen Ballaststoffzufuhr sind während zeitlich limitierter Perioden der künstlichen Ernährung nicht relevant. Zudem passieren ballaststoffhaltige Diäten filiforme Ernährungssonden aufgrund höherer Viskosität und Klebrigkeit schlecht. Es gibt deshalb bis heute keine rationale Indikation für ballaststoffhaltige Sondendiäten in der Chirurgie.

Ballaststoffe

Zellwände und Interzellularsubstanz von Pflanzen enthalten chemisch inhomogene Gruppen von Faserstoffen, die durch Enzyme des menschlichen Gastrointestinaltrakts nicht abgebaut werden können. Man grenzt dabei *Ballaststoffe* im engeren Sinne („*dietary fibre*") von den sog. *Rohfasern* („*crude fibre*") ab (Trowell 1976).

Rohfasern sind eine inhomogene Gruppe von Substanzen, die in Wasser, Alkohol, Schwefelsäure und Natriumhydroxid unlöslich sind. Mit pflanzlichen Nahrungsmitteln werden in Großbritannien beispielsweise durchschnittlich 4-8 g Rohfasern täglich aufgenommen (Cummings 1973; 1981). Die physiologische Bedeutung ist unbekannt.

Als *Ballaststoffe* („dietary fibre") werden hingegen alle Nicht-Stärke-Kohlenhydrate (Zellulose, Hemizellulose, Pektin, Glykogen) sowie Lignin zusammengefaßt (Tabelle 3.12). Die tägliche Zufuhr liegt in Europa zwischen 16

Tabelle 3.12. Bausteine, Gerüst und Wasserlöslichkeit der wichtigsten Ballaststoffe

	Einheit	Struktur	Wasserlöslichkeit
Zellulose	Glukan	1-4-linear	–
Hemizellulose	Hexosan, Pentosan	Verzweigt, Z.T. linear	–
Pektin	Galakturonsäure	Verzweigt	+
Alginsäure	Mannuronsäure, Guluronsäure	1-4-linear	+
Inulin	Fruktose	1-4-linear	+
Pflanzengummi	Glukuronsäure	Verzweigt	+
Lignin	Phenylpropan	Verzweigt	–

3.7 Ballaststoffe in der Sondenernährung

und 300 g (Cummings 1973, Nichols et al. 1976; Leitzmann 1983). Die Aufnahme einer ausreichenden, derzeit allerdings noch nicht klar definierten Ballaststoffmenge soll einen gewissen Schutz gegen zahlreiche gastroenterologische (Appendizitis, Gallensteinleiden, Hämorrhoidalleiden, Hiatushernie, Divertikelkrankheit, Kolonkarzinom), endokrine (Diabetes mellitus) und kardiovaskuläre Zivilisationserkrankungen (koronare Herzkrankheit, Beinvenenvarikosis) bieten (Burkitt et al. 1974). Die Ursache-Wirkung-Beziehungen sind bislang unklar, aber die Assoziation von Ballaststoffarmut der Diät und Zunahme dieser Stoffwechsel- und Darmerkrankungen hat in Diätetik und Forschung neuerliches Interesse an den Ballaststoffen ausgelöst.

Metabolismus und klinischer Einsatz

Ballaststoffe können von Anaerobiern der Kolonflora abgebaut werden (Betian et al. 1977): Zellulose zu etwa 50 % und wasserlösliche Polysaccharide fast vollständig. Lignine können hingegen den Abbau der Nicht-Stärke-Polysaccharide inhibieren und haben möglicherweise regulative Funktionen (Cummings 1973; Cummings et al. 1979). Produkte des mikrobiellen Abbaus von Ballaststoffen sind volatile Fettsäuren (Azetat, Propionat, Butyrat), Gase (CO_2, H_2, CH_4) und Stoffwechselenergie für die Mikroben. Zwischen Kolonflora und Ballaststoffen besteht daher eine Wechselbeziehung, die sowohl durch Verminderung des Keimwachstums (Antibiotika) als auch durch Entzug der Ballaststoffe (z.B. parenterale Ernährung, ballaststofffreie Sondenernährung) gestört werden kann.

Die volatilen Fettsäuren werden zum großen Teil von den Mukosazellen des Kolons aufgenommen und haben für diese wie für den Gesamtorganismus einen energetischen Wert (Bond u. Levitt 1976). Letzteres kann insbesondere in Ländern mit hohem Ballaststoffgehalt der Nahrung bedeutsam sein. Darüber hinaus stimuliert die Resorption volatiler Fettsäuren (zumindest experimentell) die Resorption von Natrium und Wasser sowie die Sekretion von Bikarbonat in das Kolon, wodurch der intraluminale pH-Wert kontrolliert wird. Ballaststofffreiheit oder fehlende Degradation von Ballaststoffen könnten deshalb infolge mangelnder Wasserresorption aus dem Dickdarm zu diarrhöogenen Faktoren werden.

Über die Kolonflora beeinflußt der Ballaststoffgehalt der enteralen Ernährung auch den Proteinstoffwechsel: Der Harnstoff-Stickstoff kann zur mikrobiellen Resynthese von Aminosäuren verwendet werden, was unter extrem physiologischen oder pathophysiologischen Bedingungen Bedeutung erlangen kann: In der Urämie kann der Harnstoff-Stickstoff zur bakteriellen Resynthese von Aminosäuren genutzt werden (Giordano et al. 1966). Beim Gesunden kann dieses Stickstoffrecycling eine extrem niedrige Proteinzufuhr gestatten, sofern ausreichend Ballaststoffe zugeführt werden (Tanaka et al. 1980).

Während Ballaststoffe die Resorption von Aminosäuren und Peptiden nicht wesentlich zu beeinflussen scheinen, können sie die Kohlenhydratresorption (Jenkins 1976), die Insulinsekretion (Morgan et al. 1979), die Resorption von Lipiden, insbesondere des Cholesterol (Andersson 1979), sowie die Resorption von Eisen, Kalzium und Zink (Davies 1982) verzögern oder vermindern. Wasserlösliche Ballaststoffe (Pektine, Guar) werden deshalb auch zur Diabetestherapie eingesetzt (Mendelloff et al. 1984; Tews u. Hulth 1985).

Ballaststoffe verzögern ferner die Magenentleerung, und dies scheint auch nach Magenteilresektion zuzutreffen. Hinweise auf eine Therapie des Frühdumping nach Magenteilresektion wurden in Untersuchungen der Magenentleerung bei einer kleinen Anzahl von Patienten gewonnen und verlangen weitere Prüfung (Harju et al. 1983).

Physiologische Bedeutung, präventiver Nutzen und therapeutische Indikationen von Ballaststoffen für die perorale Ernährung sind somit unbestreitbar: Die Ballaststoffkonzentration der Diät ist ein regulierender Faktor für Darmmotilität, Mukosafunktion und Kolonflora.

Ballaststoffe in der Sondenernährung?

Für Sondendiäten kämen grundsätzlich nur wasserlösliche Ballaststoffe in Frage. Um eine tägliche Ballaststoffzufuhr von 20-30 g zu erreichen, müßten 1%ige Ballaststoffkonzentrationen gewählt werden (z.B. Pektin). Diese Menge erhöht aber bereits die Viskosität der Diät beträchtlich, so daß eine Passage filiformer Sonden nur mit hohem Pumpendruck möglich ist. Zudem können Kleistereffekte der Ballaststoffe dünne Sonden verstopfen.

Neben diesen technologischen Problemen ist eine Reduktion von Stuhlmenge und Keimzahl, insbesondere bei *Intensivpatienten,* häufig erwünscht: Beiden Zielen steht eine Ballaststoffzufuhr entgegen.

Auch bei *Diabetikern* bietet die Ballaststoffzufuhr während künstlicher Ernährung kaum Vorteile, da der Effekt der Resorptionsverzögerung während künstlicher enteraler Ernährung durch kontinuierliche Substratzufuhr erreicht werden kann. Mögliche hormonal vermittelte Effekte von Ballaststoffen auf den Diabetikerstoffwechsel erscheinen heute noch zu wenig abgeklärt, um Ballaststoffzusätze zur Sondenernährung zu begründen.

Überlegungen, daß die gastrointestinalen Nebenwirkungen der Sondenernährung auf deren Ballaststofffreiheit zurückzuführen seien und entsprechende Zusätze die *Verträglichkeit der Sondendiäten* verbessern könnten, fanden in klinischen Untersuchungen bislang keine Unterstützung: Durch Zusatz von 10-60 g Ballaststoffe/Tag konnten die gastrointestinalen Nebenwirkungen und die Stuhlfrequenz weder bei Probanden (Slavin et al. 1985) noch bei Patienten (Patil et al. 1985) verringert werden; es wurde lediglich eine Zunahme des täglichen Stuhlgewichts (Slavin et al. 1985) und eine geringere Obstipationsneigung in der postoperativen Phase (Viell et al. 1985) beobachtet. Diese Ergebnisse erfordern weitere Abklärungen, ehe Indikationen für Ballaststoffsupplemente in der Sondenernährung bei Patienten mit chirurgischen Eingriffen beispielsweise beim Übergang zur peroralen Ernährung abgeleitet werden können.

Zusammenfassend können somit trotz der physiologischen Effekte von Ballaststoffen und der anerkannt notwendigen Ballaststoffzufuhr bei Gesunden und peroral ernährten Patienten keine Argumente für einen Ballaststoffzusatz zu den Diäten der künstlichen Ernährung aus den bis heute vorliegenden Untersuchungen abgeleitet werden. Sondendiäten sollten deshalb prinzipiell ballaststofffrei sein.

Literatur

Anderson JW, Chen WJL (1979) Plant fibre. Carbohydrate and lipid metabolism. Am J Clin Nutr 32: 346-363

Betian HG, Linehan BA, Bryant MP, Holdeman LV (1977) Isolation of a cellulolytic bacteroides species from human feces. Appl Environ Microbiol 33: 1009-1010

Bond JH, Levitt MD (1976) Fate of soluble carbohydrates in the colon of rats and man. J Clin Invest 57: 1158

Burkitt DP, Walter ARP, Painter NS (1974) Dietary fibre and disease. JAMA 229: 1068-1974

Cummings JH (1973) Dietary fibre. Gut 14: 69-81

Cummings JH (1981) Dietary fibre. Br Med Bull 37: 65-70

Cummings JH, Southgate DAT, Branch WJ, Wiggins HS (1979) The digestion of pectin in the human gut and its effect on calcium absorption and large bowel function. Br J Nutr 41: 447-458

Davies NT (1982) Phytic acid and mineral availability. In: Vekonny GV, Kritchevsky D (Eds.) Dietary fibre, Plenum New York, pp 105-116

Giordano C, De Pascali C, Balestrieri C, Cittadini D, Crescenzi A. (1966) The incorporation of urea-15-N into serum proteins of uremic patients on low nitrogen diets. J Clin Invest 45: 1013-1017

Harju E, Heikkilä J, Larmi TKI (1983) Effect of guar gum on gastric emptying after gastric resection. JPEN 8: 18-20

Hausen WE(1983) Ballaststoffe in Aetiologie und Therapie gastrointestinaler Erkrankungen. MMW 125: 395-397

Jenkins DJA, Leeds AR, Gasull MA, Cocnet B, Wolever MS, Goff DV, Alberti KGMM, Hockaoay TDR (1976) Unabsorbable carbohydrates and diabetes: Decrease of postprandial hyperglycemia Lancet I:172-174

Leitzmann C (1983) Ballaststoff-Definition, Zusammensetzung, Eigenschaften und Verzehr in der Bundesrepublik. MMW 125: 398-402

Mendeloff AI, Margolis S, Wilder LB. Modified fibre diets. In: Walser M, Imbebo AL, Margolis S, Eefert GA (Eds.). Nutritional management. The Johns Hopkins Handbook. WB Saunders, Philadelphia pp 236-245

Morgan LM, Goulder TJ, Tsiolakis D, Marks V, Aeberti KGMM (1979) The effect of unabsorbable carbohydrates on gut hormones. Diabetologia 17: 85-89

Nichols AB, Ravenscroft C, Lamphiear DE, Ostrander LE (1976) Daily nutritional intake and serum lipid levels. The Tecumshe study. Am J Clin Nutr 29: 1384-1392

Patil DH, Grimble GK, Keohane P, Attrill H, Love M, Silk DBA (1985) Do fibre containing enteral diets have advantages over existing low residue diets? Clin Nutr 4: 67-71

Slavin JL, Nelson NL, McNamara EA, Cashmere K (1985) Bowel function of healthy men consuming liquid diets with and without dietary fibre. JPEN 9: 317-321

Tanaka N, Kubo K, Shirakik S. Koishi H, Voshimura H (1980) A pilot study on protein metabolism in the Papua New Guinea highlanders. J Nutr Sci Vitaminol (Tokyo) 26: 247-259

Tens M, Hulth K (1985) Welche Funktionen haben Ballaststoffe in der enteralen künstlichen Ernährung. Klinikarzt 14: 14-20

Trowell HC (1976) Definition of dietary fibre and hypothesis that it is a protective factor in certain diseases. Am J Clin Nutr 29: 417-427

Viell B, Vestweber KH, Troidl H (1985) Postoperative Ernährung mit ballaststoffhaltiger Formeldiät? Eine orientierende prospektive randomisierte Studie. Akt Ernähr 10: 216-220

3.8 Präoperative Ernährung

Für den eiligen Leser

> Eine präoperative Ernährungsbehandlung kann das postoperative Komplikationsrisiko mangelernährter Patienten mindern. Voraussetzungen sind eine geeignete Patientenselektion (Albumin < 30g/l, ungewollter Gewichtsverlust von mehr als 10 % des üblichen Gewichtes) und eine am Sollgewicht orientierte vollständige parenterale Ernährung von mindestens 7tägiger Dauer. Der Erfolg der Ernährungsbehandlung ist um so deutlicher, je mehr die Mangelernährung auf eine Störung der oralen Nahrungsaufnahme, d.h. auf einen unfreiwilligen Hungerzustand zurückzuführen ist. Bei einer Kachexie, die durch Stoffwechselveränderungen im Rahmen eines fortgeschrittenen Tumorleidens bei nicht behinderter oraler Nahrungsaufnahme hervorgerufen ist, bleibt die Effektivität der künstlichen Ernährung Gegenstand der Diskussion.

Risikominderung durch präoperative Ernährungstherapie

Ziel einer präoperativen Ernährung ist die Verbesserung der Toleranz für den chirurgischen Eingriff, besonders die Verminderung postoperativer Komplikationen, und letztlich die Senkung der Hospitalletalität (Mullen et al. 1978). Ob ein derartiger risikomindernder Effekt durch eine präoperative Ernährungsbehandlung erreicht werden kann, wurde lange Zeit in der Literatur kontrovers diskutiert (Tabelle 3.13). Während einige neuere Untersuchungen eine signifikante Risikominderung durch präoperative Ernährungsmaßnahmen feststellen (Mullen et al. 1980; Müller et al. 1982; Jensen 1985; Starker et al. 1986), sprachen ältere Arbeiten dagegen (Holter u. Fischer 1977; Holter et al. 1977; Preshaw et al. 1979). Zwei Unterschiede zwischen Untersuchungen mit positivem und negativem Resultat der Ernährungstherapie waren jedoch offensichtlich. Einer liegt in der Patientenselektion. Der risikomindernde Effekt der präoperativen Ernährung manifestiert sich nur in zuvor definierten Risikogruppen. So konnte die Risikominderung durch präoperative Ernährung z.B. in der Untersuchung von Heatley bei Patienten mit einem Serumalbumin unter 35 g/l gezeigt werden. Bei Mullen und Buzby waren die Risikopatienten aufgrund eines „prognostischen Ernährungsindex", der verschiedene Größen des Ernährungszustands erfaßt, definiert (Heatley et al. 1979; Mullen et al. 1980). Der 2. Unterschied liegt in der Dauer der präoperativen Ernährungsbehandlung. Wurde länger als 7 Tage behandelt (Heatley et al. 1979; Mullen et al. 1980; Müller et al. 1982), konnte eine Risikominderung beobachtet werden, bei kürzerer Ernährungsdauer hingegen nicht (Holter u. Fischer 1977; Holter et al. 1977; Preshaw et al. 1979). Beide Voraussetzungen, adäquate Patientenselektion und Dauer der Ernährungstherapie, müssen gegeben sein, damit ein Erfolg der adjuvanten Ernährungstherapie deutlich wird (Kap. 10). Weiterhin fällt auf, daß sich der positive Effekt der präoperativen künstlichen Ernährung signifikant nur bei den Patienten nachweisen ließ, deren Mangelernährung bzw. Kachexie vor allem durch eine orale Nahrungskarenz, d.h. einen unfreiwilligen Hungerzustand, hervorgerufen wurde (Kap. 4.10; Tabelle 3.13)

3.8 Präoperative Ernährung

Tabelle 3.13. Kontrollierte Studien zur präoperativen vollständigen parenteralen Ernährung (*VPE*). (+)/(−) entspricht der Bewertung des Untersuchungsergebnisses durch die Autoren der Studie

Autor	Jahr	Operation	Dauer der präoperativen parenteralen Ernährung	Postoperative Komplikationen Präoperative VPE	Kontrolle	Hospitalletalität (30 Tage) Präoperative VPE	Kontrolle	Schlußfolgerung der Autoren
Heatley et al.	1979	Oberer Verdauungstrakt	> 7 Tage	5% (2/38)	8% (3/36)	16% (6/38)	22% (8/36)	+
Holter u. Fischer	1977	Verdauungstrakt	3 Tage	13% (4/30)	19% (5/26)	7% (2/30)	8% (2/26)	−
Holter et al.	1977	Verdauungstrakt	2 Tage	15% (2/13)	15% (2/13)	0% (0/13)	0% (0/13)	−
Jensen	1985	Verdauungstrakt		10% (1/10)	60% (6/10)	–	–	+
Lim et al.	1981	Ösophagus	28 Tage[a]	10% (1/10)	40% (4/10)	10% (1/10)	20% (2/10)	+
Müller et al.	1982	Verdauungstrakt	10 Tage	17% (11/66)	32% (19/59)	5% (3/66)	19% (11/59)	+
Thompson et al.	1981	Verdauungstrakt	> 5 Tage	17% (2/12)	11% (1/9)	0% (0/12)	0% (0/9)	−
Moghissi et al.	1982	Ösophagus	> 10 Tage[a]	–	–	4% (1/25)	19% (5/27)	+
Mullen et al.	1980	Verdauungstrakt	> 7 Tage	18% (9/50)	39% (37/95)	4% (2/50)	28% (27/95)	+
Starker et al.	1986	Verdauungstrakt	28 Tage	13% (2/16)	45% (9/20)	0% (0/16)	10% (2/20)	+

[a] Kontrollgruppe über Gastrostomie oder nasogastral ernährt.

(Burt u. Brennan 1984; Lea et al. 1986; Saito et al. 1986). Ist die Kachexie durch Stoffwechselveränderungen im Rahmen eines Tumorleidens bei nicht beeinträchtigtem Gastrointestinaltrakt, z.B. bei Sarkomen, lymphatischen Erkrankungen oder Bronchialkarzinom entstanden, so ist die Effektivität der adjuvanten Ernährung umstritten. Der Erfolg der Ernährungstherapie läßt sich v.a. bei Patienten mit Tumoren im Gastrointestinaltrakt (Tabelle 3.13) (Daly et al. 1982), bei gutartigen Leiden, wie z.B. bei entzündlichen Darmerkrankungen, und bei Tumoren im Kopf- und Halsbereich zeigen (Mullen et al. 1980; Sako et al. 1981; Lehr et al. 1982).

Über die Effektivität einer mindestens einwöchigen vollständigen parenteralen Ernährung bei entsprechend definierten Risikopatienten hinaus bestehen heute Hinweise auf den Vorteil einer 1- bis 2tägigen Infusion von Glukose vor der Operation. Die so erreichte Glykogenanreicherung in der Leber soll die postoperative Funktionstüchtigkeit des Organs steigern (Sunzel 1963; Pantuck et al. 1985; Hansen u. Paulsen 1986). Außerdem scheint die postoperative Eiweißkatabolie in den ersten Tagen nach dem Eingriff weniger ausgeprägt (Crowe et al. 1984).

Selektion von Risikopatienten

Eine Selektion von Risikopatienten für die präoperative Ernährungsbehandlung ist erforderlich, weil diese zusätzliche Behandlung durch einen längeren Krankenhausaufenthalt Risiken birgt und Kosten verursacht. Neben dem Risiko der parenteralen Ernährung (Kap. 6.1) entstehen durch den um mehr als eine Woche verlängerten präoperativen Krankenhausaufenthalt Probleme des Hospitalismus. Haut und Wunden werden mit den resistenten Keimen des Krankenhausmilieus besiedelt, woraus ein erhöhtes Risiko septischer Komplikationen resultieren kann. Diese Gefahren verlangen eine sorgfältige Auswahl mangelernährter Patienten für die präoperative Ernährungsbehandlung, damit der Nutzen der als adjuvant anzusehenden Maßnahmen den potentiellen Schaden überwiegt. Ein gut ernährter Patient, der von einer präoperativen Ernährungstherapie nicht profitiert, würde nur dem Risiko der Ernährungstherapie ausgesetzt.

Zur Selektion von Risikopatienten ist eine Vielzahl von Parametern bekannt (Kap. 7.2). Für die Praxis eignen sich leicht zu bestimmende, valide Parameter wie das Serumalbumin (Schwellenwert 30g/l) und eine Gewichtsabnahme von mehr als 10 % des üblichen Körpergewichtes (Kap. 1). Das Problem bei Patienten mit Tumorkachexie, aber nicht beeinträchtigter oraler und intestinaler Nahrungsaufnahme wurde oben angesprochen.

Regime zur präoperativen Ernährung

Prinzipiell stehen heute zur präoperativen Ernährung parenterale und enterale Wege zur Verfügung (Heymsfield et al. 1979). Da man aber davon ausgehen kann, daß nach längerer oraler Nahrungskarenz selbst bei anatomisch intaktem Verdauungstrakt aufgrund funktioneller Veränderungen eine längere Aufbauphase bei enteraler Sondenernährung eingehalten werden muß, wird die „aggressivere" vollständige parenterale Ernährung bevorzugt (Gilat et al. 1972; Waldmann et al. 1974) (Kap. 2: Beispiel 1). Die enterale Ernährung wird nur in Ausnahmen gewählt, z.B. dann, wenn der Patient bei nicht drängender Operationsindikation, z.B. bei entzündlichen Darmerkrankungen oder gastrointestinalen Fisteln, über längere Zeit eventl. sogar ambulant künstlich ernährt werden kann.

Die periphervenöse Ernährung ist als proteinsparende Maßnahme bei minimalem Kalorienangebot nicht zur „Realimentation" geeignet. Zusätzlich weisen tierexperimentelle Untersuchungen darauf hin, daß bei dieser Art der Ernährung der Tumor mehr profitieren könnte als der Tumorträger (Kap. 4.8).

Literatur

Burt M E, Brennan M F (1984) Nutritional support of the patient with esophageal cancer. Semin Oncol 11: 127-135
Crowe P J, Dennison A, Royle G T (1984) The effect of pre-operative glucose loading on postoperative nitrogen metabolism. Br J Surg 71: 635-637
Daly J M, Massar E, Giacco G, Frazier O H, Mountain C F, Dudrick S J, Copeland III E M (1982) Parenteral nutrition in esophageal cancer patients. Ann Surg 196: 203-208
Gilat T, Fischer B, Dannon J (1972) Morphology of small bowel mucosa and malignancy. Digestion 12: 147-155
Hansen B A, Poulsen H E (1986) Starvation induced changes in quantitative measures of liver function in the rat. Clin Nutr 5: 213-216
Heatley R V, Williams R H P, Lewis M H (1979) Pre-operative intravenous feeding – a controlled trial. Postgrad med J 55: 541-545
Heymsfield S B, Bethel R A, Ansley J D, Nixon D W, Rudman D (1979) Enteral hyperalimentation: an alternative to central venous hyperalimentation. Ann Intern Med 90: 63-71
Holter A R, Fischer J E (1977) The effects of perioperative parenteral hyperalimentation on complications in patients with carcinoma and weight loss. J Surg Res 23: 31-37
Holter A R, Rosen H M, Fischer J E (1977) The effects of hyperalimentation on major surgery in patients with malignant disease: A prospective study. Acta Chir Scand (Suppl) 446: 86-87
Jensen S (1985) Clinical effects of enteral and parenteral nutrition preceeding cancer surgery. Med Oncol Tumor Pharmacother 2: 225-229
Klein S, Simes J, Blackburn G L (1986) Total parenteral nutrition and cancer trials. Cancer 58: 1378-1386
Lea R E, Archer T, Royce C (1986) A comparison of the preoperative status and survival following resection for carcinoma of the esophagus. International Esophageal Week, Munich, 14.-19.9.1986, p 51
Lehr L, Schober O, Hundeshagen H (1982) Total body potassium and the need for preoperative nutritional support in Crohns disease. Ann Surg 196: 709-714
Lim S T K, Choa R G, Lam K H, Wong J, Ong G B (1981) TPN versus gastrostomy in the preoperative preparation of patients with carcinoma of the esophagus. Br J Surg 68: 69-72
Moghissi K, Hornshaw J, Teasdale P R, Dawes E A (1977) Parenteral nutrition in carcinoma of the oesophagus treated by surgery: nitrogen balance and clinical studies. Br J Surg 64: 125-128
Müller J M, Brenner U, Dienst C, Pichlmaier H (1982) Preoperative parenteral feeding in patients with gastrointestinal carcinoma. Lancet II: 68-71
Mullen J L, Gertner M H, Buzby G P, Goodhart G L, Rosato E F (1978) Implications of malnutrition in the surgical patient. Arch Surg 114: 121-125
Mullen J L, Buzby G P, Matthews D C, Smale B F, Rosato E (1980) Reduction of operative morbidity and mortality by combined preoperative and postoperative nutritional support. Ann Surg 192: 604-613
Pantuck E J, Pantuck C B, Weissman C, Gil K M, Askanazi J (1985) Stimulation of oxidative drug metabolism by parenteral refeeding of nutritionally depleted patients. Gastroenterology 89: 241-245
Preshaw R M, Attisha R P, Hollingsworth W J, Todd J D (1979) Randomized sequential trial of parenteral nutrition in healing of colonic anastomoses in man. Can J Surg 22:437

Saito T, Zeze K, Kuwahara A, Kobayashi M (1986) Preoperative parenteral nutrition in esophageal cancer patients. A prospective study. International Esophageal Week, Munich, 14.-19.9.1986, p 52

Sako K, Lore J M, Kaufman S, Razack M S, Bakamjian V, Reese P (1981) Parenteral hyperalimentation in surgical patients with head and neck cancer: A randomized study. J Surg Oncol 16:391-401

Schildt B, Groth O, Larsson J, Sjodahl R, Symreng T, Wetterfors J (1981) Failure of preoperative TPN to improve nutritional status in gastric carcinoma (Abstr). JPEN 5: 360

Simms J M, Oliver E, Smith J A R (1980) A study of total parenteral nutrition in major gastric and esophageal resection for neoplasia (Abstr). JPEN 4: 422

Sunzel H (1963) The importance of liver glycogen in preventing the development of liver lesions at operation. A study of operative biopsy specimens using the conjugation of 14 C-labelled cholic acid as a test of liver function. Acta Chir Scand 304: (Suppl.) 5-24

Thompson B R, Julian T B, Stremple J F (1981) Perioperative total parenteral nutrition in patients with gastrointestinal cancer. J Surg Res 30: 497-500

Waldmann T A, Broder S, Strober W (1974) Protein losing enteropathies in malignancy. Ann N Y Acad Sci 230: 306-317

3.9 Pro und Contra spezialisierter Ernährungsteams

Für den eiligen Leser

> Befürworter von Ernährungsteams nennen niedrigere Komplikationsraten, bessere Repräsentation in Lehre und Forschung sowie intensivere Betreuung von stationären und ambulanten Patienten mit künstlicher Ernährung als Hauptargumente. Gegner führen als Nachteile die Verselbständigung eines weiteren Teilbereichs der Medizin und die Kosten eines Ernährungsteams an. Die Etablierung eines Ernährungsteams ist eine politische und finanzielle Entscheidung. An den meisten Orten dürften die Gegenargumente überwiegen. An größeren Zentren wird v.a. eine steigende Zahl von Patienten mit ambulanter künstlicher Ernährung die Institutionalisierung von Ernährungsteams begünstigen.

Nach amerikanischem Muster besteht ein Ernährungsteam aus einem Leiter, mehreren ärztlichen Mitarbeitern, Diätassistenten, speziell ausgebildeten Schwestern und mindestens einem Apotheker. Oft gehören dem Team auch noch Sozialarbeiter und ein Psychiater an. Die Tätigkeit ist interdisziplinär. Patienten, die künstlich ernährt werden, müssen abteilungsübergreifend betreut werden.

Die Aufgabe von Ernährungsteams besteht in der Versorgung stationärer und ambulanter Patienten mit künstlicher Ernährung sowie in der Durchführung von Forschung und Lehre. Der Vorteil eines Ernährungsteams wird überraschenderweise auch in einer Senkung der Klinikausgaben für künstliche Ernährung gesehen.

Klinische Betreuung stationärer und ambulanter Patienten

Die Literatur belegt die Überlegenheit eines speziell ausgebildeten Ernährungsteams in der klinischen Versorgung von Patienten, die künstlich ernährt werden müssen (Ferguson 1980; Nehme 1980; Combs et al. 1984; Berkow u. Palmer 1985; McShane u. Fox 1985; Faubion et al. 1986; Nelson et al. 1986). Besonders eindrucksvoll kann dies an der unterschiedlichen Rate septischer Komplikationen von seiten des zentralvenösen Katheters gesehen werden (Nehme 1980; Faubion et al. 1986; Nelson et al. 1986; Traeger et al 1986; Murphy u. Lipman 1987). Weiterhin soll die Häufigkeit metabolischer Komplikationen zurückgehen. Ein Ernährungsteam bietet zusätzlich die Möglichkeit einer umfassenden Erhebung des Ernährungszustands und damit einer besseren Einschätzung des nutritiven Risikos der Patienten (McShane u. Fox 1985; Traeger et al. 1986).

Sieht man von der statistisch gesicherten, niedrigeren septischen Komplikationsrate von seiten des zentralvenösen Katheters bei Betreuung durch ein Ernährungsteam ab, so sind die übrigen genannten Argumente weniger stichhaltig. Die Häufigkeit punktionsabhängiger Komplikationen beim Legen zentralvenöser Katheter und metabolischer Komplikationen sind vor und nach Etablierung eines Ernährungsteams nicht signifikant verschieden (Traeger et al. 1986). Die klinische Relevanz aufwendiger Messungen zur Bestimmung des Ernährungszustands ist umstritten (Kap. 7.2). Die Messung von Körpergewicht und Albumin sowie die klinische Beurteilung des Ernährungs- und des Allgemeinzustands als wichtigste Determinanten der Mangelernährung und der Indikation zur präoperativen Ernährung (Kap. 3.8) sind nicht an ein Ernährungsteam gebunden. Weiterhin erlauben die Möglichkeiten der enteralen Ernährung eine zunehmende Einschränkung der Indikation zur vollständigen parenteralen Ernährung mit zentralvenösem Zugang.

Können diese Argumente heute gegen die Etablierung eines Ernährungsteams verwendet werden, so soll die historische Leistung dieser Institutionen nicht geschmälert werden. Ernährungsteams haben den klinischen Blick für die Mangelernährung und das nutritive Risiko geschärft und den Einfluß der künstlichen Ernährung auf die postoperative Komplikationsrate gezeigt (Kap. 1 und 3.8).

Unbestritten ist der Vorteil eines Ernährungsteams bei der Betreuung von Patienten mit ambulanter künstlicher Ernährung (Kap. 4.10). Regulären ambulanten klinischen Einrichtungen ist die Versorgung nur weniger Patienten möglich; v.a. die logistischen Fragen der Organisation einer kontinuierlichen Patientenversorgung mit Schulung von Patienten und Angehörigen und die Notwendigkeit einer ständigen Rufbereitschaft scheinen nur mit Hilfe eines Ernährungsteams befriedigend lösbar zu sein.

Forschung

Als Vorteil der Ernährungsteams wird eine Intensivierung der *klinischen Forschung* auf dem Gebiet der künstlichen Ernährung angeführt (Combs et al. 1984; McShane u. Fox 1985; Traeger et al. 1986). Größere klinische Studien mit der Erhebung und Evaluierung einer Vielzahl von Daten sind personal- und zeitintensiv. Es liegt auf der Hand, daß mehrarmige, randomisierte klinische Untersuchungen auch von motivierten Klinikern bei der vielfältigen Belastung eines Klinikbetriebs kaum erfolgreich abgeschlossen werden können. Hier ist das spezialisierte Team ohne sonstige klinische Aufgaben überlegen.

Besser bestellt ist es um die nicht teamgebundenen Aktivitäten in der *Grundlagenforschung*. Engagierte Assistenten einer Klinik können sich mit speziellen Fragestellungen der künstlichen Ernährung und des Stoffwechsels an ein Institut der Grundlagenforschung wenden und dort über einen gewissen Zeitraum, in der Regel 1–2 Jahre arbeiten. Der Kliniker profitiert dabei vom Know-how einer etablierten Arbeitsgruppe mit den entsprechenden methodischen Möglichkeiten. Geht ein Ernährungsteam über die Bearbeitung klinischer Fragestellungen hinaus und wendet sich der Grundlagenforschung zu, so läuft es Gefahr, die klinischen Aktivitäten personell und finanziell zu reduzieren und andere Schwerpunkte zu setzen. Mit der Vertiefung in Probleme der Grundlagenforschung und der Entwicklung aufwendiger Untersuchungsmethoden ist der Weg aus der Klinik in Physiologie, Biochemie und Immunologie vorgegeben. Der Kontakt mit der Klinik wird locker, wenn nicht gelöst. Diese Entwicklung kann der Vermehrung von Basiswissen zur künstlichen Ernährung dienen; unter klinischen Aspekten ist diese Eigendynamik aber ungünstig und deshalb als Argument gegen die Etablierung von Ernährungsteams anzusehen.

Lehre

Die Lehrtätigkeit eines Ernährungsteams umfaßt die theoretische Unterrichtung von Studenten und Personal sowie die Vermittlung von Wissen in Fortbildungsveranstaltungen und Symposien an klinisch tätige Kollegen und niedergelassene Ärzte. Weiterhin sieht die Lehrtätigkeit den praktischen Unterricht von Ärzten und Pflegepersonal vor. Ein Teil des Personals gehört dem Ernährungsteam für einige Zeit im Rahmen einer rotierenden Weiterbildung an. Das Ernährungsteam übernimmt die theoretische und praktische Schulung von Patienten und Angehörigen vor ambulanter künstlicher Ernährung.

Unübersehbarer Vorteil eines Ernährungsteams ist natürlich seine größere Wirksamkeit in der Öffentlichkeit und die damit verbundene breitere Darstellung der Bedeutung der künstlichen Ernährung im Rahmen der Allgemeinbehandlung eines Patienten (Berkow u. Palmer 1985). Evident ist natürlich der Vorteil von Ernährungsteams bei der Schulung zur ambulanten künstlichen Ernährung.

Die theoretische und praktische Unterrichtung von Studenten, Personal und Ärzten ist allerdings auch ohne die Institutionalisierung eines Ernährungsteams möglich. Sie kann durch engagierte Kliniker, die auf dem Gebiet der künstlichen Ernährung arbeiten, erfolgen.

Kosteneinsparung durch Ernährungsteams

Als Argumente werden die Senkung der Komplikationsrate bei künstlicher Ernährung und eine strengere Indikationsstellung mit entsprechend reduziertem Materialverbrauch angeführt. Beide Aspekte sind nicht unbedingt an ein Ernährungsteam gebunden. Unverständlicherweise wird in der Literatur nicht auf die Personal- und Sachkosten eingegangen, die einem Krankenhausträger mit der Institutionalisierung eines Ernährungsteams entstehen. Unberücksichtigt bleiben auch Fragen der Unterbringung in den meist ohnehin räumlich eingeschränkten Kliniken.

Literatur

Berkow S, Palmer S (1985) Nutrition in Medical education: Current status and future directions. National Academy Press, Washington
Combs G F, Auld M E, Gardner L, DeWys (1984) Report on clinical nutrition research units. Am J Clin Nutr 40: 855-864
Faubion W C, Wesley J R, Khalidi N, Silva J (1986) Total parenteral nutrition and catheter sepsis: impact of the team approach. JPEN 10: 642-645
Ferguson D J (1980) Total parenteral nutrition and the team. JAMA 243: 1931
Mc Shane C M, Fox H M (1985) Nutritional support teams – A 1983 survey. JPEN 9: 263-268
Murphy L M, Lipman T O (1987) Central venous catheter care in parenteral nutrition: A review. JPEN 11: 190-201
Nehme A E (1980) Nutritional support of the hospitalized patient – The team concept. JAMA 243: 1906-1908
Nelson D B, Kien C L, Mohr B, Frank S, Davis S D (1986) Dressing changes by specialized personnel reduce infection rates in patients receiving central venous parenteral nutrition. JPEN 10: 220-222
Traeger S M, Williams G B, Milliren G, Young D S, Fisher M, Haug III M P (1986) Total parenteral nutrition by a nutrition support team: improved quality of care. JPEN 10: 408-412

3.10 Problem der statistischen Signifikanz

Für den eiligen Leser

> Chirurgen müssen auch statistische Operationen kunstgerecht durchführen: Die Hypothese einer Untersuchung muß vor Studienbeginn eindeutig festgelegt sein. Datenerhebung (retrolektiv – prolektiv) und Analyseverfahren (retrospektiv – prospektiv) müssen der Fragestellung entsprechen. Die Interpretation der statistischen Auswertung setzt die Kenntnis von Fehlern erster bis dritter Art voraus. Zwischen statistischer Assoziation und Kausalität muß unterschieden werden. Besonders wichtig, aber häufig mißachtet: Eine Nullhypothese (z.B. „Erfolge von Therapie A und B sind gleich") ist nicht beweisbar.

Statistische Überlegungen werden im täglichen Leben und in der Wissenschaft ständig angestellt. Die Resultate werden bewußt oder unbewußt akzeptiert und stellen die Grundlage unterschiedlichster Entscheidungen dar. Trotzdem ist der Ruf der Statistik nicht unbestritten: Die Meinung, mit Statistik sei alles beweisbar, und die These, die Statistik sei die moderne Form der Lüge, finden nicht nur in Stammtischrunden lebhaften Beifall. Daß diese Meinung in schlechten Erfahrungen begründet ist, soll nicht bezweifelt werden. Allerdings sind diese Probleme der Statistik zumeist nicht auf Fehler statistischer Verfahren, sondern auf den falschen Einsatz statistischer Methoden, auf unklare Fragestellungen und fehlerhafte Interpretation zurückzuführen. In Analogie zur Chirurgie gilt, daß selbst eine perfekte (statistische) Operation bei fehlerhafter Indikation Schaden anrichten kann.

Statistische Überlegungen haben bei der Interpretation von Studien zur Wirksamkeit der Ernährungstherapie sowie zur Auswahl und Validierung von Kriterien des Ernährungszustands große Bedeutung. Mancher Streit wäre bei korrekter statistischer Lesart der zugrundeliegenden Daten vermeidbar. Ziel der Aufnahme dieses Abschnitts in ein Buch zur Praxis der Ernährungstherapie in der Chirurgie kann nur sein, Aufmerksamkeit und Interesse für die angesprochenen Probleme zu stimulieren. Hand- und Lehrbücher der medizinischen Statistik stehen zur Verfügung (Immich 1974; Spiegel 1976; Sachs 1978; Werner 1984; Troidl 1986; Bailar 1986) und können durch diese Darstellung nicht ersetzt werden.

Cohorts und Trohocs oder „die kopernikanische Wende" bei Erhebung und Betrachtung statistischer Daten

Bei Erhebung und Auswertung statistischer Daten spielt die Zeitachse eine wesentliche Rolle: Daten können beispielsweise aus Krankengeschichten „im Nachhinein" gesammelt (*retrolektive Datenerhebung,* legere = sammeln) oder nach einem vorher festgelegten Protokoll über einen bestimmten Zeitraum erhoben werden *(prolektive Datenerhebung).* Vorteile der *prolektiven Materialsammlung* sind Vollständigkeit und Eindeutigkeit der Angaben aufgrund von Vereinbarungen, die vor der Datenerhebung festgelegt werden.

3.10 Problem der statistischen Signifikanz

Unabhängig von der Datenerhebung kann bei der Auswertung eine in die Zukunft gerichtete Betrachtungsweise (*prospektive Untersuchung,* spectare = betrachten) oder „der Blick zurück" *(retrospektive Untersuchung)* gewählt werden. Einige Konsequenzen dieser praktisch bedeutsamen Unterschiede sollen im folgenden angesprochen werden.

Eine häufige Betrachtungsweise auch nach *prolektiver Datenerhebung* ist die *retrospektive Analyse*: Bei einer Studie zur Erhebung von Risikodeterminanten chirurgischer Patienten wird beispielsweise nach einem prospektiven Protokoll in einer definierten, möglichst homogenen Patientengruppe präoperativ das Serumalbumin bestimmt und die postoperative Komplikationshäufigkeit erhoben. Bei der Auswertung wird nach Unterschieden des Serumalbuminwertes in der Patientengruppe mit und jener ohne postoperative Komplikationen gefragt (d.h. retrospektive Analyse). Als Antwort wird in der Regel ein Mittelwert (arithmetisches Mittel, Median) und ein Streumaß des Serumalbuminwerts (Standardabweichung, „standard error of mean", Konfidenzintervall) angegeben. Der Unterschied der Serumalbuminwerte zwischen den Patientengruppen mit und ohne Komplikationen wird auf statistische Signifikanz untersucht, was bei Beachtung einiger Randbedingungen (Verteilung, Homogenität der Varianzen, Stichprobenumfang) durchaus korrekt, zur Beurteilung der Bedeutung des Serumalbuminwerts als prognostischer Faktor postoperativer Komplikationen aber wenig geeignet ist.

Die umgekehrte Betrachtungsweise ist aus praktisch klinischer Sicht die wichtigere: Wie groß ist die Chance, daß ein Patient mit einem bestimmten Serumalbuminwert einen komplizierten postoperativen Verlauf hat; mit welcher Zuverlässigkeit kann die Wahrscheinlichkeit postoperativer Komplikationen [P(Ko)] als eine Funktion des präoperativen Serumalbuminwerts erklärt werden: $P(Ko) = f(Serumalbumin_{präop})$. Diese Fragestellung wird *prospektiv* genannt.

Bezeichnet man die Gesamtheit der untersuchten Patienten (Stichprobe) als eine Kohorte (englisch: cohort), so wird bei diesem Fragetyp die unterschiedliche Entwicklung der einzelnen Individuen ausgehend von einem gemeinsamen Punkt beobachtet. Das Bild entspricht dem einer Kohorte, die sich von einem gemeinsamen Startpunkt ausgehend fortbewegt und im Laufe der Zeit zu unterschiedlichen Endpunkten gelangt: *Cohort study.* Dies im Gegensatz zur retrospektiven Untersuchung, für die der beschreibende Ausdruck der *Trohoc study* gebraucht werden kann (Feinstein 1973): Diese Wortschöpfung resultiert aus der rückwärtigen Lesart des Begriffs „cohort", die der rückwärtigen Blickrichtung dieser Untersuchung entspricht. Um im Beispiel zu bleiben, hier werden Patienten mit und ohne Komplikationen auf den zu einem früheren Zeitpunkt erfaßten Serumalbuminwert (präoperativ) zurückverfolgt.

Im deutschen Sprachraum wird der Begriff der „Fallkontrollstudie" der Wortschöpfung Trohoc oft vorgezogen; Blickrichtung und Inhalt sind im wesentlichen identisch. Für die Cohort-Studie stellt die Bezeichnung „prospektive Beobachtungsstudie" den üblicheren Ausdruck dar. Wichtiger aber als die Bezeichnung ist der Inhalt dieser Unterscheidung: Zwischen beiden Analyseansätzen muß streng unterschieden werden.

So eindeutig die Überlegenheit der Cohort-Studie (prospektive Beobachtungsstudie) ist, so klar bleibt aber auch, daß die Trohoc-Studie (Fallkontrollstudie) bei korrekter Interpretation ein wertvolles Verfahren ist: Der Vorteil ist v. a. eine einfachere und schnellere Datenerhebung.

Allerdings müssen die Ergebnisse der retrospektiven Analyse mit Vorsicht interpretiert werden. Unzulässig ist insbesondere folgender Umkehrschluß: Aus dem retrospektiven Ergebnis, daß Patienten mit kompliziertem postoperativem Verlauf im Durchschnitt einen geringeren Serumalbuminwert aufweisen als Patienten mit unkompliziertem Verlauf, darf nicht abgeleitet werden, dass Patienten mit einem niedrigen präoperativen Serumalbuminspiegel auch postoperativ vermehrt Komplikationen erleiden werden.

Sinnvoll ist es hingegen, die aus der retrospektiven Analyse gebildete Hypothese, daß nämlich Patienten mit niedrigem Serumalbuminwert postoperativ vermehrt Komplikationen haben werden, zum Gegenstand einer prospektiven und prolektiven Folgeuntersuchung zu machen. In diesem Sinne sind Fallkontrollstudien (Trohoc-Studien) ein wertvolles hypothesenbildendes Verfahren.

Die Prüfung einer Hypothese darf nicht am Datenmaterial derselben Untersuchung (= identische Stichprobe), sondern muß in einer Folgeuntersuchung (= 2. unabhängige Stichprobe aus der Grundgesamtheit aller Patienten) durchgeführt werden. Die Prüfung der Hypothese in einer Stichprobe, die bereits der Hypothesenbildung zugrunde lag, ist leider kein seltener Fehler klinischer Studien.

Nach der Hypothesenbildung, der eine retrolektive Untersuchung, Literaturergebnisse oder auch eine prolektive Untersuchung mit kleiner Probandenzahl (Pilotstudie) zugrunde liegen kann, ist es grundsätzlich sinnvoll, den weiteren Untersuchungsgang im Sinne einer kopernikanischen Wende zu ändern (Kopernikus: Nicht die Sonne dreht sich um die Erde sondern die Erde um die Sonne): In einer prospektiven Beobachtungsstudie (Cohort-Studie) muß die Hypothese geprüft werden. Wenn die unabhängige 2. Untersuchung den vermuteten Zusammenhang bestätigt, ist die Sicherheit für dessen Existenz erheblich höher. Der Zusammenhang darf erst dann akzeptiert werden.

Bedeutung der Pilotstudie

Wird in der Pilotstudie ein Unterschied zwischen 2 Gruppen (z.B. Komplikationshäufigkeit bei Patienten mit Hyp- und Normalbuminämie) oder eine Regressionsbeziehung erstmalig und unerwartet bemerkt, so sollte aus dieser Beobachtung eine Hypothese formuliert und in einer nachfolgenden Untersuchung auf Validität geprüft werden. Unter Validität versteht man den Grad der Genauigkeit, mit dem ein Test das, was man erkennen will, auch wirklich erkennen läßt. Die Validität einer Beziehung wird am besten aufgrund von Vierfeldertafeln ermittelt (Tabelle 3.14), aus denen auch die wichtigsten Maßzahlen hervorgehen: Sensitivität, Spezifität und prädiktiver Wert.

Die Pilotstudie dient dabei der Definition von Randbedingungen für die Folgeuntersuchung: als relevant betrachteter kleinster Unterschied, Irrtumswahrscheinlichkeiten für Fehler erster und zweiter Art, Stichprobenumfang, einzusetzende statistische Testverfahren usw. Die Bedeutung derartiger Pilotstudien wird häufig unterschätzt: Keinesfalls handelt es sich um „vorläufige" Mitteilungen oder um minderwertige Untersuchungen mit zu kleiner Fallzahl und nicht adäquatem statistischem Design.

3.10 Problem der statistischen Signifikanz

Tabelle 3.14. Maßzahlen für die Qualität diagnostischer Tests (Kriterien der Validität).
$P(K)/P(\bar{K})$ Wahrscheinlichkeit, daß die fragliche Krankheit vorliegt/nicht vorliegt.
$P(S)/P(\bar{S})$ Wahrscheinlichkeit, daß der Test positiv/nicht positiv ausfällt.

		Krankheit oder Problem (Wirklichkeit)		Summe
		Positiv	Negativ	
Test	Positiv	a = richtigpositiv	b = falschpositiv	a+b = Testpositive
	Negativ	c = falschnegativ	d = richtignegativ	c+d = Testnegative
	Summe	a + c = Kranke = Wirklich Positive	b + d = Gesunde = Wirklich Negative	a + b + c + d = Gesamtheit

Sensitivität = Sensibilität : $\dfrac{a}{a+c} = P(S/K) = \dfrac{\text{Anzahl der Richtigpositiven}}{\text{Anzahl der Kranken}}$

Rate der Falschnegativen : $\dfrac{c}{a+c} = P(\bar{S}/K) = \dfrac{\text{Anzahl der Falschnegativen}}{\text{Anzahl der Kranken}}$

Spezifität : $\dfrac{d}{b+d} = P(\bar{S}/\bar{K}) = \dfrac{\text{Anzahl der Richtignegativen}}{\text{Anzahl der Gesunden}}$

Rate der Falschpositiven : $\dfrac{b}{b+d} = P(S/\bar{K}) = \dfrac{\text{Anzahl der Falschpositiven}}{\text{Anzahl der Gesunden}}$

Positive Korrektheit = prädiktiver Wert : $\dfrac{a}{a+b} = P(K/S) = \dfrac{\text{Anzahl der Richtigpositiven}}{\text{Anzahl der Testpositiven}}$

Negative Korrektheit : $\dfrac{d}{c+d} = P(\bar{K}/\bar{S}) = \dfrac{\text{Anzahl der Richtignegativen}}{\text{Anzahl der Testnegativen}}$

Bayes-Regel : $P(K/S) = \dfrac{P(K) \cdot P(S/K)}{P(K) \cdot P(S/K) + P(\bar{K}) \cdot P(S/\bar{K})} = \dfrac{P(K) \cdot P(S/K)}{P(S)}$

$= \dfrac{\text{Prävalenz} \cdot \text{Sensibilität}}{\text{Prävalenz} \cdot \text{Sensibilität} + (1-\text{Prävalenz}) \cdot (1-\text{Spezifität})}$

= Prädiktiver Wert

Prävalenz : $P(K) = \dfrac{a+c}{a+b+c+d}$

Interpretation einer statistischen Signifikanz und die Unbeweisbarkeit der Null-Hypothese

„$P<0,05$" ist eine häufig benutzte Zauberformel, die dem Leser die statistische Absicherung des Resultats und die Bedeutung der Schlußfolgerung suggerieren soll. Die Problematik liegt darin, daß eine Wertung der Signifikanz ohne Kenntnis der zugrunde liegenden Hypothese sowie der statistischen Bedingungen (Verteilung, Testverfahren) kaum möglich ist.

Die Voraussetzungen für den Einsatz statistischer Verfahren und die Berechnung können nicht Gegenstand dieses Abschnittes sein; diesbezüglich wird auf die Spezialliteratur verwiesen. Es sollen lediglich einige Grundsätze herausgestellt werden, gegen die beim Schreiben und Lesen oftmals verstoßen wird.

Fehler erster bis dritter Art

Die meisten statistischen Tests beruhen auf der Prüfung einer *Null-Hypothese:* In dem erwähnten Beispiel wurden Patienten in eine Gruppe mit normalem Albuminspiegel (Normalbuminämie) und eine weitere mit erniedrigtem präoperativem Serumalbuminspiegel (Hypalbuminämie) eingeteilt. Bei der Zuordnung der postoperativen Komplikationshäufigkeit bedeutet die Null-Hypothese, daß Patienten mit Hypalbuminämie und solche mit Normalbuminämie gleiche Komplikationshäufigkeiten aufweisen. Bei einer zufälligen Zusammensetzung der Patienten (randomisierte oder konsekutive Aufnahme in die Untersuchung) wird in der Praxis immer ein zufallsbedingter Unterschied in der Komplikationshäufigkeit beider Gruppen auftreten. Es ist mit Hilfe statistischer Verfahren deshalb zu prüfen, ob der beobachtete Unterschied tatsächlich existiert oder nur zufallsbedingt ist. Ist die Wahrscheinlichkeit für das zufallsmäßige Zustandekommen geringer als ein zuvor definierter kritischer Schwellenwert (z.B. kleiner als 5 %, d.h. $p < 0{,}05$), so wird die Null-Hypothese auf dem 5%-Signifikanzniveau abgelehnt: Mit einer Irrtumswahrscheinlichkeit von 5 % wird azeptiert, daß Patienten mit Hypalbuminämie mehr Komplikationen haben als Patienten mit Normalbuminämie. Die in Kauf genommene Irrtumswahrscheinlichkeit von 5 % wird als *Fehler erster Art* bezeichnet.

Umgekehrt beinhaltet die fehlende Ablehnung der Null-Hypothese (Irrtums-wahrscheinlichkeit für einen Unterschied der beiden Gruppen über 5 %, d.h. $p > 0{,}05$) *keinesfalls* den Beweis, daß zwischen den Gruppen mit Hypalbumin- und Normalbuminämie kein Unterschied besteht! Diese Schlußfolgerung wird in der Literatur erstaunlich häufig gezogen und stellt einen gravierenden Interpretationsfehler einer korrekt gerechneten Statistik dar. Bei dieser Konstellation kann nämlich ein reeller Unterschied beispielsweise aufgrund eines zu geringen Stichprobenumfangs oder einer höheren als der erwarteten Varianz übersehen worden sein *(= Fehler zweiter Art)*. Mit konventionellen statistischen Methoden kann eine Null-Hypothese, also die Zugehörigkeit von 2 untersuchten Gruppen (im Beispiel Patienten mit Hyp- und Normalbuminämie) zur gleichen Grundgesamtheit (=Gesamtheit aller Patienten) nicht bewiesen werden. Obgleich im Grundsatz zutreffend ist, daß die Identität zweier Gruppen um so wahrscheinlicher wird, je mehr Bemühungen, die gegenteilige Hypothese zu beweisen, gescheitert sind, bleibt letztlich der Beweis einer Null-Hypothese schwierig.

Bisweilen läßt sich allerdings der Fehler zweiter Art quantifizieren, wenn zusätzlich die Größe des übersehenen Unterschiedes angegeben wird. Es muß dann beurteilt werden, ob der möglicherweise doch existierende Unterschied zwischen beiden Gruppen von hinreichender Relevanz ist, um weitere Untersuchungen zu rechtfertigen.

Die genannten Fehler erster und zweiter Art sind wesentliche Elemente jeder Statistik, die bei Rechnung und Interpretation berücksichtigt werden müssen. Ihre Größe hängt von Art und Umfang des zugrunde liegenden Materiales ab. Werden hingegen aus einer Statistik und dem zugrundeliegenden Material falsche Schlußfolgerungen abgeleitet, so liegt ein *Fehler dritter Art* vor (Condon 1986). Dies gilt beispielsweise für die oben erwähnte fehlerhafte Akzeptanz einer Null-Hypothese infolge unterlassener Berücksichtigung des Fehlers zweiter Art.

3.10 Problem der statistischen Signifikanz

Fehler dritter Art („Daten unterstützen die Schlußfolgerung nicht") sind leider nicht selten. Sie sollten im Gegensatz zu den Fehlern erster und zweiter Art aber nicht berücksichtigt, sondern strikt vermieden werden.

Multiples Testen

Werden bei retrolektiven Fragestellungen 10 präoperativ erhobene Variable auf Zusammenhang mit der postoperativen Komplikationsquote getestet, so wird bei einer Irrtumswahrscheinlichkeit von 5% mit 40%iger Wahrscheinlichkeit bei mindestens einer Variablen ein zufallsbedingter Unterschied gefunden und als signifikant akzeptiert ($1,00 - 0,95^{10} = 0,40$)! Bereits bei 5 beobachteten Variablen beträgt diese Wahrscheinlichkeit 23 % ($1,00 - 0,95^5 = 0,23$). Beim Durchführen von 5 – 10 statistischen Tests in Serie (= multiples Testen) ist die Wahrscheinlichkeit, einen Unterschied fälschlicherweise als signifkant zu bezeichnen, mit Werten zwischen 20 und 40 % also durchaus real.

Mathematische Verfahren zur Korrektur dieser erhöhten Wahrscheinlichkeit eines Fehlers erster Art beim multiplen Testen laufen auf eine Senkung der akzeptierten 5%igen Irrtumswahrscheinlichkeit für jeden Einzeltest hinaus (z.B. Holm 1979). Diese Bedingung führt zu einer in der Medizin kaum akzeptablen Ausweitung des Stichprobenumfangs. Deshalb ist zumeist folgender Weg sinnvoll:

Ein im Rahmen einer retrolektiven Untersuchung beobachteter Unterschied, der statistische Signifikanz erreichen könnte, muß zunächst auf seine *potentielle Relevanz* geprüft werden. Folgeuntersuchungen und statistische Tests sollten nur für potentiell relevante Zusammenhänge durchgeführt werden. Auf diese Weise wird die Anzahl der multiplen Tests und damit die Wahrscheinlichkeit falsch positiver Resultate bereits reduziert. Dieser erste Schritt gehört in die Verantwortung des sachverständigen Mediziners und nicht des Statistikers.

Wird der beobachtete Unterschied als potentiell relevant betrachtet, so ist eine *Folgestudie* erforderlich, deren Randbedingungen aufgrund der Erstuntersuchung (= Pilotstudie) festgelegt werden: Dazu gehören das Formulieren der Null-Hypothese (= kein Unterschied zwischen den Untersuchungsgruppen) und die Schätzung des Stichprobenumfangs, die aufgrund von Mittelwerten und Varianzen der Pilotstudie sowie der Festlegung der erlaubten Fehlerwahrscheinlichkeiten erster und zweiter Art durchgeführt werden kann. Für die Schätzung des Stichprobenumfangs stehen statistische Standardmethoden zur Verfügung, die z.T. in einfachen Programmen für Personalcomputer realisiert sind.

Statistische Assoziation und Kausalität

Eine statistische Assoziation muß keinesfalls auch einen kausalen Zusammenhang bedeuten: Ein präoperativ erniedrigtes Serumalbumin in der Patientengruppe mit erhöhter postoperativer Komplikationsquote beweist nicht, daß das Serumalbumin die erhöhte postoperative Komplikationswahrscheinlichkeit verursacht. Es kann sich sowohl um assoziierte Epiphänomene als auch um eine kausale Folge handeln. Eine Entscheidung ist schwierig und nur durch komplexere Versuchsanordnungen zu treffen.

Die Problematik kann anhand der bekannten Korrelation zwischen den Ergebnissen des Intrakutantests der zellvermittelten Immunität und dem Serumalbuminspiegel illustriert werden: Eine mögliche Kausalkette wäre die, daß eine verminderte Hautreaktion Ursache des niedrigen Serumalbumins wäre. Träfe diese Hypothese zu, müßte eine Immunstimulation, die den Hauttest normalisiert, auch das Serumalbumin erhöhen. Eine aus heutiger Sicht wenig plausible Hypothese. – Eine alternative Hypothese könnte eine Erniedrigung des Serumalbumins als Ursache der verminderten kutanen Reaktivität beinhalten: In diesem Falle müßte eine Infusion von Serumalbumin die Hautreaktion vom verzögerten Typ verbessern: Für diese Mechanismen gibt es in der Tat Hinweise. – Eine weitere und aus heutiger Sicht nochmals wahrscheinlichere Hypothese ist allerdings die, daß Hauttest und Serumalbumin gemeinsam von übergeordneten Faktoren der Krankheit, der Stoffwechsellage oder/und einer bestimmten Therapie beeinflußt werden, untereinander aber nicht in kausaler Wechselbeziehung stehen: Dies konnte beispielsweise durch den Anstieg von Serumalbumin und Hautreaktion nach chirurgischer Herdsanierung bei der Divertikulitis nachgewiesen werden. Diese entzündliche Dickdarmerkrankung führt gleichermaßen zu einem erniedrigten Serumalbumin und zu einer Verminderung der Hautreaktion. Die Beseitigung des septischen Fokus verbessert beide Parameter.

Diese Beispiele sollten auf einige grundsätzliche Probleme der Anwendung statistischer Verfahren, die im Bereich der Ernährungsforschung Relevanz besitzen, aufmerksam machen. Gefahr droht nicht von Fehlern der statistischen Berechnung sondern von ungerechtfertigtem Einsatz und fehlerhafter Interpretation. Allzu oft werden über dem letztlich marginalen Streit zur Berechtigung bestimmter statistischer Verfahren (z.B. Verwendung des t-Tests bei nicht normal verteilten Populationen) übergeordnete interpretatorische Aspekte übersehen. Mehr Sorgfalt im Umgang mit der Statistik und das rechtzeitige Gespräch mit dem Biostatistiker (*vor* Beginn einer Untersuchung!) bieten Aussicht auf Besserung.

Literatur

Bailar JC, Mosteller F (1986) Medical uses of statistics. N Engl J Med, Massachusetts
Condon RE (1986) Type III error. Arch Surg 121: 877-888
Feinstein AR (1973) The epidemiologic trohoc, the ablative risk ratio, and „retrospective" research. Clin Pharmacol Ther 14: 291-307
Holm S (1979) A simple sequentially rejective multiple test procedure. Scand Stat 6: 65-70
Immich H (1974) Medizinische Statistik. Schattauer, Stuttgart
Lorenz W, Ohmann Ch (1983) Methodische Formen klinischer Studien in der Chirurgie: Indikation und Bewertung. Chirurg 54: 189-195
Sachs L (1978) Angewandte Statistik. Springer, Berlin Heidelberg New York
Selbmann HK (1980) Nicht signifikant – Was nun? MMW 122: 617-618
Spiegel MR (1980) Statistik. McGraw-Hill, Düsseldorf
Troidl H, Spitzer WO, McPeek B, Mulder DS, McKneally MF (1986) Principles and practice of research. Strategies for surgical investigators. Springer, Berlin Heidelberg New York Tokyo
Werner J (1984) Medizinische Statistik. Urban & Schwarzenberg, Wien

4 Krankheitsspezifische Aspekte

4.1 Polytrauma

Für den eiligen Leser

Nach der Reanimationsphase und der ersten chirurgischen Versorgung wird bis zum Zeitpunkt der definitiven chirurgischen Behandlung hypokalorisch parenteral ernährt. Anamnestisches Defizit bezüglich Unverträglichkeit von Zuckeraustauschstoffen lassen Glukose oder Xylit als Kohlenhydrate beim Polytrauma bevorzugen.
Nach den elektiven Wiederherstellungsoperationen wird nach den allgemeinen Richtlinien der postoperativen Ernährung eine vollständige parenterale Ernährung aufgebaut. Die früher übliche hyperkalorische Ernährung, z.T. unter Zusatz von Insulin, ist verlassen. Als Kalorienzufuhr gilt heute die 1,5fache Menge des nach Harris und Benedict berechneten oder Tabellen entnommenen Ruheumsatzes als ausreichend (Kap. 3.1). Bei funktionierendem Gastrointestinaltrakt, z.B. nach Schädel-Hirn-Trauma oder Thoraxverletzungen wird die gastrale Sondenernährung als risikoärmeres Verfahren gegenüber der parenteralen Ernährung bevorzugt.
Schockbedingte oder septische Komplikationen verlangen eine individuelle Anpassung der Ernährung (Kap. 4.3).

Die künstliche Ernährung mehrfachverletzter Patienten hat sich an dem *zeitlichen Ablauf der Behandlung, am Verletzungsmuster* und an den möglichen *schock- oder sepsisbedingten Organkomplikationen* zu orientieren (Günther 1983; Schmitz et al. 1983). Bei der Versorgung eines Mehrfachverletzten unterscheidet man zeitlich mehrere Phasen mit unterschiedlichen Prioritäten in Diagnostik und Therapie. So folgt auf die Reanimationsphase eine 1. chirurgische Behandlungsphase, in der Noteingriffe wie z.B. die Versorgung einer intraabdominalen Blutung durchgeführt werden. Nach einigen Tagen der Stabilisierung („Stabilisierungsphase") erfolgen die Wiederherstellungsoperationen. Vor allem Schädel-Hirn- und Abdominalverletzungen bestimmen die Wahl der Ernährung. Letztere bedingen die parenterale, erstere lassen die enterale Applikation bevorzugen.
  Bei der Priorität der Erstversorgung spielt die künstliche Ernährung keine Rolle. Die Aufrechterhaltung der vitalen Funktionen mit Beatmung und Volumensubstitution steht ganz im Vordergrund. Nach Stabilisierung der vitalen Funktionen von Atmung und Kreislauf folgt eine Phase der speziellen Diagnostik

und der notfallmäßigen operativen Eingriffe. Auch in dieser Phase steht die Volumensubstitution und die Korrektur des Säure-Basen-Haushalts oben an. Nach primärer Stabilisierung und operativer Notbehandlung von Körperhöhlen- und Extremitätenverletzungen ernährt man bis zur primär verzögerten Versorgung von Verletzungen des knöchernen Schädels oder des Beckens mit einem hypokalorischen 3-l-Konzept. Da i. allg. eine Befragung des Verunfallten nicht möglich ist, können wegen der anamnestisch nicht auszuschließenden hereditären Fruktoseintoleranz Lösungen, die Zuckeraustauschstoffe enthalten, nicht verwendet werden.

Ist eine baldige orale Nahrungsaufnahme abzusehen, kann die hypokalorische parenterale Ernährung bis zur ausreichenden Flüssigkeits- und Nahrungsaufnahme fortgesetzt werden. Ist dies z.B. bei schwerem Schädel-Hirn-Trauma nicht möglich, so entscheidet man sich bei unauffälligem Abdomen für eine gastrale Sondenernährung, sonst für die vollständige parenterale Ernährung (Kap. 2.1 und 2.2).

Bei Sepsis wird das normokalorische Ernährungsregime wegen der auftretenden Verwertungsstörung der angebotenen Nährstoffe wieder durch ein hypokalorisches Regime ersetzt.

Der früher angenommene, hohe posttraumatische Kalorienbedarf hat Messungen mit Hilfe der indirekten Kalorimetrie nicht standgehalten. Kinney konnte zeigen, daß polytraumatisierte Patienten in der Regel nur einen 50% höheren Energieumsatz und damit Kalorienbedarf haben, als elektiv operierte Patienten (Kap. 3.1.). Schmitz fand bei beatmeten, mehrfachverletzten Patienten mit Hilfe der indirekten Kalorimetrie ebenfalls nur einen mittleren Kalorienbedarf von etwa 2500 kcal (Schmitz et al. 1984). In der Praxis empfiehlt sich daher, max. die 1,5fache Menge der nach Harris und Benedict berechneten oder Tabellen entnommenen Kaloriendosis zu applizieren. Hill empfiehlt als Dosisrichtlinie für einen 70 kg schweren Verunfallten 2000 kcal „Nichteiweißkalorien", also Glukose und Fett, sowie 100g Aminosäuren (Streat u. Hill 1987).

Ältere und neuere Untersuchungen weisen Fett als bevorzugtes Substrat der Energiedeckung bei Mehrfachverletzungen aus (Kap. 3.5) (Hailer et al. 1982).
Unter qualitativen Gesichtspunkten kommt bei Polytraumen den essentiellen Fettsäuren besondere Bedeutung zu. Messungen zeigen bei Mehrfachverletzten einen besonders raschen Abfall ihrer Konzentrationen und damit einen erhöhten Bedarf (Wolfram u. Eckart 1983). Weiterhin scheint bereits bei mittelfristiger parenteraler Ernährung ein Mangel an Karnitin, notwendig zum Transport langkettiger Fettsäuren in das Mitochondrium, aufzutreten (Cederblad et al. 1984). Eine Substitution wird diskutiert.

Damit bietet sich besonders beim Polytraumatisierten nach Überwindung der akuten posttraumatischen Phase ein Regime an, in dem Kohlenhydrate und Fette vertreten sind (Hempel et al. 1981; Günther et al. 1982; Abbott et al. 1983; Günther 1983; Schmitz et al. 1983).

Bekannt ist die ausgeprägte Eiweißkatabolie bei Mehrfachverletzten. Dies gilt besonders für den erhöhten Abbau von Muskeleiweiß, der sich allein mit der Umstellung der neuroendokrinen Regulation des Streßstoffwechsels nicht ausreichend erklären läßt (Liaw et al. 1980; Baue et al. 1984; Larsson et al. 1984) (Kap. 8.1). Hill konnte zeigen, daß Polytraumatisierte trotz vollständig parenteraler

Ernährung in den ersten 10 Tagen nach dem Trauma rund 10 % des Eiweißbestandes ihres Organismus verloren haben (Streat u. Hill 1987). Da verzweigtkettige Aminosäuren in der Skelettmuskulatur verwertet werden können und im muskulären Eiweißstoffwechsel eine Schlüsselstellung einnehmen, lag es nahe, Aminosäurenlösungen mit einem hohen Anteil verzweigtkettiger Aminosäuren bei verunfallten Patienten einzusetzen (Kap. 3.2). Bisher vorliegende klinische Ergebnisse mit sog. Streßlösungen, die einen Anteil von etwa 50 % verzweigtkettigen Aminosäuren enthalten, können aber nicht überzeugen (Streat u. Hill 1987). Sprechen auch spezielle Untersuchungen, wie der Nachweis einer verminderten 3-Methylhistidinausscheidung oder einer reduzierten Aminosäurenabgabe aus der Muskulatur, bei Verwendung von „Streßlösungen" beim Polytraumatisierten für eine Beeinflußbarkeit der Skelettmuskelkatabolie (Japichino et al. 1985), so ist eine allgemeine Empfehlung zur Verwendung derartiger Lösungen noch nicht angezeigt.

Der früher übliche Zusatz von Insulin zur Glukoselösung ist weitgehend verlassen. Die heute praktizierte duale Kaloriendeckung durch Kohlenhydrate und Fett sowie ein reduziertes Kalorienangebot machen i. allg. die Applikation von Insulin überflüssig. Kommt es trotz Reduktion der Glukosedosis auf 200 g/d zur Hyperglykämie von über 15 mmol/l (250 mg/dl) und ist eine septisch bedingte Glukoseverwertungsstörung ausgeschlossen, wird den Glukoselösungen Insulin im Verhältnis von 1 IE Altinsulin zu 5 g Glukose zugesetzt (Kap. 3.4).

Die genannte Kaloriendosierung gilt bei Vorliegen eines Schädel-Hirn-Traumas nur, wenn es gelingt, die psychomotorische Unruhe und den damit verbundenen Anstieg des Energieumsatzes durch ausreichende Sedierung zu verhindern (Clifton et al. 1984). Bei Patienten mit Schädel-Hirn-Trauma ist die Messung des Energieumsatzes mit Hilfe der indirekten Kalorimetrie deshalb wünschenswert (Kap. 3.1).

Bevorzugt man auch grundsätzlich die nasogastrale Sondenernährung beim Schädel-Hirn-Verletzten, so sprechen doch neuere Untersuchungen für Vorteile eines „aggressiveren" Nahrungsangebotes der parenteralen Ernährung. Ergebnisse einer prospektiven randomisierten Studie von Schädel-Hirn-Verletzten zeigen bei parenteraler Ernährung günstigere Überlebensraten und eine geringere Prozentrate an Defektheilungen und Komplikationen als bei gastraler Ernährung (Rapp et al. 1983). Eine Bestätigung dieser Befunde ist erforderlich, bevor allgemeine Behandlungsgrundsätze abgeleitet werden können.

Literatur

Abbott W C, Echenique M M, Bistrian B R, Williams S, Blackburn G L (1983) Nutritional care of the trauma patient – Collective review. Surg Gynecol Obstet 157: 585-597

Baue A E, Günther B, Hartl W, Ackenheil M, Heberer G (1984) Altered hormonal activity in severely ill patients after injury or sepsis. Arch Surg 119: 1125-1132

Cederblad G, Larsson J, Schildt B (1984) Muscle and plasma carnitine levels and urinary carnitine excretion in multiple injured patients on total parenteral nutrition. Clin Nutr 2: 143-148

Clifton G L, Robertson C S, Grossman R G, Hodge S, Foltz R, Garza C (1984) The metabolic response to severe head injury. J Neurosurg 60: 687-696

Günther B, Teichmann R, Inthorn D, Bachhuber F, Hartl W (1982) Parenterale Ernährung in der frühen posttraumatischen Phase. In: Eigler F W (Hrsg) Parenterale Ernährung. Zuckschwerdt, München, Berlin, Wien, S 337-344

Günther B (1983) Parenterale Ernährung Schwerverletzter in der „kritischen" (katabolen) Phase. Bericht Unfallmed.Tgg.der Berufsgenossenschaften, Augsburg, S 111 – 120

Hailer S, Adolph M, Eckart J, Wolfram G (1982) Apolipoproteine und Lipide im Serum von Schwerverletzten in Abhängigkeit von der Ernährung. Infusionstherapie 9: 302-309

Hempel V, Heller W, Graf H (1981) Parenterale Ernährung bei Polytrauma – Vergleich zwischen einem fettfreien und einem fetthaltigen Ernährungsregime. Infusionstherapie 3: 124-132

Japichino G, Radrizzani D, Bonetti G, Colombo A, Damia G, Della Torre P, Ferro A, Leoni L, Ronzoni G, Scherini A (1985) Parenteral nutrition of injured patients: effect of manipulation of aminoacid infusion (Increasing branched chain while decreasing aromatic and sulphurated aminoacids). Clin Nutr 4: 121-128

Larsson J, Schildt B, Liljedahl S O, Vinnars E (1984) The effect of severe trauma on muscle energy metabolism in man. Acta Chir Scand 150: 611-618

Liaw K Y, Askanazi J, Michelsen C B, Kantrovitz L R, Fürst P, Kinney J M (1980) Effect of injury and sepsis on high energy phosphates in muscle and red cells. J Trauma 20: 755-759

Rapp R P, Young B, Twyman D, Bivins B A, Haak D, Tibbs P A, Bean J R (1983) The favorable effect of early parenteral feeding on survival in head-injured patients. J Neurosurg 58: 906-912

Schmitz J E, Ahnefeld F W, Burri C (1983) Nutritional support of multiple trauma patients. World J Surg 7: 132-142

Schmitz J E, Lotz P, Kilian J, Grünert A, Ahnefeld F W (1984) Untersuchungen zum Energieumsatz und zur Energieversorgung beatmeter Intensivpatienten. Infusionstherapie 11: 100-108

Streat S J, Hill G L (1987) Nutritional support in the management of critically ill patients in surgical intensive care. World J Surg 11: 194-201

Tempel G, Jelen S (1981) Stickstoffbilanz und Serumaminosäuren-Konzentrationen bei polytraumatisierten Patienten unter totaler parenteraler Ernährung und Zufuhr von Wachstumshormon. In: Müller J, Pichlmaier H (Hrsg) Hochkalorische parenterale Ernährung. Springer, Berlin, Heidelberg, New York, S 45-54

Twyman D, Young A B, Ott L, Norton J A, Bivins B A (1985) High protein enteral feedings: A means of achieving positive nitrogen balance in head injured patients. JPEN 9: 679-684

Wolfram G, Eckart J (1983) Die essentiellen Fettsäuren im Plasma von Schwerverletzten unter dem Einfluß der parenteralen Ernährung. Klin Wochenschr 61: 1181-1189

4.2 Verbrennungen

Für den eiligen Leser

> Das Ausmaß der Verbrennung und die biphasische Reaktion des Organismus bestimmen die Indikation zur künstlichen Ernährung und die Entscheidung über parenteralen oder enteralen Zufuhrweg. Patienten mit Verbrennungen unter 20 % der Körperoberfläche können i. allg. oral ernährt werden (Ausnahme: Inhalationstrauma); bei Verbrennungen zwischen 20 und 30 % der Körperoberfläche wird meist eine nasogastrale Sondenernährung, bei Verbrennungen über 30 % eine vollständige parenterale Ernährung erforderlich.
>
> Unabhängig von der späteren Ernährungsart steht in den ersten 3 Tagen der „Reanimationsphase" die Infusionsbehandlung mit Ringer-Laktat, Proteinlösungen, Dextran und hypertoner Salzlösung im Vordergrund. Kriterium der ausreichenden Flüssigkeitssubstitution ist die Urinproduktion.
>
> Mit Beginn der hypermetabolen Phase erfolgt der Aufbau der Ernährung unter Berücksichtigung der Nährstoffverwertungsstörung des Streßstoffwechsels. Infusionsvolumina, Kalorienbedarf und Nährstoffdosis (Protein, Vitamine, Spurenelemente) werden vom Ausmaß der verbrannten Körperoberfläche bestimmt. Für den Kalorienbedarf pro Tag gilt die Formel: $25 \cdot$ kg KG $+ 40 \cdot$ % verbrannter Körperoberfläche. Ein 80 kg schwerer und zu 40 % verbrannter Patient benötigt deshalb $25 \cdot 80 + 40 \cdot 40 = 2000 + 1600 = 3600$ kcal/d. Ist der Prozentsatz verbrannter Körperoberfläche größer als 50 %, so wird als Faktor in der Formel höchstens die Zahl 50 eingesetzt. Energieumsatzbestimmungen bei Verbrannten haben bewiesen, daß bei 50%iger Verbrennung der maximal mögliche Energieumsatz erreicht ist. Frühere Angaben zum Kalorienbedarf lagen zu hoch. Zwei Drittel der Kalorien, aber maximal 500 g/d (7g/kg $\cdot$ d) werden als Kohlenhydrate, der Rest als Fett gegeben. Der Proteinbedarf wird zwischen 1,5 und 2 g/kg $\cdot$ d angenommen. Elektrolyte werden bei hohem Bedarf (Na und K über 1mmol/kg $\cdot$ d) individuell dosiert, Vitamine und Spurenelemente entsprechen dem Standardbedarf, wobei zusätzlich Vitamin C (250 – 1000 mg/d), Zink (2 – 5 mg/d) und Eisen (2 mg/d) empfohlen werden.

Die künstliche Ernährung Schwerkranker, die Verbrennungen oder Verbrühungen 2. oder 3. Grades von mehr als 20 % der Körperoberfläche erlitten haben, muß zahlreiche Besonderheiten, insbesondere den 2phasigen metabolischen Verlauf der Verbrennungskrankheit berücksichtigen (Tabelle 4.1). An eine 48- bis 72stündige Reanimationsphase mit praktisch vollständiger Blockade aller anabolen Stoffwechselleistungen schließt sich eine etwa 10tägige hypermetabole Phase an, deren Kennzeichen eine gleichzeitige Steigerung anaboler und kataboler Stoffwechselwege darstellt (Cuthbertson 1930, 1979). Ziel der Infusionsbehandlung während der Reanimationsphase ist die Sicherung der vitalen Funktionen durch Volumenersatz. Eine Ernährungstherapie ist nach heutigem Kenntnisstand in den ersten 3 Tagen nach dem Unfall nicht sinnvoll. Während der folgenden hypermetabolen Phase muß dem hohen Bedarf an Flüssigkeit, Energieträgern,

Tabelle 4.1. Besondere Aspekte der künstlichen Ernährung schwerverbrannter Patienten

Biphasischer Verlauf:
　　Reanimationsphase – hypermetabole Phase
Kreislaufinstabilität, Gefahr der Nierenschädigung:
　　Adäquate Diurese durch hohe Zufuhrvolumina sichern
Hypermetabolismus (Autokannibalismus):
　　Reduktion durch Schmerzbehandlung und hohe Umgebungstemperatur (28-32°C)
Hoher Kalorienbedarf:
　　Verwendung von Fett unerläßlich
Hoher Bedarf an Vitaminen, Elektrolyten und Spurenelementen:
　　Supplemente von Vitamin C, Eisen und Zink
Hohes Infektrisiko:
　　Häufiger Wechsel des vaskulären Zuganges
Bestimmung des Ernährungszustands unmöglich

Eiweiß und weiteren Nährstoffen (Elektrolyte, Vitamine, Spurenelemente) unter den Bedingungen des ausgeprägten posttraumatischen Streßstoffwechsels Rechnung getragen werden. Obwohl die Infusionstherapie nicht Gegenstand des vorliegenden Buches ist, wird sie als integrierter Bestandteil der Verbrennungsbehandlung und Voraussetzung der anschließenden künstlichen Ernährung dargestellt.

Berechnung der verbrannten Körperoberfläche (VKOF)

Der *prozentuale Anteil* der verbrannten Körperoberfläche (VKOF) kann beim Erwachsenen nach der Neunerregel abgeschätzt oder aufgrund entsprechender Tabellen genauer bestimmt werden (Abb. 4.1). Berücksichtigt werden dabei nur Areale mit zweit- und drittgradiger Verbrennung, also alle Flächen, die über eine einfache Rötung hinausgehende Verbrennungszeichen aufweisen. Die *absolute Größe der VKOF* kann aus Körperoberfläche (Tabelle 11.4) und prozentualem Anteil der VKOF berechnet werden.

Die Infusionsbehandlung während der Reanimationsphase

Besonders während der ersten 24 h nach ausgedehnter Verbrennung ist ein aggressiver Flüssigkeitsersatz erforderlich. Die Infusionsmenge richtet sich nach dem Körpergewicht, dem prozentualen Anteil verbrannter Körperoberfläche und dem gewählten Infusionsregime (Tabelle 4.2). Die Hälfte der berechneten Infusionsmenge soll dabei in den ersten 8 h Stunden gegeben werden. Wichtigste Kontrollgröße der adäquaten Hydradation ist die Urinproduktion, die über 0.5 ml/kg · h, bei Hämaturie oder Myoglobinurie (Gefahr der Crushniere besonders nach Elektrounfällen) über 1 ml/kg · h betragen muß. Weitere Kriterien sind Puls, zentraler Venendruck und pulmonalkapillärer Druck.

4.2 Verbrennungen

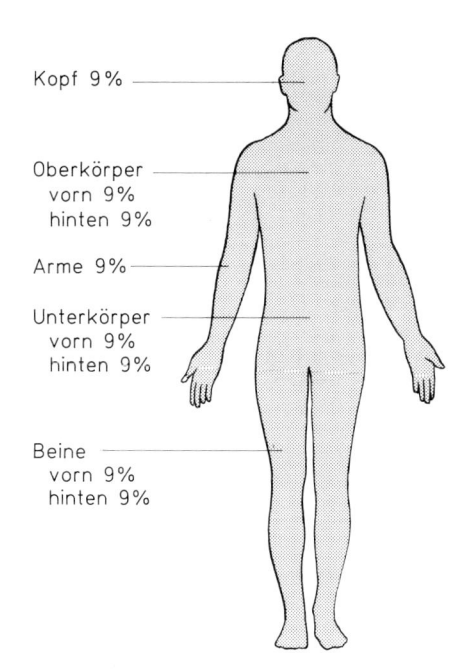

	[%]
Kopf 9%	
Oberkörper vorn 9% hinten 9%	
Arme 9%	
Unterkörper vorn 9% hinten 9%	
Beine vorn 9% hinten 9%	

	[%]
Kopf	7
Hals	2
Rumpf (vorne)	13
Rumpf (hinten)	13
rechte Gesäßhälfte	2,5
linke Gesäßhälfte	2,5
Genitalien	1
rechter Oberarm	4
linker Oberarm	4
rechter Unterarm	3
linker Unterarm	3
rechte Hand	2,5
linke Hand	2,5
rechter Oberschenkel	9,5
linker Oberschenkel	9,5
rechter Unterschenkel	7
linker Unterschenkel	7
rechter Fuß	3,5
linker Fuß	3,5

Abb. 4.1. Ausdehnung der Verbrennung in Prozent der Körperoberfläche.

Die Wahl eines entsprechenden Infusionsregimes sollte nicht starr sein, sondern pathophysiologischen Überlegungen entsprechend individualisiert werden (Tabelle 4.2): Bei jungen Patienten mit einer VKOF unter 50 % sind Humanalbumin, Proteinlösungen und Plasmaexpander nur bei Kreislaufschwierigkeiten mit Druckabfall angezeigt; in der Regel sind Elektrolytlösungen ausreichend (Regime A). Besonders bei Verbrennungen über 50 % der Körperoberfläche, deren Behandlung riesige Flüssigkeitsmengen erfordert, kann die Verwendung der hypertonen Salzlösung das Gesamtvolumen einschränken. Die Ödembildung wird auf diese Weise reduziert (Regime B). Eine frühzeitige Proteinsubstitution ist sinnvoll, wenn eine Frühexzision geplant ist oder auch zur Verstärkung der Ödembehandlung beim Inhalationstrauma (Regime C). Die zusätzliche Gabe eines Plasmaexpanders bewirkt eine besonders rasche Volumenexpansion und ist deshalb bei hochgradiger Verbrennung, bei manifestem Schock, beim älteren Patienten und bei gefährdeter Nierenfunktion angebracht (Regime D).

Mit den genannten Beispielen wurden 4 von beliebig vielen Kombinationen und Dosierungsmöglichkeiten herausgegriffen: Die jeweilige Therapie muß der Situation des individuellen Patienten angepaßt werden. Hinsichtlich der sonstigen therapeutischen Erfordernisse (Umgebungstemperatur ca. 30 °C, Analgesie, Sedation, Antibiotika, Vasoaktiva, β-Blocker) muß auf die Spezialliteratur verwiesen werden.

Tabelle 4.2. Infusionsregime zum Flüssigkeitsersatz während der ersten 24 h nach ausgedehnter Verbrennung. Der Dosierungsrichtwert gibt die 24-h-Menge an; nur für Dextran ist eine Infusionsgeschwindigkeit empfohlen. Die Dosierung muß dem Krankheitsverlauf (Urinproduktion) angepaßt werden. (REA Reanimationsphase, proz. VKOF prozentualer Anteil verbrannter Körperoberfläche, PPL pasteurisierte Plasmaproteinlösung)

Infusionsregime	Zeitplan	Richtwert der Dosierung
A Ringer-Laktat (Na 130 mmol/l)	Ab REA	4 ml/kg·proz. VKOF
B Hypertone Salzlösung (Na 240-300 mmol/l) (500-600 mosmol/l)	Ab REA	3 ml/kg·proz. VKOF
C Ringer-Laktat Protein (Albumin:PPL = 1 : 1)	Ab REA Ab 8. Stunde	4 ml/kg·proz. VKOF 0,5 ml/kg· proz. VKOF
D Ringer-Laktat Dextran Protein (Albumin: PPL = 1: 1)	Ab REA REA bis 8. Stunde Ab 8· Stunde	3 ml/kg · proz. VKOF 2 ml/kg · h 0,5 ml/kg · proz. VKOF
Immer: Azidoseausgleich $NaHCO_3$	ab REA	Base excess · kg · 0,15 mmol
Blut	Bei Bedarf	

Hypermetabole Phase

Am 3. Tag nach der Verbrennung sollten die Weichen für die Ernährungstherapie, die mit Beginn der hypermetabolen Phase – also ab dem 4. Tag – begonnen werden sollte, gestellt werden. Dazu muß über den Substratbedarf (Kalorien, Protein, Elektrolyte, Vitamine, Spurenelemente) ebenso wie über den geeigneten Zufuhrweg (enteral, enteral-parenteral, parenteral) entschieden werden.

Die Bestimmung des Ernährungszustands, die bei anderen Erkrankungen wichtige Hinweise auf den zu erwartenden Energiebedarf gibt (Kap. 7.2), spielt beim Verbrennungspatienten keine Rolle: Die wesentlichen Kriterien wie das Serumalbumin, andere Serumproteine, das Körpergewicht und das klinische Bild werden durch die Flüssigkeitszufuhr und die Eiweißverluste während der Reanimationsphase so verändert, daß ein Rückschluß auf den Ernährungszustand unmöglich ist. Risikoparameter wie der Intrakutantest der zellvermittelten Immunität und der Serumtransferrinspiegel korrelieren zwar mit der Wahrscheinlichkeit septischer Komplikationen (Jensen et al. 1985), sind als Kriterien des Ernährungszustands beim Verbrannten aber ungeeignet.

Durch Anamnese und Untersuchung müssen lediglich vorbestehende Insuffizienzen von Leber, Niere und Lunge erfaßt werden, weil diese Umstände wesentliche Modifikationen der Ernährungstherapie erfordern (Kap. 4.7). Wird der Einsatz von Austauschzuckern in Betracht gezogen, so ist der Ausschluß der Fruktoseintoleranz durch anamnestische oder fremdanamnestische Abklärung der Verträglichkeit von Obst unbedingte Voraussetzung (Kap. 3.3).

Substratbedarf der hypermetabolen Phase

Der Energiebedarf ist aufgrund von Mittelwerten kalorimetrischer Messungen, der Bedarf aller übrigen Substrate eher aufgrund klinischer Erfahrungen als exakter Messungen festgelegt.

Der Energiebedarf schwerverbrannter Patienten liegt zwischen 3000 und 4000 kcal/d. Genauere Schätzungen sind durch Einbeziehen von Körperoberfläche (Wilmore 1974), Körpergewicht und prozentualer verbrannter Körperoberfläche (Davies et al. 1971; Curreri et al. 1974; Curreri 1979) sowie von Alter und Geschlecht (Vielfaches des nach Harris-Benedict berechneten Grundumsatzes, Molnar et al. 1984) möglich (Tabelle 4.3). Die zitierten Formeln basieren sämtlich auf der Analyse von Patientengruppen, wobei die Abweichung zwischen einzelnen Individuen gleichen Verbrennungsgrades erheblich sein kann. Welche Formel zur Berechnung des Energiebedarfs verwendet wird, ist deshalb wenig bedeutsam (Pasulka u. Wachtel 1987).

Wir bevorzugen die Berechnung nach Curreri, weil diese das Körpergewicht als patientenspezifischen Faktor und das Ausmaß der verbrannten Körperoberfläche als Parameter der Verbrennungskrankheit gleichgewichtet berücksichtigt. Tatsächlich sind diese Faktoren die wesentlichen Determinanten des Energiebedarfs, der dann durch weitere Faktoren modifiziert werden kann (Umgebungstemperatur, Schmerz, Sepsis). In Modifikation der Gleichung von Curreri sollte allerdings als Prozentsatz der verbrannten Körperoberfläche höchstens der Wert 50 eingesetzt werden, auch wenn die tatsächlich verbrannte Körperoberfläche mehr als 50 % beträgt: Eine Verbrennung von 50 % der Körperoberfläche bewirkt eine maximale Stimulation der Umsatzrate (Wilmore 1974 a). Weder eine größere Ausdehnung der Verbrennung noch zusätzliche Verletzungen können den Umsatz weiter steigern. Man darf davon ausgehen, daß der höchstmögliche Gesamtumsatz etwa das Doppelte des Grundumsatzes beträgt (Kap. 3.1).

Tabelle 4.3. Energie- und Proteinbedarf schwerverbrannter Patienten. [*VKOF* verbrannte Körperoberfläche in %, *GU* Grundumsatz nach Harris-Benedict (Kap. 3.1), *K.A* Keine Angabe]

Kcal/Tag	Protein/Tag	Autor
2000/m^2	94 g/m^2	Wilmore 1974; Curreri et al.1974
25 · kg + 40 · VKOF	K. A.	Curreri 1979
20 · kg + 70 · VKOF	1g · kg + 3g · VKOF	Davies 1971
2 · GU	2,5g/kg KG	Molnar et al.1984
K.A.	1,4 – 2,2 g/kg KG	Wolfe et al. 1983

Schätzungen zum Proteinbedarf des Schwerverbrannten ergeben meist Werte zwischen 2 und 3 g/kg · d (Tabelle 4.3). Höhere Proteingaben sind nicht sinnvoll. Wir schätzen den Proteinbedarf, der eine maximale Proteinsynthese bewirkt, aufgrund von Daten der Arbeitsgruppe Wolfe niedriger (Wolfe et al. 1983) und empfehlen 1,5 – 2 g/kg · d.

Der Flüssigkeitsbedarf der hypermetabolen Phase kann mit etwa 5-6 l/d (= 200 – 250 ml/h) veranschlagt werden. Eine individuellere Berechnung legt den Flüssigkeitsbedarf als Summe der Perspiratio insensibilis und der gewünschten Urinproduktion fest. Die Perspiratio läßt sich wie folgt kalkulieren:

Perspiratio (ml/h) = $(25 + \text{Prozent VKOF}) \cdot \text{KO (m}^2)$ (Pruitt 1978)

Eine größere Zufuhr, als es der Summe von Perspiratio und Urinproduktion entspricht, führt zu einer Wassereinlagerung (Ödembildung, Zunahme des Körpergewichts), ein Weniger zur Ausschwemmung (Mobilisation von Wasser, Gewichtsabnahme).

Die Steuerung der Flüssigkeitszufuhr erfolgt in der hypermetabolen Phase am besten nach dem Körpergewicht: 3 Tage nach der Verbrennung (Ende der Reanimationsphase) sollte das Höchstgewicht erreicht sein. Dann sollten täglich 500 – 1000 ml Wasser mobilisiert werden, so daß das Ausgangsgewicht zwischen dem 5. und 10. Tag wieder erreicht wird. Urinausscheidung, Serumnatrium, Serumosmolalität, die Elektrolyte im Urin und die Urinosmolalität werden als weitere Kontrollparameter des Flüssigkeitshaushalts herangezogen.

Der Elektrolytbedarf des Verbrannten ist hoch, muß aber individuell bestimmt werden. Der *Natriumbedarf* liegt bei 1-2 mmol/kg · d; dies gilt auch für die Phase der Flüssigkeitsmobilisation, während der die infundierte Salzmenge der Reanimationsphase ausgeschieden werden muß. Bei einer Behandlung größerer Verbrennungswunden mit Silbernitrat kann der Natriumbedarf allerdings wesentlich höher liegen (Moyer et al. 1965). Der *Kaliumbedarf* liegt regelhaft bei 200 mmol/d und kann infolge renaler Verluste sowie der intrazellulären Aufnahme von Kalium mit Glukose oder Aminosäuren 300 – 500 mmol/d erreichen. Der *Phosphorbasisbedarf* liegt bei 0,3 – 0,5 mmol/kg, erhöht sich aber um 20 – 25 mmol/1000 zugeführte kcal (Sheldon u. Gryzb 1975). Die *Feindosierung aller Elektrolyte* erfolgt nach dem täglich zu bestimmenden Serumspiegel.

Zum *Vitamin- und Spurenelementebedarf* von Verbrennungspatienten liegen keine verläßlichen Daten vor. Man hält die Standarddosierung unter parenteraler oder enteraler Ernährung (Kap. 2.1 und 2.2) für nicht vollständig ausreichend (AMA 1975; 1979; Deutsche Gesellschaft für Ernährung 1985) und supplementiert besonders Vitamin C (250 – 1000 mg/d), Zink (2 – 5 mg/d) und Eisen (2 mg/d). Diese Empfehlung beruht auf der Erfahrung, daß diese Faktoren beim Verbrannten oft erniedrigt und für die reparativen Vorgänge der hypermetabolen Phase essentiell sind (Lund et al. 1946; Larson et al. 1970; Irvin et al. 1978).

4.2 Verbrennungen

Enterale oder parenterale Substratzufuhr in der hypermetabolen Phase?

Die Entscheidung über den Ernährungsweg eines Verbrannten hängt v.a. von objektiven Bedingungen ab (Abb. 4.2); erst in 2. Linie beeinflussen persönliche Erfahrungen mit enteraler oder parenteraler Ernährung die Wahl des Zufuhrweges.

Bei einem Ausmaß der Verbrennung von weniger als 20 % der Körperoberfläche kann eine alleinige perorale Ernährung ausreichend sein, wenn kein Inhalationstrauma zugrunde liegt und keine intestinalen Komplikationen auftreten (Abb. 4.2).

Liegt das Ausmaß der Verbrennung zwischen 20 und 30 % der Körperoberfläche, so kann nicht damit gerechnet werden, daß der durch Analgetika und Tranquilizer sedierte Patient die erforderliche Substratmenge auf peroralem Wege bewältigt. Die Indikation zur Sondenernährung wird daher gestellt, falls keine Kontraindikationen gegen die enterale Ernährung vorliegen (Tabelle 4.4). Wegen der Häufigkeit einer gastralen Dystonie ist eine Sondenlage im Dünndarm wünschenswert, wenngleich nicht Bedingung. Eine sonst erforderliche Endoskopie sollte unbedingt genutzt werden, um eine Sonde ins Jejunum zu transportieren. Die enterale Ernährung wird während der Adaptationsphase stets durch eine parenterale Zufuhr von Substrat und Volumen ergänzt werden müssen.

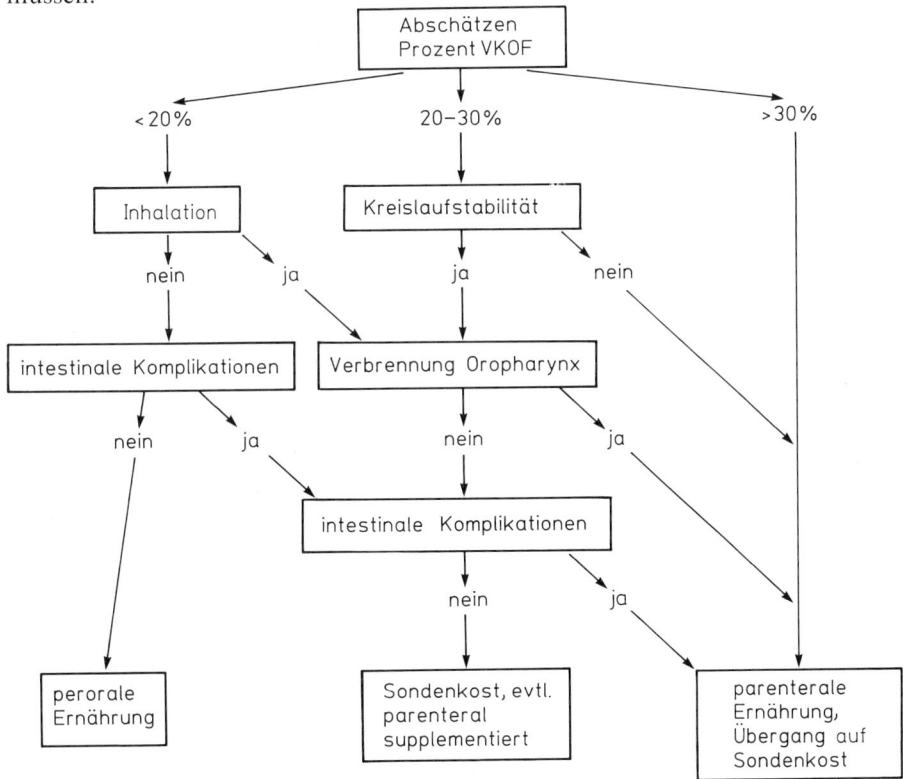

Abb. 4.2. Entscheidungsbaum zum Zufuhrweg der Ernährung bei Verbrennungpatienten

Tabelle 4.4. Indikationen zur parenteralen bzw. Kontraindikationen zur enteralen Ernährung in der hypermetabolen Phase (= Tag 4-10) nach ausgedehnten Verbrennungen

1. Verbrennung über 30 % der Körperoberfläche
2. Kreislaufinstabilität, insbesondere bei Sepsis
3. Zusätzliches abdominales Trauma (Ausnahme: Laparotomie mit Einlage einer Dünndarmsonde)
4. Intestinale Komplikationen:
    - Ileus
    - Streßulzera (Curling-Ulkus)
    - Pankreatitis
    - Cholezystitis
    - Ischämische Enterokolitis
    - Kompressionssyndrom der A. mesenterica superior
    - Pseudoobstruktion des Kolons (Ogilvie-Syndrom)

Bei einer Verbrennung von mehr als 30 % der Körperoberfläche sind prolongierter Ileus, Kreislaufinstabilität und intestinale Komplikationen so häufig, daß mit einer vollständigen parenteralen Ernährung begonnen werden muß. Nach Sicherung der intestinalen Funktion sollte überlappend auf eine enterale Ernährung umgestellt werden (Kap. 2.2, Beispiel 7).

Eine enterale Ernährung verbietet sich bei Kreislaufinstabilität wegen der Möglichkeit einer Auffüllung des 3. Raumes, der Unsicherheit der Resorption und der zusätzlichen Kreislaufbelastung durch die Ernährungstherapie.

Bei zusätzlichem abdominalem Trauma ist die Wahrscheinlichkeit eines prolongierten Ileus ebenfalls erhöht. Deshalb sollte initial eine parenterale Ernährung vorgezogen werden, auch wenn eine enteralen Ernährung unmittelbar nach Trauma über Dünndarmsonden möglich ist (Moore et al. 1981). Überlappend und so rasch als möglich ist auch bei diesen Patienten der Übergang zur Sondenernährung sinnvoll.

Der *Gastrointestinaltrakt* ist ein *Schockorgan:* Streßulzera im gastroduodenalen Abschnitt (Curling-Ulkus) (Pruitt u. Goodwin 1981), ischämische Enterokolitis (Goodwin u. Pruitt 1980), Cholezystitis bei steinfreier Gallenblase (Munster et al. 1970) und Pankreatitis sind häufige, das Kompressionssyndrom der A. mesenterica superior (Lescher 1979) und die intestinale Pseudoobstruktion (Lescher et al. 1978) seltene Komplikationen nach ausgedehnter Verbrennung. Sie stellen eine temporäre Kontraindikation gegen die enterale Ernährung dar (Tabelle 4.4).

Praktische Beispiele

Nachfolgend sollen die voranstehenden Informationen zur künstlichen Ernährung von Verbrennungspatienten mit 3 Beispielen illustriert werden. Damit sollen die theoretischen Größen des Substratbedarfs sowie die Überlegungen zum Zufuhrweg in praxisgerechtere Formen überführt und vor klinikbezogenem Hintergrund diskutiert werden. Wiederum werden in diesen Beispielen konkrete

4.2 Verbrennungen

Präparate aus der Roten Liste der BRD exemplarisch angegeben; gleichwertige Produkte können dort sowie im Arzneimittelkompendium der Schweiz (Band 2, Documed AG, Basel) gefunden und einem Vergleich unterzogen werden.

Orale Ernährung bei weniger als 20 % VKOF

Obgleich das Beispiel des oralen Nährstoffplans eines 70 kg schweren Patienten mit 20%iger Verbrennung eher dem Bereich der Diätetik als der künstlichen Ernährung zuzuordnen ist, wurde es aufgenommen, um die Grenzen der natürlichen Nährstoffzufuhr aufzuzeigen (Tabelle 4.5). Insgesamt hätte dieser Patient mit einem Flüssigkeitsvolumen von ca. 5 l eine Nahrungsaufnahme mit dem Brennwert von 3100 Kcal (2550 Nichtproteinkalorien + 550 Proteinkalorien) zu bewältigen ! Trotz einer akzeptablen Verteilung auf Kohlenhydrate, Fett und Protein im Verhältnis 55 % : 27 % : 18 % eine kaum zu lösende Aufgabe, wenn man bedenkt, daß Verbrennungspatienten mit Analgetika und Tranquilizern sediert sind.

Bei Verdacht auf Inhalationstrauma oder Kontraindikationen gegen die enterale Ernährung (Tabelle 4.4) wird man sich deshalb zur vollständigen parenteralen Ernährung entschließen, die dann dem Beispiel 4 „vollständige parenterale Ernährung mit Glukose und Fett" folgend aufgebaut wird (Kap. 2.1). So früh wie möglich muß auf eine enterale Ernährung übergegangen werden, um den zentralen Venenkatheter entfernen zu können.

Bestehen keine Kontraindikationen gegen die enterale Ernährung, wird eine Sonde nach Möglichkeit in den Dünndarm plaziert (Kap. 5.2) und eine kontinuierliche, pumpenkontrollierte enterale Ernährung entsprechend Beispiel 7 aufgebaut (Kap. 2.2). Bei diesem Ernährungsplan kann unter stabilen Kreislaufbedingungen bereits am 2. oder 3. Tag nach der Verbrennung eine kleine Menge enteral infundiert werden: 40 – 60 ml/h entsprechend 960 – 1440 kcal/d.

Die Adaptationsphase wird gegenüber dem Standardverfahren (Beispiel 7) verkürzt, indem man die Peptiddiät mit kalorischer Standarddichte (1 kcal/ml) am 4. Tag mit 60 ml/h (= 1440 ml = 1440 kcal), am 5. Tag mit 80 ml/h (1920 ml/d = 1920 kcal/d) und am 6. Tag mit 100 oder 120 ml/h (= 2400 – 2880 ml = 2400 – 2880 kcal/d) infundiert. Die verbleibende Flüssigkeitsmenge (Differenz zu 5 l Gesamtinfusionsvolumen) muß parenteral infundiert werden, wobei die Menge auch zur

Tabelle 4.5. Beispiel eines peroralen Nährstoffplans für einen 70 kg schweren Patienten mit 20%iger Verbrennung.
(*% VKOF* prozentualer Anteil der verbrannten Körperoberfläche)

	Berechnungsgrundlage	Beispiel
Energie	25 · kg + 40 · %VKOF 1/3 Fett, 2/3 Kohlenhydrate	25 · 70 + 40 · 20 = 2550 kcal/d
Protein	2g/kg	140g/d
Flüssigkeit	5 l pauschal	ca. 5 l
Elektrolyte Vitamine Spurenelemente	Standard durch Diät abgedeckt, Supplemente: Eisen, Zink, Vitamin C	Combionta (Merck) 4mal 1 täglich, Cebion[R] (Merck) 500 mg täglich

Applikation der Protein- und Kaloriendifferenz (Tabelle 4.5) genutzt werden soll.

Bereits die Substratzufuhr bei 20%iger Verbrennung bereitet somit nicht unerhebliche Schwierigkeiten und verlangt oft den kombinierten Einsatz von peroraler Nahrungsaufnahme, Sondenkost und parenteraler Infusion.

Sondenernährung bei 20 bis 30% VKOF

Bei 20- bis 30%iger Ausdehnung einer Verbrennung besteht kein Zweifel, daß die erforderliche Substrat- und Volumenmenge nicht mehr oral aufgenommen werden kann (Tabelle 4.6). Falls am 2. Tag nach der Verbrennung eine Dünndarmsonde gelegt werden kann, sollte bei stabilen Kreislaufverhältnissen und normaler Funktion des Intestinaltrakts am gleichen Tag oder spätestens am 3. Tag nach der Verbrennung mit der Sondenernährung begonnen werden.

Sind die genannten Voraussetzungen nicht gegeben oder gelangt die Nährsonde nicht in den Dünndarm, so sollte eine vollständige parenterale Ernährung am 3. Tag begonnen werden. Sobald als möglich wird auch dann die Sondenernährung die parenterale Ernährung ersetzen. Dieser Übergang muß so rasch, wie es von seiten des Kreislaufs und der Darmfunktion möglich ist, vollzogen werden, um die Liegezeit des zentralen Venenkatheters kurz zu halten. Bei septischen Anzeichen muß der zentrale Venenkatheter unter Abnahme aerober und anaerober Blutkulturen gewechselt werden (s. u.). Die Spitze des entfernten Venenkatheters muß bakteriologisch untersucht werden.

Unter günstigen Voraussetzungen kann eine jejunale Ernährung mit einer isoosmolaren Oligopeptiddiät (kalorische Standarddichte von 1 kcal/ml) am 3. Tag begonnen werden. Infusionsraten und zugeführte Kalorienmenge werden unter Beachtung der individuellen Toleranz (mehrfach täglich klinische Kontrollen) vom 3. – 6. Tag gesteigert (Tabelle 4.7). Die enterale Ernährung muß im Vergleich zur Standardernährung rasch aufgebaut werden (Beispiel 7, Kap. 2.2). Bei funktionsfähigem Gastrointestinaltrakt ist ein derartiges Programm realistisch: Kreislaufstabilität, ausgeglichene Serumelektrolyte (insbesondere Kalium im Normbereich) und eine Normalisierung des Serumalbuminwertes (> 30 g/l) *vor Beginn* des enteralen Ernährungsaufbaus sind unerläßliche Voraussetzungen.

Auch unter optimalen Voraussetzungen können Flüssigkeits- und Nährstoffbedarf des Patienten erst am 6. Tag nach der Verbrennung sicher gedeckt werden. Dabei ist im praktischen Kalkül stets die Möglichkeit zu berücksichtigen, daß der enterale Ernährungsaufbau in vorgesehener Geschwindigkeit nicht toleriert wird und verlangsamt werden muß (Kap. 2.2). Eine zusätzliche parenterale Zufuhr von Volumen und Substraten ist deshalb bis mindestens 1 Woche nach der Verbrennung erforderlich. Dieser Bedarf ergibt sich aus der Differenz von enteraler Zufuhr (Tabelle 4.7) und Gesamtbedarf (Tabelle 4.8); die parenterale Ernährung folgt den üblichen Regeln (Kap. 2.1).

Sondenernährung bedeutet somit zumindest initial stets die Kombination von 2 oder oft 3 Zufuhrwegen. Zur zusätzlichen oralen Flüssigkeits- und Nahrungsaufnahme soll stets ermuntert werden. Bei 20- bis 30%iger VKOF liegt deshalb das Schwergewicht der Ernährungstherapie auf der enteralen Substratzufuhr, welche innerhalb weniger Tage den Patienten ausreichend zu versorgen vermag. Im Gegensatz dazu wird bei über 30%iger VKOF (s.u.) die parenterale Substratzufuhr von vornherein längerfristig angelegt werden müssen.

4.2 Verbrennungen

Tabelle 4.6. Beispiel eines Nährstoffplans zur Sondenernährung für einen 70 kg schweren Patienten mit 30%iger Verbrennung (% *VKOF* prozentualer Anteil der verbrannten Körperoberfläche)

	Berechnungsgrundlage	Beispiel
Energie	25 · kg + 40 · % VKOF	25 · 70 + 40 · 30 = 2950 kcal/d
	1/3 Fett	110g
	2/3 Kohlenhydrate	500g
Protein	1,5 – 2 g	105 – 140 g/die
Flüssigkeit	200 – 250 ml/h	4,8 – 6 l/die
Elektrolyte	Bedarf nach täglicher Serumbestimmung, etwa:	
	Natrium 1-2 mmol/kg · d	100 mmol/d
	Kalium 200 mmol/d	200 mmol/d
	Phosphat 0,3-0,5 mmol/kg · d + 20-25 mmol/1000kcal	100 mmol/d
Vitamine Spurenelemente	Standarddosis, zusätzlich: Vitamin C 500mg/d Zink 5mg/d Eisen 2mg/d	Enteral: Combionta (Merck) 4mal 1 + Cebion (Merck) 500 mg
		Parenteral: Multibionta zur Infusion (Merck) + Addel (Kabi)

Tabelle 4.7. Jejunale Ernährung mit einer Oligopeptidstandarddiät (Peptisorb, Pfrimmer)

Tag nach Verbrennung	Infusionsrate [ml/h]	[ml/Tag]	Kcal/Tag Gesamt	Nicht-N-Kalorien	Proteinmenge [g/d]
3	40	960	960	790	42
4	80	1920	1920	1570	84
5	120	2880	2880	2360	126
6	160	3840	3840	3150	168

Vollständige parenterale Ernährung bei mehr als 30%iger VKOF

Maximaler Substratbedarf, septisches Risiko, Kreislaufinstabilität und die Wahrscheinlichkeit intestinaler Komplikationen lassen auch die vollständige parenterale Ernährung zu einer Herausforderung werden. Im Nährstoffplan (Tabelle 4.8) muß die maximale Steigerung des Umsatzes auf das 2fache des Grundumsatzes berücksichtigt werden: Weitere Streßfaktoren wie Frakturen, Sepsis und zu niedrige Umgebungstemperaturen können den Grundumsatz nicht weiter erhöhen,

Tabelle 4.8. Beispiel eines Nährstoffplans zur vollständigen parenteralen Ernährung für einen 70 kg schweren Patienten mit 60%iger Verbrennung.
Beachte: 1. In der Formel zur Berechnung der Energiebedarfs wird die VKOF mit 50 % angegeben: Dieser Wert entspricht der maximalen Umsatzsteigerung. 2. Die Kohlenhydrat-Fett-Relation wird durch die maximal applizierbare Glukosemenge bestimmt. (*%VKOF* prozentualer Anteil der verbrannten Körperoberfläche)

	Berechnungsgrundlage	Beispiel
Energie	$25 \cdot kg + 40 \cdot \%\ VKOF$ Kohlenhydrate maximal 500g/d Fett (Restkalorien)	$25 \cdot 70 + 40 \cdot 50 = 3750$ kcal/d 500 g/d (2000 kcal/d) 200 g/d (1750 kcal/d)
Protein	1,5 – 2,0 g/d	105 – 140 g/d
Flüssigkeit	200 – 250 ml/h	4,8 – 6,0 l/d
Elektrolyte	Bedarf nach täglicher Serumbestimmung, etwa: Natrium 1-2 mmol/kg · d Kalium 200 mmol/d Phosphat 0,3-0,5 mmol/kg · d + 20 – 25 mmol/1000 kcal	100 mmol/d 200 mmol/d 100 mmol/d
Vitamine	Standarddosis + Vitamin C 500mg/d + Zink 5mg/d + Eisen 2mg/d	Multibionta zur Infusion (Merck) + Addel (Kabi)

sondern führen zu Kreislaufkollaps und Tod (Wilmore 1974 a). Umgekehrt konnte gezeigt werden, daß die maximale Steigerung des Grundumsatzes bei geeigneter Umgebungstemperatur, Schmerztherapie und Sedation bei ca. 160 % des Grundumsatzes gehalten werden kann (Abb. 4.3).

Die Obergrenze der Kohlenhydratutilisation (Kap. 3.1) muss bei diesen Patienten besonders beachtet werden: Mehr als 5 mg/kg · min Glukose können nicht umgesetzt werden (Burke et al. 1979); dies entspricht bei einem 70 kg schweren Patienten 500 g/d. Weitere Kalorien müssen als Fett zugeführt werden. Die Nährstoffrelation richtet sich bei diesen schwerstverbrannten Patienten also nach dem Ausmaß der Verbrennung und erreicht bei 50 % VKOF ein Verhältnis Glukose:Fett von 1:1.

Der *Aufbau der parenteralen Ernährung* sollte ab dem 3. Tag zügig erfolgen. Wir bevorzugen 10%ige Aminosäurenlösungen sowie Fett- und Glukoselösungen in 20%iger Konzentration. Somit wird nach kurzer Adaptation über den 4. und 5. Tag ab dem 6. Tag eine kalorisch vollständige parenterale Ernährung erreicht: 1500 ml Aminosäuren 10 % (150 g), 1000 ml einer 20%igen Fettemulsion (1800 kcal) und maximal 500 g Glukose (entsprechend 2000 ml einer 20%-igen Lösung oder 2000 kcal) werden infundiert. Eine engmaschige metabolische Überwachung ist erforderlich (Tabelle 4.9).

4.2 Verbrennungen

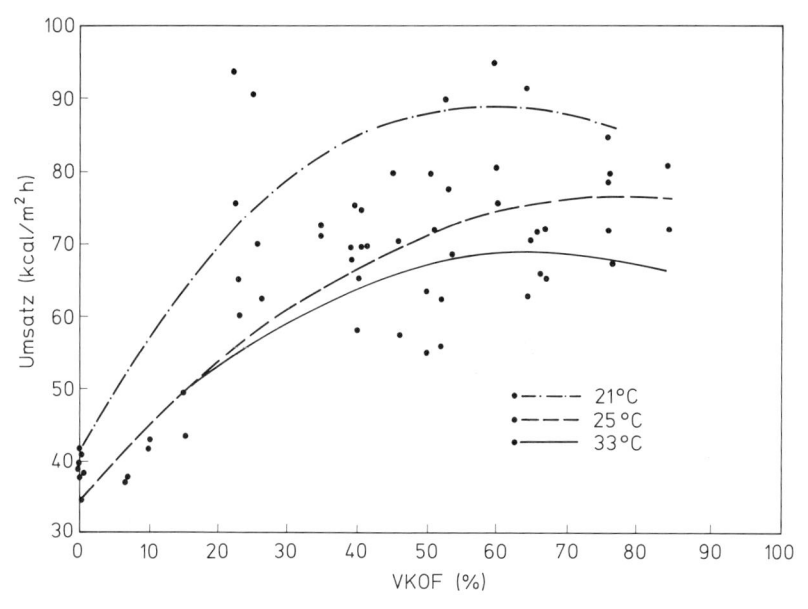

Abb. 4.3. Beziehung zwischen Gesamtumsatz und Umgebungstemperatur bei Verbrennungspatienten und gesunden Probanden (Wilmore 1974 a).

Eine *Insulingabe* wird bei Blutzuckerwerten oberhalb 15 mmol/l erforderlich. 1 E Insulin wird auf 5 g Glukose gegeben (Kap. 3.4). Sekundäre Verschlechterungen der Kohlenhydrattoleranz sind auf Sepsis verdächtig.

Der *zentrale Venenkatheter* ist beim Verbrennungspatienten in besonderem Maße infektgefährdet. Man sollte sich deshalb der Empfehlung anschließen, zentrale Venenkatheter jeden 3.–4. Tag über einen Seldinger-Draht zu wechseln, um das Risiko einer Sepsis und einer eitrigen zentralen Thrombophlebitis zu minimieren (Pruitt et al. 1980). Zusätzlich sollte die Spitze jedes entfernten Katheters mikrobiologisch untersucht werden. Wird der Katheter bei Verdacht auf Sepsis entfernt (gerötete Einstichstelle, unerklärtes Fieber), so sind gleichzeitig aerobe und anaerobe Blutkulturen erforderlich.

Muß ein zentraler Venenkatheter *unter Notfallbedingungen* gelegt werden, so sollte dieser auf der von der Verbrennung stärker betroffenen Seite, gegebenenfalls auch durch verbrannte Hautareale hindurch, eingeführt werden. Nach einer ersten Stabilisierungsphase wird ein neuer, zentraler Zugang unter optimalen Bedingungen durch nicht verbranntes Hautareal, also an günstigem Ort, eingelegt.

Ein möglichst rascher *Übergang auf enterale Ernährung* empfiehlt sich insbesondere im Hinblick auf die septischen Risiken. Bei Verbrennungen, die über 30 % der Körperoberfläche betreffen, darf jedoch nicht zu früh mit einer enteralen Ernährung begonnen werden. Die hormonelle Umstellung mit dem Überwiegen von Katecholaminen und Sympathikotonus ist oft von einer intestinalen Atonie begleitet. Kann jedoch eine peridurale Daueranästhesie angelegt werden,

Tabelle 4.9. Metabolische Überwachung der vollständigen parenteralen Ernährung in Reanimations- und hypermetaboler Phase nach ausgedehnter Verbrennung

Körpergewicht		Täglich
Flüssigkeitsbilanz		Täglich
Blutchemie:	Glukose	Mehrmals täglich
	Elektrolyte (Na, K, Cl, PO$_4$)	Täglich
	Kreatinin, Harnstoff	Täglich
	Osmolalität	Täglich
	Kalzium, Magnesium	2mal/Woche
	Leberstatus	2mal/Woche
	Albumin	2mal/Woche
	Triglyzeride	2mal/Woche
	Blutgasanalyse	Je nach Verlauf
Urinuntersuchung:	Osmolalität	Täglich
	Kreatinin	Täglich
	Na, K	Täglich

so ist in der Regel eine raschere Überwindung des Ileus und damit ein früherer Beginn der enteralen Ernährung möglich.

Die enterale Ernährung sollte bei Schwerstverbrannten in der Regel am Ende der 1. Woche nach der Verbrennung nach Sicherung der Darmtätigkeit durch Darmgeräusche, Wind und Stuhlabgang begonnen werden. Die Ernährung erfolgt mit einer nährstoffdefinierten Diät in den Magen; eine Dünndarmernährung ist nicht erforderlich.

Rekonvaleszenz

Gegen Ende der 2. Woche kann mit einem Abfall des Gesamtumsatzes gerechnet werden. Die Kaloriendosis muß dem reduzierten Energieumsatz angepaßt werden. In der Regel sind 30-35 kcal/kg · d ausreichend. Zu diesem Zeitpunkt kann auch die Sondenkost in eine orale Ernährung überführt werden.

Spezielle Überlegungen und Tendenzen

Multimorbidität ist ein wichtiges Problem, das auch bei der Ernährung verbrannter Patienten zu berücksichtigen ist. Bei eingeschränkter Funktion von Niere, Leber und Lunge sind die entsprechenden Richtlinien in die Verbrennungsbehandlung einzubeziehen (Kap. 4.7).

Für *niereninsuffiziente Patienten* wird grundsätzlich eine Proteinrestriktion sowie neuerdings die Applikation von Ketoanalogen der Aminosäuren empfohlen (Mitch et al. 1984). Beim verbrannten Patienten dürfen derartige Überlegungen nicht im Vordergrund stehen. Vielmehr sollte die von Wolfe definierte minimale Proteinmenge, die eine optimale Syntheseleistung gestattet, eingesetzt werden (Wolfe et al. 1983). Kommt es trotzdem zu einem Anstieg des Serumharnstoffwertes, so sind Hämodialysen oder Hämofiltration indiziert.

Bei *leberinsuffizienten Patienten* ist ebenfalls eine Proteinrestriktion angezeigt. Über den Wert von Aminosäurenlösungen, die mit verzweigtkettigen Aminosäuren angereichert sind, besteht bislang keine einheitliche Meinung (Cerra et al. 1983; Christie et al. 1985). Bis heute scheint der Effekt nicht gesichert und ein Einsatz mithin nicht gerechtfertigt (Kap. 3.2). Auch bei diesen Patienten sollte die von Wolfe empfohlene Proteinmenge von 1.4 g/kg · d infundiert werden (Wolfe et al. 1983). Darüber hinaus scheint die ausreichende Versorgung mit Vitaminen – insbesondere den Vitaminen der Gruppe B – sowie eine Prophylaxe von Sepsis, gastrointestinaler Blutung und Kreislaufinsuffizienz entscheidend.

Beim polytraumatisierten und beatmeten Patienten ist die hohe CO_2-Produktion bei parenteraler Ernährung mit hohen Glukosekonzentrationen immer wieder Gegenstand der Sorge. Bei Beachtung der Obergrenze der Glukosedosis von 500 g/d (5-7mg/kg·min) (Burke et al. 1979) und Applikation der Restkalorien als Fett kommt diesem Problem nur noch geringe Bedeutung zu (Serog et al. 1983).

Frühere Versuche, die Eiweißkatabolie mit hohen Dosen von Insulin (Hinton et al. 1971; Burke et al. 1979) oder Wachstumshormon (Soroff et al. 1967; Wilmore 1974 b) zu durchbrechen, sind nicht zuletzt wegen der Gefahr von Hypoglykämie und Hypokaliämie und der damit verbundenen engmaschigen Kontrollen verlassen. Hormonelle Manipulationen der Katabolie sind heute Gegenstand der Forschung (Kapitel 9). Ebenso ist die Bedeutung von Zuckeraustauschstoffen, insbesondere Xylit, durch die Beschreibung spezifischer stickstoffsparender Effekte während der akuten Phase von Verbrennungen erneut in den Brennpunkt der Diskussion geraten (Georgieff et al. 1985, vgl. Kap. 3.3). Unter vielen weiteren Forschungsansätzen hat schließlich die experimentelle Beobachtung ausgeprägter antikataboler Effekte einer sehr frühen enteralen Ernährungstherapie Aufmerksamkeit erregt (Mochizuki et al. 1984). Auch diese Beobachtung erfordert weitere Untersuchungen, bevor klinische Konsequenzen gezogen werden können.

Literatur

AMA Departments of Foods and Nutrition (1979) Guidelines for essential trace element preparations for parenteral use. JAMA 241: 2051-2054

AMA Departments of Foods and Nutrition (1975) Multivitamin preparations for parenteral use: A statement by the nutrition advisory group. JPEN 3: 258-262

Burke JF, Wolfe RR, Mullany CJ, Matthews DE, Bier DM (1979) Glucose requirements following burn injury. Ann Surg 190: 274-284

Cerra FB, Mazuski J, Teasley K, Nuwer N, Lysne J, Shronts E, Konstantinides F (1983) Nitrogen retention in critically ill patients is proportional to the branched chain amino acid load. Crit Care Med 11: 775-778

Christie ML, Sack DM, Pomposelli J, Horst D (1985) Enriched branched-chain amino acid formula versus a casein-based supplement in the treatment of cirrhosis. JPEN 9(6): 671-678

Curreri PW (1979) Supportive therapy in burn care. Nutritional replacement modalities. J Trauma 19 (11 Suppl): 906-908

Curreri PW, Richmond D, Marvin J (1974) Dietary requirements of patients with major burns. J Am Diet Assoc 65 (4): 415-417

Cuthbertson DP (1930) The disturbance of metabolism produced by bony and non-bony injury, with notes on certain abnormal conditions of bone. Biochem J 24: 1244-1263

Cuthbertson DP (1979) The metabolic response to injury and its nutritional implications: Retrospect and prospect. JPEN 3: 108-129

Danielsson U, Arturson G, Wennberg L (1978) Variations of metabolic rate in burned patients as a result of the injury and the care. Burns 5: 169-173

Davies JWL, Liljedahl SL (1977) Metabolic consequences of an extensive burn. In Polk HC, Stone HH (eds.): Contemporary burn management. Little Brown, Boston

Demling RH (1978) Fluid replacement in burned patients. Surg Clin N Am 67: 15-30

Deutsche Gesellschaft für Ernährung (1985) Empfehlungen für die Nährstoffzufuhr. Umschau, Frankfurt

Georgieff M, Moldawer LL, Bistrian BR, Blackburn GL (1985) Xylitol, an energy source for intravenous nutrition after trauma. JPEN 9: 199-209

Goodwin CW, Pruitt Jr. BA (1980) The massive burn with sepsis and Curlings ulcer. In Hardy JD (ed.) Critical Surgical Illness, 2nd Edn. WB Saunders Phildalephia pp 211-233

Harris JA, Benedict FG (1919) Biometric studies of basal metabolism in man. Carnegie Institute of Washington, Publ. Nr. 279

Hinton P, Allison SP, Littlejohn S (1971) Insulin and glucose to reduce catabolic response to injury in burned patients. Lancet I: 767-769

Irvin TT, Chattopadhyay DK, Smythe A (1978) Ascorbic acid requirements in postoperative patients. Surg Gynecol Obstet 147: 49-55

Jensen TG, Long JM III, Dudrick SJ, Johnston DA (1985) Nutritional assessment. Indications of postburn complications. J Am Diet Assoc 85: 68-72

Larson DL, Maxwell R, Abston S, Dobrovsky M. Zinc deficiency in burned children. Plast Reconstr Surg 46: 13

Lescher TJ, Teejarden DK, Pruitt BA Jr (1978) Acute pseudoobstruction of the colon in thermally injured patients. Dis Colon Rectum 21: 618-622

Lescher TJ, Sirinek KR, Pruitt BA (1979) Superior mesenteric artery syndrome in thermally injured patients. J Trauma 19: 567-571

Lund CC, Levenson SM, Green RW (1947) Ascorbic acid, thiamine, riboflavin and nicotinic acid in relation to acute burns in man. Arch Surg 55: 557-571

Mitch WE, Walser M, Steinmann TI, Hill S, Zeger S, Tungsanga K (1984) The effect of keto acid-amino supplement to a restricted diet on the progression of chronic renal failure. N Engl J Med 311: 623-629

Mochizuki H, Trocki O, Dominioni L, Brackett KA, Joffe SN, Alexander JW (1984) Mechanisms of prevention of post burn hypermetabolism and catabolism by early enteral feeding. Ann Surg 200: 297-303

Molnar JA, Bell SJ, Goodenough RD, Burke JF (1984) Enteral nutrition in patients with burns or trauma. In: Rombeau JL, Caldwell MD (eds.) Enteral and tube feeding. WB Saunders Philadelphia pp 412-433

Moore EE, Dunn EL, Jones TN (1981) Immediate jejunostomy feeding. Its use after major abdominal trauma. Arch Surg 116: 681-684

Moyer CA, Brentano L, Gravens DL, Margraf HW, Monafo WW (1965) Treatment of large human burns with 0.5% silver nitrate solution. Arch Surg 90: 812-867

Munster AM, Goodwin MN, Pruitt BA (1970) Acalculous cholecystitis in burned patients. Am J Surg 172: 965-966

Pasulka PS, Wachtel TL (1987) Nutritional considerations for the burned patients. Surg Clin North Am 67: 109-131

Pruitt BA (1978) Advances in fluid therapy and the early care of the burned patient. World J Surg 2: 139-150

Pruitt BA, Goodwin CW (1981) Stress ulcer disease in the burned patient. World J Surg 5: 209-222

Pruitt BA, McManus WF, Kim SH, Treat RC (1980) Diagnosis and treatment of cannula-related intravenous sepsis in burned patients. Ann Surg 191: 546-553

Seorg P, Baigts F, Apfelbaum M, Gailband J, Chauvin B, Pecqueur ML (1983) Energy and nitrogen balance in 24 serverely burned patients receiving 4 isocaloric diets of about 10MJ/m2/day (2392 Kcalories/m2/day). Burns 9: 422-427

Sheldon GF, Gryzb S (1975) Phosphate depletion and repletion: Relation to parenteral nutrition and oxygen transport. Ann Surg 182: 683-689

Soroff HS, Rozin RR, Mooty J et al. (1967) Role of human growth hormone in the response to trauma: I. Metabolic effects following burns. Ann Surg 166: 739-752

Wilmore DW (1974) Nutrition and metabolism following thermal injury. Clin Plast Surg 1: 603-619

Wilmore DW, Long JM, Mason AD et al (1974 a) Catecholamines: Mediator of the hypermetabolic response to thermal injury. Ann Surg 180: 653-669

Wilmore DW, Moylan Jr. JA, Bristow BF et al (1974) Anabolic effects of human growth hormone and high caloric feedings following thermal injury. Surg Gynecol Obstet 138: 875-884

Wolfe RR, Goodenough RD, Burke JF, Wolfe MH (1983) Response of protein and urea kinetics in burn patients to different levels of protein intake. Ann Surg 197: 163-171

4.3 Sepsis

Für den eiligen Leser

> Im hyperdynamen Stadium der Sepsis ist eine vollständige parenterale Ernährung mit dem 1,5fachen Kalorienangebot des Grundumsatzes angezeigt. Mit zunehmender Einschränkung der Nährstoffverwertung muß im hypodynamen Stadium auf ein hypokalorisches Ernährungsregime übergegangen werden.
> Da septische Komplikationen meist nach abdominalchirurgischen Eingriffen auftreten und Folgen von Peritonitis und Ileus sind, spielt die Sondenernährung keine Rolle.
> Voraussetzung der (erfolgreichen) Ernährungstherapie ist die chirurgische Sanierung des septischen Herdes. Bei erfolgloser Primärbehandlung ist der schicksalhafte Verlauf mit extremer Eiweißkatabolie („Autokannibalismus") durch eine künstliche Ernährung nicht zu beeinflussen.

Als Sepsis wird ein Krankheitsbild bezeichnet, das durch eine Infektion, v.a. gramnegativer Bakterien, ausgelöst wird, zu Fieber über 38,5 °C führt, Leukozytose oder Leukopenie sowie Thrombozytopenie bedingt und durch toxische Allgemein- und Kreislaufveränderungen charakterisiert ist (Baue 1975; Meßmer 1982; Baue et al. 1984).

Mit Hilfe hämodynamischer und metabolischer Größen werden im Verlauf einer Sepsis 2 Phasen oder Stadien unterschieden, deren Übergang fließend ist (Meßmer; Siegel et al. 1979). Aufgrund hämodynamischer Kriterien kann ein hyperdynames Stadium mit Tachykardie, gesteigertem Herzzeitvolumen und verminderter arteriovenöser Sauerstoffdifferenz von einem hypodynamen Stadium unterschieden werden. Wählt man Stoffwechselparameter zur Einteilung des Sepsisverlaufs, so kann man analog zur hyper- bzw. hypodynamen Sepsisphase eine hypermetabole von einer hypometabolen Phase unterscheiden (Siegel et al. 1979).

Analog zum Postaggressionsstoffwechsel ist die *hyperdyname* Phase der Sepsis neben dem gesteigerten Energiebedarf (Hypermetabolismus) durch Hyperglykämie und erhöhte Serumkonzentration von freien Fettsäuren und Ketonkörpern charakterisiert (Tabelle 4.10). Aufgrund dieser Ähnlichkeit faßt das amerikanische Schrifttum Streßstoffwechsel und hypermetabole Phase der Sepsis zusammen. Wie im Streß sind Serumkonzentrationen, Umsatz und Verwertung von Fettsäuren und Ketonkörpern gesteigert. Trotz bevorzugter Verwertung von Fett in diesem Stadium ist die hepatische Glukoneogenese erhöht (Wannemacher et al. 1979; Bocking et al. 1981; Radcliffe et al. 1981; Dietze et al. 1985; Hartl 1985). Durch Zufuhr von Glukose ist die hepatische Glukoseproduktion bei septischer Stoffwechsellage nicht supprimierbar (Long et al. 1976; Bocking et al. 1981).

Kreislaufinstabilität zeigt klinisch den Übergang von der hyperdynamen in die hypodyname Sepsisform an. Metabolisch ist dieses Stadium durch Verminderung des Energieumsatzes und Abfall der Konzentrationen von freien Fettsäuren, Ketonkörpern und verzweigtkettigen Aminosäuren charakterisiert (Tabelle 4.10)

Tabelle 4.10 Stoffwechsel und künstliche Ernährung im hyper- und hypodynamen Stadium der Sepsis

Hyperdynames/hypermetaboles Stadium	Künstliche Ernährung
Energieumsatz ↑ Kalorienbedarf ↑	
Hyperglykämie – Glukoneogenese ↑ – (Glukoseassimilationsstörung)	Vollständige parenterale Ernährung Kaloriendosierung: 1,5 · Ruheumsatz nach Harris-Benedict (Kap. 3.1)
Fett-/Ketonkörperverwertung ↑ Eiweißkatabolie ↑	
Ähnlichkeit zum Postaggressionsstoffwechsel	
Hypodynames/hypometaboles Stadium	**Künstliche Ernährung**
Energieumsatz ↓ Kalorienbedarf ↓	
Hyperglykämie – Glukoneogenese ↑ – Glukoseverwertungsstörung ↑	Hypokalorische parenterale Ernährung (Aminosäuren/Glukose)
Fett-/Ketonkörperverwertung ↓	
später: Hypoglykämie – Glukoneogenese ↓ – Aminosäurenimbalanzen	10%ige Glukoselösung (bis 150 g/d)

(Siegel et al. 1979; Roth et al. 1982; Hartl 1985). Mit fortschreitender Sepsis muß bei Beeinträchtigung der Leberfunktion mit Störungen der Glukoneogenese gerechnet werden (Filkins u. Cornell 1974; Hartl 1985). Bei meist noch vorliegender Hyperglykämie besteht zunehmend die Gefahr der Hypoglykämie.

Beiden Stadien der Sepsis ist eine ausgeprägte Eiweißkatabolie eigen, die die vom Postaggressionsstoffwechsel bekannte Proteolyse übersteigt (Beisel 1983). Messungen der 3-Methylhistidinausscheidung im Urin sprechen für eine betonte Proteolyse der Skelettmuskulatur (Long et al. 1977). Auch das Serumaminosäurenmuster mit erhöhten Konzentrationen an Glutamin und Alanin sowie erniedrigten Spiegeln an verzweigtkettigen Aminosäuren spricht für eine Skelettmuskelkatabolie (Wannemacher et al. 1976; Duff et al. 1979; Siegel et al. 1979; Roth et al. 1985; Roth 1987). Mit Hilfe von Aminogrammen gelingt es nicht nur, ein bestimmtes Sepsisstadium zu charakterisieren, sondern auch Patientengruppen mit guter und schlechter Prognose zu diskriminieren (Freund et al. 1979; Moyer et al. 1981; Roth et al. 1985). Da die rasch ablaufende Muskelkatabolie auch bald klinisch auffällig ist, ist der Ausdruck „Autokannibalismus" für die unökonomische Skelettmuskelproteolyse besonders treffend (Cerra et al. 1983).

Die Kenntnis der unterschiedlichen Stoffwechselregulation in den beiden Stadien der Sepsis ist für Indikation und Wahl der künstlichen Ernährung wichtig.

Beiden Stadien gemeinsam sind jedoch Störungen von Mikrozirkulation und oxydativer Phosphorylierung, so daß den Möglichkeiten der künstlichen Ernährung enge Grenzen gesetzt sind (Duff et al. 1969, Baue et al. 1984, Baue 1985, O'Donnel et al. 1976; Meßmer 1982). Lediglich die Hypothese einer Minderversorgung der Gewebe mit Nährstoffen räumt der künstlichen Ernährung einen gewissen Stellenwert in der Therapie der Sepsis ein (Cerra et al. 1980, 1983).

Hyperdyname, hypermetabole Phase

Aufgrund der unökonomischen Eiweißkatabolie, des gesteigerten Kalorienbedarfs und der meist nicht möglichen oralen Nahrungsaufnahme ist die Indikation zur künstlichen Ernährung gegeben. Da in der Chirurgie das Gros der septischen Komplikationen nach Abdominaleingriffen auftritt und meist Ileus und Peritonitis vorliegen, spielt die Sondenernährung keine Rolle. Ziel ist die normokalorische vollständige parenterale Ernährung nach beschriebenen Richtlinien (Kap. 2.1).

Bei Komplikationen treten die ersten Zeichen der Sepsis mit Leukozytose und Temperaturanstieg 4-5 Tage nach Abdominaleingriffen auf. Zu diesem Zeitpunkt ist der stufenweise Aufbau der vollständigen parenteralen Ernährung abgeschlossen. In der 1. hyperdynamen-hypermetabolen Phase wird das Ernährungsregime prinzipiell nicht verändert (Tabelle 4.10). Lediglich das Kalorienangebot wird auf den 1,5fachen Betrag des nach der Harris-Benedict-Formel berechneten Ruheumsatzes erhöht (Kap. 3.1). Trotz der hohen Eiweißkatabolie bleibt die Aminosäurendosierung unverändert. Ebenso kann beim heutigen Kenntnisstand ein Aminosäurenmuster mit erhöhtem Anteil an verzweigtkettigen Aminosäuren nicht empfohlen werden. Bei den Laborkontrollen ist eine 3malige tägliche Blutzuckerkontrolle angezeigt, da mit einer Glukoseassimilationsstörung (Hyperglykämie) gerechnet werden muß. Übersteigt die Blutglukosekonzentration 15 mmol/l (250 mg/dl), wird die Dosis der Glukose von 400 g auf 200 g/d reduziert, aber die Fettdosis zunächst beibehalten. Erst bei weiterbestehender Hyperglykämie wird auch die Fettdosis reduziert. Bei Fortbestehen der Hyperglykämie erscheint ein hypokalorisches parenterales Ernährungsregime mit Glukose adäquat.

Hypodyname, hypometabole Phase

In der hypodynamen Phase der Sepsis tritt die Ernährungstherapie in den Hintergrund. Störungen von Mikrozirkulation und intrazellulärem Stoffwechsel behindern die Verwertung parenteral angebotener Nährstoffe. Das normokalorische Regime ist durch ein hypokalorisches zu ersetzen (Tabelle 4.10).

Trotz hypokalorischer parenteraler Ernährung besteht die Gefahr von Hyperglykämie und Aminosäurenimbalanzen. Mit zunehmender Leberschädigung im Rahmen eines Multiorganversagens ist mit einer Einschränkung der Glukoneogenese und Hypoglykämieneigung zu rechnen. In der Praxis bleibt als künstliche Ernährung letztlich nur noch die Applikation von 10%iger Glukose zur Deckung der täglichen Glukosemindestmenge des Organismus von etwa 150 g (Tabelle 4.10).

Verwendung besonderer Nährstoffe

Die septische Verwertungsstörung der Standardkalorienträger Glukose und Fett verlangt bei progredientem Verlauf eine Dosisreduktion. Hoffnungen auf eine bessere Verwertung des Fettes sind an den Einsatz mittelkettiger Triglyzeride gebunden. Vorteil der mittelkettigen Fettsäuren gegenüber den langkettigen ist ihre karnitinunabhängige Verwertung im Mitochondrium (Kap. 3.5). Untersuchungen bei Sepsis zeigen einen Karnitinmangel (Border et al. 1970). Bisherige Berichte konnten den theoretischen Vorteil der mittelkettigen Triglyzeride gegenüber den langkettigen in der Klinik noch nicht ausreichend sichern. Da jedoch MCT-Fettemulsionen zu gleichen Anteilen LCT enthalten, sollte ein eventueller Vorteil durch Verwendung derartiger Fettemulsionen trotzdem bereits genutzt werden.

Der Einsatz verzweigtkettiger Aminosäuren unter energetischen Gesichtspunkten in der Sepsis hat seine Begründung im Nachweis niedriger Serumkonzentrationen verzweigtkettiger Aminosäuren bei septischen Patienten und in Ergebnissen der Grundlagenforschung: Verzweigtkettige Aminosäuren können im Skelettmuskel verbrannt werden (Buse u. Reid 1975; Freund et al. 1978; Roth 1987) (Kap. 3.2). Es lag nahe, durch ein erhöhtes Angebot von verzweigtkettigen Aminosäuren die Energielage des Skelettmuskels zu verbessern und damit die Eiweißkatabolie zu reduzieren. Leider sind die Ergebnisse über den Einsatz verzweigtkettiger Aminosäuren in der Sepsis widersprüchlich. Während amerikanische Autoren z.T. über einen erfolgreichen Einsatz sprechen, sind die Mitteilungen im deutschsprachigen Schrifttum eher negativ (Clowes et al. 1980; Cerra 1983; Löhlein et al. 1983; Grünert et al. 1984; Nachbauer et al. 1984; Nanni et al. 1984). Eine allgemeine Empfehlung von Aminosäurenlösungen mit erhöhtem Anteil an verzweigtkettigen Aminosäuren kann aus den bisher vorliegenden Daten für die septische Stoffwechsellage nicht abgeleitet werden.

Literatur

Baue A E (1975) Multiple progressive or sequential systems failure, a syndrome of the 1970s. Arch Surg 110: 779-781

Baue A E, Günther B, Hartl W, Ackenheil M, Heberer G (1984) Altered hormonal activity in severely ill patients after injury and sepsis. Arch Surg 119: 1125-1132

Beisel W R (1983) Mediators of fever and muscle proteolysis. N Engl J Med 308: 586-588

Bocking K J, Anderson R R, Holliday R L (1981) Altered gluconeogenesis in sepsis. Surg Forum 32: 74

Border J R, Burns G P, Rumph C et al. (1970) Carnitine levels in severe infection and starvation: a possible key to the prolonged catabolic state. Surgery 68: 175-179

Buse M G , Reid S S (1975) Leucine: a possible regulator of protein turnover in muscle. J Clin Invest 56: 1250-1261

Cerra F B, Siegel J H, Coleman B (1980) Septic autocannibalism: A failure of exogenous nutritional support. Ann Surg 192: 570-580

Cerra F B (1983) Influence of nutrition on the outcome of septic patients In: New aspects of clinical nutrition. Karger, Basel pp 136-145

Clowes G M A, Heideman M, Lindberg B, Randall H T, Hirsch E F, Cha C, Martin H (1980) Effects of parenteral alimentation on amino acid metabolism in septic patients. Surgery 88: 531-540

Dietze G J, Hartl W, Wicklmayr M, Günther B, Rett H (1985) Carbohydrate metabolism after trauma and sepsis. In: Bozzetti, Dionigi (eds) Nutrition in Cancer and Trauma and Sepsis, Proc. 6th Congr.ESPEN, Milan 1984. Karger, Basel, pp 116-123

Duff J H, Groves A C, Mc Lean A P H (1969) Defective oxygen consumption in septic shock. Surg Gynecol Obstet 128: 1051

Duff J H, Viidick T, Marchuk J B, Holliday R L, Finley R J, Groves A C, Woolf L J (1979) Femoral arteriovenous amino acid differences in septic man. Surgery 85: 344-348

Filkins J P, Cornell R R (1974) Depression of hepatic gluconeogenesis and the hypoglycemia of endotoxin shock. Am J Physiol 227: 778-781

Freund H, Yoshimura N, Lunetta L, Fischer J E (1978) The role of the branched-chain amino acids in decreasing muscle catabolism in vivo. Surgery 83: 611-618

Freund H, Atamian S, Holroydi J, Fischer J E (1979) Plasma amino acids as predictors of severity and outcome of sepsis. Ann Surg 190: 571-576

Grünert A, Diesch R, Kilian J, Dölp R (1984) Untersuchungen zur parenteralen Applikation von Aminosäuren bei septischen Patienten. Anästhesist 33: 11-19

Hartl W (1985) Untersuchungen zum Energie- und Substratstoffwechsel der Skelettmuskulatur bei septischen Patienten mit Mehrfachorganversagen. Inauguraldissertation, Ludwig-Maximilians-Universität München

Löhlein D, Lehr L, Török M, Pichlmayr R (1983) Die Korrektur von Aminosäurenimbalancen als adjuvante Therapie bei septischer Peritonitis. Infusionstherapie 10: 46-54

Long C, Kinney J M, Geiger J W (1976) Nonsuppressibility of gluconeogenesis by glucose in septic patients. Metabolism 25: 193-201

Long C L, Schiller W R, Blakemore W S (1977) Muscle protein catabolism in the septic patient as measured by 3-methylhistidine excretion. Am J Clin Nutr 30: 1349-1351

Meßmer K (1982) Pathophysiologie des septischen Patienten. In: Lawin P, Peter K, Hartenauer U (Hrsg) Intensivmedizin, Notfallmedizin, Anästhesiologie, Bd 37: Infektion – Sepsis – Peritonitis. S. 12-26

Moyer E D, Mc Menamy R H, Cerra F B, Reed R A, Yu L, Carina J, Border J R (1981) Multiple systems organ failure. III. Contrast in plasma amino acid profiles in septic trauma patients who subsequently survive and do not survive – effects of intravenous amino acids. J Trauma 21: 263-274

Nachbauer C A, James J H, Edwards L L, Ghory M J, Fischer J E (1984) Infusion of branched chain-enriched amino acid solutions in sepsis. Am J Surgery 147: 743-752

Nanni G, Siegel J H, Coleman B, Fader P, Castiglione R (1984) Increased lipid fuel dependence in the critically ill septic patient. J Trauma 24: 14-30

ODonnell T F, Clowes G H, Blackburn G L (1976) Proteolysis associated with a deficit of peripheral energy fuel substrates in septic man. Surgery 80: 192-200

Radcliffe A, Wolfe R R, Mühlbacher F, Wilmore D W (1981) Failure of exogenous ketones to reduce postseptic gluconeogenesis. Surg Forum 32: 96-99

Roth E, Funovics J, Mühlbacher F, Karner J, Hamilton G, Mauritz W, Sporn P, Fritsch A (1985) Untersuchungen zum Verhalten des Intermediärstoffwechsels bei schwerer Infektion und Sepsis. Intensivmed 22: 153-157

Roth E, Funovics J, Mühlbacher F, Schemper M, Mauritz W, Sporn P, Fritsch A (1982) Metabolic disorders in severe abdominal sepsis: glutamine deficiency in skeletal muscle. Clin Nutr 1: 25-41

Roth E (1987) Veränderungen im Aminosäuren- und Proteinstoffwechsel bei chirurgischen Patienten. In: Ahnefeld F W, Hartig W, Holm E, Kleinberger G (Hrsg) Klin Ernährung 26. Zuckschwerdt, München

Schuster H P (1983) Ernährung bei Sepsis In: Peter K, Schmitz E R (Hrsg) Sepsis und Metabolismus. Zuckschwerdt, München Bern Wien S 125-129

Siegel J H, Cerra F B, Coleman B (1979) Physiological and metabolic correlations in human sepsis. Surgery 86: 163-193

Wannemacher R W, Klainer A S, Dinterman R E, Beisel W R (1976) The significance and mechanism of an increased serum phenylalanine-tyrosine ratio during infection. Am J Clin Nutr 29: 997-1006

Wannemacher Jr R W, Pace J G, Beall F A (1979) Role of the liver in regulation of ketone body production during sepsis. J Clin Invest 64: 1565-1572

4.4 Entzündliche Darmerkrankungen

Für den eiligen Leser

Vor elektiven Operationen beim M. Crohn zur Behandlung von Stenosen und Fisteln kann eine ein- bis 2wöchige präoperative vollständige parenterale Ernährung die postoperative Komplikationsrate senken. Eine primäre Behandlung der Erkrankung mit künstlicher Ernährung wird bei kurzer Anamnese, Lokalisation im Dünndarm und bei noch nicht notwendiger Steroidtherapie oder bei Problemen mit dieser Behandlungsmodalität (Nichtansprechen, Nebenwirkungen) empfohlen. Bei primärem Therapieeinsatz sind parenterale Ernährung und enterale Sondenkost mit chemisch definierter Diät gleichwertig. Versuche, enterokutane oder anale Fisteln, Colitis ulcerosa oder M. Crohn mit bevorzugter Dickdarmlokalisation mit künstlicher Ernährung zu behandeln, werden als nicht erfolgversprechend abgelehnt.

Allgemein anerkannt ist der Effekt der künstlichen Ernährung zur Behandlung der *Mangelernährung* bei entzündlichen Darmerkrankungen (Tabelle 4.11). Dabei spielt es keine Rolle, ob parenteral oder enteral ernährt wird. Mit der Mangelernährung ist auch die Indikation zur ein- bis 2wöchigen präoperativen parenteralen Ernährung vor elektiv-operativen Eingriffen bei Stenosen mit Subileus und enterokutanen Fisteln begründet. Ziel dieser präoperativen Ernährung ist die Verminderung der postoperativen Komplikationsrate (Lehr et al. 1982; Rombeau 1982). Dieser Effekt der präoperativen Ernährung konnte auch bei Vorbehandlung mangelernährter Patienten anderer Genese gezeigt werden (Kap. 3.8).

Neben der Mangelernährung ist bei chronischem Krankheitsverlauf entzündlicher Darmerkrankungen ein Mangel an Vitaminen und Spurenelementen beschrieben. Bei Patienten mit M. Crohn soll besonders auf die Substitution der

Tabelle 4.11. Indikation zur künstlichen Ernährung bei entzündlichen Darmerkrankungen

1. *Als adjuvante Therapiemaßnahme:*
   - Präoperativ kurzfristig (1 Woche) vor elektiven Eingriffen bei Mangelernährung, Fisteln und Stenosen zur Senkung der postoperativen Komplikationsrate,
   - Mittel- bis langfristig bei chronischem Krankheitsverlauf, besonders zur Substitution von Zink, Vitamin C und D, Folsäure, B 12.

2. *Als Primärtherapie (relative Indikation):*
   - Kurze Anamnesedauer,
   - Bisher nicht notwendige Steroidbehandlung, nicht wirksame Steroidtherapie, Steroidnebenwirkungen.

3. *Als Primärtherapie umstritten (mehrheitlich abgelehnt):*
   - Enterokutane und anale Fisteln,
   - Dickdarmlokalisation des M. Crohn,
   - Colitis ulcerosa.

Tabelle 4.12. Untersuchungen zur Effektivität künstlicher Ernährung (VPE und CDD/NDD) bei M. Crohn. *CDD* chemisch definierte Diät, *NDD* nährstoffdefinierte Diät, *VPE* vollständige parenterale Ernährung, *EZ* Ernährungszustand

Autor	Jahr	Patienten [n]	Sudienart	künstliche Ernährung Art	Dauer	Sonstige Therapie	Ergebnis
O'Morain et al.	1980	24	Retrospektiv	CDD	4 Wochen	Simultan Prednison (n = 16)	Bei allen Patienten Besserung klinischer und biochemischer Parameter; Rezidivrate 6/24
Bos u. Weterman	1980	115	Retrospektiv	VPE	41 Tage	Keine Angabe	Remissionsrate 24/115
Dickinson et al.	1980	9	Prospektiv, randomisiert	VPE vs. Normalkost	18 Tage	Prednison in absteigenden Dosen	Kein Unterschied
Müller et al.	1983	30	Prospektiv	VPE	3 Wochen hospitalisiert 9 Wochen ambulante Ernährung	Keine	Operationsrate 5/30; kumulative Rezidivrate: nach 2 Jahren 60 % nach 4 Jahren 85 %
Lochs et al.	1983	25	Prospektiv	VPE	29 Tage	Keine	Bei allen Patienten Gewichtszunahme und Abnahme der Akute-Phase-Proteine
Shiloni u. Freund	1983	19	Retrospektiv	VPE	45 ± 29 Tage	Keine Angabe	Remissionsrate 56 %; bei allen Patienten EZ verbessert
O'Morain et al.	1984		Prospektiv randomisiert	CDD vs. Prednisolon	4 Wochen	Keine Angabe	Kein Unterschied
Greenberg et al.	1985	51	Prospektiv randomisiert	VPE vs. NDD vs. VPE + orale Ad-libitum-Ernährung	21 Tage	Keine	Kein signifikanter Unterschied; mittlerer Zeitabstand bis zum Rezidiv 9 Monate vs. 7 Monate vs. 8 Monate

Tabelle 4.12 (Forts.)

Autor	Jahr	Patienten [n]	Sudienart	künstliche Ernährung Art	Dauer	Sonstige Therapie	Ergebnis
Saverymuttu et al.	1985	16	Prospektiv randomisiert	CDD + Antibiotika vs. Prednisolon + orale Ad-libitum-Ernährung	10 Tage	Keine	Kein signifikanter Unterschied
Kushner et al.	1986	10	Retrospektiv	VPE	124 Tage	Z.T. Kortikosteroide	Bei allen Patienten EZ gebessert; Operationsrate 4/10; alle Patienten weiter Kortikoide
Malchow et al.	1986	99	Prospektiv randomisiert	NDD vs. Normalkost + Medikamente	6 Wochen	Keine	Medikamentengruppe besser

Vitamine C (Gerson u. Fabry 1974), D (Driscoll et al. 1982) und Folsäure (Elsborg u. Larsen 1979) sowie auf das Spurenelement Zink (McCain 1977; Fleming et al. 1981) geachtet werden. Allgemein wird die doppelte Dosis des üblichen Tagesbedarfs gefordert (Kap. 2.1).

Gegenstand der Diskussion ist der Stellenwert der künstlichen Ernährung als *primäres Behandlungsprinzip* entzündlicher Darmerkrankungen. Geht man von der Vorstellung aus, daß bei der Verdauung der polymeren Nährstoffe Substanzen entstehen, die als Antigene beim M.Crohn-Patienten die granulomatöse Entzündung auslösen, so liegt es nahe, durch orale Nahrungskarenz und künstliche Ernährung nährstoffassoziierte Noxen auszuschalten (Segal et al. 1977). Die künstliche Ernährung erhält die Funktion eines „medical bypass" (Giorgini et al. 1973). Orale Nahrungskarenz beseitigt die nährstoffassoziierten Antigene, und gleichzeitig wird der entzündlich veränderte Verdauungstrakt „ruhiggestellt" (Giorgini et al. 1973). Die ernährungsbedingte Stimulation der Sekretion von Verdauungssäften wird reduziert (Fleming et al. 1977; Descos u. Vigual 1978; Lochs et al. 1983). Die Beseitigung nährstoffassoziierter Antigene und die Ruhigstellung des Darms kann durch parenterale oder enterale Ernährung mit chemisch definierten Diäten (CDD) erfolgen. Tierexperimentelle Untersuchungen und klinische Daten belegen die Gleichwertigkeit beider Ernährungsregime (Kap. 10).

Die Erwartungen an die parenterale Ernährung und die enterale Ernährung mit chemisch definierter Diät als primäre Behandlungsmöglichkeit des M. Crohn waren anfänglich hoch (Steiger et al. 1969; Giorgini et al. 1973). Vom heutigen Standpunkt aus haben sich die Erwartungen nur teilweise erfüllt. Uneingeschränkt konnten alle Autoren als Ergebnis der künstlichen Ernährung bei Patienten mit M. Crohn eine Verbesserung des Ernährungszustands nachweisen (Tabelle 4.12). Leider gilt im negativen Sinn das gleiche für die Rezidivrate. Sie blieb trotz der Möglichkeit der künstlichen Ernährung unverändert. Unter dem Aspekt des Langzeitergebnisses muß der künstlichen Ernährung der Stellenwert eines primären Behandlungsprinzips des M. Crohn abgesprochen werden. Günstiger schneidet die künstliche Ernährung bei Betrachtung der Remissionsraten ab. Retrospektive wie prospektive randomisierte Untersuchungen zeigen die Gleichwertigkeit von Ernährungs- und medikamentöser Therapie. Billigt man der allerdings ebenfalls unspezifischen medikamentösen Behandlungsmodalität die Rolle einer Primärtherapie des M. Crohn zu, so gilt dies auch für die künstliche Ernährung. Sie stellt damit für die kurzfristige Behandlung eine Alternative zur Steroidbehandlung dar, die besonders bei Nebenwirkungen der Steroidtherapie von Bedeutung ist. Einschränkend muß allerdings festgestellt werden, daß die Bewertung eines Therapieerfolgs beim M. Crohn schwierig ist. Eine Vielzahl von Aspekten erschwert eine definitive Aussage: die oft kleine Zahl der Patienten, das unterschiedliche Ausmaß und die Aktivität der Erkrankung, die simultane Durchführung einer anderen Therapie und letztlich die Wahl der Kriterien der Erfolgsbeurteilung. So können als Kriterien von Remissionen oder Rezidiv klinische Parameter, endoskopische Befunde oder die Veränderungen von Laborgrößen herangezogen werden.

Für die Praxis kann heute die künstliche Ernährung als Primärtherapie des M. Crohn bei kurzer Anamnese, Lokalisation der Erkrankung im Dünndarm und steroidrefraktärer Erkrankung und bei Nebenwirkungen der Steroidtherapie empfohlen werden (Tabelle 4.11).

Sind kurze Anamnese, bisher unterbliebene Steroidbehandlung und Dünndarmlokalisation günstige Voraussetzungen für eine Ernährungstherapie, so sind die Mitteilungen über Versuche, enterokutane oder anale Fisteln bei M. Crohn mit totaler parenteraler Ernährung zu behandeln, durchwegs negativ. Die Resektion des Darmanteils, von dem die Fistel ausgeht, wird als unverzichtbare Voraussetzung einer Ausheilung angesehen.

Zur Senkung der postoperativen Morbidität und Letalität ist die präoperative künstliche Ernährung für 1 – 2 Wochen als obligat anzusehen. Dabei richtet sich die Indikation zur künstlichen Ernährung nach den Kriterien der Mangelernährung. So gelten ein Serumalbumin unter 30 g/l und eine unbeabsichtigte Gewichtsabnahme von mehr als 10 % des üblichen Körpergewichts als Indikation zur präoperativen künstlichen Ernährung (Kap. 1).

Für das Kalorienangebot und die Zusammensetzung der künstlichen Ernährung gelten die allgemeinen Richtlinien (Kap. 2). Untersuchungen zum Energieumsatz bzw. -bedarf haben keine Umsatzsteigerung nachgewiesen, die bei entzündlichen Prozessen denkbar wäre (Barot et al. 1982; Chan et al. 1986). Deshalb kann die Berechnung des Kalorienbedarfs mit Hilfe der Harris-Benedict-Formel erfolgen (Kap. 3.1).

Die parenterale Ernährung bei entzündlichen Darmerkrankungen ist z.T. mit beträchtlichen Komplikationen belastet (Bos u. Weterman 1980; Shiloni u. Freund 1983). Septische Komplikationen von seiten des zentralvenösen Katheters sind besonders häufig.

Nimmt die künstliche Ernährung hinsichtlich Mangelernährung und primärer Therapie in der Behandlung des M. Crohn eine Schlüsselstellung ein, so gilt dies nicht für die *Colitis ulcerosa* (Clark 1986). In keiner Studie konnte die Gleichwertigkeit mit Kortikosteroiden und Salazosulfapyridin gezeigt werden (Truelove u. Witts 1955; Truelove u. Jewelly 1974; Truelove et al. 1978; Dickinson et al. 1980; Clark 1986). Als Standardernährungstherapie gelten weiterhin die von der Oxford-Gruppe angegebenen Richtlinien: vollständige parenterale Ernährung mit Blut-, Albumin- und zusätzlichem Elektrolytersatz für 5 Tage („intensive, intravenous treatment") (Truelove u. Jewelly 1974; Truelove et al. 1978). Kommt es zur Besserung der Symptome, wird wieder auf die orale Ernährung umgestellt, bleibt eine Remission aus, erfolgt die Operation (Goligher et al. 1970). Ob eine Verlängerung der 5tägigen Ernährungstherapie die Remissionsrate erhöht und die Operationsfrequenz senkt, konnte bisher noch nicht bewiesen werden (Järnerot et al. 1965).

Literatur

Allan R N (1980) Invited commentary World. J Surg 4: 165-166
Andre C, Descos L, Landais P, Fermanian J (1981) Assessment of appropriate laboratory measurements to supplement the Crohns disease activity index. Gut 22: 571-574
Barot L R, Rombeau J L, Feurer J D, Mullen J L (1982) Caloric requirements in patients with inflammatory bowel disease. Am Surg 195: 214-218
Best W R, Becktel J M, Singleton J W (1979) Rederived values of the eight coefficients of the Crohns disease activity index (CDAI). Gastroenterology 77: 843-846

Bos L P, Weterman J T (1980) Total parenteral nutrition in Crohns disease. World J Surg 4: 163-166

Buckell N A, Lennard-Jones J E, Hernandez M A, Kohn J, Riches P G, Wadsworth J (1979) Measurement of serum proteins during attacks of ulcerative colitis as a guide to patient management. Gut 20: 22-27

Chan A T H, Flemmig C R, OFallon W M, Huizenga K A (1986) Estimated versus measured basal energy requirements in patients with Crohns disease. Gastroenterology 91: 75-78

Clark M L (1986) Role of nutrition in inflammatory bowel disease: an overview. Gut 27: 72-75

Descos L, Vigual J (1978) Total parenteral nutrition in the management of Crohns disease. Med Clin North Am 62: 185

Dickinson R J, Ashton M G, Axon A T R, Smith R C, Yeung C K, Hill G L (1980) Controlled trial of intravenous hyperalimentation and total bowel rest as an adjunct to the routine therapy of acute colitis. Gastroenterology 79: 1199-1204

Driscoll R H Jr, Meredith S C, Sitrin M (1982) Vitamin D deficiency and bone disease in patients with Crohns disease. Gastroenterology 83: 1252-1258

Elsborg L, Larsen L (1979) Folate deficiency in chronic inflammatory bowel disease. JPEN 3 (Abstr 160): 315

Flemming C R, McGill D B, Berkner S (1977) Home parenteral nutrition as primary therapy in patients with extensive Crohns disease of the small bowel and malnutrition. Gastroenterology 73: 1077-1081

Flemmig C R, Huizenga K A, OFallon W M, Gildea J (1981) A prospective analysis of protein – energy and zinc status in Crohns disease. Gastroenterology 80 (Abstr): 1149

Gassull M A, Abad A, Cabre E, Gonzalez-Huix F, Giue J J, Dolz C (1986) Enteral nutrition in inflammatory bowel disease. Gut 27: 76-80

Gerson C D, Fabry E M (1974) Ascorbic acid deficiency and fistula formation in regional enteritis. Gastroenterology 67: 428-433

Giorgini G L, Stephens R V, Thayer W R (1973) The use of „medical bypass" in the therapy of Crohns disease: report of a case. Am J Dig Dis 18: 153-157

Goligher J C, Hoiffman D C, de Dombal F T (1970) Surgical treatment of severe attacks of ulcerative colitis with special reference to the advantages of early operation. Br Med J 4: 703-706

Greenberg G R, Flemmig C R, Jeejeebhoy K N, Rosenberg J H, Sales D, Tremaine W J (1985) Controlled trial of bowel rest and nutritional support in the management of Crohns disease. Gastroenterology (Abstr) S 1405

Greig P D, Deitel M, Jirsch D W (1985) Nutrition in inflammatory bowel disease. In: Deitel M (ed) Nutrition in clinical surgery. Williams & Wilkins, Baltimore London Los Angeles Sydney, pp 320-331

Harris A D, Danis V A, Heatley R V (1984) Influence of nutritional status on immune functions in patients with Crohns disease. Gut 25: 465-472

Järnerot G, Rolny P, Sandberg-Gertzen H (1985) Intensive intravenous treatment of ulcerative colitis. Gastroenterology 89: 1005-1013

Kushner R F, Shapir J, Sitrin M D (1986) Endoscopic radiographic and clinical response to prolonged bowel rest and home parenteral nutrition in Crohns disease. JPEN 10: 568-573

Lehr L, Schober O, Hundeshagen H, Pichlmayr R (1982) Total body potassium depletion and the need for preoperative nutritional support in Crohns disease. Am Surg 196: 709-714

Lochs H, Meryn S, Marosi L, Ferenci P, Hortnagl H (1983) Has total bowel rest a beneficial effect in the treatment of Crohns disease? Clin Nutr 2: 61-64

Malchow H, Lorenz-Meyer H, Steinhardt H J, Strohm W D, Rasmussen S, Sommer H, Jarnum S, Brandes J W, Leonhardt H, Ewe K, Jedinsky H (1986) Definierte Formula-Diät zur Behandlung des aktiven Morbus Crohn. Beitr Infusionsther klin Ernähr 14: 216-232

Meryn S, Lochs H, Pamperl H, Kletter K, Mulac K (1983) Influence of parenteral nutrition on serum levels of proteins in patients with Crohns disease. JPEN 7: 553-556

Mc Cain C (1977) Zinc deficiency: A complication of Crohns disease. Gastroenterology 72 (Abstr): 1099

OMorain C, Segal A W, Levi A J (1980) Elemental diets in treatment of acute Crohns disease. Br med J 281: 1173-1175

OMorain C, Segal A W, Levi A J (1984) Elemental diets in treatment of acute Crohns disease: a controlled trial. Br Med J 288: 1859-1862

Müller J M, Keller H W, Erasmi H, Pichlmaier H (1983) Total parenteral nutrition as the sole therapy in Crohns disease – a prospective study. Br J Surg 70: 40-43

Powell-Tuck J, Garlick P J, Lennard-Jones J E, Waterlow J C (1984) Rates of whole body protein synthesis and breakdown increase with the severity of inflammatory bowel disease. Gut 25: 460-464

Rombeau J L, Barot L R, Williamson C E, Mullen J L (1982) Preoperative total parenteral nutrition and surgical outcome in patients with inflammatory bowel disease. Am J Surg 143: 139-143

Sales D J, Kirsner J B (1983) The prognosis of inflammatory bowel disease. Arch Intern Med 143: 294-299

Saverymuttu S, Hodgson H J F, Chadwick V S (1985) Controlled trial comparing predniso-lone with an elemental diet plus non-absorbable antibiotics in active Crohns disease. Gut 26: 994-998

Segal A W, Levi A J, Loewi G (1977) Levamisole in the treatment of Crohns disease. Lancet II: 382-385

Shiloni E, Freund H R (1983) Total parenteral nutrition in Crohns disease – Is it a primary or supportive mode of therapy? Dis Colon Rectum 26: 275-278

Steiger E, Wilmore D W, Dudrick S J, Rhoads J E (1969) Total intravenous nutrition in the management of inflammatory. disease of the intestinal tract. Fed Proc 28: 808A

Truelove S C, Witts L J (1955) Cortisone in ulcerative colitis. Final report on a therapeutic trial. B Med J 2: 1041-1048

Truelove S C, Jewelly D P (1974) Intensive intravenous regimen for severe attacks of ulcerative colitis. Lancet I: 1067-1070

Truelove S C, Lee E G, Willonghby C P, Kettlewell M G W (1978) Further experience in the treatment of severe attacks of ulcerative colitis. Lancet II: 1086 – 1088

4.5 Gastrointestinale Anastomoseninsuffizienz und Fisteln

Für den eiligen Leser

> Mit der Möglichkeit der künstlichen Ernährung haben sich Prognose und Behandlungsergebnis enterokutaner Fisteln verbessert. Die Hospitalletalität ist unter 20 % gesunken. In 30 % kann mit einem spontanen Fistelverschluß gerechnet werden.
> Verfahren der Wahl ist in der initialen Behandlungsphase zumeist die vollständige parenterale Ernährung. Es werden mindestens 40 kcal und 1,75 g Aminosäuren/kg KG · d empfohlen. Bei Fisteln im ösophagealen, gastralen und duodenalen Bereich des Verdauungstrakts und im Dickdarm ist die enterale Sondenkost mit chemisch definierter Diät angezeigt. Sie kann über nasoenterale Sonden oder eine Katheterjejunostomie angeboten werden. Kontraindikationen sind Ileus und Dünndarmfisteln. Voraussetzung der enteralen Ernährung ist ein Ausgleich der Hypalbuminämie bei Mangelernährung. Mit Spontanverschluß einer enterokutanen Fistel kann bis zu 6 Wochen nach Einleitung der Ernährungstherapie gerechnet werden.

Über 90 % der enterokutanen Fisteln sind Folgen chirurgischer Eingriffe (Hollender et al. 1983; Tarazi et al. 1983). Etwa die Hälfte entsteht auf dem Boden einer Anastomoseninsuffizienz. Die andere Hälfte hat ihre Ursache in akzidentellen Verletzungen oder lokalen Nekrosen nach Deserosierungen bei Adhäsiolysen. In den meisten Fällen sind diese Fisteln im Dünndarm lokalisiert.

Pathophysiologie

Mit Auftreten des Nahtbruchs oder der Spontannekrose der Darmwand kommt es zu einer schweren lokalen Reaktion, die im günstigsten Fall zu einer lokalen Abszeßbildung, in der Regel aber zu diffuser Peritonitis oder bei Lokalisation des Anastomosenbruchs im Thorax zu Mediastinitis und Pleuritis führt. Drainierende Noteingriffe versuchen, die lokale Situation zu kontrollieren, intensivmedizinische Maßnahmen die allgemeinen septischen Folgen zu behandeln.

Gelingt es, durch entsprechende Maßnahmen lokale und allgemeine Komplikationen zu beherrschen, so bleibt der Verlust an Intestinalinhalt über die enterokutane Verbindung zu beachten. Neben Wasser- und Elektrolytverlust ist v.a. der tägliche Eiweißverlust mit den Verdauungssäften in Rechnung zu stellen, der bei Dünndarmfisteln bis zu 75 g Protein pro Tag beträgt (Fischer 1983).

Sepsis und Verluste von Wasser, Elektrolyten und Eiweiß über die Fisteln führen rasch zur Mangelernährung, Hypalbuminämie und Anämie. Wundheilungsstörungen und hohe postoperative Komplikationsraten sind damit vorgegeben.

Allgemeine Richtlinien

Operative Behandlungsverfahren sind im folgenden nicht angesprochen. Entsprechend der dargestellten Pathophysiologie lassen sich bei der Behandlung enterokutaner Fisteln vier Behandlungsphasen charakterisieren. In der *initialen Stabilisierungsphase* steht die lokale und systemische Sepsistherapie im Vordergrund (Fischer 1983; Hill 1983). Es schließt sich eine *konservative Behandlungsphase* an, in der diagnostische Maßnahmen durchgeführt werden können. Die *präoperative Behandlungsphase* vor dem Korrektureingriff unterscheidet sich eigentlich kaum von der konservativen Behandlungsphase. Einen wichtigen Stellenwert im Gesamttherapiekonzept nimmt dann wieder die *postoperative Behandlung* ein.

In diesem Stufenplan der Behandlung hat die künstliche Ernährung in der 2., 3. und 4. Phase, d.h. nach initialer Behandlung des septischen Herdes, eine Schlüsselstellung. Durch intensive Ernährungstherapie („Realimentation") soll die Mangelernährung als Risikofaktor für postoperative Morbidität und Letalität ausgeglichen werden.

Von allen Autoren wird die hervorragende Rolle der vollständigen parenteralen Ernährung in der Behandlung der Mangelernährung bei enterokutanen Fisteln anerkannt. Schon Anfang der 70er Jahre wurde auch über Erfolge bei enteraler Ernährung mit chemisch definierter Diät berichtet (Bury et al. 1971; Wolfe et al. 1972). Indikation für die enterale Ernährungsform sind vor allem Fisteln im ösophagealen, gastralen und duodenalen Bereich sowie im Dickdarm. Fistellokalisation im oberen Dünndarm sowie Ileus oder Subileus stellen Kontraindikationen dar (Deitel 1983; Hollender et al. 1983).

Prognose und Behandlungsergebnisse

Verschiedene Literaturübersichten konnten eine Verbesserung der Prognose intestinaler Fisteln mit Einführung der künstlichen Ernährung korrelieren. Vor 1970 betrug die Hospitalletalität bei enterokutanen Fisteln über 40 %, in den folgenden Jahren bis heute weniger als 20 % (Deitel 1983; Fischer 1983). Hollender verglich in einer Literaturzusammenstellung die Ergebnisse konservativer und operativer Fistelbehandlung (Hollender et al. 1983). Konservativ konnten 62 % der Patienten behandelt werden, wobei die Letalität 13 % betrug. 38 % der Patienten mußten operiert werden; hier lag die Hospitalletalität bei 21 %.

Als Prognosekriterien enterokutaner Fisteln werden Volumenverlust und Dauer einer Fistel, Genese, Lokalisation und solitäres oder multiples Auftreten angesehen. Weitere Determinanten der Prognose sind Alter des Patienten und Mangelernährung (Fischer 1983). Es überrascht, daß einige Autoren die mehrheitlich als wichtig angesehene Differenzierung in High output-Fisteln mit über 500 ml/d Sekretverlust und Low output-Fisteln nicht anerkennen (Soeters et al. 1979). Das Alter des Fistelträgers scheint eine wichtige Rolle zu spielen. Bei Patienten unter 65 Jahren ist die Letalität niedriger und die spontane Verschlußrate höher als bei älteren Fistelträgern. Bei Fistelbildung nach Operationen an entzündetem oder bestrahltem Darm sowie beim Karzinom ist die Prognose ungleich schlechter als nach sonstigen operativen Eingriffen (Fischer 1983). Die Rolle der Mangelernährung ist evident. Dieses wird durch die besseren Ergebnisse nach 1970 unterstrichen, als eine Behandlung mit künstlicher Ernährung möglich wurde. Die ungünstige Prognose hoher Fisteln konnte immer wieder nachgewiesen werden (Jörgensen et al. 1979; Soeters et al. 1979; Tarazi et al. 1983;

Riboli et al. 1986). Je tiefer eine Fistel sitzt, desto höher ist die spontane Heilungsrate bei Ernährungstherapie (Peitsch et al. 1977; Soeters et al. 1979; Rose et al. 1986).

Behandlungsempfehlungen (Tabellen 4.13 und 4.14)

Immer anwendbar ist die vollständige parenterale Ernährung. Aufgrund der hohen Eiweißverluste aus den Fisteln und der katabolen Stoffwechsellage der chronischen Entzündung werden höhere Aminosäurendosen als bei der Standardernährung empfohlen: 1,75 – 2 g/kg KG · d (Fischer 1983; Hill 1983). Kalorisch gelten 40 kcal/kg KG · d als untere Dosisgrenze. Entsprechend der heute gültigen Vorstellungen der dualen Energiedeckung aus Kohlenhydraten und Fett sollten Glukose und Lipid im kalorischen Verhältnis von 3:1 bis 1:1 gegeben werden. Hill empfiehlt bei Fistelträgern eine tägliche Zinkzufuhr von 40-60 mg/d (Hill 1983). Die enterale Ernährungsform mit chemisch definierter Diät wird bevorzugt bei Fisteln im oberen und unteren Gastrointestinaltrakt eingesetzt, nicht aber bei Dünndarmfisteln (Deitel 1983). Wichtig scheint der Hinweis, daß Mangelernährung und Hypalbuminämie mit einer Atrophie des Bürstensaums der Zotten einhergehen und damit die enterale Resorption reduziert ist. Einer enteralen Ernährung muß deshalb bei Mangelernährung eine Phase vollständiger parenteraler Ernährung zum Ausgleich der Hypalbuminämie vorausgehen (Deitel 1983). Die Ernährungstherapie läßt eine spontane Verschlußrate von 30 % erwarten (Peitsch et al. 1977; Soeters et al. 1979; Sitges-Serra et al. 1982). In der Regel sollte vor einem Korrektureingriff eine 6wöchige Ernährungstherapie durchgeführt werden (Fischer 1983).

Zervikale Insuffizienz

Die Insuffizienzrate nach zervikaler Ösophagogastrostomie oder Ösophagokolostomie nach subtotaler Ösophagusresektion liegt bei rund 15%. Da die Sekretableitung in der Regel lokal gelingt, kommt es nicht zur gefürchteten Mediastinitis. Trotz günstiger Prognose sind die postoperativen Anastomosenfisteln am Hals hartnäckig und langwierig. Man ernährt den Patienten in der Regel 1 Woche parenteral und geht dabei auf die enterale Sondenernährung über (Beispiel 7).

Tabelle 4.13 Allgemeine Richtlinien zur künstlichen Ernährung bei Anastomoseninsuffizienz/enterokutanen Fisteln

---

Vollständige parenterale Ernährung (VPE)
– Keine Kontraindikationen
– Kalorienzufuhr: mindestens 40 kcal/kg KG · d
– Aminosäurendosierung: mindestens 1,75 g/kg Kg · d
– Zinkdosis: 40 – 60 mg/d

Jejunale Sondenernährung mit chemisch definierter Diät (CDD)
– Bei extremer Mangelernährung eingeschränkte Toleranz: präliminäre VPE, Albuminsubstitution bei Hypalbuminämie
– Indikation: hohe Fisteln (ösophageal/gastral/duodenal) und tiefe Fisteln (Dickdarm)
– Kontraindikationen: Dünndarmfisteln, Fisteln mit Subileus, Ileus

4.5 Gastrointestinale Anastomoseninsuffizienz und Fisteln

Tabelle 4.14. Spezielle Empfehlungen zur künstlichen Ernährung bei Anastomoseninsuffizienz/ enterokutanen Fisteln je nach Lokalisation der Fistel

Lokalisation	Parenterale Ernährung	Sondenernährung (Nasojejunale Sonde oder Katheter-jejunostomie)	Orale Nahrungs-aufnahme
Zervikal	1 Woche	Anschließend (Alternative: kombinierte parenterale und enterale Ernährung, Kap. 2.2:Beispiel 7)	nach Fistelverschluß
Intrathorakale Ösophagojejuno-stomie	mindestens 2 Wochen	Anschließend	nach Fistelverschluß
Abdominale Ösophagojejuno-stomie	mindestens 2 Wochen	Anschließend	nach Fistelverschluß
Duodenalin-suffizienz	mindestens 2 Wochen	Anschließend	nach Fistelverschluß
Pankreo-/Pankrea-tiko-Jejunostomie	mindestens 2 Wochen	Anschließend (Alternative: Kombinierte parenterale und enterale Ernährung, Kap. 2.2: Beispiel 7)	nach Fistelverschluß
Dünndarmfisteln	maximal 6 Wochen (dann Operation)	0	1 Woche nach operativem Fistelverschluß
Kolon/Rektum	1 Woche	1 Woche[a]	Nach Spontan-verschluß oder Anlage eines Anus praeter
	0	0	Nach Anlage eines Anus praeter [b]

[a] falls keine Spontanheilung nach 1 Woche: Anlage eines Anus praeter.
[b] Vorgehen bei älteren Patienten und bei Risikofaktoren.

Deshalb empfiehlt sich bei einer Ösophagusresektion intraoperativ die prophylaktische Anlage einer Katheterjejunostomie (Heberer et al. 1987). Als Alternative kommt die endoskopische Einführung einer nasointestinalen Sonde in Betracht. Auch bei noch offener Fistel darf nach 2 Wochen täglich eine Tasse Tee zur „lokalen Spülung" getrunken werden.

Intrathorakale/intraabdominale Insuffizienz einer Ösophagojejunostomie

In der „instabilen Phase" steht die Mediastinitis/Pleuritis bzw. die Peritonitis im Vordergrund. Nach Stabilisierung ist heute die Prognose der Patienten mit Hilfe der Möglichkeiten der künstlichen Ernährung günstiger (Fischer 1983). Für etwa 2 Wochen wird zunächst parenteral ernährt. Dabei sollte, sobald es der Postaggressionsstoffwechsel erlaubt, die passagere hypokalorische Ernährung durch eine normokalorische mit mindestens 40 kcal/d und einer Aminosäurendosis von 1,75 – 2 g/kg KG · d ersetzt werden. Danach empfiehlt sich die endoskopische Plazierung einer filiformen nasojejunalen Sonde distal der Fistelöffnung und sukzessiver Ersatz der parenteralen Ernährung durch eine chemisch definierte Diät (Kap. 2.2). Bei Ösophagojejunostomien muß in rund 10 % mit einer Anastomoseninsuffizienz gerechnet werden. Es liegt deshalb nahe, am Ende der Operation eine Katheterjejunostomie anzulegen. Bei kleineren Insuffizienzen stellt dieser Zugang eine ideale Möglichkeit zur jejunalen Ernährung bis zur Fistelausheilung dar. Kommt es jedoch zur Peritonitis und zur Notwendigkeit einer „offenen" Peritonitisbehandlung, so ist eine enterale Ernährung nicht möglich.

Duodenalstumpfinsuffizienz

Diese seltene Komplikation ist operationstechnisch in der Abdominalchirurgie auch heute noch schwer zu beherrschen. Prinzipiell gilt das gleiche Vorgehen wie bei der ösophagojejunalen Insuffizienz. Nach der Stabilisierungsphase stellt eine längerfristige enterale Sondenernährung die Ernährungsform der Wahl dar.

Insuffizienz nach Pankreo- und Pankreatikoenterostomie

Ist eine Insuffizienz nach Enterostomie einer Pankreaspseudozyste selten, so stellt die Pankreo- bzw. Pankreatikoenterostomie nach Duodenohemipankreatektomie eine Schwachstelle dieser Operation dar. Scheint auch heute die Anwendung von Somatostatin einen Fortschritt gebracht zu haben, so sind die Patienten doch vor allem von Arrosionsblutungen durch den proteolytischen Pankreassaft gefährdet. Auch bei guter Drainage ist wegen der Möglichkeit der sofortigen Reintervention für etwa 2 Wochen die parenterale Ernährung angezeigt. Danach sollte bis zum Fistelverschluß über eine nasojejunale Sonde ernährt werden. Als Alternative kommt die postoperative Ernährung über eine Katheterjejunostomie in Frage.

Dünndarmfistel

In der Literatur sind Dünndarmfisteln am häufigsten genannt. Nach Dünndarmresektionen sind Anastomoseninsuffizienzen Raritäten. Häufiger sind sie nach ausgedehnten Adhäsiolysen oder akzidentellen Läsionen bei Abdominaloperationen. Auch bei kontinuierlicher Lavagebehandlung bei Peritonitis werden sie häufiger beobachtet. Da eine Ernährungssonde meist nicht distal der Fistel zu plazieren ist, stellt die vollständige parenterale Ernährung das Verfahren der Wahl dar. In 30 % der Fälle kann bei konsequenter Behandlung über 6 Wochen eine Spontanheilung erwartet werden. Besteht die Fistel länger als 6 Wochen, ist mit einem Spontanverschluß nicht mehr zu rechnen. Bei vollständig parenteraler

Ernährung befindet sich der Patient dann jedoch meist in gutem Ernährungszustand, so daß für den postoperativen Heilverlauf günstige Bedingungen gegeben sind.

Dickdarmfistel

Im Vergleich zur Insuffizienz am oberen Verdauungstrakt verlaufen diese bland. Bei jüngeren Patienten versucht man z.b. nach tiefer anteriorer Rektumresektion für eine Woche eine vollständige parenterale Ernährung und danach für eine weitere Woche eine chemisch definierte Diät. Bei älteren Patienten und/oder Risikofaktoren wird ein Anus praeter transversalis angelegt und der Patient nach einigen Tagen normal oral ernährt.

Sonstige Fisteln

Fisteln anderer Genese (Pankreatitis, entzündliche Darmerkrankungen, Strahlendarm) heilen mit Hilfe künstlicher Ernährung und „Ruhigstellung" des Darmes nicht aus. In der Regel dient die künstliche Ernährung – vor allem in Form der vollständig parenteralen Ernährung – für 1-2 Wochen dazu, den Ernährungszustand zu verbessern und das nutritive Risiko postoperativer Komplikationen zu senken. Die Sanierung der Fistel kann nur durch Resektion des fisteltragenden Darmabschnitts erfolgen.

Literatur

Bury K D, Stephens R V, Randall H T (1971) Use of a chemically defined liquid elemental diet for nutritional management of fistulas of the alimentary tract. Am J Surg 121: 174-183

Deitel M (1983) Elemental diet and enterocutaneous fistulas. World J Surg 7: 451-454

Fischer J E (1983) The pathophysiology of enterocutaneous fistulas. World J Surg 7: 446-450

Heberer M, Bodoky A, Iwatschenko P, Harder F (1987) Indications for needle catheter-jejunostomy in elective abdominal surgery. Am J Surg 153: 545-552

Hill G L (1983) Operative strategy in the treatment of enterocutaneous fistulas. World J Surg 7: 495-501

Hollender L F, Meyer C, Avet D, Zeyer B (1983) Postoperative fistulas of the small intestine: Therapeutic principles. World J Surg 7: 474-480

Jörgensen S T, Pedersen H, Larsen V (1979) Conservative treatment with total parenteral nutrition in patients with gastrooesophageal anastomotic leaks (Anastomotic leaks conservatively treated). Acta chir Scand 145: 173-175

Peitsch W, Becker H D, Burkhardt K (1977) Die Behandlung postoperativer gastrointestinaler Fisteln durch parenterale Langzeiternährung. Chirurg 48: 403-406

Riboli E B, Bertoglio S, Arnulfo G, Terrizzi A (1986) Treatment of esophageal anastomotic leakages after cancer resection. The role of total parenteral nutrition. JPEN 10: 82-85

Rose D, Yarborough M F, Canizaro P C, Lowry S F (1986) One hundred and fourteen fistulas of the gastrointestinal tract treated with total parenteral nutrition. Surg Gynecol Obstet 163: 345-350

Sitges-Serra A, Jaurrietta E, Sitges-Creus A (1982) Management of postoperative enterocutaneous fistulas: The role of parenteral nutrition and surgery. Br J Surg 69: 147

Soeters P B, Amin E M, Fischer J E (1979) Review of 404 patients with gastrointestinal fistulas. Ann Surg 190: 189-202

Tarazi R, Contsoftides T, Steiger E, Fazio V W (1983) Gastric and duodenal cutaneous fistulas. World J Surg 7: 463-473
Thomas R J (1981) The response of patients with fistulas of the gastrointestinal tract to parenteral nutrition. Surg Gynecol Obstet 153: 77-80
Wolfe B M, Keltner R M, Willman V L (1972) Intestinal fistula output in regular, elemental, and intravenous alimentation. Am J Surg 124: 803-806

4.6 Pankreatitis

Für den eiligen Leser

> Ernährungsmaßnahmen bei akuter Pankreatitis sollen die rasch auftretende Mangelernährung verhüten. Ein Effekt auf die Erkrankung ist nicht nachgewiesen.
>   Bei akuter Pankreatitis orientiert sich die künstliche Ernährung am klinischen Verlauf. Bei konservativer Behandlung kann nach kurzfristiger Infusionsbehandlung und hypokalorischer parenteraler Ernährung auf die vollständige parenterale Ernährung übergegangen werden.
>   Progredienter Verlauf und chirurgische Intervention(en), meist bei beginnendem septischen Multiorganversagen, lassen nutritive Aspekte in den Hintergrund treten. Trotzdem sollte bei größeren Intervallen zwischen den meist nötigen Reinterventionen versucht werden, normokalorisch zu ernähren, um der rasch einsetzenden Mangelernährung und ihren Auswirkungen auf postoperative Komplikationen zu begegnen. Im chirurgischen Krankengut spielt die Sondenernährung bis heute keine gesicherte Rolle.

Dieses Kapitel beschäftigt sich mit den Möglichkeiten der künstlichen Ernährung bei akuter Pankreatitis. Der adjuvante oder primäre Einsatz ernährungstherapeutischer Maßnahmen bei chronischer Pankreatitis ist nicht angesprochen.

Etwa 90 % der akuten Pankreatitiden klingen unter konservativer Therapie ab. Sieht man von der biliären Genese ab, bei der heute endoskopische Sphinkterotomie und Entfernung des Gallengangsteins als kausale Behandlung zur Verfügung stehen, besteht die konservative Therapie in oraler Nahrungskarenz und Infusionstherapie.

Die restlichen 10 % der akuten Pankreatitiden sind trotz konservativer Bemühungen progredient. Neben anderen Parametern sprechen besonders eine wiederauftretende Glukoseintoleranz und ein Ansteigen der Triglyzeridkonzentrationen für Rückfall oder Fortschreiten der Pankreatitis.

In 5 % der Fälle ist die chirurgische Intervention unausweichlich. Indikation sind zunehmende Kreislaufinstabilität, Störungen des Säure-Basen-Haushalts, progredientes Organ- bzw. Mehrorganversagen, besonders von Niere und Lunge, Eintrüben des Patienten und therapieresistenter paralytischer Ileus. Die heute zur Verlaufsbeurteilung der Pankreatitis übliche Computertomographie zeigt bei dieser Situation Nekrosen des Parenchyms und retroperitoneale Nekrosenstraßen. Die chirurgische Therapie besteht in digitaler Nekrosenausräumung, großzügiger Drainage, evtl. kontinuierlicher Bursa- und Peritoneallavage. Die Reinterventionsrate ist hoch, ebenso die Hospitalletalität dieser septischen Patienten.

Indikation zur künstlicher Ernährung

Bei günstigem Verlauf ohne chirurgische Intervention ist nach kurzfristiger Infusionstherapie die normokalorische parenterale Ernährung für 1 bis maximal 2 Wochen indiziert. Dieser vollständigen parenteralen Ernährung sollte für einige

Tage ein hypokalorisches Ernährungsregime mit Glukose als Kohlenhydrat vorgeschaltet werden. Damit werden die der passageren Hyperglykämie und Hypertriglyzeridämie zugrundeliegenden Stoffwechselstörungen berücksichtigt (Tabelle 4.15).

Mit Abklingen der akuten Symptomatik kann in der Regel nach etwa 2 Wochen auf orale Kost übergegangen werden. Eine Sondenernährung erübrigt sich im allgemeinen.

Bei progredienter Klinik verlangen metabolische Störungen der Glukoseassimilation und Hypertriglyzeridämie einen Übergang von normokalorischer Ernährung auf ein hypokalorisches Regime.

Zunehmende Kreislaufinstabilität, schwere metabolische Störungen mit Entgleisungen des Säure-Basen-Haushalts und Zeichen eines septischen Organ- bzw. Mehrorganversagens, lassen jegliche nutritive Gesichtspunkte in den Hintergrund treten. Die Infusionstherapie mit dem Ziel der Volumensubstitution sowie zum Ausgleich von Elektrolytentgleisung und des Säure-Basen-Haushalts löst die hypokalorische Ernährung ab. In der Regel ist in dieser Phase ein mehr oder weniger ausgedehnter operativer Eingriff erforderlich. Postoperativ wird die hypokalorische Ernährung wieder eingesetzt, sobald Säure-Basen-Haushalt und Elektrolytkonzentrationen im Normbereich sind. Bei längerer stabiler Phase sollte eine normokalorische Ernährung sobald wie möglich angestrebt werden.

Tabelle 4.15. Indikation zur künstlichen Ernährung bei akuter Pankreatitis in Abhängigkeit vom Krankheitsverlauf. *BZ* Blutzucker

Klinik	Infusionstherapie	Parenterale Ernährung	Enterale Ernährung
Verlauf ohne chirurgische Intervention	1–3 Tage nach stationärer Aufnahme	Hypokalorisches Glukoseregime: 2–3 Tage. Dann: normokalorisches Glukose-Fettregime: 1–2 Wochen	Orale Pankreasschonkost: nach 1–2 Wochen
Progredienter Verlauf	Bei Kreislaufinstabilität und metabolischer Entgleisung (BZ/Triglyzeride)	Hypokalorisches Glukoseregime	–
Chirurgische Intervention(en) – Nekrosektomie, Lavage etc.	Perioperativ	Hypokalorisches Glukoseregime. Sobald als möglich: normokalorisches Glukose-Fett-Regime	–

Durchführung der Ernährungstherapie

Standardisierte Ernährungsempfehlungen sind für die *günstig verlaufende akute Pankreatitis* möglich. Nach kurzfristiger Infusionstherapie und hypokalorischer parenteraler Ernährung kann auf die vollständige parenterale Ernährung übergegangen werden. Wichtig ist bei Pankreatiden neben der Kontrolle von Blutzucker und Triglyzeridkonzentrationen vor allem die Überwachung des Elektrolythaushalts, besonders von Kalzium, Phosphat und Kalium. Bei der normokalorischen parenteralen Ernährung folgen wir den Empfehlungen der Wiener Arbeitsgruppe, die ein Kohlenhydrat-Fett-Regime vorschlug (Lochs et al. 1982). Dieses besteht aus etwa 3-4 g Glukose/kg · d und 1 g Fett/kg · d. Aminosäuren werden in der Standarddosierung von 1,5 g/kg · d angeboten. Allgemeine Empfehlungen zum Insulinzusatz sind nicht möglich, da die Insulinproduktion durch die Pankreatitis selbst und die Insulinsensitivität der Gewebe durch den Streßstoffwechsel beeinflußt wird. Bei Hypertriglyzeridämie über 3 mmol/l versucht man zunächst, die Glukosedosis um 1-2 g/kg · d zu senken, bevor man das Fett absetzt. Die Kontroversen um den Einsatz von Fett bei Pankreatitis sind heute von untergeordneter Bedeutung (Lochs et al. 1982). Auf keinen Fall beeinträchtigt Fett in der Dosierung von 1 g/kg · d die Glukoseverwertung. Ob MCT-haltige Fettemulsionen Vorteile bieten, kann noch nicht beantwortet werden.

Bei *progredienter Klinik*, unter Stoffwechselaspekten an zunehmender Hyperglykämie und Hypertriglyzeridämie erkenntlich, geht man auf ein hypokalorisches Glukoseregime zurück. Bei einer Dosis von maximal 200 g Glukose pro Tag erübrigt sich i. allg. ein Insulinzusatz. Nach *chirurgischer Intervention* versucht man ebenfalls sobald als möglich vom ausschließlichen Ersatz von Volumen und Blut auf eine hypokalorische Glukoseernährung überzugehen. Sepsisbedingte Kreislaufinstabilität, Multiorganversagen und metabolische Verwertungsstörung von Substraten erschweren eine normokalorische Ernährung auch bei längeren Abständen zwischen den chirurgischen Reeingriffen. Trotzdem ist ein Versuch bei engmaschiger metabolischer Überwachung gerechtfertigt.

Sondenernährung ist bei der „chirurgischen" Pankreatitis problematisch. Anstehende Relaparotomien, Peritonitis, offene oder geschlossene Lavagebehandlungen sowie die reflektorische Funktionseinschränkung des Dünndarms stehen nach noch vorherrschender Meinung einer enteralen Ernährung entgegen. Neuere Befunde einer nutritiv wirksamen und vom Patienten tolerierten jejunalen Ernährung bei schweren Verlaufsformen akut nekrotisierender Pankreatitis auch in der unmittelbar postoperativen Phase verlangen nach Bestätigung, bevor allgemeine Empfehlungen abgeleitet werden können (Wiedeck H 1987: persönliche Mitteilung). Anders liegen die Verhältnisse bei Folgezuständen wie Pankreasfisteln, bei denen eine jejunale Sondenernährung mit chemisch definierter Diät eine Alternative zur normokalorischen parenteralen Ernährung darstellt.

Ernährungstherapie mit der Absicht, den Verlauf der akuten Pankreatitis zu beeinflussen, war bislang nicht erfolgversprechend. Ältere und neuere Arbeiten sehen keine Verbesserung der Überlebensraten (Levine 1981; Sax et al. 1987). Unverzichtbar ist die parenterale Ernährung bei Beeinträchtigung der Funktion des Gastrointestinaltrakts durch die begleitende Darmatonie und Paralyse. Infolge Nahrungskarenz droht ein reduzierter Ernährungszustand mit allen Konsequenzen der Mangelernährung.

Unübersehbare Gefahr der vollständigen parenteralen Ernährung scheint die Infektionsrate von seiten des zentralvenösen Katheters zu sein. So berichtet Sax von einer katheterbezogenen Sepsisrate von 10,5 % bei sofortiger parenteraler

Ernährung von Patienten mit akuter Pankreatitis (Sax et al. 1987). Für das übrige Krankengut gibt er eine Infektionsrate von 1,47% an. Diese Angaben werden auch von anderen Kliniken bestätigt (Goodgame u. Fischer 1977; Grant et al. 1984).

Bei Pankreasfisteln ist die frühzeitige Anwendung von Somatostatin ein Fortschritt in der Therapie. Die Ergebnisse von Pederzoli, der durch vollständige parenterale Ernährung und Somatostatin bei Pankreasfisteln eine beschleunigte Spontanheilung erzielen konnte (4 Tage 250µg/h, dann 125 µg/h während max. 60 Tagen), belegen die Wirkung dieses Hormons (Pederzoli et al. 1986).

Literatur

Goodgame J T, Fischer J E (1977) Parenteral nutrition in the treatment of acute pancreatitis: effect on complications and mortality. Ann Surg 186: 651-658

Grant J P, James S, Grabowski V, Trexler K M (1984) Total parenteral nutrition in pancreatic disease. Ann Surg 200: 627-631

Levine G M (1981) Nutritional support in gastrointestinal disease. Surg Clin North Am 61: 701-708

Lochs H, Kleinberger G, Kletter K, Hirschl M (1982) Einfluß der parenteralen Verabreichung von Fett auf den Glukose- und Fettstoffwechsel bei akuter Pankreatitis. Infusionstherapie 9: 127-129

Pederzoli P, Bassi C, Falconi M, Albrigo R, Vantini J, Micciolo R (1986) Conservative treatment of external pancreatic fistulas with parenteral nutrition alone or in combination with continuous intravenous infusion of somatostatin, glucagon or calcitonin. Surg Gynecol Obstet 163: 428-432

Sax H C, Warner B W, Talamini M A, Hamilton F H, Bell Jr R H, Fischer J E, Bower R H (1987) Early total parenteral nutrition in acute pancreatitis: lack of beneficial effects. Am J Surg 153: 117-124

4.7 Akutes Organversagen: Leber, Niere, Lunge

Für den eiligen Leser

> Bei kompensierter Organinsuffizienz ist in der Regel eine postoperative Standardernährung möglich.
>
> Bei akuter respiratorischer Insuffizienz (ARDS) sollen wegen der Kohlendioxydbelastung der Lunge hohe Glukosedosen vermieden werden und eine duale Kaloriendeckung aus Glukose und Fett bis zum kalorischen Verhältnis von 1:1 erfolgen. Reduktion des Flüssigkeitsvolumens gilt als allgemein anerkannte Therapiemaßnahme.
>
> Beim progredienten Leberversagen wird die Reduktion der Glukosedosis, die Gabe von Fett bis zu einem Serumtriglyzeridspiegel von 3 mmol/l und die Verwendung von leberspezifischen Aminosäurenlösungen empfohlen.
>
> Bei akutem Nierenversagen und chronischer Niereninsuffizienz mit Dialyse lassen Hämofiltration und -dialyse eine Standardernährung zu. Beim postoperativ progredienten Nierenversagen kann versucht werden, durch Flüssigkeitsbeschränkung und Verwendung nierenspezifischer Aminosäurenlösungen die Dialyse hinauszuzögern.

Akute respiratorische Insuffizienz („adult respiratory distress syndrome" ARDS) (Tabelle 4.16)

Allgemein anerkanntes Behandlungsprinzip der akuten respiratorischen Insuffizienz ist neben der Beatmung die Einschränkung des Flüssigkeitsvolumens (Eckart u. Adolph 1981). In der Regel wird das Infusionsvolumen um 1000 ml reduziert. Eine Umstellung auf höher konzentrierte Lösungen ist damit angezeigt.

Aufgrund der engen Beziehung zwischen Nährstoffangebot und Kohlendioxydproduktion ist besonders bei Verwendung hoher Kohlenhydratdosen zur Kaloriendeckung der Einfluß auf die Lungenfunktion zu beachten. Askanazi et al. (1980 b) konnten als erste die Beziehung zwischen Lungenfunktion und Art des Kalorienangebotes zeigen. Glukose als alleiniger Kalorienträger erhöht die Kohlendioxydproduktion gegenüber einer Kaloriendeckung, die zu gleichen Tei-

Tabelle 4.16. Empfehlungen zur künstlichen Ernährung bei ARDS

1. Reduktion des Flüssigkeitsvolumens
2. Begrenzung der Kohlenhydratdosis auf $< 5 \text{ g} / \text{kg} \cdot \text{d}$
   – bei höheren Kohlenhydratdosen: O_2-Verbrauch und CO_2-Produktion erhöht
3. Bevorzugung eines „dualen Kaloriensystems"
   – nach Serumtriglyzeridspiegel (Grenze 3 mmol/l)
   0,5 – 1,0 g Fett/kg · d
4. Aminosäurendosierung im „Normbereich" (1,5 g/kg · d)
5. Bei ARDS als Monoorganversagen Bevorzugung der enteralen Ernährung

len aus Glukose und Fett besteht, signifikant. Dieselben Autoren konnten auch zeigen, daß die Entwöhnungszeit vom Respirator bei reiner Kohlenhydraternährung verlängert ist. Mit Hilfe der indirekten Kalorimetrie (Kap. 3.1) wurden als nachteilige Auswirkungen der alleinigen kalorischen Versorgung mit Kohlenhydraten Kohlendioxydentwicklung sowie Fettbildung aus der überschüssig angebotenen Glukose erkannt. Große Kohlenhydratmengen stellen einen zusätzlichen metabolischen Streßfaktor dar und führen zu erhöhter Sauerstoffaufnahme, d.h. zusätzlicher Erhöhung des Energieumsatzes (Elwyn 1980).

Beide Aspekte, erhöhter Sauerstoffbedarf und gesteigerte Kohlendioxydproduktion, bei alleiniger Kaloriendeckung über Kohlenhydrate sind bei der künstlichen Ernährung während akuter respiratorischer Insuffizienz (ARDS) in Rechnung zu stellen. Höhere Glukosedosen als 5 g/ kg KG · d sollten nicht gegeben werden. Auf jeden Fall sollte ein duales Kalorienregime mit Kohlenhydraten und Fetten angeboten werden, das die Nebenwirkungen hoher Glukosedosen auf die Lungenfunktion vermeidet. Quantitativ sollten mindestens 1/3 der Kalorien als Fett gegeben werden (Eckart 1983). Die früher beschriebenen Nebenwirkungen von Fett auf die Lungenfunktion werden in der aktuellen Literatur nicht bestätigt (Sundstrom et al, 1973; van Deyk et al. 1983) (Kap. 3.5). Die initiale Dosierung beträgt 0,5 g Fett/kg · d und kann bis zu 1 g/kg · d gesteigert werden. Zur Kontrolle dient der Serumtriglyzeridspiegel, der 3 mmol/l (300 mg/dl) nicht übersteigen sollte.

Untersuchungen mit verschiedenen Aminosäurendosen bei gesunden Probanden zeigten eine zentrale Beeinflussung der Atemfunktion (Askanazi et al. 1980 a). Bei Dosierungen über 2 g/kg KG · d konnten Steigerungen des Sauerstoffverbrauchs von 6 l auf 10 l/min nachgewiesen werden. Fehlen auch derartige Untersuchungen bei beatmeten Intensivpatienten mit ARDS, so sollte auch unter dem Gesichtspunkt der pulmonalen Funktion eine Aminosäurendosis von 1,5 g/kg · d nicht überschritten werden.

Liegt das ARDS als Monoorganversagen vor, wie es häufig beim Mehrfachverletzten vorkommt, so stellt die Sondenernährung eine Alternative zur parenteralen Ernährung dar. Auch bei enteraler Ernährung darf die maximale Glukosemenge von etwa 400 g/d nicht überschritten werden. Entsprechende Diäten mit reduziertem Kohlenhydratanteil stehen zur Verfügung (Kap. 2.2).

Neben der Atemfunktion spielt die Lunge sowohl beim Abbau wie auch in der Synthese stoffwechselaktiver Substanzen eine wichtige Rolle im Organismus (Bocking et al. 1979; Said 1982). Nachgewiesen ist der pulmonale Abbau von Noradrenalin, Prostaglandinen und Bradykinin. Derartige Aspekte sind z.Z. für die künstliche Ernährung bei akuter respiratorischer Insuffizienz noch nicht von klinischer Relevanz. In Zukunft könnten Eingriffe in diese Mechanismen aber Bedeutung für die Behandlung der posttraumatischen Katabolie gewinnen (Kap. 9).

Akute Leberinsuffizienz

Liegen die Leberfunktionswerte bei bekannter, meist alkoholbedingter Leberzirrhose und bei Patienten nach portosystemischen Shuntoperationen im Normbereich, so wird die standardisierte künstliche Ernährung durchgeführt (Kap. 2).

4.7 Akutes Organversagen: Leber, Niere Lunge

Kommt es zur Dekompensation der Leberfunktion, so sind Modifikationen der Ernährung angezeigt. Wichtiger als die Definition von Grenzwerten zur Graduierung der Leberinsuffizienz ist die Beurteilung der Veränderung von Laborwerten im zeitlichen Verlauf. Beim kritisch Kranken werden in 2tägigem Abstand die leberspezifischen Größen bestimmt. Als wichtige Parameter gelten die Konzentration von Bilirubin, alkalischer Phosphatase, Cholinesterase und der Prothrombinindex (Quick). Bei kontinuierlicher Verschlechterung wird die künstliche Ernährung modifiziert.

Einige Autoren definieren die Leberinsuffizienz durch ein Bilirubin über 80 μmol/l (4 mg/dl) und einen Prothrombinindex unter 60% (Kleinberger 1984). Der Anstieg des Ammoniak- und Laktatspiegels ist als Spätzeichen einer bereits fortgeschrittenen Leberdekompensation als Kriterium zur Umstellung der Ernährung hingegen wenig geeignet. In der Regel funktionieren Harnstoffsynthese und Gluconeogenese bis in die Finalphase des Leberversagens. Gleiches gilt für die klinische Manifestation der hepatischen Enzephalopathie, die ebenfalls ein Spätsymptom des Leberversagens darstellt.

Durch wiederholte Bestimmungen des Serumaminogramms können die der Enzephalopathie vorausgehenden Aminosäurenimbalanzen frühzeitig erfaßt werden, wodurch eine frühere Umstellung der Ernährung möglich werden kann (Holm et al. 1983 b; Hill u. Church 1984; Kleinberger 1985). Derartige Bestimmungen sind jedoch an Speziallabors gebunden.

Metabolische Folgen der Leberinsuffizienz

Serumaminogramme leberinsuffizienter Patienten zeigen regelmäßig auffällige Imbalanzen des Aminosäurenmusters. Es kommt zu einem Anstieg der aromatischen und zu einem Abfall der verzweigtkettigen Aminosäuren. Diese Aminosäurenimbalanzen werden mit der bei fortschreitender Leberinsuffizienz auftretenden Enzephalopathie in Verbindung gebracht. Die „Aminosäurenhypothese" der hepatischen Enzephalopathie geht davon aus, daß es mit dem Anstieg der aromatischen Aminosäuren im Serum zu einem Anstieg im ZNS kommt und daß damit eine Produktion falscher Neurotransmitter verbunden ist, deren Folge die Enzephalopathie darstellt (Fernshom u. Wirtmann 1971; Fischer u. Boldessarini 1971; Fischer et al. 1976; Kleinberger et al. 1977; Fischer u. Bower 1981; Cerra et al. 1982; Freund et al. 1982; Capocaccia et al. 1983; Freeman et al. 1983; Wahren et al. 1983; Holm et al. 1983; Hill u. Church 1984). Es lag nahe, durch die Herstellung leberspezifischer Aminosäurenlösungen mit niedrigem bis fehlendem Anteil aromatischer Aminosäuren und höherem Anteil verzweigtkettiger Aminosäuren dieser Aminosäurenimbalanz entgegenzuwirken (Holm et al. 1983 b).

Mit progredientem Leberversagen kommt es infolge verminderter Insulindegradation zur Hyperinsulinämie, die die Fettbildung aus Kohlenhydraten begünstigt. Die meist beobachtete Hypertriglyzeridämie wird damit erklärt. Diese Konstellation erfordert eine zurückhaltende Dosierung der Kohlenhydrate, da die kohlenhydratinduzierte Verfettung der Leber deren Funktion weiter belastet. Wegen der Neigung zur Lipogenese aus Kohlenhydraten empfiehlt es sich, einen Teil der Kalorien durch Fett abzudecken (Fischer u. Bower 1981).

Zuckeraustauschstoffe werden in der Leber zu Glukose umgewandelt (Kap. 3.3). Dieser Vorgang ist ATP-abhängig und führt zu erhöhter Harnsäureproduktion. Besonders bei fortgeschrittener Insuffizienz dürfte auch eine zunehmende Laktatbelastung als Folge der hepatischen Glykolyse und eingeschränkter Glukoneogenese zu erwarten sein (Craig u. Crane 1971). Aus diesen Gründen sollte auf die Verwendung von Zuckeraustauschstoffen bei Leberinsuffizienz verzichtet werden.

Zusammenfassend können für die akute Leberinsuffizienz beim chirurgischen Patienten folgende Empfehlungen zur künstlichen Ernährung gegeben werden: Infolge Eiweißintoleranz und Aminosäurenimbalanz ist eine Reduktion der Aminosäurendosis auf 0,5 g/kg · d, die Verwendung sog. leberspezifischer Aminosäurenlösungen, die Vermeidung von Zuckeraustauschstoffen und eine Reduktion der Glukosemenge auf 2-4 g/kg · d sinnvoll. Fett sollte mit 0,5 bis maximal 1 g/kg · d je nach Triglyzeridspiegel angeboten werden. Da Triglyzeride mit mittellangen Fettsäuren (MCT) bevorzugt in der Leber umgesetzt werden, ist bei fortgeschrittener Leberzirrhose und portokavalen Shunts Vorsicht gegenüber MCT-haltigen Fettemulsionen geboten. Eine eingeschränkte hepatische Verwertung von MCT führt zu erhöhten Konzentrationen freier mittelkettiger Fettsäuren im Plasma. Zusammen mit erhöhtem Ammoniakspiegel werden sie als Ursache der hepatischen Enzephalopathie diskutiert (Walser 1983).

Die Sondenernährung bei postoperativer Leberinsuffizienz ist problematisch. Auch die Sondenernährung müßte den allgemeinen Richtlinien zur künstlichen Ernährung bei Leberinsuffizienz (Tabelle 4.17) entsprechen. Entsprechend modifizierte Diäten oder Module sind aber in Mitteleuropa erst seit so kurzer Zeit verfügbar, daß ausreichende Erfahrungen noch nicht vorliegen (Kap. 2.2.10). Zudem beeinflußt die Darmsterilisation mit nicht resorbierbaren Antibiotika die Resorption, so daß die tatsächlich resorbierte Nährstoffmenge nicht sicher kalkuliert werden kann. Die postoperative enterale Ernährung sollte deshalb derzeit noch klinischen Studien vorbehalten bleiben.

Tabelle 4.17. Empfehlungen zur künstlichen Ernährung bei progredienter Leberinsuffizienz

- Reduktion der Glukosedosis auf (2-4 g/kg · d)
- Vermeidung von Zuckeraustauschstoffen
- Applikation von Fett, in der Regel 0,5 g/kg · d
- Reduktion der Aminosäurendosis auf 0,5 g/kg · d
- Verwendung von leberspezifischen Aminosäurenlösungen

Kompensierte/dekompensierte Niereninsuffizienz und akutes Nierenversagen (ANV)

Die kompensierte Niereninsuffizienz ist besonders bei älteren Patienten ein häufiger präoperativer Befund. Für die postoperative parenterale Ernährung ergeben sich keine Besonderheiten (Tabelle 4.18). Nach Beendigung der unmittelbar postoperativ bestehenden Nährstoffverwertungsstörung, der mit einem hypokalorischen parenteralen Ernährungsregime Rechnung getragen wird, erfolgt die

4.7 Akutes Organversagen: Leber, Niere Lunge

Tabelle 4.18. Postoperative parenterale Ernährung bei präoperativ bekannter Niereninsuffizienz und postoperativem akutem Nierenversagen

Art des Organversagens	Apparative Organunterstützung	Flüssigkeit [ml/kg · d]	Kalorien [kcal/kg · d]	Glukose [g/kg · d]	Fett [g/kg · d]	Aminosäuren [g/kg · d]	Geschätzte Verluste bei apparativer Organunterstützung
Kompensierte Niereninsuffizienz (Retention harnpflichtiger Substanzen, keine Wasserretention)	—	40–60	30–40	5	1–2	1–1,5	—
Postoperatives progredientes Nierenversagen	Medikamentöse Behandlung	40–20	30–40	5	0,5–1,0	0,5–1,0 (Nieren-: Standardlösung = 1:1)	—
Dekompensierte chronische Niereninsuffizienz	Hämodialyse	40	30–40	5	1–2	1–1,5	2g AS/h Dialyse (10 g pro Dialyse)
Akutes Nierenversagen	Hämofiltration	40 (Nährlösungen), zusätzlich Volumenersatz	30–40	5	0,5–1,0	1–1,5	0,1–0,2gAS/l Filtrat (bis 5 g/d)
	Hämodialyse	40	30–40	5	0,5–1,0	1–1,5	2 g/h Dialyse

normokalorische parenterale Ernährung nach dem Standardschema (Kap. 2.1). Da ein höherer Flüssigkeitsdurchsatz erwünscht ist, können niedriger konzentrierte Nährlösungen als üblich verwendet werden.

Droht eine bekannte präoperative Niereninsuffizienz im postoperativen Verlauf zu dekompensieren, wird die Volumenzufuhr der reduzierten Urinproduktion angepaßt. Die angestrebte Kalorienzufuhr von 30-40 kcal/kg · d wird durch höher konzentrierte Lösungen erreicht (Tabelle 4.18). Solange wie möglich wird versucht, die Fettapplikation aufrechtzuerhalten, um die Nebenwirkungen der erhöhten Glukosedosis, v.a. die kohlenhydratinduzierte Fettleber, zu vermeiden. Erst Triglyzeridwerte von über 3 mmol/l zwingen zum Absetzen des Fettes. Mit fortschreitender Niereninsuffizienz, d.h. ab einem Kreatinin von 350 µmol/l (4 mg/dl) wird die tägliche Aminosäurenmenge auf 0,5 g/kg reduziert. Dabei wird eine Hälfte der Aminosäuren als sog. Nierenlösung, die restlichen 50% als Standardaminosäurenlösung infundiert (Abel et al. 1973). Die ausschließliche Applikation einer „Nierenlösung", d.h. einer Aminosäurenlösung mit nur essentiellen Aminosäuren nach dem Rose-Muster, ist nicht sinnvoll, da eine ganze Reihe nichtessentieller Aminosäuren, wie Tyrosin, Serin, Glyzin, Histidin und Arginin, beim Nierenversagen essentiell ist (Druml 1980; Feinstein 1985). Die Zufuhr der klassischen 8 essentiellen Aminosäuren ist sowohl unter dem speziellen Gesichtspunkt des Nierenversagens als auch unter nutritiven Überlegungen unzureichend (Bergström et al. 1970; Druml 1980).

Patienten mit präoperativ bekannter dekompensierter Niereninsuffizienz mit programmierter Hämodialyse werden postoperativ nach dem Standardschema ernährt. Überlegungen, durch vermindertes Aminosäurenangebot die Harnstoffbildung und damit die Dialysefrequenz zu senken, treten zugunsten einer vollständigen Ernährung in den Hintergrund. Kommt es durch die Katabolie des postoperativen Streßstoffwechsels zu einem rascheren Anstieg der harnpflichtigen Substanzen, so wird die Frequenz der Dialyse erhöht. Pro Hämodialysesitzung gehen etwa 10 g Aminosäuren und pro Hämofiltrationstag bis maximal 5 g Aminosäuren verloren. Deshalb wird ein Standardaminosäurenmuster mit einer Dosierung von etwa 1,5 g/kg · d gegeben, welche auch die Dialyseverluste kompensiert.

Das akute Nierenversagen wird mit kontinuierlicher Hämofiltration und, wenn dies nicht ausreichend ist, mit Hämodialyse bis zum Wiedereinsetzen einer ausreichenden Nierenfunktion behandelt. Mit diesen apparativen Möglichkeiten ist keine Zufuhrbeschränkung der Nährstoffe notwendig und eine normokalorische parenterale Ernährung möglich. Die beim akuten Nierenversagen meist eintretende Hypertriglyzeridämie macht eine Reduktion der Fettzufuhr notwendig. Trotzdem sollte bis zu einem Triglyzeridspiegel von 3 mmol/l versucht werden, wenigstens einen Teil des Energiebedarfs über Fett zu decken.

Ob und in welchem Ausmaß Ketoanaloge die Aminosäuren beim akuten Nierenversagen ersetzen können, ist noch nicht abzusehen. Mit den entsprechenden Ketosäuren der Aminosäuren werden dem Organismus deren Kohlenstoffgerüste ohne die Stickstoffgruppe angeboten. Diese wird dann durch Transaminierung, v.a. von Glutamin und Alanin, übertragen. Dieses Prinzip könnte besonders bei gesteigertem Stickstoffanfall durch Katabolie und erhöhtes Angebot von Eiweiß im Postaggressionsstoffwechsel die Harnstoffsynthese reduzieren und damit die Nierenfunktion entlasten. Größere Erfahrungen mit Ketoanalogen liegen nur zur Behandlung der chronischen Niereninsuffizienz vor (Walser 1983). Alle Aminosäuren sind jedoch nicht durch Ketoanaloge substituierbar. So können Lysin und Tyrosin nicht als Ketosäuren zugeführt werden (Jackson 1983).

Literatur

Abel R M, Beck C H, Abbott W M, Ryan J A, Barnett G O, Fischer J E (1973) Improved survival from acute renal failure after treatment with intravenous essential-l-amino acids and glucose. Results of a prospective double-blind study. New Engl J Med 288: 695-699

Askanazi J, Rosenbaum S, Hyman A, Rosenbaum L, Milic-Emili J, Kinney J (1980) Effects of parenteral nutrition on ventilatory drive. Anaesthesiology 53: 185-189

Askanazi J, Rosenbaum S, Hyman A, Silverberg P, Milic-Emili J, Kinney J (1980) Respiratory changes induced by the large glucose loads of total parenteral nutrition. JAMA 243: 1444-1447

Bergström J, Fürst P, Josephson B, Noree, LO (1970) Improvement of nitrogen balance in a uremic patient by the addition of histidine to an essential amino acid solution given intravenously. Life Sci 9: 787-794

Bocking J K, Sibbald W J, Holliday R L, Scott S, Viidik T (1979) Plasma catecholamine levels and pulmonary dysfunction in sepsis. Surg Gynecol Obstet 148: 715-719

Capocaccia L, Cangiano C, Casciano A, Fiaccadori F, Fhinelli F, Merli M, Pelosi G, Riggio G, Sacchini D, Stortoni M, Rossi-Fanelli F (1983) Effects of branched chain amino acids on biochemical variables and clinical symptoms of hepatic encephalopathy. In: Kleinberger G, Deutsch E (eds) New aspects of clinical nutrition, Karger, Basel, pp 400-411

Cerra F B, Cheung N K, Fischer J E, Kaplowit N, Schiff E R, Dienstag J L, Mabry C D, Leevy C M, Kiernan T (1982) A multi-center trial of branched chain enriched amino acid infusion (F080) in hepatic encephalopathy (HE). Hepatology 2: 699-703

Craig G M, Crane C W (1971) Lactic acidosis complicating liver failure after intravenous fructose. Br med J 211-212

Druml W (1980) Parenterale Ernährung bei Niereninsuffizienz. In: Eckart J, Kleinberger G, Lochs H (Hrsg) Grundlagen und Praxis der Ernährungstherapie. Zuckschwerdt, München, Bern, Wien, S. 135-148

Eckart J, Adolph M (1981) Flüssigkeitszufuhr und parenterale Ernährung beim Beatmungspatienten. Akt Ern 6: 152-162

Eckart J (1983) Die parenterale Ernährung von Beatmungspatienten. In: Ahnefeld F W, Hartig W, Holm E, Kleinberger G (Hrsg) Klinische Ernährung 11, Zuckschwerdt, München Bern Wien, S 345-361

Egberts E H, Malchow H (1978) Aminosäuren in der parenteralen Ernährung. Internist 19: 20-27

Elwyn D H (1980) Nutritional requirements of adult surgical patients. Crit Care Med 8: 9-20

Feinstein E J (1985) Parenteral nutrition in acute renal failure. Am J Nephrol 5: 145-149

Fernstrom J D, Wirtman J R (1971) Brain serotonin content: physiological dependence on plasma tryptophan levels. Science 173: 149-151

Fischer J E, Rosen H M, Ebeid A M, James J H, Keane J M, Soeters P B (1976) The effect of normalization of plasma amino acids on hepatic encephalopathy in man. Surgery 80: 77-91

Fischer J E, Baldessarini R J (1979) False neurotransmitters and hepatic failure. Lancet II: 75-79

Fischer J E, Bower R (1981) Nutritional support in liver disease. Surg Clin North Am 61: 653-660

Freeman J G, Bassendine M, Heath P, James O F W, Record CO (1983) Double-blind trial of branched-chain amino-acid infusions in cases of hepatic encephalopathy. Gut 24: A 503

Freund H R, Dienstag J, Lehrich J, Yoshimura N, Bradford R R, Rosen H, Atamian S, Slemmer E, Holroyde J, Fischer J E (1982) Infusion of branched-chain enriched amino acid solution of patients with hepatic encephalopathy. Ann Surg 196: 209-220

Goodgame Jr J T (1980) A critical assessment of the indications for total parenteral nutrition. Surg Gynecol Obstet 151: 433-441

Hill G L, Church J (1984) Energy and protein requirements of general surgical patients requiring intravenous nutrition. Br J Surg 71: 1-9

Holm E, Leweling H, Staedt U (1983) Metabolism and nutritional supply of amino acids in hepatic failure. In: Kleingerger G, Deutsch E (eds) New aspects of clinical nutrition, Karger, Basel, pp. 377-399

Holm E, Staedt U, Leweling H, Bäßler K H, Specker M, Tschepe A (1983) Fettstoffwechsel und parenterale Fettzufuhr bei Leberinsuffizienz. Infusionstherapie 10: 184-204

Jackson A A (1983) Aminoacids: essential or non-essential? Lancet I: 1034-1036

Kleinberger G, Ferenci P, Gassner A, Lochs H, Pali H, Pichler M (1977) Behandlung des Coma hepaticum durch vollständige parenterale Ernährung und L-Valin. Schweiz med Wochenschr 107: 1639

Kleinberger G (1984) Parenterale Ernährung leberinsuffizienter Patienten: Energiezufuhr. Krankenhausarzt 57: 1037-1045

Kleinberger G (1985) Amino acid metabolism in liver disease. Clin Nutr 4: (Spec Suppl) 66-87

Said S J (1982) Metabolic functions of the pulmonary circulation – Review. Circ Res 50: 325-333

Schmitz J E, Lotz P, Kilian J, Grünert A, Ahnefeld F W (1984) Untersuchungen zum Energieumsatz und zur Energieversorgung beatmeter Intensivpatienten. Infusionstherapie 11: 100-108

Sundstrom G, Zauner C W, Arborelius M (1973) Decrease in pulmonary diffusion capacity during lipid infusion in healthy men. J Appl Physiol 34: 816-820

Tirlapur U G, Afzal M (1984) Effect of low calorie intake on abnormal pulmonary physiology in patients with caloric hypercapneic respiratory failure. Am J Med 77: 987-994

van Deyk K, Hempel V, Münch F, Kopp M, Graf H, Epple E (1983) Influence of parenteral fat administration on the pulmonary vascular system in man. Int Care Med 9: 73-77

Wahren J, Denis J, Desurmont P, Eriksson L S, Escoffier J M, Gauthier A P, Hagenfeldt L, Michel H, Opolon P, Paris J C, Veyrac M (1983) Is intravenous administration of branched chain amino acids effective in the treatment of hepatic encephalopathy: A multicenter study. Hepatology 3: 475-480

Walser M (1983) Nutritional support in renal failure: future directions. Lancet I: 340-342

Zieve F J, Zieve L, Doizaki W M, Gilsdorf R (1974) Synergism between ammonia and fatty acids in the production of coma: implications for hepatic coma. J Pharmacol Exp Ther 191: 10-16

Zumtobel V, Zehle A (1972) Postoperative parenterale Ernährung mit Fettemulsionen bei Patienten mit Leberschäden. Arch klin Chir, Suppl Chir Forum S. 179

4.8 Tumorerkrankungen

Für den eiligen Leser

> Die Ätiologie der Tumorkachexie ist multifaktoriell. Neben verminderter oraler Nahrungsaufnahme durch mechanische und funktionelle Störungen, v.a. bei Tumoren des Verdauungstrakts, sind tumorspezifische Veränderungen des Stoffwechsels verantwortlich. Je mehr die Kachexie durch Nahrungskarenz, also Hunger, entstanden ist, um so erfolgreicher sind die Ernährungsmaßnahmen. Dies läßt sich besonders eindrucksvoll bei chirurgischen Patienten mit Tumoren im oberen Gastrointestinaltrakt zeigen. Kontrollierte, randomisierte Studien demonstrieren eine signifikant verbesserte postoperative Komplikationsrate nach etwa einwöchiger präoperativer künstlicher Ernährung. Überwiegt der tumorspezifische Stoffwechsel bei der Entstehung der Kachexie, so ist der Effekt der adjuvanten künstlichen Ernährung z.T. nur als Trend nachweisbar. Allen Untersuchungsergebnissen zum Tumorstoffwechsel ist die Inkonstanz der Befunde gemeinsam. Untersuchungen an Patienten und tierexperimentelle Studien zeigen, daß eine Gewichtszunahme bei tumorbedingter Kachexie v.a. auf Wassereinlagerung und Fettbildung beruht. Erst die Aufklärung der Ursachen der Tumorkachexie und ihre kausale Behandlung läßt die volle Wirksamkeit der adjuvanten Ernährungsmaßnahmen bei Tumorkachexie erwarten.

Leitsymptom des fortgeschrittenen Tumorleidens ist die Kachexie (Lennard et al. 1983; Wesdorp et al. 1983; Meguid u. Dudrick 1986). Besteht keine Möglichkeit einer kurativen oder palliativen Primärbehandlung mehr, ist auch keine Indikation für die immer als adjuvant zu verstehende künstliche Ernährung gegeben. Auf das Problem der sozialen Indikation wurde in Kap. 1 eingegangen.

Bei einem Teil der tumorkachektischen Patienten ist jedoch eine chirurgische, radiotherapeutische oder zytostatische Therapie möglich. Bei diesen Patienten ist nun die künstliche Ernährung als adjuvante Maßnahme im Rahmen des Gesamtbehandlungsplans indiziert (Young 1977; Brennan 1980, 1981a, b; Daly et al. 1980; Fischer 1984; Rumley et al. 1985; Fearon et al. 1986).

Der Zusammenhang zwischen Mangelernährung und in seinem Extrem der Kachexie mit den zu erwartenden Komplikationen der Primärtherapie läßt sich am eindrucksvollsten am chirurgischen Krankengut zeigen (Kap. 7.2.). Ebenso läßt sich aber auch der Erfolg der künstlichen Ernährung bei Patienten mit Mangelernährung am besten beim operierten Patienten demonstrieren (Cannon et al. 1944; Mullen et al. 1980; Simms et al. 1980; Nixon et al. 1981; Sako et al. 1981; Müller et al. 1982; Nixon 1982; Ota et al. 1985). Eine signifikant niedrigere postoperative Komplikationsrate nach entsprechender präoperativer Ernährung konnte mit randomisierten, kontrollierten Studien belegt werden. Der chirurgische Patient sollte bei unbeabsichtigtem Gewichtsverlust von 10 % und einem Serumalbuminspiegel von unter 30g/l für mindestens 1 Woche vollständig parenteral ernährt werden (Kap. 3.8). Als Bezugsgröße der Nährstoffdosierung gilt das Sollgewicht. Einzelheiten sind im Praxiskapitel abgehandelt (Kap. 2.1:Beispiel 1).

Es fällt auf, daß sich der Zusammenhang zwischen Kachexie bzw. künstlicher Ernährung und Erfolgsrate bei Strahlen- und/oder Chemotherapie nicht so eindrucksvoll zeigen läßt. Dies mag einerseits darin begründet sein, daß sich bei diesen beiden Therapiemodalitäten aufgrund ihrer langen Behandlungsdauer Früh- und Spätergebnisse nicht so scharf trennen lassen wie in der Chirurgie. Andererseits zeigen aber Stoffwechseluntersuchungen und Tierversuche, daß bei Tumorpatienten neben einem chronischen Hungerzustand metabolische Besonderheiten für die Tumorkachexie verantwortlich sind (Brennan 1977; Costa 1977; De Wys 1982; Holroyde u. Reichard 1986). Die Tumorkachexie ist damit Ergebnis von Hungerstoffwechsel und Besonderheiten des Tumorstoffwechsels. Unter dem Aspekt dieser dualen Ätiologie der Mangelernährung beim Tumorträger läßt sich der Erfolg der künstlichen Ernährung bei chirurgischen Patienten durch das Überwiegen der „Hungerkomponente" bei der Entstehung der Tumorkachexie erklären. Besonders bei Patienten mit Karzinomen des oberen Gastrointestinaltrakts mit mechanisch und funktionell gestörter oraler Nahrungsaufnahme kann man davon ausgehen, daß die Tumorkachexie v.a. durch Hungern entsteht. Dementsprechend sind die Bemühungen der künstlichen Ernährung bei Patienten mit Ösophaguskarzinom oder Tumoren im Kopf-Hals-Bereich besonders eindrucksvoll (Kap. 3.8). Umgekehrt müssen bei Erkrankungen wie Sarkomen, lymphatischen Erkrankungen oder Bronchialkarzinom mit ungestörter oraler Nahrungsaufnahme die metabolischen Veränderungen des Tumorträgers vorrangig sein (Schildt et al. 1981; Shamberger et al. 1984). Dementsprechend schlechter oder kaum nachweisbar sind damit auch die Erfolge der künstlichen Ernährung bei Chemo- und Radiotherapie. Bezüglich der Diskussion wichtiger Aspekte der künstlichen Ernährung, besonders bei palliativer Chemotherapie, muß auf die Literatur verwiesen werden (Daly et al. 1980; Fischer 1984; Fearon et al. 1986). Erlaubt die Analyse des multifaktoriellen Geschehens der Tumorkachexie eine Erklärung für die positiven Effekte der adjuvanten Ernährung bei chirurgischen Patienten, so hat die Tatsache der stoffwechselbedingten Ursache der Mangelernährung von Karzinompatienten Auswirkungen für die Praxis der künstlichen Ernährung:
- Ähnlich wie beim Streßstoffwechsel oder bei Sepsis ist im Unterschied zum Hungerstoffwechsel der „Tumorstoffwechsel" durch Zufuhr von Nährstoffen nicht reversibel.
- Bei der Ernährung mit Standardregimen besteht die Möglichkeit von Nebenwirkungen z.B. Hyperglykämien infolge Insulinresistenz.
- Zur erfolgreichen Behandlung der Tumorkachexie müssen neben den Ernährungsmaßnahmen pharmakologische Therapieansätze untersucht werden, um die gestörte Verwertung enteral oder parenteral applizierter Nährstoffe aufzuheben (Kap. 9).

Schwerpunkt der klinischen Forschung und der Grundlagenforschung sowie Gegenstand zahlreicher Symposien ist natürlich der durch den Tumor veränderte Stoffwechsel des Tumorpatienten. So finden alle Methoden der Stoffwechseluntersuchung ihre Anwendung beim Karzinompatienten mit dem Ziel, die Ursache der Tumorkachexie zu finden und Therapiemöglichkeiten anzubieten. Ist es auch

4.8 Tumorerkrankungen

nicht möglich, eine nur einigermaßen genügende Übersicht dieses Forschungsgebietes zu geben, so können die folgenden Ausführungen vielleicht das Interesse an der weiterführenden Literatur und an der Beachtung zukünftiger Entwicklungen wecken.

Sieht man von der Ursache des Hungers bei der Entstehung der Tumorkachexie durch unzureichende Nahrungsaufnahme infolge mechanischer oder funktioneller Störungen im Gastrointestinaltrakt ab, so werden neben den unten aufgeführten Stoffwechselveränderungen v.a. psychologische und zentralnervöse Faktoren diskutiert. So scheint die Ablehnung bestimmter Speisen durch den Tumorträger, eventl. auch als Folge von Veränderungen der Geschmacksempfindung, erworben zu sein (De Wys 1978; Bernstein 1982). Inwieweit zentralnervöse zerebrale Veränderungen der Regulation der Nahrungsaufnahme und des Appetits sowie des Sättigungsgefühls eine Rolle spielen, kann beim gegenwärtigen Wissensstand der physiologischen Regelmechanismen nicht entschieden werden (Morrison 1976). Verschiedene Arbeiten sprechen für zentralnervös wirksame humorale Tumorfaktoren bzw. durch das Tumorwachstum bedingte Veränderungen von Neurotransmittern im Zentralnervensystem (Morrison 1976; Wesdorp et al. 1983).

Die Möglichkeit, den Energieumsatz mit Hilfe der indirekten Kalorimetrie zu bestimmen, und die Annahme, die Tumorkachexie mit einem gesteigerten Energiebedarf zu erklären, führte zu zahlreichen Untersuchungen auf diesem Gebiet. Es wurden die widersprüchlichsten Daten ermittelt. Die Annahme, daß ein gesteigerter Energieumsatz zur Tumorkachexie führt, mußte fallengelassen werden. Man kann davon ausgehen, daß etwa 1/3 der Tumorträger einen gesteigerten Energiebedarf, etwa 1/3 einen normalen und ein weiteres Drittel einen erniedrigten Kalorienbedarf hat (Warnold et al. 1978; Macfie et al. 1982; Knox et al. 1983).

Der Nachweis einer bevorzugten Aufnahme von Glukose in Tumoren wurde von Warburg (1930) geführt. Er konnte auch zeigen, daß Tumoren Glukose bevorzugt zu Laktat abbauen. Gold (1974) formulierte anhand dieser und eigener Untersuchungen die Hypothese, daß ein gesteigerter Glukosebedarf des Tumors zu einer gesteigerten Glukoneogenese des Tumorträgers führt. Die damit notwendige, erhöhte Bereitstellung von Aminosäuren aus der Skelettmuskulatur sei die Ursache für den besonders auffälligen Muskelschwund bei Tumorkachexie (Lundholm et al. 1976; Waterhouse et al. 1979). Für die Warburg-Theorie spricht auch eine neuere In-vivo-Beobachtung von Norton (Norton et al. 1980). Mit Hilfe der Bestimmung von Substratkonzentrationen in Arterie und Vene bei einem Patienten mit Sarkom an einer Extremität konnte er eine gesteigerte Glukoseaufnahme am tumortragenden Bein nachweisen. In zahlreichen Untersuchungen konnte bei Tumorpatienten eine Glukoseverwertungsstörung gezeigt werden (Marks u. Bishop 1957; Holroyde et al. 1975; Smith et al. 1980; Lovson et al. 1982; Kokal et al. 1983). Gemeinsam ist jedoch allen Mitteilungen, daß diese Befunde nur jeweils bei einem Teil des untersuchten Patientenkollektivs erhoben werden konnten.

Einig sind sich die meisten Autoren, daß der Fettstoffwechsel bei Tumorpatienten nur geringgradig verändert ist. Es gibt jedoch Hinweise, daß die Lipolyse eingeschränkt ist (Axelrod u. Costa 1980).

Sieht man von einer gesteigerten Muskelkatabolie des Tumorträgers zur

Deckung eines gesteigerten Glukosebedarfs ab, so weisen aktuelle Untersuchungen mit markierten Aminosäuren bei Krebspatienten auf einen erhöhten Eiweißumsatz mit Steigerung der Synthese- und Abbaurate hin (Carmichael et al. 1980; Jeevanondam et al. 1984). Sehr interessant sind in dieser Hinsicht Daten, die für einen Zusammenhang von Eiweißumsatz und Tumorstadium sprechen. So ist der Proteinumsatz bei Dickdarmtumoren in den Stadien Dukes C und D gegenüber lokalisierten Tumoren im Stadium A und B erhöht (Johnston et al. 1981).

Allen Stoffwechseluntersuchungen am Patienten ist die Inkonstanz der Befunde gemeinsam. Einerseits spricht dies natürlich für die multifaktorielle Genese der Tumorkachexie, andererseits auch für die Inhomogenität des Krankengutes mit histologisch unterschiedlichen Tumoren und Tumorstadien sowie für die Überlagerung durch einen schwer einzuschätzenden Hungerzustand bei mangelnder Nahrungsaufnahme verschiedenster Genese.

Tierexperimentelle Untersuchungen haben den Vorteil des homogenen Untersuchungsmaterials. Leider lassen sich tierexperimentelle Befunde nicht ohne weiteres auf den Menschen übertragen. So wurde bisher am Menschen noch niemals ein bekanntes Phänomen tierexperimenteller Arbeiten nachgewiesen: Künstliche Ernährung kann das Tumorwachstum beschleunigen und den Tumorträger somit schädigen (Torosian u. Daly 1986).

Fütterungsversuche an tumortragenden Labortieren zeigten, daß eine i.v.-Hyperalimentation mit Glukose und Aminosäuren keinen gesteigerten Effekt auf das Tumorwachstum hatte und dem Tumorträger zugute kam (Stein et al. 1976). Werden jedoch allein Glukose oder Aminosäuren angeboten, profitiert nur der Tumor. Spätere Untersuchungen der Arbeitsgruppe aus Philadelphia bestätigten diese Befunde und zeigten zudem noch einen Vorteil einer dualen Kalorlendeckung aus Glukose und Fett (Buzby et al. 1980). Der Vorteil der Kaloriendeckung durch Fett wurde mit dem gesteigerten Glukosebedarf der Tumoren, entsprechend der obengenannten Befunde von Warburg und Gold erklärt. Hunger- und Fütterungsversuche zeigten bei Tumortieren im Hungerversuch einen überproportionalen Verlust an eiweißhaltigen Strukturen, im Fütterungsversuch einen zum Kontrollkollektiv verhältnismäßig geringen Gewichtsgewinn an Eiweiß. Diese unterschiedliche Verwertung applizierter Nährstoffe im Hunger- und Tumorstoffwechsel konnte inzwischen auch beim Patienten gezeigt werden (Lundholm et al. 1976). Die Gewichtszunahme bei künstlicher Ernährung im Stadium der Tumorkachexie beruht v.a. auf Wassereinlagerung und Fettsynthese (Waldmann et al. 1974; Burt et al. 1982; Cohn et al. 1982; Nixon 1982; Symreng et al. 1985).

Praktische Bedeutung für die künstliche Ernährung von Tumorpatienten dürften jedoch tierexperimentelle Untersuchungen haben, die den Einfluß verschiedener Einzelnährstoffe auf das Tumorwachstum bestimmen. Darüber hinaus kann im Tierversuch relativ genau unterschieden werden, ob die Gewichtszunahme in Wassereinlagerung, Fettbildung oder Eiweißsynthese besteht (Popp et al. 1984). Außerdem kann im Tierexperiment genauer als bei Untersuchungen am Menschen zwischen Folgen des Hungerstoffwechsels und des Tumorstoffwechsels unterschieden werden.

Die genannten Untersuchungen weisen besonders auf die für die Praxis wichtige Frage der adäquaten künstlichen Ernährung von Tumorpatienten hin.

4.8 Tumorerkrankungen

Hypokalorische Ernährungsregime sollten nicht zum Einsatz kommen. Bei der Möglichkeit der modernen Sondenernährung können zentralvenöse und enterale Ernährung als Alternative betrachtet werden (Burt et al. 1982; Bennegard et al. 1983; Jensen 1985). Auch die Kombination von Sondenernährung und periphervenöser Ernährung kann angewandt werden (Rumley et al. 1985). Da aber durch die meist über längere Zeit eingeschränkte orale Nahrungsaufnahme sekundäre Veränderungen am Intestinaltrakt die Verwertung der Diäten einschränken (Gilat et al. 1972; Waldmann et al. 1974), ist die vollständige parenterale Ernährung zu bevorzugen (Kap. 2.1.: Beispiel 1). Behandlungsversuche der Tumorkachexie, z.B. mit Insulin oder verzweigtkettigen Aminosäuren, sind der klinischen Forschung vorbehalten (Schein et al. 1979; Karlberg et al. 1983; Moley et al. 1983) (Kap. 9).

Literatur

Axelrod L, Costa G (1980) The contribution of fat loss to weight loss in cancer. Nutr Cancer 2: 81-83

Bennegard K, Eden E, Ekman L, Schersten T, Lundholm K (1983) Metabolic response of whole body and peripheral tissues to enteral nutrition in weight-losing cancer and noncancer patients. Gastroenterology 85: 92-99

Bernstein J L (1982) Physiological and psychological mechanisms of cancer anorexia. Cancer Res (Suppl.) 42: 715s – 720s

Brennan M F (1977) Uncomplicated starvation versus cancer cachexia. Cancer Res 37: 2359-2364

Brennan M F (1980) Total parenteral nutrition in the management of the cancer patient. Acta chir Scand Suppl 507: 428-434

Brennan M F (1981) Total parenteral nutrition in the cancer patient. N Engl J Med 305: 375-382

Brennan M F (1981) Total parenteral nutrition in the management of the cancer patient In: Wright P D, Elliott M (Hrsg) Parenteral and Enteral Nutrition. Acta chir Scand Suppl 507: 428-434

Burt M E, Gorschboth C M, Brennan M F (1982) A controlled prospective randomized trial evaluating the metabolic effects of enteral and parenteral nutrition in the cancer patient. Cancer 49: 1092-1105

Burt M E, Aoki T T, Gorschboth C M, Brennan M F (1983) Peripheral tissue metabolism in cancer-bearing man. Ann Surg 198: 685-691

Buzby G P, Mullen J L, Stein T P, Miller E E, Hobbs C L, Rosato E F (1980) Host-tumor interaction and nutrient supply. Cancer 45: 2940-2948

Cannon P R, Wissler R W, Woolridge R L, Benditt E P (1944) The relationship of protein deficiency to surgical infection. Ann Surg 120: 514-525

Carmichael M J, Clague M B, Keir M J, Johnston J D A (1980) Whole body protein turnover, synthesis and breakdown in patients with colorectal carcinoma. Br J Surg 67: 736-739

Costa G (1977) Cachexia, the metabolic component of neoplastic diseases. Cancer Res 37: 2327-2335

Cohn H S, Vartsky D, Ashok N (1982) Changes in body composition of cancer patients following combined nutritional support. Nutrition and Cancer 4: 107-119

Daly J M, Dudrick S J, Copeland III E M (1980) Intravenous hyperalimentation – effect on delayed cutaneous hypersensitivity in cancer patients. Ann Surg 192: 587-592

De Wys W D (1978) Changes in taste sensation and feeding behavior in cancer patients -A review. J Hum Nutr 32: 447-453

De Wys W D (1982) Pathophysiology of Cancer Cachexia: Current understanding and areas for future research. Cancer Res (Suppl) 42: 721s – 726s

Fearon K C H, Plumb J A, Calman K C (1986) Nutritional consequences of cancer in man – editorial review. Clin Nutr 5: 81-89

Fischer J E (1984) Adjuvant parenteral nutrition in the patient with cancer. Editorial. Surgery 96: 578-580

Gilat T, Fischel B, Dannon J (1972) Morphology of small bowel mucosa and malignancy. Digestion 12: 147-155

Gold J (1974) Cancer cachexia and gluconeogenesis. N Y Acad Sci 230/231: 103-110

Holroyde C P, Gabuzda T G, Putnam R C, Paul P, Reichard G A (1975) Altered glucose metabolism in metastatic carcinoma. Cancer Res 35: 3710-3714

Holroyde C P, Reichard G A, Jr (1986) General metabolic abnormalities in cancer patients: Anorexia and cachexia. Surg Clin N Am 66: 947-956

Jeevanandam M, Horowitz G D, Lowry S F, Brennan M F (1984) Cancer cachexia and protein metabolism. Lancet II: 1423-1426

Jensen S (1985) Clinical effects of enteral and parenteral nutrition preceeding cancer surgery. Med Oncol Tumor Pharmacother 2: 225-229

Johnston J D A, Wright P D, Lennard T W J, Clague M B, Carmichael M J, Francis D M A, Williams R H T (1981) Malnutrition and cancer. Clin Oncology 7: 83-91

Karlberg J, James J H, Fischer J E (1983) Branched-chain amino acid-enriched diets and exercise prevent muscle wasting in tumor cachexia. Surg Forum 34: 437-439

Klein S, Simes J, Blackburn G L (1986) Total parenteral nutrition and cancer. Clinical trials. Cancer 58: 1378-1386

Knox L S, Crosky L O, Feurer J D (1983) Energy expenditure in malnourished cancer patients. Ann Surg 197: 152-162

Kokal W A, Mc Culloch A, Wright P D, Johnston J D A (1983) Glucose turnover and recycling in colorectal carcinoma. Ann Surg 198: 601-604

Lawson D H, Richmond A, Nixon D W (1982) Metabolic approaches to cancer cachexia. Ann Rev Nutr 2: 277-301

Lennard T W J, Rich A J, Wright P D, Johnston J D A (1983) Cancer cachexia – A clinical entity? Clin Nutr 2: 27-29

Lundholm K, Bylund A C, Holm J, Schersten T (1976) Skeletal muscle metabolism in patients with malignant tumor. Europ J Canc 12: 465-473

Macfie J, Burkinshaw L, Oxby C, Holmfield J H M, Hill G L (1982) The effect of gastrointestinal malignancy on resting metabolic expenditure. Br J Surg 69: 443-446

Marks P A, Bishop J S (1957) The glucose metabolism of patients with malignant disease and of normal subjects as studied by means of an intravenous glucose tolerance test. J Clin Invest 36: 254-264

Meguid M M, Dudrick S J (1986) Nutrition and cancer. Surg clin N Am Vol 66/5

Moley J F, Morrison S, Norton J A (1983) Effects of exogenous insulin administration on food intake body weight change and tumor doubling time. Surg Forum 34: 91-93

Morrison S D (1976) Control of food intake in cancer cachexia: A challenge and a tool. Physiol Behav 17: 705-714

Müller J M, Brenner U, Dienst C, Pichlmaier H (1982) Preoperative parenteral feeding in patients with gastrointestinal carcinoma. Lancet I: 68-71

Mullen J L, Buzby G P, Matthews D C, Smale B F, Rosato E F (1980) Reduction of operative morbidity and mortality by combined preoperative and postoperative nutritional support. Ann Surg 192: 604-613

Nixon D W, Lawson D H, Kutner M (1981) Hyperalimentation of the cancer patient with protein-calorie undernutrition. Cancer Res 41: 2038-2045

Nixon D W (1982) Hyperalimentation in the undernourished cancer patient. Cancer Res (Suppl) 42: 727s – 778s

Norton J A, Burt M E, Brennan M F (1980) In vivo utilization of substrate by human sarcoma-bearing limbs. Cancer 45: 2934-2939

Ota D M, Frasier P, Guevara J, Foulkes M (1985) Plasma proteins as indices of response to nutritional therapy in cancer patients. J Surg Oncol 29: 160-165

Popp M B, Kirkemo A K, Morrison S D (1984) Tumor and host carcass changes during total parenteral nutrition in an anorectic rat-tumor system. Ann Surg 199: 205-210

Rumley T, O Jr, Copeland III E M (1985) Intravenous hyperalimentation as nutritional support for the cancer patient – an update. J Surg Oncol 30: 164-173

Sako K, Lore J M, Kaufman S, Razack M S, Bakamjian V, Reese P (1981) Parenteral hyperalimentation in surgical patients with head and neck cancer: A randomized study. J Surg Oncol 16: 391-462

Schein P S, Kisner D, Haller D, Blecher M, Hamosh M (1979) Cachexia of malignancy: Potential role of insulin in nutritional management. Cancer 43: 2070-2076

Schildt B, Groth O, Larson J, Sjodahl R, Symreg R, Wetterfors J (1981) Failure of preoperative TPN to improve nutritional status in gastric carcinoma. JPEN (Abstr) 5: 360

Shamberger R C, Brennan M F, Goodgame J T, Lowry S F, Maher M M, Wesley R A, Pizzo P H (1984) A prospective, randomized study of adjuvant parenteral nutrition in the treatment of sarcomas: results of metabolic and survival studies. Surgery 96: 1-7

Simms J M, Oliver E, Smith J A R (1980) A study of total parenteral nutrition in major gastric and esophageal resection for neoplasia JPEN(Abstr) 4: 422

Smith F P, Kisner D, Schein P S (1980) Nutrition and cancer prospects for clinical research. Nutr Cancer 2: 34-39

Steiger E, Oram-Smith J U, Miller E, Kuo L, Vars H M (1975) Effects of nutrition on tumor growth and tolerance to chemotherapy. J Surg Res 18: 455-461

Stein T P, Omar-Smith J C, Leskiw M J, Wallace H W, Miller E F (1976) Tumor-caused changes in host protein synthesis under different dietary situations. Cancer Res 36: 3936-3940

Symreng T, Larsson J, Möller P (1985) Muscle water and electrolytes in relation to nutritional status in gastric carcinoma. Clin Nutr 4: 115-120

Torosian M H, Daly J M (1986) Nutritional support in the cancer-bearing host – effects on host and tumor. Cancer 58: 1915-1929

Waldmann T A, Broder S, Strober W (1974) Protein losing enteropathies in malignancy. Ann N Y Acad Sci 230: 306-317

Warburg O (1930) The metabolism of tumors. Arnold Constable, London

Warnold J, Lundholm K, Schersten T (1978) Energy balance and body composition in cancer patients. Cancer Res 38: 1801-1807

Waterhouse C, Jeanpatre N, Keilson J (1979) Gluconeogenesis from alanin in patients with progressive malignant disease. Cancer Res 39: 1968-1972

Wesdorp R J C, Krause R, v.Meyenfeldt M F (1983) Cancer cachexia and its nutritional implications. Br J Surg 70: 352-355

Young V R (1977) Energy metabolism and requirements in the cancer patient. Cancer Res 37: 2336-2347

4.9 Diabetes mellitus

Für den eiligen Leser

> Die künstliche Ernährung beim Diabetiker folgt den diätetischen Richtlinien der Behandlung dieser Stoffwechselerkrankung. Kohlenhydrate, Fett und Aminosäuren werden im kalorischen Verhältnis 40:40:20 zugeführt. Der Aufbau einer postoperativen vollständigen parenteralen Ernährung entspricht den Richtlinien der i.v.-Ernährung. Dabei werden beim Altersdiabetes (Typ II-Diabetes) für die kurzfristige parenterale Ernährung Zuckeraustauschstoffe bevorzugt, beim Insulinmangeldiabetiker (Typ I-Diabetes) wegen der besseren Steuerbarkeit Glukose.
> Orientierungshilfe für die Insulindosierung sind Blutzuckerspiegel und Zuckerausscheidung im Urin. Im Postaggressionsstoffwechsel kann man Blutzuckerspiegel bis 15 mmol/l (250 mg/dl) akzeptieren.
> Beim Typ I-Diabetes wird die übliche tägliche Insulindosis in 3 Portionen Altinsulin subkutan gegeben. Bei schwer einstellbarem Blutzucker bietet die kontinuierliche perfusorgesteuerte Insulininfusion, beginnend mit 2 E/h Vorteile. Glukosehaltigen Nährlösungen wird Insulin im Verhältnis von 1 E zu 5 g Glukose zugesetzt.
> Die metabolische Überwachung des Diabetikers spielt nicht nur unmittelbar postoperativ beim Aufbau der künstlichen Ernährung eine Rolle, sondern ist besonders bei abklingendem Postaggressionssyndrom von Bedeutung. Verbesserte Glukoseassimilation und synchrone Aufnahme von Kalium in die Zellen bringen die Gefahr von Hypoglykämie und -kaliämie mit sich. Regelmäßige Kaliumbestimmungen sind deshalb integraler Bestandteil der postoperativen Überwachung diabetischer Patienten.

Der nicht insulinpflichtige, entweder diätetisch oder mit oralen Antidiabetika eingestellte Typ II-Diabetes („Altersdiabetes") ist im chirurgischen Krankengut häufig. Wesentlich seltener ist der insulinpflichtige Typ I-Diabetes.

Beide Formen des Diabetes werden durch die neuroendokrine Umstellung des Postaggressionsstoffwechsels zusätzlich belastet. Kontrainsulinäre Streßhormone lösen schon beim Stoffwechselgesunden postoperative Insulinresistenz, Glukoseassimilationsstörung, Lipolyse und Ketogenese aus (Kap. 8.1). Der diabetische Stoffwechsel wird durch diese Faktoren verschlechtert. Neben den Streßhormonen wirkt sich weiterhin die postoperative Immobilisation des Diabetikers nachteilig aus. Aber auch Nebenwirkungen von Medikamenten, v.a. von Diuretika, belasten den diabetischen Stoffwechsel zusätzlich durch direkte Einwirkung auf die ß-Zellen des Pankreas oder durch indirekte Effekte über eine sekundäre Hypokaliämie.

So kann ein diätetisch geführter Typ II-Diabetiker postoperativ passager insulinpflichtig werden und ein Typ I-Diabetiker wesentlich höhere Insulindosen als gewöhnlich benötigen.

Richtlinien für die Insulindosierung sind beim operierten Diabetiker wegen der Komplexität des Stoffwechselgeschehens problematisch. Orientierungshilfen

4.9 Diabetes mellitus

sind ein tolerierbarer Blutzuckerspiegel von 15 mmol/l (250 mg/dl) und die Bestimmung der Zuckerausscheidung im Urin, am raschesten mit Teststreifen.

Wegen der postoperativ veränderten Durchblutungsverhältnisse ist die subkutane Insulingabe problematisch und die i.v.- Applikation mit allerdings kurzer Halbwertszeit von 4-10 min. vorzuziehen. Im Regelfall erhält ein diabetischer Patient 4 E Altinsulin i.v. für jede 3 mmol/l (50 mg/dl), die der Blutzucker über dem Höchstwert von 15 mmol/l (250 mg/dl) liegt, und weitere 4 E in die Infusion. Wird die Zuckerausscheidung im Urin als Orientierungspunkt genommen, kann man je 4 IE bei 2fach positiven, 8 IE bei 3fach positiven und 12 IE bei 4fach positiven Glukoseteststreifen i.v. und in die Infusion geben. Bei glukosehaltigen Infusionslösungen wird als Schätzwert für den Insulinzusatz ein Verhältnis von 1 E Insulin zu 5 g Zucker angegeben.

Die künstliche Ernährung sollte den diätetischen Grundlagen der Diabetesbehandlung Rechnung tragen. So wird bei normokalorischer, mittel- und langfristiger künstlicher Ernährung die Kaloriendeckung mit Kohlenhydraten, Fetten und Aminosäuren im Verhältnis von 40 : 40 : 20 imitiert. Für die vollständige parenterale Ernährung ist dies problemlos möglich. Für die Sondenernährung müssen hingegen die wenigen geeigneten Präparate mit entsprechender Nährstoffrelation ausgewählt werden. Die meisten enteralen Diäten enthalten zu viele Kohlenhydrate.

Die gute Stoffwechselverträglichkeit von Lipidinfusionen mit oder ohne Operationsstreß ist auch für den Diabetiker bewiesen (Puchstein u. Anger 1983; Renner 1983). Ein bis zu 50%iger isokalorischer Ersatz der Glukose durch Fett ist ohne Störungen des Stoffwechels möglich. Gegenüber MCT-Fetten ist beim Diabetiker wegen der raschen Ketonkörperbildung Zurückhaltung geboten.

Es versteht sich, daß die folgenden Behandlungsempfehlungen den Bedürfnissen des individuellen Diabetikers angepaßt werden müssen.

Typ I-Diabetes

Am Tag vor der Operation erhält der Patient sein normales Frühstück mit der üblichen Insulindosis (Tabelle 4.19). Bei anschließender Nahrungskarenz wird die Abenddosis halbiert. Vor allem bei jugendlichen Diabetikern mit labiler Stoffwechellage und größeren Blutzuckerschwankungen ist eine Glukose-Insulin-Elektrolyt-Infusion über Nacht zu empfehlen. In der Regel werden dabei bis zur Operation bis zu 2 mal 500 ml 10%ige Glukoselösung mit je 10 E Altinsulin und 40 mmol NaCl und 20 mmol KCl infundiert.

Intraoperativ und im Aufwachraum sollten parallel zu anderen Infusionen bis zum Abend des Operationstages nochmals 1000 – 1500 ml der Glukose-Insulin-Elektrolyt-Infusion gegeben werden.

Nach Übernahme auf die Allgemein- oder Intensivstation wird bis zum nächsten Morgen mit 1500 ml eines hypokalorischen parenteralen Regimes ernährt. Dieser Lösung ist wieder Insulin im Verhältnis von 1 E zu 5 g Glukose zugesetzt. Danach kann eine vollständige parenterale Ernährung mit Glukose als Kohlenhydrat aufgebaut werden (Kap. 2).

Neben dem Insulinbedarf, der zur Verwertung dieser Kohlenhydrate beigesetzt wird, muß dem basalen Insulinbedarf Rechnung getragen werden. Bei

Tabelle 4.19. Perioperative Insulintherapie und parenterale Ernährung beim Typ I-Diabetes. *BZ* Blutzucker, *K* Kalium, *OP* Operationstag

Behandlungstage	Präoperativer Tag	OP	1. Tag postoperativ	2. Tag postoperativ	3. Tag postoperativ	4. Tag postoperativ	5. Tag postoperativ
Insulin	Normale Morgendosis Halbierte Abenddosis s.c.	–	↑	↑	↑	↑	↑
		2 E Insulin/h[c] i.v. mit Perfusor	↑	↑	↑	↑	↑
Orale Ernährung	Frühstück	–	–	–	–	–	–
Parenterale Ernährung	Glukose-Insulin-Elektrolytlösung[a] 500–1000 ml (nachts)	Intraoperativ: Glukose-Insulin-Elektrolytlösung[a] (+Vollelektrolytlösung) *später* 1000–1500 ml hypokalorisches Regime mit Glukose[b]	Hypokalorisches 3-l-Konzept mit Glukose[b]	↑	↑	Übergang auf normokalorisches Regime mit Glukose und Fett entsprechend (Kap. 2.1)	
Überwachung	–	BZ präoperativ BZ + K postoperativ ein- bis 2mal	BZ, K ein- bis 2mal	BZ 2 – 3x Keinmal	↑	↑	↑

[a] 500 ml Infusionslösung: 10 % Glukose mit 10 E Altinsulin und 40 mmol NaCl und 20 mmol KCl – kontinuierliche Infusion.
[b] Insulinzusatz zu glukosehaltigen Lösungen im Verhältnis von 1 IE Insulin zu 5 g Glukose.
[c] Empirisch ermittelte Dosis; nach Blutzuckerspiegel: Reduktion oder Steigerung der Dosis – in der Regel mit Abfall der kontrainsulären Streßhormonkonzentrationen ab dem 3. Tag Rückgang des Insulinverbrauchs.

4.9 Diabetes mellitus

mobilen Patienten und unauffälligem postoperativen Verlauf wird die präoperativ übliche Insulindosis in 3 Portionen als Altinsulin subkutan injiziert. Bei schwer einstellbarem Blutzuckerspiegel führt man basalen Insulin- und Korrekturbedarf kontinuierlich über einen Perfusor zu (Abb. 4.4). Man löst dazu 50 E Altinsulin in 50 ml 0,9%iger Kochsalzlösung so auf, daß 1 ml Lösung 1 E Insulin enthält. Der basale Insulinbedarf liegt bei etwa 1 E/h (Barnett et al. 1980). Unter Berücksichtigung des Streßstoffwechsel und des willkürlich angesetzten Verhältnisses von 1 E Insulin zu 5 g Glukose in den Lösungen beginnt man mit der kontinuierlichen i.v.-Infusion von 2 E/h. Erst wenn die künstliche parenterale Ernährung länger als 1 Woche dauern sollte, wird die zuvor über 24 h perfundierte Insulinmenge in 3 Einzeldosen subkutan injiziert.

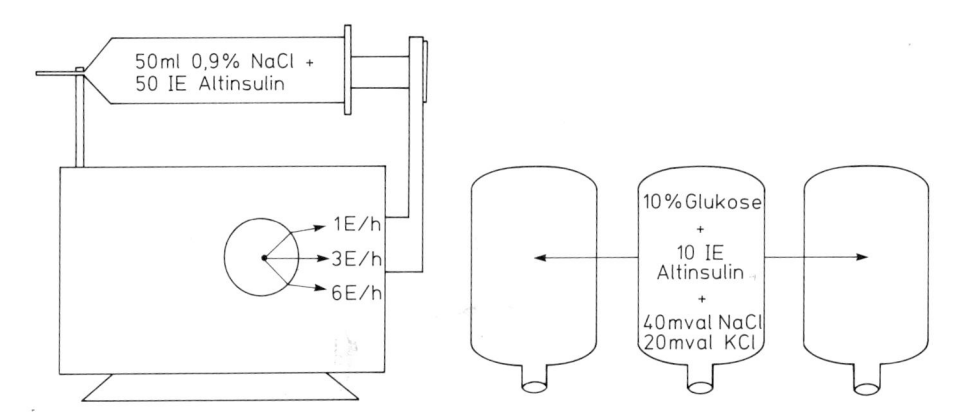

Abb. 4.4. Schema der postoperativen Insulinzufuhr (i.v.) zur Deckung des basalen Insulinbedarfs und zur Korrektur des willkürlich festgesetzten Insulin-Glukose-Verhältnisses in den Nährlösungen (1 E Insulin: 5 g Glukose)

Insulinverluste durch Absorption an Plastik spielen bei Anwendung konzentrierter Insulinlösungen wie in der Perfusorlösung (50 IE Altinsulin in 50 ml physiologischer Kochsalzlösung) (Abb. 4.4) eine quantitativ wenig bedeutsame Rolle. Bei größeren Infusionsflaschen wird Albuminzusatz, der in einer etwa 1%igen Humanalbuminlösung resultiert, zur Stabilisierung des Insulins empfohlen (Kuert et al. 1977).

Während der parenteralen Ernährung operierter Typ I-Diabetiker ist eine engmaschige Laborüberwachung erforderlich. Bis zum Abschuß der Adaptionsphase der vollständigen parenteralen Ernährung sollten Blutzuckerspiegel 3mal und Kaliumkonzentrationen im Serum mindestens einmal pro Tag bestimmt werden. Vor und nach Beginn der Fettinfusion wird der Triglyzeridspiegel mindestens täglich einmal gemessen. Wenigstens in den ersten Tagen sollte alle 6 h die Zuckerausscheidung im Urin mit Teststreifen kontrolliert werden. Alle 3 Tage empfehlen sich Magnesium- und Phosphorkontrollen. In den ersten postoperativen Tagen sollte mit Hilfe der Blutgasanalyse eine metabolische Azidose täglich erneut ausgeschlossen werden.

Tabelle 4.20 Perioperative parenterale Ernährung beim Typ II-Diabetes. *K* Kalium, *BZ* Blutzucker

Behandlungstage	Präoperativer Tag	Operationstag	1. Tag postoperativ	2. Tag	3. Tag	4. Tag
Antidiabetika/Insulin	Normale Morgendosis halbierte Abenddosis oraler Antidiabetika			↑	Wie präoperativ	↑
Orale Ernährung	Frühstück	–	–			
Parenterale Ernährung	–	1000 ml/24 h Glukose-Insulin-Elektrolyt-Lösung[a] bis 2000 ml Vollelektrolytlösung	Hypokalorisches 3-l-Konzept mit Zuckeraustauschstoffen[b]	↑	Übergang auf normokalorisches Regime (Kap. 2.1) oder orale Ernährung	↑
Überwachung	–	BZ präoperativ BZ und K postoperativ einmal	BZ, K einmal	↑	↑	↑

[a] 500 ml Infusionslösung: 10 %ige Glukose mit 10 E Altinsulin und 40 mmol NaCl und 20 mmol KCl; kontinuierliche Infusion.
[b] Bei BZ > 250 mg/dl Insulinzusatz im Verhältnis 1 IE Insulin zu 5 g Glukose.

Typ II-Diabetes

Am Abend vor der Operation halbiert man die orale Antidiabetikadosis (Tabelle 4.20). Im allgemeinen braucht keine Glukose-Insulin-Elektrolyt-Lösung über Nacht gegeben werden. Am Operationstag erhält der Typ II-Diabetiker keine oralen Antidiabetika. Intraoperativ und am Operationstag bleiben i.allg. die Blutzuckerspiegel bei Wasser- und Elektrolytinfusion bei 10 – 15 mmol/l (200 – 250 mg/dl).

Am 1. postoperativen Tag beginnt man die parenterale Ernährung mit einem hypokalorischen 3-l-Konzept. Im Unterschied zum Typ I-Diabetiker sind Zuckeraustauschstoffe als Kohlenhydrate zu bevorzugen (Vandewoude et al. 1986). Vor allem der verzögerte Blutzuckeranstieg durch die vorgeschaltete hepatische Glukoneogenese aus den Nichtglukosekohlenhydraten macht die Insulingabe oftmals überflüssig. Steigen die Glukosespiegel trotzdem über 15 mmol/l (250 mg/dl) an, wird der Infusionslösung 1 IE Insulin auf 5 g Kohlenhydrate zugesetzt. Im allgemeinen erübrigt sich eine parallele Insulininfusion wie beim Typ I-Diabetiker. Nach Abklingen der ausgeprägten Streßhormonwirkung kann auf ein normokalorisches Ernährungsregime übergegangen werden (Kap. 2.1).

Prinzipiell folgt die metabolische Überwachung der postoperativen parenteralen Ernährung des Typ II-Diabetes den genannten Empfehlungen, wobei allerdings eine Anpassung an die Erfordernisse des individuellen Diabetikers erfolgen kann. Mit Abklingen des Postaggressionsstoffwechsels kommt es etwa 3 – 4 Tage postoperativ zur Verbesserung der Glukoseassimilation und Abnahme des Insulinbedarfs. Dementsprechend kommt es zu einer Wiederaufnahme von Kalium in die Zellen mit der Gefahr der Hypokaliämie. Deshalb ist möglichen metabolischen Entgleisungen nicht nur unmittelbar postoperativ volle Aufmerksamkeit zu schenken.

Literatur

Barnett A H, Robinson M H, Harrison J H, Watkins P J (1980) Mini-pump: method of diabetic control during minor surgery under general anesthesia. Br med J 280: 78-79

Felig P (1980) Disorders of carbohydrate metabolism. In: Bondy P K, Rosenberg L E (eds) Metabolic control and disease, 8th edn. Saunders, Philadelphia, pp 276-296

Hanshaw M L (1984) Diabetogenic-factors and the use of supplemental insulin in central parenteral nutrition. Nutr Supp Serv 4: 19-22

Kuert Ch, Stauffacher W, Bachofen M (1977) Insulinverluste bei der Infusion von Insulin in Glukose und in Nährlösungen. Schweiz med Wochenschr 107: 398-401

Puchstein C, Anger C (1983) Intra- und postoperative Behandlung des Patienten mit Diabetes mellitus In: Ahnefeld F W, Hartig W, Holm E, Kleinberger G (Hrsg) Klinische Ernährung 11, 251-256

Renner R (1983) Parenterale Ernährung bei Diabetes mellitus. In: Ahnefeld F W, Hartig W, Holm E, Kleinberger G (Hrsg) Klinische Ernährung 11, 242-250

Toeller M, Gries F A, Grünklee D (1978) Probleme der parenteralen Ernährung und Sondenernährung bei Diabetikern. Internist 19: 59-71

Vandewoude M F J, Van Gaal L F, Leeuw J H (1986) Perioperative parenteral nutrition in the stressed diabetic patient. World J Surg 10: 72-76

4.10 Ambulante künstliche Ernährung

Für den eiligen Leser

> Die ambulante parenterale Ernährung ist bei anatomischem und funktionellem Kurzdarmsyndrom ein etabliertes Behandlungsverfahren. Der Einsatz bei entzündlichen Darmerkrankungen konnte im Vergleich zur medikamentösen Behandlung bislang nicht überzeugen. In den letzten Jahren wird die ambulante künstliche Ernährung zunehmend bei Malignomträgern eingesetzt. Besonders bei Tumoren des oberen Gastrointestinaltrakts scheint die perkutane endoskopische Gastrostomie mit Applikation von nährstoffdefinierten Diäten Vorteile zu bieten. Die Rehabilitationsrate ist allerdings gering, als Bewertungskriterium ist die Verbesserung der Lebensqualität anerkannt.

Mit der sich Ende der 60er Jahre rasch entwickelnden parenteralen Ernährung lag die ambulante Anwendung nahe (Steiger et al. 1969; Jeejeebhoy et al. 1973). Die Vorteile der niedrigeren Kosten bei ambulanter künstlicher Ernährung und die bessere Akzeptanz der Therapie durch den Patienten im vertrauten sozialen Milieu sind offensichtlich. Evident sind natürlich auch die logistischen Probleme für die betreuende Klinik. So müssen Patient und meist auch Familienangehörige in die Grundlagen der i.v.-Ernährung eingeführt werden. Dies umfaßt sowohl die Vermittlung von Kenntnissen über Nährstoffe und ihre Verwertung, eine Einführung in die aseptische Arbeitsweise bei der Herstellung der Infusionslösungen und der Infusion sowie das Wissen um Nebenwirkungen und Komplikationen. Es muß Sorge getragen werden, daß Nährlösungen und Supplemente geliefert und bevorratet werden können. Letztlich muß eine fachmännische Betreuung zu Hause gewährleistet sein. Außerdem sollte Tag und Nacht in der Klinik ein Ansprechpartner für plötzlich auftretende Probleme zur Verfügung stehen.

Unter diesen Aspekten liegt es auf der Hand, daß im Rahmen einer chirurgischen oder internistischen Poliklinik nur eine sehr beschränkte Patientenzahl mit ambulanter künstlicher Ernährung betreut werden kann. Deshalb ist die künstliche Heimernährung ein Argument für die Einrichtung eines speziellen Ernährungsteams (Kap. 3.9).

Von hohem Wert bei der ambulanten Betreuung von Patienten mit künstlicher Ernährung ist das Angebot von Firmen, die Versorgung der Patienten mit Nährlösungen nach entsprechender Rezeptur zu übernehmen, für die Lagerung der Lösungen beim Patienten zu sorgen und die häusliche Beratung bei der Infusionstechnik durch eine speziell ausgebildete Kraft zu gewährleisten. Besonderes Verdienst kommt dem „Travacare-System" der Fa. Travenol zu (Sailer et al. 1986).

Indikation

Über lange Zeit verstand sich die ambulante künstliche Ernährung ausschließlich als vollständige parenterale Ernährung („home parenteral nutrition"). Ihre Indikation war in der Regel auf die Ernährung von Patienten mit Kurzdarmsyndrom und entzündlichen Darmerkrankungen v.a. bei M. Crohn beschränkt. Stand bei ersteren die Ernährung im Vordergrund, so verbanden sich mit der ambulanten Ernährung bei M. Crohn Erwartungen, durch „Ruhigstellung des Darms" die Erkrankung zu heilen oder zumindest einen akuten Entzündungsschub zu kupieren (Steiger et al. 1969; Müller et al. 1983).

Kurzdarmsyndrom ist ein klinischer Begriff, der sowohl die eingeschränkte Nährstoffresorption durch anatomischen Darmverlust, z.B. infolge Mesenterialarterienembolie, als auch funktionelle Resorptionsstörungen bei entzündlicher Schädigung der Darmmukosa, z.B.infolge M. Crohn oder Bestrahlung, umfaßt (Weser et al. 1979). Kann mit dieser klinischen Definititon das Kurzdarmsyndrom beschrieben werden, so ist eine quantitative Aussage über das Ausmaß der Darmschädigung und seiner Kompensationsmöglichkeiten nicht gegeben. Daneben muß in Rechnung gestellt werden, daß der anatomisch oder funktionell verbliebene Dünndarm eine hohe Adaptationsfähigkeit besitzt (Williamson 1978). So konnten an verbliebenen Darmabschnitten nach ausgedehnten Resektionen morphologische und funktionelle Anpassungsvorgänge wie Hypertrophie der Villi, erhöhte Zellproliferationen, Zunahme der Dünndarmtransitzeit sowie der Bürstensaumenzymaktivitäten nachgewiesen werden. Diese Adaptationsvorgänge sind allerdings an die enterale Ernährung gebunden, während ausschließliche parenterale Ernährung zu funktioneller und struktureller Hypoplasie des Intestinaltrakts führt (Williamson 1978). Deshalb müssen auch bei ambulanter parenteraler Ernährung stets geringe Mengen oraler Nahrung oder Sondenkost gegeben werden, um später eine vollständige Umstellung auf Sondenkost oder orale Ernährung zu ermöglichen.

In den letzten Jahren wird ein Wandel in der künstlichen ambulanten Ernährung beobachtet (Howard et al. 1986). Mit adjuvant-therapeutischer Zielsetzung, aber auch bei nicht möglicher chirurgischer, radiologischer oder medikamentöser Behandlung wird die ambulante künstliche Ernährung zunehmend auch bei Malignompatienten zur Verbesserung der Lebensqualität eingesetzt. Ferner tritt neben die parenterale Ernährungsform die Sondenernährung. Als Argument für eine enterale künstliche Ernährung werden v.a. vermindertes Komplikationsrisiko, geringerer technischer Aufwand und niedrigere Kosten angeführt.

Im Gegensatz zur parenteralen Langzeiternährung ist die ambulante enterale Ernährung noch wenig verbreitet. Zum Teil sind die Mitteilungen anekdotisch (Heymsfield et al. 1983). Die häufigste Indikation stellt der funktionelle Kurzdarm dar (Williamson 1978; Byrne et al. 1981; Jarnum u. Ladefoged 1981; Kolb u. Sailer 1985; Sailer et al. 1986). Malignome des Gesichts- und Schädelbereichs und des oberen Gastrointestinaltrakts sind eine Indikation zur enteralen Ernährung über eine endoskopisch perkutane Gastrostomie (Sailer et al. 1986).

Durchführung

Die ambulante parenterale Ernährung weist einige Unterschiede im Vergleich zur klinischen zentralvenösen Ernährung auf. Für die ambulante Langzeiternährung werden die üblichen Kavakatheter durch operativ oder in Punktionstechnik gelegte spezielle Silikonkautschukkatheter ersetzt (Kap.5) (Müller et al. 1980). Ob diese Katheter eines Tages durch Portkatheter abgelöst werden, ist noch offen

(Kap. 5.1) (Kolb u. Sailer 1985; Gaggioti et al. 1986). Da sich die Zusammensetzung der Nährlösungen über längere Zeit nicht verändert, ist die ambulante parenterale Ernährung eine Domäne von Gesamtnährlösungen (Kap. 2.1). Das Nährstoffangebot entspricht den üblichen Richtlinien der vollständigen parenteralen Ernährung.

Bei ambulanter parenteraler Ernährung kann die Gesamtnährmenge oft in relativ kurzer Zeit, z.B. über Nacht, appliziert werden (Byrne et al. 1981). Hält der Patient trotz normokalorischer Ernährung sein Gewicht nicht, muß auf längere Infusionszeiten zur besseren Utilisation der Nährstoffe übergegangen werden.

Besonderheiten

Das Hauptproblem der parenteralen Heimernährung sind wie bei jeder zentralvenösen Ernährung katheterbedingte septische Komplikationen. Trotzdem muß das ungleich bessere Abschneiden von Patienten mit Heimernährung im Vergleich zu Patienten mit stationärer zentralvenöser Ernährung hervorgehoben werden (Fleming et al. 1980; Müller et al. 1980; Jarnum u. Ladefoged 1981; Howard et al. 1986). Nicht unterschätzt werden darf die psychische Belastung der Patienten durch das Gefühl der Abhängigkeit von der künstlichen Ernährung (Price u. Levin 1979; Gulledge et al. 1980).

Trotz optimalen i.v.-Nährstoffangebots, inkl. Vitaminen und Spurenelementen, ist bei jahrelanger i.v.-Ernährung eine ganze Reihe von metabolischen Störungen bekanntgeworden. Zu nennen sind v.a. Leberfunktionsstörungen infolge Cholestase, metabolische Knochenerkrankungen und Verwertungsstörungen von Glukose und Aminosäuren (Jeejeebhoy et al. 1977; Jarnum u. Ladefoged 1981; Seligman et al. 1984; Shike et al. 1986).

Effizienz

Steht die Effizienz v.a. der ambulanten parenteralen Ernährung beim Kurzdarmsyndrom außer Frage, so ist sie schon bei der Behandlung des M. Crohn Gegenstand der Diskussion (Kap. 4.5) (Müller et al. 1980; Heymsfield et al. 1983; Sailer et al. 1986). Bei Patienten mit Kurzdarmsyndrom liegt die höchste Rehabilitationsrate, d.h. Wiedereingliederung in die Berufstätigkeit und Wiederaufnahme früherer sozialer Aktivitäten, vor (Müller et al. 1980; Jarnum u. Ladefoged 1981; Howard et al. 1986). Problematischer ist die Effizienzbewertung bei ambulanter künstlicher Ernährung von Patienten mit bösartigen Erkrankungen. Die Rehabilitationsrate ist gering. Das Bewertungskriterium „Lebensverlängerung" ist umstritten. Meist muß man sich mit der schwer zu definierenden Aussage „Verbesserung der Lebensqualität" begnügen. Die genannten Aussagen beziehen sich aber v.a. auf Erfahrungen mit der i.v.-Ernährungsform. Daten über die enterale ambulante Ernährung lassen eine Bewertung noch nicht zu.

Literatur

Abumrad N N, Schreider A J, Steele D (1981) Amino acid intolerance during prolonged total parenteral nutrition reversed by molybdenum. Clin Res 27: 621A

Bowyer B A, Fleming C R, Ludwig J, Petz J, McGill D B (1985) Does long-term home parenteral nutrition in adult patients cause chronic liver disease? JPEN 9: 11-17

Byrne W J, Lippe B M, Strobel C T, Levin S R, Ament M E, Kaplan S A (1981) Adaptation to increasing loads of total parenteral nutrition: metabolic, endocrine, and insulin receptor responses. Gastroenterology 80: 947-956

Cosnes J, Gendre J P, Evard D, Le Quintrec Y (1985) Compensatory enteral hyperalimentation for management of patients with severe short bowel syndrome. Am J Clin Nutr 41: 1002-1009

Fleming C R, Witzke D J, Beart Jr R W (1980) Catheter-related complications in patients receiving home parenteral nutrition. Ann Surg 192: 593-599

Gaggioti G, Orlndoni P, Boccoli G, Capomagi A, Talevi S, Ambrosi S (1986) Percutaneous vs. totally implantable catheters in home parenteral nutrition. Clin Nutr 5: 33-40

Griffin G E, Fagan E F, Hodgson A J, Chadwick V S (1982) Enteral therapy in the management of massive gut resection complicated by chronic fluid or electrolyte depletion. Dig Dis Sci 27: 902-908

Günther B (1983) Parenterale Ernährung als Langzeittherapie. Chirurg 54: 12-17

Gulledge A D, Gipson W T, Steiger E, Hooley R, Srp F (1980) Home parenteral nutrition for the short bowel syndrome. Psychological issues. Gen Hosp Psychiatr 2: 271

Heymsfield S B, Smith-Andrews J L, Hersh T (1983) Home nasoenteric feeding for malabsorption and weight loss refractory to conventional therapy. Ann Int Med 98: 168-170

Howard L, Heaphey L L, Timchalk M (1986) A review of the current status of home parenteral and enteral nutrition from the provider and consumer perspective. JPEN 10: 416-424

Jarnum S, Ladefoged K (1981) European experience of home parenteral nutrition. Acta Chir Scand (Suppl) 507: 121-127

Jeejeebhoy K N, Zohrab W J, Langer B, Philips M J, Kuksis A, Anderson G H (1973) Total parenteral nutrition at home for 23 months without complication and with good rehabilitation. Gastroenterology 65: 811-820

Jeejeebhoy K N, Chu R, Marliss E B (1977) A Bruce Robertson chromium deficiency glucose intolerance and neuropathy reversed by chromium supplementation in a patient receiving long term parenteral nutrition. Am J Clin Nutr 30: 531-538

Kolb S, Sailer D (1985) Ambulante künstliche Ernährung – enteral und parenteral. Z Allg Med 61: 285-288

Müller J M, Stock W, Schindler J, Hübner W, Pichlmaier H (1980) Ambulante parenterale Ernährung – Indikation, Technik, Erfahrungen. Infusionstherapie 7 :13-20

Müller J M, Keller H W, Erasmi H, Pichlmaier H (1983) Total parenteral nutrition as the sole therapy in Crohns disease – a prospective study. Brit J Surg 70: 40-43

Price B S, Levine E L (1979) Permanent total parenteral nutrition: Psychological and social responses of the early stages. JPEN 3: 48-52

Sailer D, Kolb S, Neff H (Hrsg) (1986) Künstliche Ernährung zu Hause. Karger, Basel München (Bericht über 1. Symposium über künstliche Ernährung zu Hause, Nürnberg, 8.-9. November 1985)

Seligman J V, Basi S S, Deitel M, Bayley T A, Khanna R K (1984) Metabolic bone disease in a patient on long-term total parenteral nutrition: A case report with review of literature. JPEN 8: 722-727

Shike M, Shils M E, Heller A, Alcock N, Vigorita V, Brockman R, Holick M F, Lane J, Flombaum C (1986) Bone disease in prolonged parenteral nutrition: osteopenia without mineralization defect. Am J Clin Nutr 44: 89-98

Steiger E, Wilmore D W, Dudrick S J, Rhoads J E (1969) Total intravenous nutrition in the management of inflammatory disease of the intestinal tract. Fed Proc 28: (Abstr) 808

Weser E, Fletcher J T, Urban E (1979) Short bowel syndrome – Clinical conference. Gastroenterology 77: 572-579

Williamson R C N (1978) Intestinal adaptation, part I, II. N Eng J Med 298: 1393-1402, 1444-1450

5 Technik

5.1 Parenterale Zugänge

Für den eiligen Leser

Polyvinylchlorid (PVC) als Kathetermaterial ist heute durch inertes Teflon, Polyäthylen, Polyurethan und Silikonkautschuk ersetzt. Operative Katheterinsertionstechniken sind weitgehend durch perkutanes Vorgehen abgelöst.
 Venen der unteren Extremität wurden als Zugangswege zur V.cava wegen hoher Thrombose- und Infektionsraten verlassen. Septische Komplikationsmöglichkeiten aller zentralvenösen Katheter verlangen besondere Beachtung der Katheterpflege.
 Für die vollständige parenterale Ernährung ist der „Subklaviakatheter" das Verfahren der Wahl. Bei Verschluß aller Zuflüsse zur oberen Hohlvene kann der transthorakale Zugang über die V.azygos einziger Ausweg sein. Bei langfristiger parenteraler Ernährung wird eine subkutane Tunnelierung des Katheters empfohlen. Ein endgültiges Urteil über die Verwendung von Portkathetern zur vollständigen parenteralen Ernährung ist noch nicht möglich.
 Die Parallelinfusion von Kohlenhydrat-Aminosäuren-Kombinationslösungen und Fett verlangt die Verwendungen von 2 Infusionspumpen. Mehrlumige Katheter erlauben eine simultane schwerkraft- und pumpengesteuerte Infusion. Die nur mit Gesamtnährlösungen mögliche Infusion über einen einzigen Zugang bietet die einfachste und sicherste Infusionstechnik für die vollständige parenterale Ernährung.

5.1.1 Venenkathetermaterialien

Bei peripheren Verweilkanülen („Venülen") und bei zentral-venös verwendeten Kathetern ist Polyvinylchlorid (PVC) als Kathetermaterial verlassen. Nachteile dieses Kunststoffs sind seine Thrombogenität und bei längerer Liegezeit zunehmende Rigidität und Brüchigkeit durch Ausschwemmen des Weichmachers. Während bei den Venülen vor allem das etwas festere Fluoräthylen-Propylen (Teflon) das PVC ersetzt hat, werden für zentralvenöse Katheter heute hauptsächlich Polyäthylen und Polyurethan verwendet (Schlichting 1982). Zur zentralvenösen Ernährung über Wochen und Monate, hat sich besonders Silikon-Kautschuk bewährt. Derartige Katheter verlangen die operative Insertion oder die perkutane Einführung in Seldinger-Technik. Silikonkatheter liegen intraatrial.

Bei Kathetersepsis kann im Unterschied zu allen anderen Materialien die i.v. -Antibiotikatherapie ohne Katheterentfernung versucht werden. Das weitgehend inerte Verhalten der neuen Kunststoffe hat vor allem die lokale Thrombosegefahr im Bereich der Eintrittsstelle des Katheters ins Gefäß wesentlich reduziert (Kap. 6.1).

5.1.2 Venenkatheterarten

Die Venenkatheter können nach der Art ihrer Insertionstechnik, der Anzahl ihrer Lumina und technischen Besonderheiten sowie der Kombination mit einem Vorratsgefäß eingeteilt werden.

Je nach Insertionstechnik kann man 4 Arten von Kathetern unterscheiden: Venenkatheter mit Punktionsinnenkanüle aus Metall, Venenkatheter, die nach Einführung einer Kunststoffkanüle durch diese vorgeschoben werden, solche, die in Seldinger-Technik eingelegt werden, sowie operativ einzubringende Katheter.

Die Möglichkeit, den Venenkatheter über einer Punktionsinnenkanüle in die Vene einzubringen (Over-the-needle-Technik), ist bei den Venenverweilkanülen („Venülen") peripherer Venen gegeben. Ihr Einsatz für die parenterale Ernährung ist beschränkt, da sie sich nur für die hypokalorische periphervenöse Ernährung eignen.

Meistens besteht die Punktionseinheit zentralvenöser Katheter ebenfalls aus einer Plastikkanüle mit metallener Punktionsinnenkanüle. Nach Punktion der V.jugularis interna oder der V. subclavia wird die Punktionskanüle entfernt und der Venenkatheter zentralvenös plaziert (Abb.5.1). Die als Führung des Venenkatheters fungierende Kunststoffkanüle erlaubt auch Rückwärtsbewegungen des Katheters ohne Gefahr der Katheterabscherung wie bei der Einführung von Kathetern durch Metallkanülen. Punktionssets mit Metallkanülen sind heute obsolet. Nachteil der durch eine Plastikkanüle geschobenen Katheter (Through-the-needle-Technik) ist der kleinere Katheterdurchmesser.

Die Silikonkautschuk-Katheter für die parenterale Langzeiternährung (Hickman-Katheter mit einem Innendurchmesser von 1,6 mm und Broviac-Katheter mit 1 mm Durchmesser) haben zum Schutz gegen aufsteigende Infektionen entlang dem Katheter eine Dacronmuffe, die etwa in der Mitte des tunnelierten Katheteranteils zu liegen kommt (Abb.5.2 und 5.9). Die Insertion des Katheters erfolgt operativ oder perkutan (Abb.5.10 und 5.11).

Mehrlumige Katheter verlangen zur Insertion die Seldinger-Technik, erlauben aber gleichzeitiges Kreislaufmonitoring, Applikation von Medikamenten und Nährstoffzufuhr (Abb.5.3). Inzwischen liegen auch Erfahrungen über größere Serien vor, wobei eine Sepsisrate bis zu 5% angegeben wird (Kaufman et al. 1986). Abgesehen von Monitoring und Arzneimittelapplikation sind mehrlumige Katheter auch unter dem alleinigen Aspekt der zentralvenösen Ernährung vorteilhaft. Mit ihrer Hilfe ist die getrennte Infusion der Aminosäuren-Glukose-Komponente einerseits und des Fettes andererseits möglich. Das Problem der Mischung beider Infusionen in der gemeinsamen Venenkatheterstrecke mit der Möglichkeit unerwünschter Interaktionen entfällt. Nachteil der mehrlumigen Katheter ist

5.1 Parenterale Zugänge

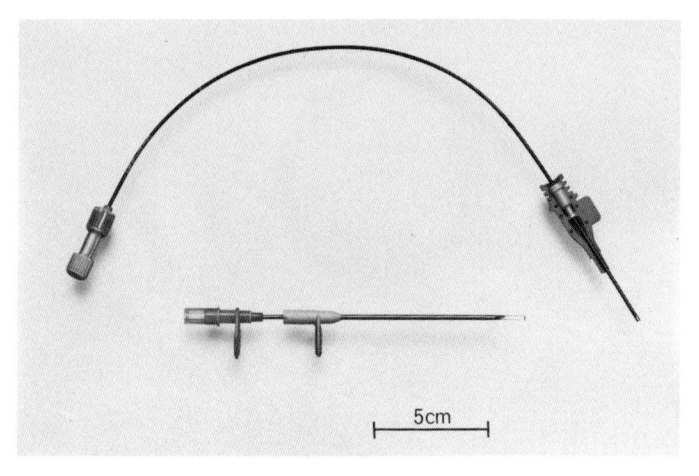

Abb. 5.1. Subklavia-Jugularispunktionsset. Metallinnennadel aus der Plastikführung für den Venenkatheter teilweise zurückgezogen (Cavafix certo, B. Braun)

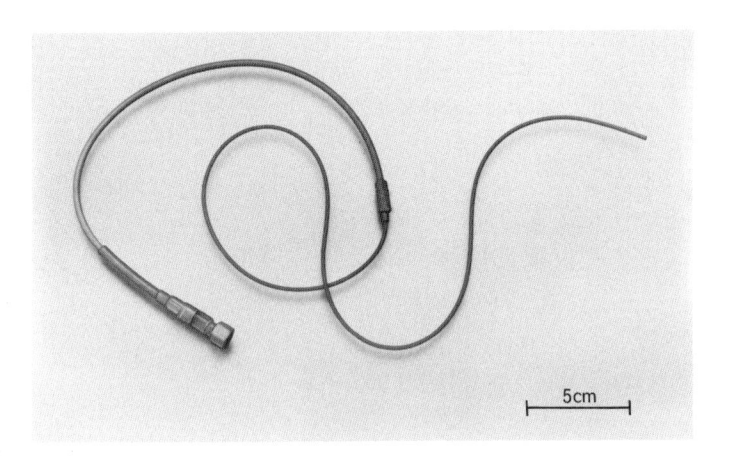

Abb. 5.2. Broviac-Katheter mit Dacronmuffe (Evermed, Inc.)

z.Z. ein etwa 3 bis 4mal höherer Anschaffungspreis und die etwas aufwendigere Insertion in Seldinger-Technik.

Die sog. *Portkatheter* bestehend aus einem Vorratsgefäß und einem davon abgehenden Venenkatheter (Abb.5.4) werden schon seit längerer Zeit zur Applikation von Zytostatika verwendet. Der Port kann transkutan punktiert und mit dem Infusionsbesteck verbunden werden. Vorteil dieses Katheters könnte sein, daß durch das Fehlen des extrakorporalen Katheteranteils eine der Infektionsquellen des zentralvenösen Katheters entfällt.

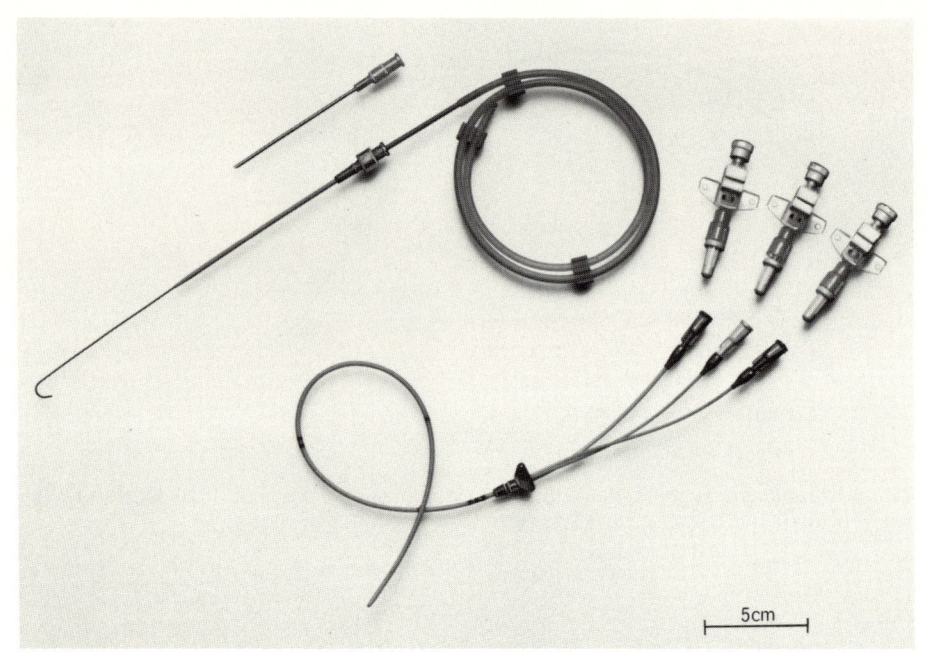

Abb. 5.3. Mehrlumiger Katheter mit Seldinger-Set (Secalon Hydrocath, Viggo)

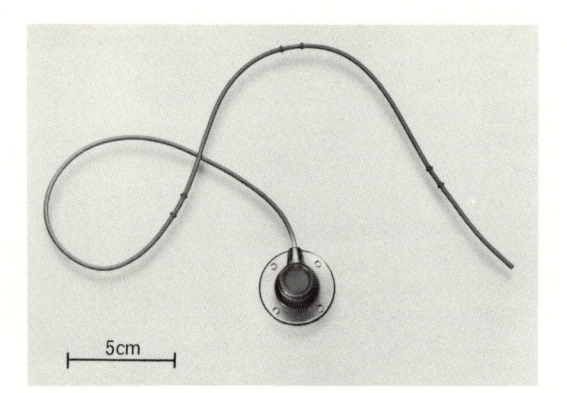

Abb. 5.4. Portkatheter (Intraport, Fresenius)

5.1.3 Parenteraler Zugang / Insertionstechnik

Die Infusion einer vollständigen parenteralen Ernährung ist an einen Kavakatheter gebunden. Die Abb. 5.5 gibt eine Übersicht über die möglichen Zugänge zur oberen Hohlvene. Zugänge an der unteren Extremität zur V.cava inferior sind wegen Thrombose- und Infektionsgefährdung heute obsolet.

Anatomische Anmerkungen

Die V.cava superior kann über 4 Venen erreicht werden: die V.jugularis interna, die V.subclavia, die V.cephalica und die V. azygos.

Die V. jugularis interna verläuft in der Gefäß-Nerven-Scheide des Halses dorsolateral, die A. carotis communis liegt ventromedial und der N.vagus dorsal der Gefäße oder zwischen beiden. Etwa in der Mitte des Halses wird das Gefäß-Nerven-Bündel vom M.sternocleidomastoideus überkreuzt und bis zum sternalen und klavikulären Muskelansatz von ihm überdeckt. Im Gebiet über der medialen Klavikula liegt die V.jugularis unmittelbar unter dem lateralen Rand des Muskels (Abb.5.6).

Der Scheitelpunkt des bogenförmigen Verlaufs der V.subclavia liegt in der Höhe der Medioklavikularlinie. Mit ihrem absteigenden Schenkel vereinigt sie sich in der Höhe des Sternoklavikulargelenks mit der V.jugularis interna zur V.brachiocephalica (anonyma) (Abb.5.6).

Die V. cephalica ist im Trigonum deltoideo-pectorale (Mohrenheim-Grube) gelegen, das lateral vom M.deltoideus und medial vom M. pectoralis major sowie kranial vom Schlüsselbein begrenzt ist. Beide Muskeln stoßen mit ihrem media-

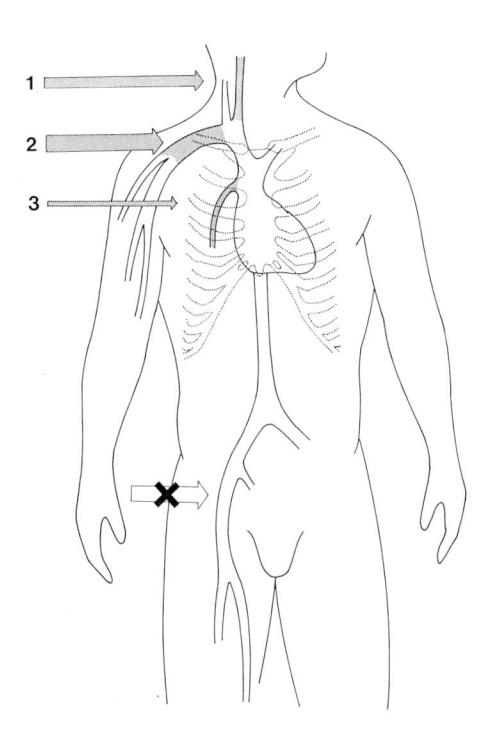

Abb. 5.5. Zugangswege zur V. cava superior. *1* V. jugularis inferior (zur Ernährung weniger geeignet); *2* V. subclavia (meistbenutzter Zugangsweg); *3* V. azygos (Ultima ratio bei Verschluß der Zuflüsse der V. cava superior). Zugänge über die V. femoralis zur V. cava inferior sind wegen Thrombose- und Infektionsgefahr verlassen.

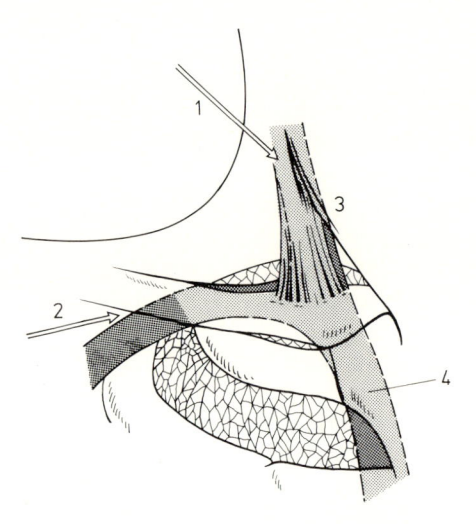

Abb. 5.6. Beziehung von V. jugularis interna und V. subclavia zu M. sternocleidomastoideus, Klavikula und Lungenspitze. *1* Einstichstelle bei Punktion der V. jugularis interna: Hinterrand des M. sternocleidomastoideus etwa 3 cm über der Klavikula; *2* Einstichstelle bei Punktion der V. subclavia; *3* M. sternocleidomastoideus; *4* V. bracheocephalica sive anonyma

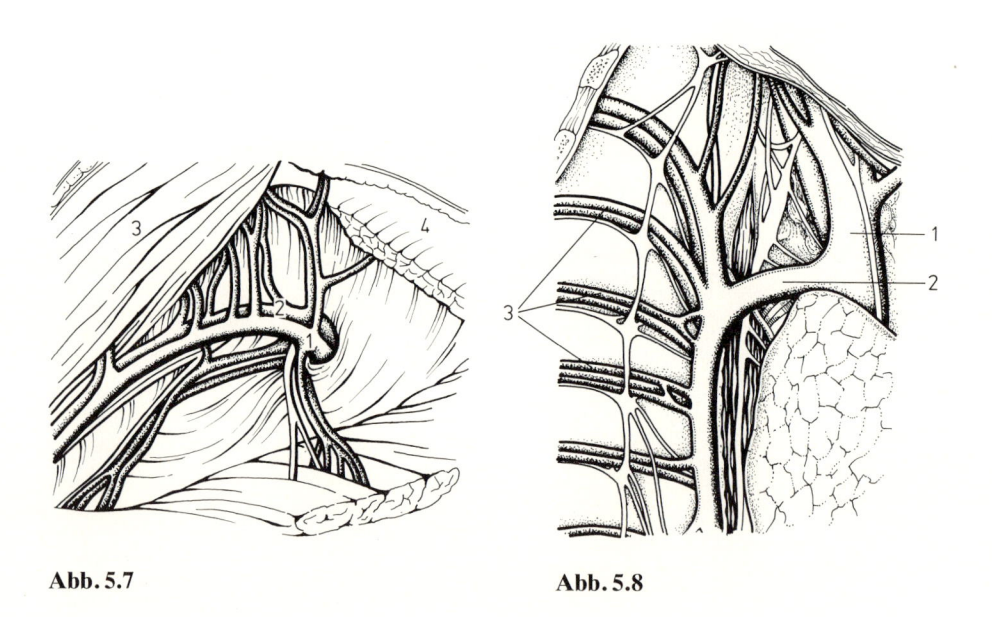

Abb. 5.7

Abb. 5.8

Abb. 5.7. Einmündung der V. cephalica in die V. subclavia in der Mohrenheim-Grube. *1* V. cephalica; *2* A. thoracoacromialis; *3* M. deltoideus; *4* M. pectoralis major

Abb. 5.8. Rechter oberer Hemithorax mit V. azygos. *1* V. cava superior; *2* V. azygos; *3* Interkostalgefäße

len (M.deltoideus) bzw. lateralen Rand (M.pectoralis major) an der Grenze zwischen medialem und lateralem Klavikuladrittel zusammen (Abb.5.7).

Die V. azygos mündet kurz vor Herzbeutelbeginn in die V.cava superior. Dazu steigt sie von dorsal paravertebral lateral von Ösophagus und Trachea nach ventral auf. Der N. vagus liegt zwischen ihr und Ösophagus, der N.phrenicus unmittelbar ventral ihrer Mündung in die V.cava superior (Abb.5.8).

Allgemeines zur Technik

Im Unterschied zur Punktion der peripheren Venen und zum Umgang mit Venülen sind zum Legen zentralvenöser Katheter besondere Erfahrungen erforderlich. Ein entsprechendes Training sollte während der Ausbildungszeit auf intensivtherapeutischen Stationen oder in der Anästhesie erworben werden. Trotz der nur unter Anleitung am Patienten erlernbaren Punktionstechniken werden einige übergeordnete Gesichtspunkte der Katheterinsertion besprochen.

Vor Legen eines Katheters sollten die notwendigen Instrumente und Materialien auf einem aseptischen Operationstisch ausgelegt werden. Die beauftragte Hilfskraft muß mit aseptischem Arbeiten vertraut sein. Zunächst sollten Abdecktücher, Einmaltücher und sterilisierbare Stofftücher, ein großes Tuch sowie ein kleines Schlitztuch aufliegen. Es empfiehlt sich auch ein Farbstift zur Markierung der Punktionsstelle. Ferner liegen eine Spritze mit kurzer sowie eine mit langer Nadel mit Lokalanästhetikum und eine Spritze mit Kochsalz bereit. Der Inhalt des Punktionssets für Subklavia- oder Jugulariskatheter wird ausgelegt, und Nadelhalter, Faden und Pflaster für die Versorgung der gelegten Venenkatheter sind bereitzulegen. Es empfiehlt sich, die Punktion in einem gesonderten Raum und nicht im Krankenzimmer durchzuführen. Vorteilhaft ist ein Bildwandler zur sofortigen Kontrolle der richtigen Katheterlage. Erfolgt die operative Insertion

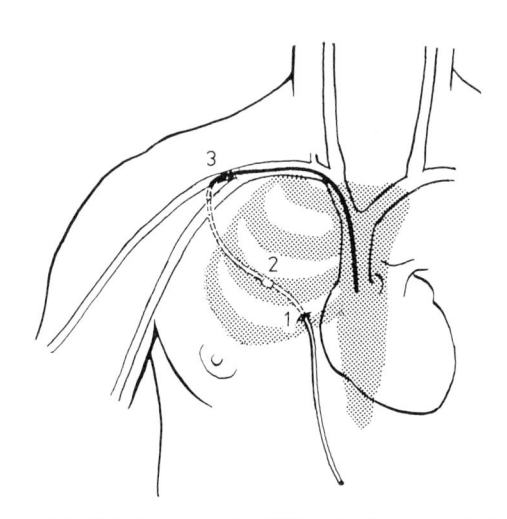

Abb. 5.9. Intraatrialer Silikonkatheter nach Broviac. *1* Parasternaler Katheteraustritt; *2* Dacronmanschette; *3* V. cephalica; subkutaner Katheterverlauf

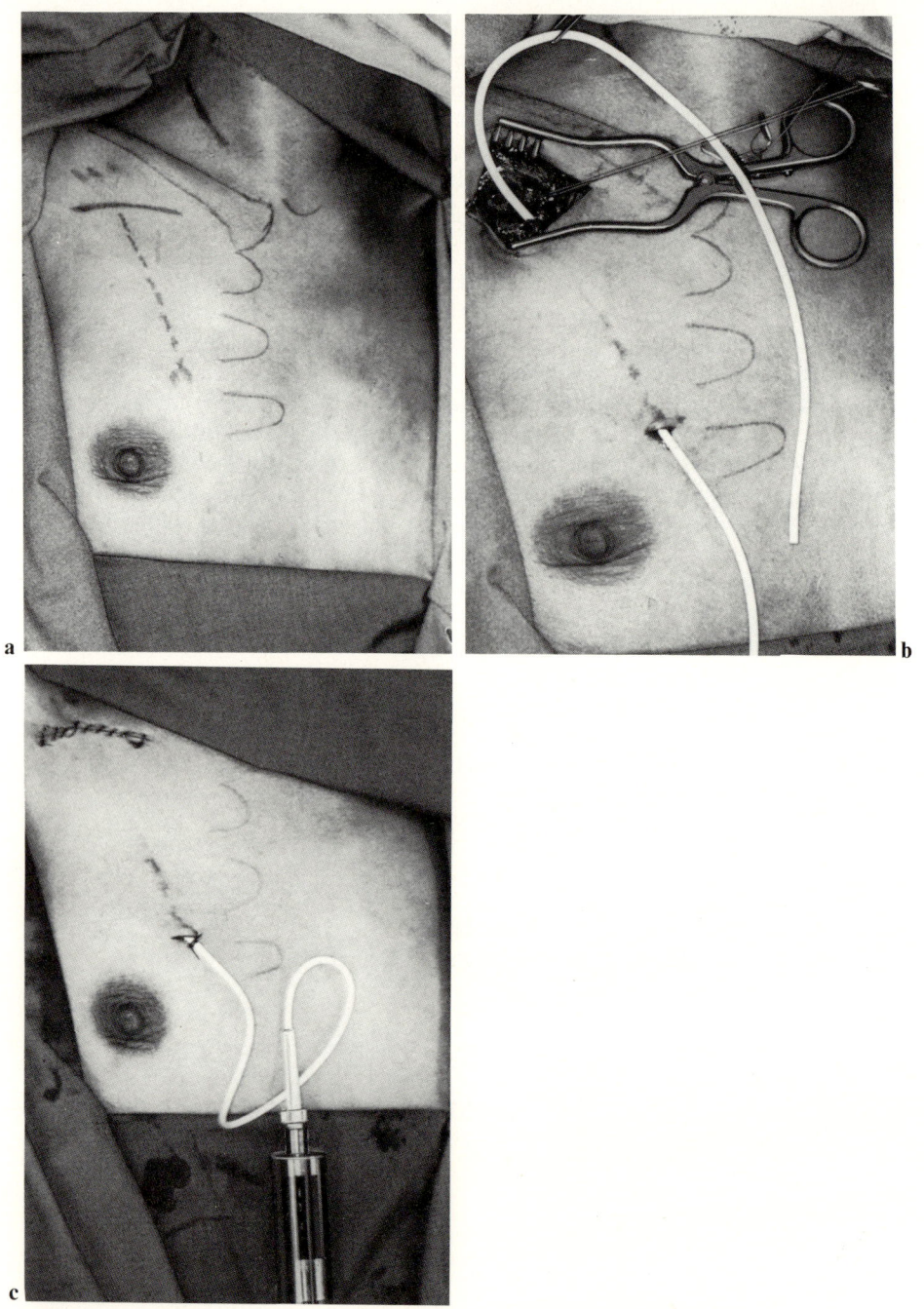

Abb. 5.10. Operative Insertion eines intraatrialen Hickman-Katheters. **a** Markierter Situs vor Operation: Schlüsselbein, sternaler Rippenansatz, Inzisionsstelle zur Freilegung der V. cephalica bzw. der V. jugularis interna, subkutane Tunnelierung. **b** Freigelegte Vene im Trigonum deltoideopectorale, subkutan durchgezogener Katheter. **c** Situs am Ende der Operation

eines Hickman-Katheters oder eines Portkatheters, so ist das Venae-sectio-Set ausreichend.

Voraussetzung für die Punktion von Jugularis und Subklavia ist die richtige Lagerung des Patienten: Rückenlage, Kopftieflage (sog. Trendelenburg-Lagerung) und leichte Drehung des Kopfes zur punktionsabgekehrten Seite. Weiterhin ist das Umgebungsgebiet der zu punktierenden Halsseite großflächig zu desinfizieren.

Zunehmend wird über die zusätzliche subkutane Tunnelierung der Kavakatheter berichtet. Von Vorteil ist dabei der weitere Abstand der Hauteintrittsstelle des Katheters vom Venenpunktionsort (Abb.5.9 und 5.10). Inzwischen wurden zahlreiche Techniken für eine möglichst atraumatische Tunnelierung angegeben (Powell-Tuck 1978; McLean et al. 1980; Hesselvik et al. 1982; Raaf u. Gallery 1983; Weber u. Radway 1985).

Jugulariskatheter

Die Punktion der V.jugularis interna wird heute von punktionstechnischer Seite am problemlosesten eingeschätzt, obwohl in Einzelfällen über schwere Komplikationen berichtet wird. (Hermoshura et al. 1966; Burri u. Ahnefeld 1977; Mauritz u. Sporn 1980; Littmann 1982; Fleischer et al. 1987). Bevorzugt wird die Punktion der rechten V.jugularis interna.

Unter sterilen Kautelen wird die rechte Halsseite mit einem Schlitztuch abgedeckt und gleichzeitig ein großes Tuch zur Ablage des Sterilguts ausgebreitet. Kopfwärts- und rechtsseitig vom Patienten stehend, setzt man bei leichter Hyperextension des Halses und Drehung des Kopfes auf die Gegenseite um etwa 45° ca. 3 cm über dem medianen Ende der Klavikula am Hinterrand des M.sternocleidomastoideus mit Lokalanästhetikum eine Hautquaddel und infiltrierten einen nach kaudal offenen Kegel von 3-5 cm Länge in Richtung der Incisura jugularis sterni. In den meisten Fällen gelingt es bereits bei der lokalen Betäubung des Punktionsgebiets, die V.jugularis zu orten und zu punktieren. Nach Punktion der Vene wird der Katheter etwa 10 cm vorgeschoben und mit einem Faden an der Haut fixiert. Zusätzlich wird er in Richtung des intravasalen Verlaufs noch mit Pflaster auf 5 cm Länge nach kranial an der Haut fixiert. Die Eintrittsstelle wird mit einem eingeschnittenen Einmalpflaster abgedeckt. Abschließend erfolgt die Röntgenkontrolle der Katheterlage mit Kontrastmittel. Auf das Kontrastmittel sollte trotz der meist vorhandenen Röntgenmarkierung des Katheters nicht verzichtet werden, da nur so eine zum Gefäß parallele extravasale Lagerung nachgewiesen werden kann.

Subkklaviakatheter

Die Punktion der V. subclavia ist das am meisten angewandte Verfahren (Aubaniac 1952; Schlarb 1972; Burri u. Ahnefeld 1977; Mauritz u. Sporn 1980; Littmann 1982). Bei der Subklaviapunktion erfolgten Desinfektion, Abdeckung und Lagerung in gleicher Weise. Auch beim Subklaviakatheter bevorzugen wir die rechte Seite.

Die initiale Hautquaddel setzen wir an der Grenze vom mittleren zum lateralen Drittel des Schlüsselbeins, etwa 1 cm kaudal und 2 cm lateral der Medioklavikularlinie. Die Punktion erfolgt von der rechten Seite des Patienten wobei die Nadel zur Hautoberfläche einen Winkel von 30–40° einninmmt und auf das Jugulum gerichtet ist. Nach Kontakt mit der Klavikula erfolgt die Infiltration der Unterseite des Klavikulaperiosts. Das Durchstoßen der derben Fascia pectoralis ist meist deutlich zu spüren und weist darauf hin, daß man in unmittelbarer Nähe der Vene ist. Die Punktion mit der Nadel zur Einführung des Katheters erfolgt dann in gleicher Weise. Gelingt es auch nach mehrfachen Versuchen nicht, die Vene zu punktieren, brechen wir das Manöver ab und fertigen nach 2 h ein Röntgenbild zum Ausschluß eines Pneumothorax an. Ist dies erfolgt und ein rechtsseitiger Pneumothorax ausgeschlossen, wird die Punktion auf der linken Seite wiederholt.

Fixierung und Röntgenkontrolle erfolgten wie bei der Jugularispunktion beschrieben. Weniger verbreitet sind die supraklavikuläre Punktionstechnik nach Yoffa (1965) und die Punktion der V. brachiocephalica („Anonymakatheter"; Schaeffer 1954; Schlarb 1986).

Hickman-Broviac-Katheter (Broviac et al. 1973; Hickman et al. 1979)

Besonders bei langfristiger parenteraler Ernährung empfiehlt es sich, die Technik der Jugularis-interna- bzw. Subklaviapunktion zu modifizieren. Unterscheidet man am Venenkatheter 3 Abschnitte, einen intravasalen, einen subkutanen und einen extrakorporalen, so gilt es zur Verhütung einer Infektionsausbreitung von der Kathetereintrittsstelle aus, die Strecke Hautpunktionsstelle – Eintrittsstelle des Katheters ins Gefäß möglichst zu verlängern. Dies geschieht durch eine längere subkutane Tunnelierung des Katheters (Abb. 5.9 und 5.10). Da diese Technik zuerst für die parenterale ambulante Ernährung entwickelt wurde, ergab sich als weiterer Vorteil die Möglichkeit für den Patienten, die Austrittsstelle selber zu inspizieren und zu verbinden und am Katheter zu arbeiten. Selbstverständlich ist mit der Tunnelierung des Katheters auch die Gefahr der Katheterdislokation vermindert und der Verband an der Hauteintrittsstelle leichter zu versorgen.

Nach Desinfektion des Thorax und der oberen Thoraxapertur sowie nach lokaler Betäubung über dem Trigonum deltoideopectorale (Mohrenheim-Grube) sowie entlang des subkutanen Tunnels und der Katheteraustrittsstelle parasternal wird die V. cephalica im Trigonum dargestellt und wie bei einer Venae sectio nach distal ligiert und nach proximal angeschlungen (Ellis u. Fielding 1977). Danach wird parasternal rechts in Höhe des 3. oder 4. Interkostalraums (ICR) inzidiert und der Katheter, der auf einen dicken Redon-Spieß aufgezogen ist, in Richtung Trigonum deltoideopectorale subtotal nach kranial durchgezogen und zwar so weit, daß die Dacronmuffe des Katheters etwa 5 cm kranial der parasternalen Katheteraustrittsstelle zu liegen kommt (Abb. 5.10). Der Katheter wird nun gekürzt und über die V. cephalica via V. subclavia und V. cava superior bis in den rechten Vorhof vorgeschoben. Die richtige Lage wird sofort intraoperativ mit dem Bildwandler überprüft. Der Katheter kann unmittelbar nach Einlegen zur Ernährung benutzt werden. Im allgemeinen befestigt man den Katheter nicht an der Haut. Nach Bestreichen der Katheteraustrittsstelle mit desinfizierender Salbe wird dieser mit einem Einmalpflaster versorgt.

5.1 Parenterale Zugänge

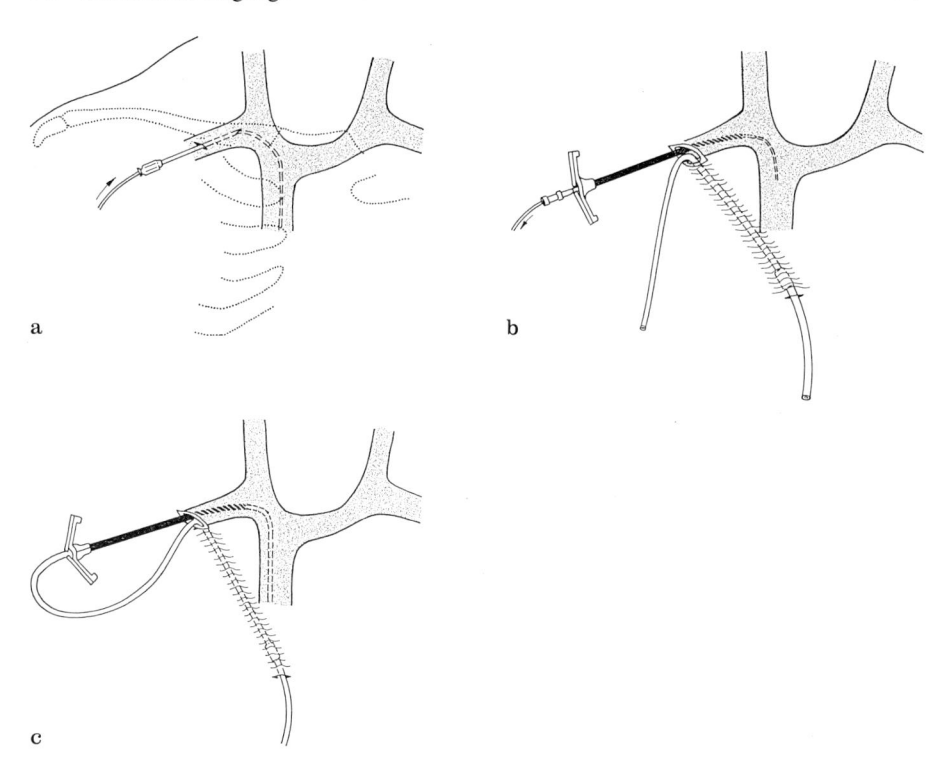

Abb. 5.11 a-c. Insertion eines Broviac-Katheters in Punktionstechnik. **a** Punktion der V. subclavia und Seldinger-Führungsdraht in der oberen Hohlvene. **b** Einführung des sog. Introducers und Tunnelierung des Katheters. **c** Einführung des Katheters durch den Introducer

Diese auf Heimbach (Heimbach u. Ivey 1976) zurückgehende operative Technik wird heute bei zunehmend weiterer Indikationsstellung durch Punktionstechniken in Seldinger-Art ersetzt (Abb.5.11) (Cohen u. Wood 1982; Keller et al. 1983).

Portkatheter

Die Insertion entspricht dem operativen Einlegen eines Hickman-Katheters. In Lokalanästhesie wird im Trigonum deltoideopectorale die V.cephalica freigelegt und der Katheter unter Bildwandlerkontrolle bis in die obere Hohlvene vorgeschoben. Das Vorratsgefäß wird subkutan auf der Muskelfaszie im 5. bis 6. Intercostalraum rechts fixiert. Die Punktionsfläche des Ports ist mit 10 mm Durchmesser ausreichend groß. Längere Erfahrungen liegen allerdings mit diesem System für die parenterale Ernährung noch nicht vor (Kolb et al. 1985). Für die Applikation von Zytostatika ist dieses Verfahren Methode der Wahl (Gyves et al. 1982; Sterchi et al. 1986).

Azygoskatheter

Bei Thrombosierung der oberen Hohlvene ist als Ultima ratio die Freilegung der V. azygos durch Thorakotomie im 3. oder 4. ICR rechts möglich (Malt u. Kempster 1983) (Abb. 5.12). Auch die Freilegung einer Interkostalvene ohne Thorakotomie und über diese die erfolgreiche Plazierung eines Katheters in der V. azygos wurde beschrieben (Lammermeier et al. 1986).

In Linksseitenlage erfolgt eine etwa 15 cm lange mediolaterale Thorakotomie. Die V. azygos wird etwa 5 cm vor ihrer Einmündung über die letzte einmündende V. intercostalis kanüliert und die Lokalisation des Katheters im Vorhof mit dem Bildwandler kontrolliert. Der Katheter wird dann interkostal ausgeleitet, subkutan tunneliert und parasternal etwa 10 cm vor der Thorakotomiewunde wieder ausgeleitet. Auch dieser Katheter kann unmittelbar nach der Insertion zur parenteralen Ernährung benutzt werden.

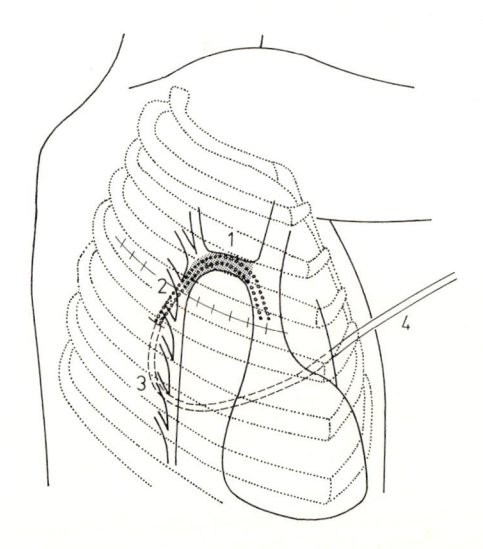

Abb. 5.12. V.-azygos-Katheter bei Verschluß der Zuflüsse der V. cava superior. Patient in Linksseitenlage. *1* Verlauf des Katheters in der V. azygos; *2* intra- und transthorakaler Abschnitt; *3* subkutaner Verlauf; *4* freier, extrakorporaler Katheterabschnitt

5.1.4 Katheterpflege

Der zentralvenöse Katheter ist Hauptrisikofaktor bei vollständiger parenteraler Ernährung. Damit hat die Katheterpflege größte Bedeutung. Sieht man von technischen Problemen wie Katheterbruch und unabsichtlicher Entfernung ab, so gilt es vor allem, katheterbedingte Infektionen zu verhüten (Kap. 6.1). Manipulationen am Kathetersystem, z.B. Umstecken von Infusionen oder Verbandswechsel an der Kathetereintrittsstelle, müssen unter aseptischen Bedingungen durchgeführt werden (Tabelle 5.1). Obligat ist das Arbeiten am Kathetersystem mit sterilen Handschuhen. Die maximale Laufzeit einer Infusionsflasche sollte

5.1 Parenterale Zugänge

Tabelle 5.1 Empfehlungen zur Katheterpflege

- Arbeiten am Infusionssystem unter aseptischen Bedingungen
- 2tägiger Verbandswechsel an der Kathetereintrittsstelle
- Maximale Laufzeit einer Infusion 24 h
- Tägliches Wechseln des Infusionssystems
- Nach Möglichkeit keine Blutentnahme aus dem Ernährungskatheter
- Registrierung des Datums der Katheterinsertion und tägliche Notierung der Liegedauer
- Kein routinemäßiger Wechsel des Katheters

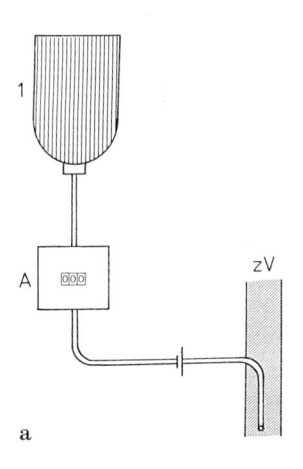

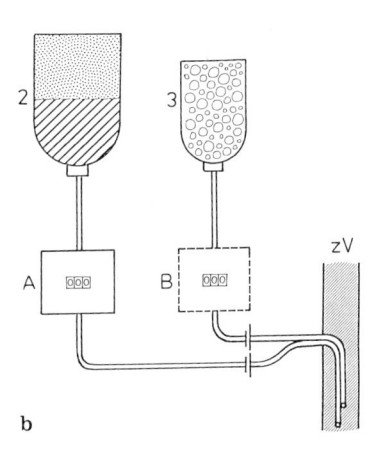

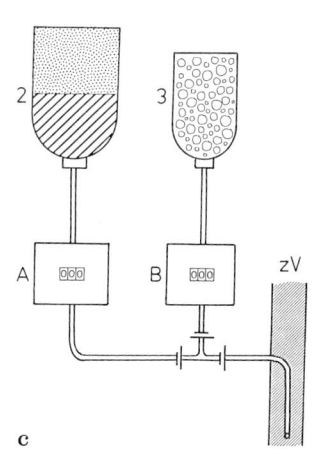

Abb. 5.13 a-c. Infusionstechnik in eine zentrale Vene (zV). (**a**) Über ein System mit einer Infusionspumpe (*A*) bei Verwendung von Gesamtnährlösungen. (**b**) Möglichkeit der Parallelinfusion mit nur einer Infusionspumpe (*A*) bei Verwendung von Doppellumenkathetern. Eine 2. Infusionspumpe (*B*) ist beim Einsatz des Doppellumenkatheters nicht obligat. (**c**) Die Parallelinfusion von Kohlenhydrat-Aminosäuren-Mischlösungen und Fett über einen einlumigen Katheter erfordert 2 Infusionspumpen (*A, B*).
(1) = All in one-Lösung; (2) = Komplettlösung; (3) = Lipidemulsion.

24 h nicht überschreiten. Täglich müssen die Infusionssysteme gewechselt werden. Das Infusionssystem sollte möglichst als „geschlossenes System" betrachtet werden, d.h. Blutabnahmen sollten nicht über das „Ernährungssystem" erfolgen. Unnötige Parallelinfusionen sollten unterbleiben.

Obligat ist die Notierung des Tages, an dem der Katheter eingelegt wurde, sowie eine Vermerk zur Liegedauer des Katheters auf den täglichen Überwachungsbögen. Ein routinemäßiger Katheterwechsel in 2wöchigen Abständen ist nicht notwendig. Ein zentralvenöser Katheter, der unter Notfallbedingungen zur Reanimation gelegt wurde, ist zu entfernen. Er sollte unter sterilen Bedingungen 2 oder 3 Tage nach der Reanimation neu gelegt werden.

5.1.5 Infusionstechnik

Für eine optimale Verwertung der Nährstoffe ist ein kontinuierliches Angebot aller Nährstoffkomponenten über 24 h wesentlich. Wenn die Kohlenhydrat-Aminosäuren-Kombinationslösungen und das Fett getrennt infundiert werden, ist eine simultane Applikation beider Komponenten nur mit 2 Infusionspumpen zu erreichen (Abb. 5.13 c). Auch ein noch so ausgeklügeltes System schützt bei gleichzeitiger Applikation einer Nährlösung durch Schwerkraft und einer zweiten durch eine Infusionspumpe nicht vor Pannen. Nur bei Verwendung eines Doppellumenkatheters kann die Parallelinfusion mit einer Pumpe erfolgen (Abb. 5.13 b). Eine problemlose Infusion mit einem Infusionssystem und einer Pumpe ist bei Verwendung von Gesamtnährlösungen, die Kohlenhydrate, Aminosäuren und Fette enthalten, möglich (Abb. 5.13 a, Kap. 2).

Literaturverzeichnis

Aubaniac R (1952) L'injection intraveneuse sousclaviculaire. La Presse med. 60:1456
Broviac J W, Cole J J, Scribner B H (1973) A silicone rubber atrial catheter for prolonged parenteral alimentation. Surg Gynecol Obstet 136: 602-606
Burri C, Ahnefeld F W (1977) Cavakatheter. Springer, Berlin Heidelberg New York
Cohen A M, Wood W C (1982) Simplified technique for placement of long term central venous silicone catheters. Surg Gynecol Obstet 154: 721-724
Ellis B W, Fielding L P (1977) Advanced techniques in intravenous therapy. In: Rob C, Smith R (eds) Operative surgery-general principles. 3rd edn, Butterworth, Sevenoaks, pp 26-34
Fleischer F, Fleischer E, Krier C (1987) Der Vena jugularis interna Katheter – Erfolgsrate und Komplikationen unter Berücksichtigung des Ausbildungsstandes. Anaesth Intensivther Notfallmed 22: 94-98
Gyves J, Ensminger W, Niederhuber J, Liepmann M, Cozzi E, Doan K, Dakhil S, Wheeler R (1982) Totally implanted system for intravenous chemotherapy in patients with cancer. Am J Med 73: 840-845
Heimbach D M, Ivey T D (1976) Technique for placement of a permanent home hyperalimentation catheter. Surg Gynecol Obstet 143:634-636
Hermoshura B, Vanagas L, Dickey M W (1966) Measurement of pressure during intravenous therapy. JAMA 195: 321
Hesselvik F, Schildt B, Nilehn B (1982) Long term parenteral therapy by percutaneous tunneled silicone central venous catheter – a follow up of 300 catheters. Clin Nutr 1: 117-124

Hickman R O, Buckner C D, Clift R A, Sanders J E, Stewart P, Thomas E D (1979) A modified right atrial catheter for access to the venous system in marrow transplant recipients. Surg Gynecol Obstet 148: 871-875

Kaufman J L, Rodriguez J L, McFadden J A, Brolin R E (1986) Clinical experience with the multiple lumen central venous catheter. JPEN 10: 487 – 489

Keller H W, Müller J M, Pichlmaier H (1983) „Peel-away-introducer" – eine neue Technik der Implantation von zentralen Venenkathetern für die langfristige parenterale Ernährung. Infusionstherapie 10:79-81

Kolb S, Sailer D, Wolf N, Hohenberger W (1985) Erfahrungen mit total implantierbaren Kathetersystemen in der parenteralen Heimernährung. Infusionstherapie 12: 56-58

Lammermeier D, Steiger E, Cosgrove D, Zelch M (1986) Use of an intercostal vein for central venous access in home parenteral nutrition: A case report. JPEN 10: 659-661

Littmann K (1982) Methoden des zentralvenösen Zugangs zur parenteralen Ernährung. In: Ahnefeld F W, Hartig W, Holm E, Kleinberger G (Hrsg) Klinische Ernährung, 11. Zuckschwerdt, München Bern Wien, S 13-20

Malt R A, Kempster M (1983) Direct azygos vein and superior vena cava cannulation for parenteral nutrition. JPEN 7: 580-581

Mauritz W, Sporn P (1980) Der zentrale Venenkatheter. In: Ahnefeld F W, Holm E, Kleinberger G (Hrsg) Klinische Ernährung 3. Zuckschwerdt, München, S 68-78

Mc Lean Ross A H, Anderson J R, Walls A D F (1980) Central venous catheterisation – Instruments and techniques. Ann Roy Coll Surg Engl 62: 454 – 458

Powell-Tuck J (1978) Skin tunnel for central venous catheter: non-operative technique. Br Med J I: 625

Raaf J H, Gallery C (1983) An easy technique for tunneling the Broviac catheter. Surg Gynecol Obstet 157: 485-486

Schaeffer J (1954) Die Punktion der Vena anonyma. MMW 96: 1542

Schlarb K (1972) Subclaviapunktion. Anaesthesist 21: 477-481

Schlarb K (1986) Punktion der Vena brachiocephalica. Anaesthesist 35: 563-566

Schlichting K (1982) Infusionstechnik (Katheter, Bestecke und Infusionsbehälter). In: Ahnefeld F W, Hartig W, Holm E, Kleinberger G (Hrsg) Klinische Ernährung 10. Zuckschwerdt, München Bern Wien, S 35-50

Sterchi J M, Fulks D, Cruz J, Paschold E (1986) Operative technique for insertion of a totally implantable system for venous access. Surg Gynecol Obstet 163: 381-382

Weber K J, Radway P R (1985) A less traumatic subcutaneous tunnel for permanent central venous catheters. Surg Gynecol Obstet 160: 277-278

Yoffa D (1965) Supraclavicular subclavian venipuncture and catheterization. Lancet II: 614-617

5.2 Enterale Zugänge

Für den eiligen Leser

> Bevorzugte Materialien filiformer Ernährungssonden sind Polyurethan und Silikonkautschuk. Als Zugangswege für die künstliche enterale Ernährung haben neben transnasalen Sonden und operativen Enterostomien die perkutanen endoskopischen Verfahren an Bedeutung gewonnen. Zum Standardrepertoire der enteralen Ernährungstherapie in der Chirurgie gehören die Einlage von nasogastralen und nasointestinalen Sonden, die perkutane endoskopische Gastrostomie sowie die Katheterjejunostomie. Die Wahl des Zugangsweges richtet sich neben anatomischen und pathophysiologischen Bedingungen v. a. nach der voraussichtlichen Dauer der Ernährungstherapie und dem Allgemeinzustand des Patienten. Eine Beschränkung auf wenige Standardverfahren und Systeme (Sets) wird empfohlen.

5.2.1 Sondenmaterialien

Als Sondenmaterial sollte Polyurethan oder Silikonkautschuk verwendet werden. Die preisgünstigeren Sonden aus PVC sind je nach verwendetem Weichmacher bei Liegezeiten bis zu etwa einer Woche vertretbar. Danach können diese Sonden durch Verlust der Weichmacher hart und brüchig werden. Da eine Sondenernährung nur begonnen wird, wenn eine künstliche enterale Ernährung für länger als eine Woche vorgesehen ist, sind PVC-Sonden grundsätzlich nicht zu empfehlen. Eine Ausnahme kann bei geriatrischen Patienten gemacht werden: Die Wahrscheinlichkeit, daß diese Patienten die nasogastrale Sonde selbst entfernen, ist hoch.

5.2.2 Sondentypen

Zur Versorgung allgemeinchirurgischer Patienten ist die Bevorratung weniger Sondentypen ausreichend: Transnasale Sonden für die gastrale und die duodenale jejunale Ernährung, ein Set für die perkutane endoskopische Gastrostomie (PEG) und ein System für die intraoperative Katheterjejunostomie erlauben eine künstliche enterale Ernährung bei sämtlichen chirurgischen Indikationen.

Transnasale Ernährungssonden

Bei Verwendung ballaststofffreier Diäten (Kap. 3.7) sind Sonden mit einer Stärke von 8 – 12 Charr (Innendurchmesser 1,5 – 2,5 mm) ausreichend. Zur Beurteilung der Sondenstärke ist die Charriere-Angabe (abgekürzt: Charr) üblich. Diese Größe bezieht sich auf den Außendurchmesser: 1 mm entspricht 3 Charr. Eine Charr-12-Sonde hat also einen Außendurchmesser von 4 mm. Da das Verhältnis von Außen- zu Innendurchmesser bei der Charriere-Angabe nicht berücksichtigt wird, ist zur Beurteilung einer Sonde auch die Angabe des Innendurchmessers

5.2 Enterale Zugänge

erforderlich. Mit zunehmendem Durchmesser der Sonden nimmt auch die Wanddicke zu, darüber hinaus ist das Verhältnis von Innen- zu Außendurchmesser vom Material abhängig.

Filiforme Sonden mit einer Stärke von 8 – 12 Charr führen zu minimaler Irritation des Nasen-Rachen-Raumes und gestatten praktisch unbehindertes Schlucken bei liegender Sonde. Reflux-und Aspirationsgefahr werden durch derart dünne Sonden reduziert.

Die Länge nasogastraler Sonden beträgt 80-90 cm, nasoduodenale und -jejunale Ernährungssonden sind 100-120 cm lang.

Ernährungssonden werden mit und ohne Boluskörper an der Sondenspitze geliefert (Abb. 5.14 – 5.17). Erhältlich sind auch Sonden, deren Spitzen mit Stahlkügelchen oder Quecksilber beschwert sind. Die Erwartung, ein erhöhtes Gewicht der Sondenspitze begünstige das Tiefergleiten der Sonde, hat sich aber nicht bestätigt (Keohane 1986). Für gastrale Sonden ist ein Boluskörper vollständig verzichtbar (Abb. 5.14), während zur Plazierung in den Dünndarm kleinste Verdickungen der Sondenspitze, sog. Oliven, zu empfehlen sind (Abb. 5.15 und 5.16). Auch die interessante Konstruktion eines mit Wasser füllbaren Plastikballons an der Sondenspitze, der je nach Füllungszustand der Peristaltik eine günstige Angriffsfläche bieten kann, hat sich in der Praxis nicht durchsetzen können (Abb. 5.17).

Gastrale Sonden aus Polyurethan, die eine gewisse Härte bewahrt haben, können in der Regel ohne einen Mandrin positioniert werden. Bei weicheren Polyurethansonden und allen Silikonkautschuksonden sind Mandrins zur temporären Versteifung der Sonde beim Einführen erforderlich (Abb. 5.15 – 5.17). Das Entfernen eines Mandrins kann durch Adhärenz und elektrostatische Kräfte zwischen dem Plastik-oder Metallmaterial des Mandrins sowie dem Silikonkautschuk oder dem Polyurethan der Sonde schwierig sein. Die Beschichtung des

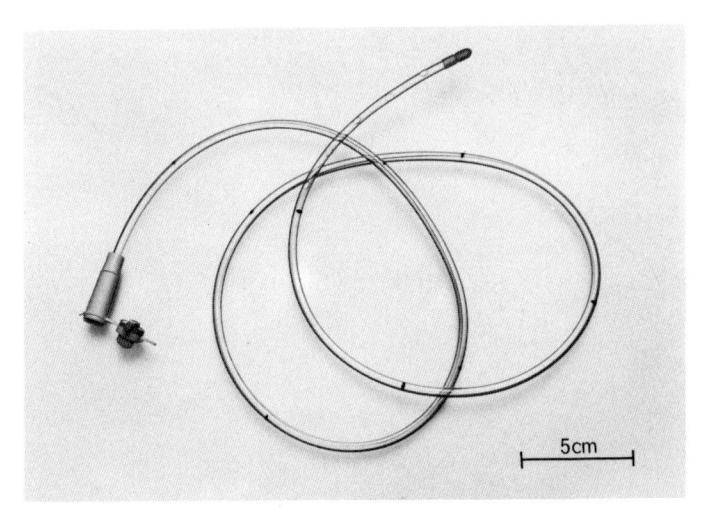

Abb. 5.14 Polyurethanmagensonde (Fresenius). 14 Charr, Außendurchmesser 4,6 mm, Innendurchmesser 3,2 mm, Länge 96 cm. Kein Boluskörper. Kein Mandrin

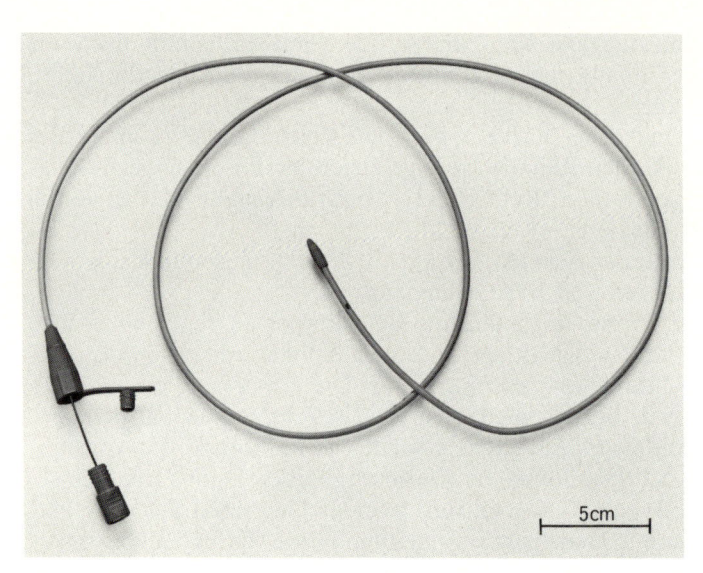

Abb. 5.15. Silikonsonde zur jejunalen Ernährung (Nutrisoft, Pfrimmer). Extrem weiches Material, Mandrin unbedingt erforderlich. 9,6 Charr, Außendurchmesser 3,2 mm, Innendurchmesser 2,4 mm, Länge 120 cm. Stahlmandrin, kleine Olive als Boluskörper

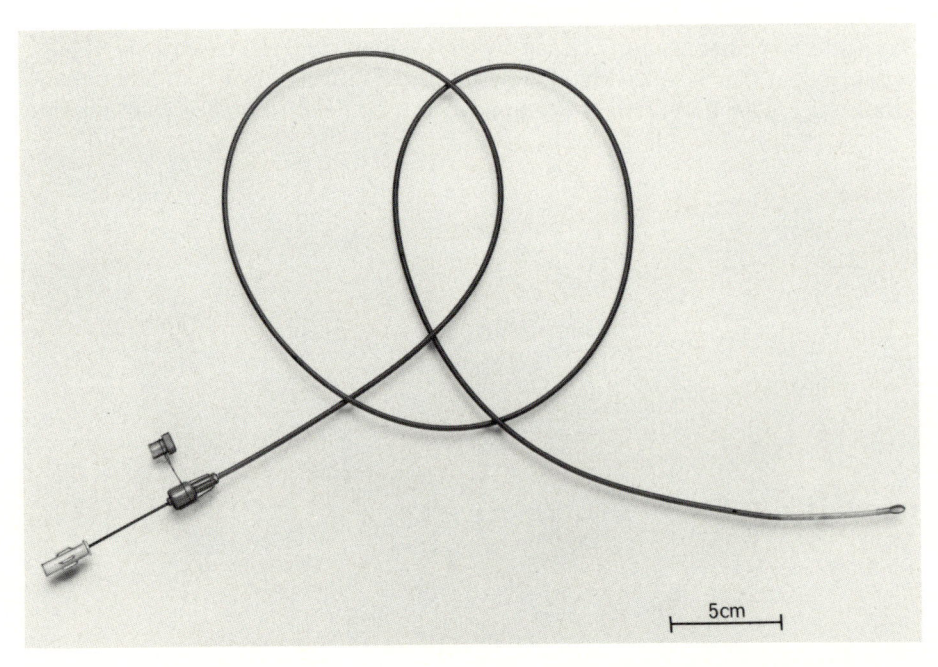

Abb. 5.16. Polyurethansonde zur jejunalen Ernährung (Freka-Ernährungssonde, Fresenius). 8 Charr, Außendurchmesser 2,7 mm, Innendurchmesser 1,8 mm, Länge 120 mm. Stahlmandrin, kleine Olive

5.2 Enterale Zugänge

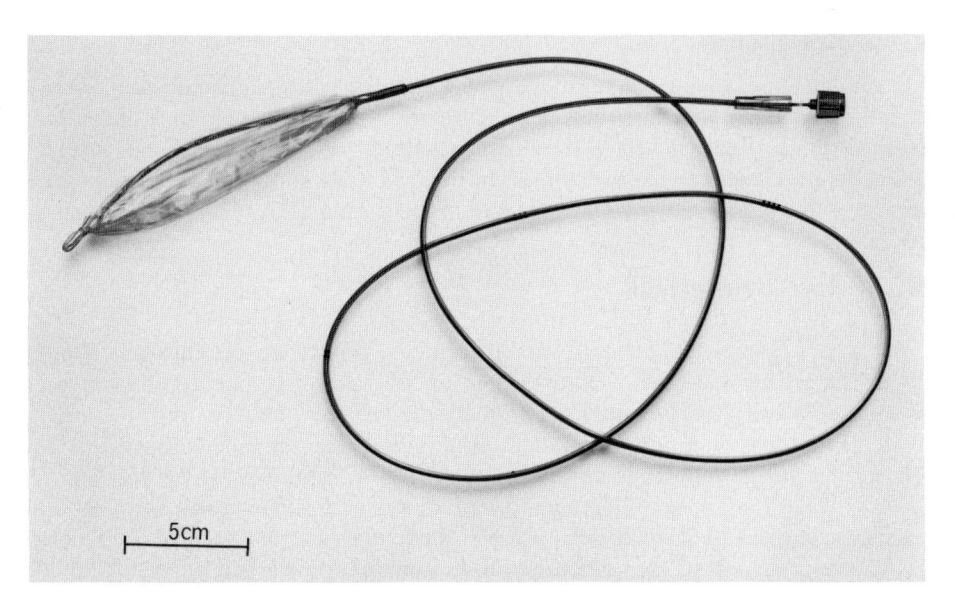

Abb. 5.17. PVC-Sonde mit hochmolekularen Weichmachern (geringer Auswascheffekt) zur jejunalen Ernährung (Intestsonde, PFM, Köln). 8 Charr, Außendurchmesser 2,8 mm, Innendurchmesser 1,7 mm, Länge 125 cm. Plastikmandrin, 100 ml-Ballon an Sondenspitze. Der Ballon wird nach Einführen der Sonde im Magen mit etwa 40 ml Flüssigkeit (Wasser, lösliches Kontrastmittel) gefüllt und nach Vorwandern in den Dünndarm durch weitere 100 ml gesprengt. Bei einer anderen filiformen Dünndarmsonde löst sich der Zugballon im alkalischen Dünndarmmilieu selbständig ab (Polyurethan-Sonde Salvisond, Boehringer-Mannheim, Salvia-Diätetica).

Mandrins mit Teflon (Bojm u. Deitl 1982) oder die Injektion eines Gleitmittels in die Sonde bei liegendem Mandrin (mittelkettige Triglyzeride, Dextran) reduzieren die Haftreibung und erleichtern somit die Entfernung des Mandrins. Besprühen des Mandrins mit Silikonspray ist meist nicht ausreichend. Manche Mandrins können gereinigt und resterilisiert werden.

Die Konnektoren der Ernährungssonden müssen den Infusionsgeräten (=Überleitungssystemen) entsprechen. In der Regel sind Sonden und Infusionsgeräte verschiedener Hersteller nicht kompatibel. Es ist deshalb sinnvoll, die gesamte Anwendungstechnik von einem Hersteller zu beziehen. Andernfalls ist zumindest die Kompatibilität von Vorratsgefäß, Überleitungssystem, Pumpe und Sonde zu überprüfen.

Perkutane endoskopische Gastrostomiesonden und Systeme

Sonden für die perkutane endoskopische Gastrostomie werden von verschiedenen Herstellern angeboten. Stets handelt es sich um komplette Systeme für die transkutane Einlage der Sonde. Immer wird Silikonkautschuk oder Polyurethan verwendet, als Durchmesser sind 8–10 Charr ausreichend (System und Anwendung s. Kap. 5.2.3).

Katheterjejunostomie

Für die intraoperative Einlage eines Jejunostomiekatheters stehen ebenfalls vollständige Systeme, welche neben dem Katheter alle zur operativen Anlage der Jejunostomie erforderlichen Materialien enthalten, zur Verfügung. Die Katheter bestehen aus dauerweichem Polyurethan oder Silikonkautschuk. Die Stärke beträgt 6 – 10 Charr (Systeme und Anwendung s. Kap. 5.2.3).

5.2.3 Insertionstechnik

Über die Nase eingeführte Sonden können fast immer an gewünschter Stelle plaziert werden: Geeignete Boluskörper an der Sondenspitze erleichtern die spontane Wanderung, zusätzlich können die Sonden über Mandrins unter Durchleuchtung manipuliert werden, und schließlich ist eine endoskopische Plazierung von Ernährungssonden möglich. Der Einsatz operativer Verfahren (z.B. Witzel-Fistel, Roux-Y-Jejunostomie), die einen höheren Aufwand und oft auch eine größere Belastung des Patienten bedeuten, wurde durch die Möglichkeiten transnasaler Sonden eingeschränkt. Zunehmend werden allerdings auch semikonservative und operative Zugänge propagiert: Die wichtigsten Beispiele sind die perkutane endoskopische Gastrostomie (PEG), die v. a. beim geriatrischen und neurochirurgischen Langzeiternährungspatienten Bedeutung hat, und

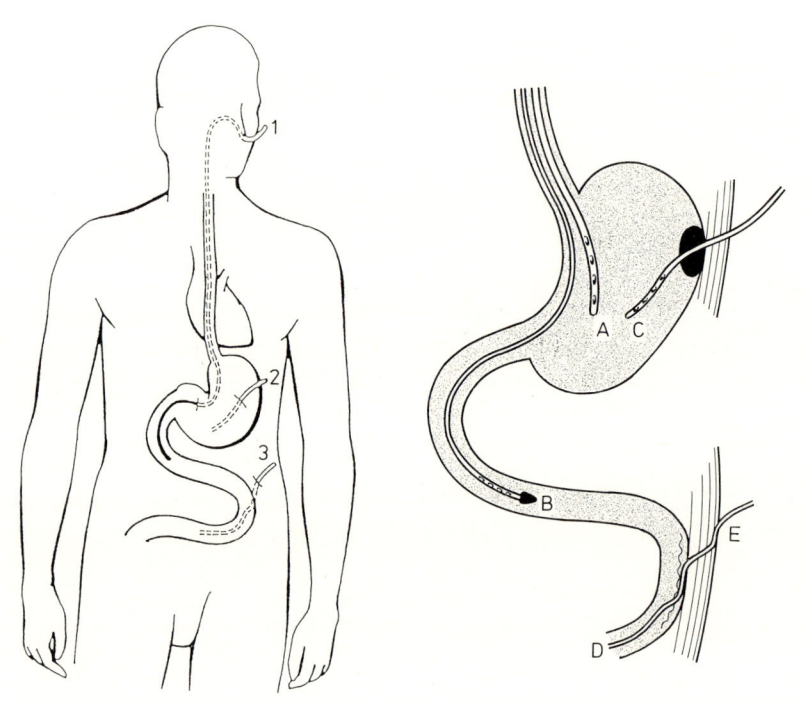

Abb. 5.18. Zugangswege für die Sondenernährung. Nasaler Zugang (alternativ transkutaner Zugang über Sinus piriformis) (1) sowie transkutaner Zugang über Magen (2) und Dünndarm (3); Sondenspitze in Magen (A,C), Duodenum (B) oder Jejunum (D)

die Katheterjejunostomie, die nach ausgedehnten abdominalen Eingriffen zur frühzeitigen enteralen Ernährung Verwendung findet.

Zahlreiche Zugangswege sind beschrieben (Abb. 5.18). Dabei ist es besser, wenige Techniken häufig anzuwenden und das erforderliche Material stets verfügbar zu haben, als heute mit dieser und morgen mit jener für den Einzelpatienten zwar geeigneten, dem verantwortlichen Arzt jedoch wenig bekannten Technik zu experimentieren. Es gilt, eine Vorauswahl der Verfahren zu treffen. Nach unserer persönlichen Erfahrung kann mit folgenden 3 Verfahren der Bedarf einer chirurgischen Klinik (Abdominalchirurgie, Traumatologie, Neurochirurgie, Kieferchirurgie) abgedeckt werden: transnasale Sonden in 2 Längen (Magen, Dünndarm), eine perkutane endoskopische Gastrostomietechnik und die Feinnadelkatheterjejunostomie.

Nasogastrale Sonden

Vor Plazierung nasaler Sonden sollten die erforderlichen Utensilien auf einem Tablett angeordnet werden. Bei einem kooperativen Patienten, dem man das Vorgehen und seine mögliche Mitwirkung erklärt hat (Tabelle 5.2), und beim bewußtlosen Patienten, der dem Einführen der Sonde keinen Widerstand entgegensetzt, gelingt das Einlegen der mandrinversteiften Sonde meist ohne Schwierigkeiten.

Stößt die Intubation des Magens hingegen auf Probleme, so sollte die diagnostische Endoskopie zum Ausschluß peptischer und maligner Engen der nächstfolgende Schritt sein. Noch während der Endoskopie muß dann entschieden werden, ob eine endoskopisch assistierte Plazierung oder die Anlage einer perkutanen endoskopischen Gastrostomie (s. unten) in Frage kommt.

Bei nicht kooperativen Patienten sollte die Indikation zur Sondeneinlage besonders kritisch gestellt werden, da diese Patienten die Nährsonde häufig binnen Tagesfrist selbständig entfernen. Eine probatorische Verwendung der billigeren PVC-Sonden kann sinnvoll sein.

Tabelle 5.2. Einlegen gastraler Sonden

1.	Materialien: Sonde, Glas, Wasser, lokalanästhetisches Spray und Gleitmittel, 20-ml-Spritze, Stethoskop, Heftpflaster
2.	Besprechung mit dem Patienten: Notwendigkeit der Sondenernährung, Legen der Sonde
3.	Vorbereitung des Patienten: Prüfen der Durchgängigkeit beider Nasenlöcher im Okklusionsversuch und Lagerung in sitzender Position
4.	Messen der erforderlichen Sondenlänge: Nase – Ohr – Brustbeinspitze
5.	Lokalanästhesie des Rachenraumes
6.	Befeuchten der Sondenspitze mit Gleitmittel
7.	Patient nimmt einen Schluck Wasser in den Mund
8.	Nach Einführen der Sonde durch die Nase wird der Patient aufgefordert zu schlucken, sobald er die Sonde als „Kloß im Hals" spürt. Schlucken bis die gemessene Länge passiert hat
9.	Prüfung der Sondenposition durch Luftinjektion in den Magen
10.	Heftpflasterfixation der Sonde an Nase und Wange
11.	Röntgenkontrolle

Die 80 – 90 cm lange Magensonde wird dem sitzenden Patienten durch die Nase eingeführt. Der Patient wird gebeten, etwas Tee oder Wasser zu schlucken, sobald er die Sonde im Rachenraum spürt (Tabelle 5.2).

Als einfache und sichere Erfolgskontrolle wird oft die Aspiration von Mageninhalt mit Kontrolle des pH empfohlen. Weiche Sonden kollabieren allerdings beim Aspirationsversuch, so daß diese Kontrolle unmöglich wird und auf indirekte Zeichen zurückgegriffen werden muß: Bei Insufflation von Luft über die Magensonde können im Epigastrium Blasengeräusche auskultiert werden. Da diese Prüfung eine intratracheale Sondenlage nicht sicher ausschließt, halten wir eine Röntgenkontrolle der Sonden mit ca. 10 – 20 ml wäßrigen Kontrastmittels für erforderlich, bevor eine enterale Ernährung begonnen wird.

Die Fixation der Nährsonde ist für die Kontinuität der Sondenernährung entscheidend. Als *Standardmethode* wird die Sonde in 2 Schleifen locker um Nasenflügel (cave: Drucknekrose) und Ohr herumgeleitet und mit 2 Heftpflasterstreifen an Wange und Hals befestigt (Abb. 5.19).

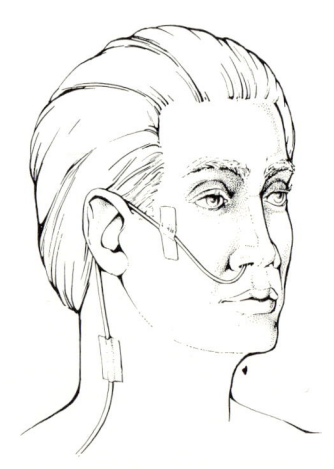

Abb. 5.19. Fixation transnasaler Sonden mit 2 Heftpflasterstreifen

Die Fixation einer Ernährungssonde durch Naht an das Nasenseptum, ein Verfahren, das vielerorts zur Befestigung intraoperativ eingelegter Sonden geübt wird, ist wenig empfehlenswert: Der Sicherheitsgewinn gegen akzidentelle Entfernung ist gering, da die Sonden herausgewürgt oder auch zwischen Naht und Nasenraum mit dem Finger luxiert werden können; einige Patienten werden durch das Fremdkörpergefühl und Schmerzen zur Entfernung der Sonde eher stimuliert; schließlich besteht eine Infektionsgefahr für den Knorpel der Nasenscheidenwand.

Bei Heftpflasterallergie und bei Patienten, die sich eine Nährsonde ständig selbst entfernen, müssen andere Wege beschritten werden. Bei Heftpflasterallergie kann eine modifizierte Nasensauerstoffkanüle eingesetzt werden: Diese Sauerstoffkanülen werden mit einem elastischen Band, das um den Nacken des Patienten geführt wird, fixiert. Die Ernährungssonde wird dann durch eine Öffnung der Sauerstoffkanüle geführt und dort fixiert, während die 2. Öffnung für die Atmung frei bleibt.

Für Patienten, die der Ernährungssonde großen Widerstand entgegensetzen, wurde eine spezielle Zügeltechnik angegeben (Armstrong et al. 1980). Das Zügelverfahren ist allerdings kompliziert und kann ohne Schwierigkeiten nur bei kooperativen (diese Patienten benötigen es meist nicht) oder sedierten Patienten durchgeführt werden.

Bei intaktem oberen Intestinaltrakt bereitet das Einlegen gastraler Sonden meist keine Probleme. Bei Stenosen im Bereich der Speiseröhre oder des Mageneingangs kann versucht werden, die Sonden unter Durchleuchtungskontrolle zu plazieren. Geringe Gaben wasserlöslichen Kontrastmittels (cave: Aspiration) können hilfreich sein. Unter diesen Bedingungen kann eine Ernährungssonde auch über Manipulationen mit angiographischen Führungskathetern möglich sein. Wegen der Gefahr von Aspiration und Perforation sollte in solchen Situationen jedoch nicht insistiert, sondern frühzeitig die endoskopische Plazierung oder die Anlage einer Ernährungsfistel (perkutane endoskopische Gastrostomie, Jejunostomie) erwogen werden.

Nasoduodenale und nasojejunale Sonden

Transnasale Dünndarmsonden sollten eingelegt werden, wenn eine künstliche Ernährung über einen längeren Zeitraum erforderlich ist. Sie werden wie gastrale Sonden am Krankenbett in den Magen eingeführt (Tabelle 5.2).

Trotz intakter gastroduodenaler Peristaltik, pharmakologischer Unterstützung (Metoclopramid 10 mg i.m.) (Whatley et al. 1984) und lagerungstechnischer Maßnahmen (initiale Rechtsseitenlage, nach Beweis der Pyluspassage durch eine Röntgenkontrolle Linksseitenlage) gelingt das Plazieren einer Dünndarmsonde nicht immer. Noch vor wenigen Jahren wurden bei nicht erfolgreicher Passage des Pylorus Manipulationen unter Durchleuchtungskontrolle empfohlen. Wir selbst haben bei Versagen von pharmakologischen und lagerungstechnischen Maßnahmen selten Erfolge radiologischer Plazierungsversuche gesehen, diese aber oft als Plage für den Patienten und Belastung für Arzt und Personal empfunden. Seit geeignete endoskopische Techniken Routine geworden sind (Emde et al. 1984, Gallo et al. 1985), sollte in dieser Situation die Indikation zur endoskopischen Plazierung gestellt werden.

Endoskopisch kann eine Ernährungssonde mit der Biopsiezange gegriffen und an die Zielposition transportiert werden. Bei diesem Vorgehen besteht die Gefahr, daß die Ernährungssonde beim Zurückziehen des Endoskops durch Adhäsionskräfte mitgezogen wird. Eine Alternative besteht in der Plazierung der Sonde durch den Biopsiekanal des Endoskops (Emde et al. 1984). Dazu sind überlange filiforme Sonden erforderlich, um das Endoskop über der eingebrachten Ernährungssonde zurückziehen zu können: Nach Einstellen des Duodenums wird die Ernährungssonde über den Biopsiekanal eingeführt. Sonde und Mandrin werden vorgängig silikonisiert. Nach Zurückziehen von Endoskop und Mandrin muß dann die Ernährungssonde über eine nasogastral eingeführte und oral ausgeleitete Sonde transnasal verlegt werden. Nach nasaler Ausleitung kann die Sonde auf geeignete Länge gekürzt und ein Konnektor montiert werden (Salvisond 250, Boehringer-Mannheim, Salvia Diätetica).

Die *peroperative Plazierung* von Dünndarmsonden ist eine weitere Möglichkeit. Allerdings ist die orthograde Duodenalpassage filiformer Sonden intraoperativ oft technisch schwierig, da diese Sonden im retroperitonealen Duodenalabschnitt kaum palpiert und geführt werden können. Bei totaler Gastrektomie und Rekonstruktion über eine Roux-Y-Schlinge kann eine transnasale Ernährungssonde zwar ohne Schwierigkeiten unter Sicht über die Anastomose vorgeschoben werden. Wird bei diesen Operationen eine 2. Sonde proximal der Anastomose zur Dekompression eingelegt, so führt die Entfernung der Dekompressionssonde allerdings nicht selten zum Zurückgleiten der Ernährungssonde nach proximal der Anastomose. Deshalb halten wir in dieser Situation die postanastomotische Anlage einer Ernährungsfistel (Katheterjejunostomie) für sicherer.

Alternative transnasale Zugänge

Eine suffiziente gastrale Dekompression kann eine postoperative Paralyse des Dünndarms weitgehend verhindern. Deshalb wurde zur unmittelbar postoperativen enteralen Ernährung eine 3lumige, peroperativ einzulegende Sonde entwickelt, die eine Ballonblockade des Mageneingangs, ein Absaugen des Mageninhaltes und über das 3. Lumen eine Ernährung in den Dünndarm ermöglicht. Nachteile dieser Sonde sind die komplizierte Plazierung und der große Durchmesser (20 Charr = 6,6 mm) (Moss u. Friedmann 1977; Moss 1984). Größere Erfahrungen mit dieser Sonde wurden bislang nicht veröffentlicht.

Eine weitere Neuentwicklung soll das Einführen einer extrem dünnen und weichen Ernährungssonde erleichtern: Eine steife Führungssonde wird in einem 1. Schritt transnasal in den Magen eingeschoben. Durch diese Sonde kann eine filiforme Silikonsonde mit einem beschwerten Ende in den Magen eingeführt werden. Die Führungssonde wird dann entfernt, und die Peristaltik soll die Ernährungssonde in den Dünndarm transportieren (Cobb et al. 1982).

Auch nach Plazieren transnasaler Dünndarmsonden ist eine *Positionskontrolle* der Sondenspitze erforderlich. Nicht ausreichend ist die akustische Kontrolle mittels Luftinsufflation: Fehlbeurteilungen sind insbesondere beim bewußtlosen Patienten möglich, weil Einblasen von Luft nach Einführen der Sonde in den Tracheobronchialraum ein in den Magen fortgeleitetes Geräusch verursachen kann, das vom Geräusch bei Insufflation eines wenig gefüllten Magens nicht unterscheidbar ist. Ausreichend ist hingegen die Aspirationsprobe; weiche, filiforme Sonden kollabieren aber schon bei geringem Sog, so dass diese einfache Kontrolle besonders bei langen Sonden nicht möglich ist. Zuverlässig ist nur die radiologische Positionskontrolle die nicht nur über die Lage der Sondenspitze, sondern über den gesamten Verlauf orientiert. Bei Dünndarmsonden wird die Durchleuchtung bevorzugt, weil Fehlpositionen (Länge, Aufringeln der Sonde im Magen, Knotenbildung) sofort korrigiert werden können.

Interventionelle Radiologie zur Plazierung transnasaler Sonden

Zahlreiche Vorschläge wurden in den vergangenen Jahren zur Plazierung von gastrointestinalen Sonden mit radiologischer Unterstützung angegeben: Eine

Ösophagusstenose kann durch Manipulationen mit weichen, angiographischen Führungsdrähten und Einlage der Sonde in Seldinger Technik überwunden werden. Ebenso ist die Intubation des Pylorus und die Plazierung von Dünndarmsonden mit eleganten angiographischen Techniken möglich (McLean 1984). Einwände dagegen sind: Es handelt sich um personal- und apparateintensive Methoden, die den schwerkranken Patienten durch die notwendigen Manipulationen und die Strahlung belasten. Zudem bleibt bei nicht kooperativen Patienten der Erfolg unsicher. Durch Konkurrenzverfahren wurde die Indikation deshalb stark eingeschränkt: Präoperativ ist die parenterale Ernährung vorzuziehen, postoperativ die Katheterjejunostomie (Kap. 1). Bei Patienten, die aus geriatrischer (z.B. psychoorganisches Syndrom) oder neurologischer Indikation (z.B. Insult) für lange Zeit künstlich ernährt werden müssen, ist bei endoskopischer Passagemöglichkeit eine perkutane endoskopische Gastrostomie, ansonsten eine Katheterjejunostomie oder (heute selten) eine Gastrostomie vorzuziehen; sämtliche Verfahren können in Lokalanästhesie durchgeführt werden und umgehen die unangenehme transnasale Sondenführung. Radiologische Techniken sollen deshalb Ausnahmesituationen vorbehalten bleiben.

Gastrostomie

Der direkte Zugang zum Magen kann bei einer Laparotomie geschaffen werden, ebenso aber auch in Lokalanästhesie über eine Minilaparotomie oder mittels endoskopisch geführter Punktion (Tabelle 5.3). Für die Verfahrenswahl spielen Voraussetzungen seitens des Patienten (Lokalisation einer Stenose, Anästhesierisiko, voraussichtliche Dauer der Ernährungstherapie), ökonomische Aspekte (ein

Tabelle 5.3. Methoden der Gastrostomie in Abhängigkeit von Zugangsweg und Anästhesieverfahren

Zugang	Anästhesie	Verfahren
Laparotomie	Allgemeine Narkose, evtl. Regionalanästhesie	Klassische Gastrostomie (Witzel 1891, Stamm 1894) Kontinente Gastrostomie (Janeway 1913) Mukokutane Gastrostomie (Delany 1984) Perkutane transgastrale Jejunalsonde (Rombeau 1983, Moss 1984)
Minilaparotomie	Lokalanästhesie	Klassische Gastrostomie (Stamm 1894) Mukokutane Gastrostomie (Delany 1984)
Endoskopisch geführte Punktion	Lokalanästhesie	Perkutane endoskopische Gastrostomie (Gauderer 1981, Preshaw 1981) Perkutane transgastrale Jejunalsonde (Rückauer 1986)

Foley-Katheter ist 30mal teurer als ein Pezzer-Katheter) und die Erfahrung des Operateurs eine wesentliche Rolle. Die Anlage einer Gastrostomie sollte ein schnelles und für den Patienten wenig belastendes Verfahren sein; vor komplizierten Methoden wird gewarnt.

Die klassischen Gastrostomieverfahren nach Stamm und Witzel können am Ende einer Laparotomie ausgeführt werden. Bei der *Technik nach Witzel* wird der Magen im mittleren Drittel der Vorderfläche durch eine Tabakbeutelnaht hindurch punktiert. Ein Pezzerkatheter wird eingeführt und über einen ca. 5 cm langen, seroserösen Tunnel ausgeleitet (Abb. 5.20 a). Bei dieser Technik ist es im Gegensatz zur Gastrotomie nach Stamm wesentlich, den Magen an das parietale Peritoneum zu pexieren.

Zur *Stamm-Gastrostomie* werden an entsprechender Stelle 2 konzentrische Tabakbeutelnähte angelegt. Nach Aufweiten einer Stichinzision im Mittelpunkt dieser Nähte mit einer feinen Klemme und Einführen eines Pezzerkatheters werden der innere und dann der äußere Tabakbeutel geknüpft, so daß ein invertierter allschichtiger Nippel um den Katheter entsteht (Abb. 5.20 b). Alle Nähte werden mit resorbierbarem Material ausgeführt. Eine Pexie des Magens an das parietale Peritoneum ist bei dieser Technik nicht zwingend, da leichter Zug auf den Katheter während ca. 4 Tagen eine Verklebung von Magenvorderwand und Peritoneum bewirkt. Eine Interposition von Netz zwischen Bauchwand und Magen empfehlen wir nicht. Die Stamm-Gastrostomietechnik erfordert weniger Exposition und weniger Manipulationen am Magen. Sie ist deshalb für die Durchführung in Lokalanästhesie besser geeignet als das Witzel-Verfahren. Nach 14 Tagen sind Katheterwechsel über den Gastrostomiekanal möglich. Nach akzidenteller Katheterentfernung muß der Wechsel sofort durchgeführt werden, da sich der Gastrostomiekanal rasch spontan verschließt.

Der Schutz gegen Efflux von Magensekret ist weder nach Witzel- noch nach Stamm-Gastrostomie befriedigend, so daß lokale Komplikationen wie die Mazeration von Haut und Subkutis bei bis zu 1/3 der Patienten auftreten (Engel 1969; Wasiljew et al. 1982). Deshalb werden die klassischen Verfahren heute zunehmend durch die perkutane endoskopische Gastrostomie oder die Katheterjejunostomie ersetzt. Ersteres Verfahren findet Verwendung, wenn keine Laparotomie durchgeführt wird, letzteres bei Ende eines intraabdominalen Eingriffs.

Als weitere Alternative, die einen besseren Schutz gegen Efflux von Mageninhalt verspricht, wurde 1913 von Janeway eine *kontinente Gastrostomie* angegeben (Janeway 1913). Heute steht neben der handgenähten Originalmethode auch eine Klammernahttechnik (Moss 1972) zur Verfügung. Das Prinzip besteht in der operativen Bildung eines Schlauchs aus Magenwand. Der Magenschlauch wird zunächst durch die eingelegte Sonde ständig offengehalten. Nach etwa 2 Wochen kann die Sonde temporär entfernt werden. Das Gastrostoma wird dann lediglich mit einem Klebeverband versorgt. Zur Einführung der Nahrung kann der Patient das Gastrostoma dann selbst oder mit Hilfe eines Angehörigen mit einer dicken Latexsonde intubieren. Berichte über Erfolg und Komplikationen dieser Methode sind rar. Heute sind Kathetermethoden im Regelfall vorzuziehen.

Eine neuere technische Variante ist die *mukokutane Gastrostomie* (Delany 1984). Von einer kleinen oberen medianen Laparotomie aus wird an der Vorderwand des Magens durch zirkuläre Inzision der Serosa innerhalb einer Tabakbeu-

5.2 Enterale Zugänge

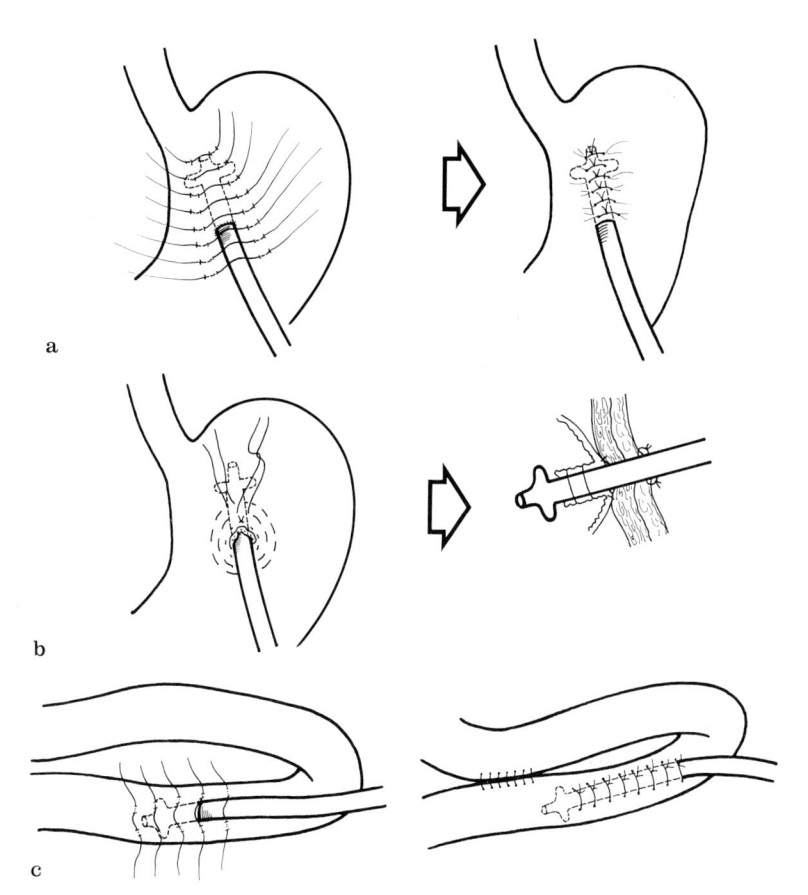

Abb. 5.20 a-c. Konventionelle Zugänge zum Intestinaltrakt mit großlumigen Ernährungssonden (12 Charr). **a** Gastrostomie in Witzel-Technik: Der Katheter wird durch einen seroserösen Kanal (resorbierbares Nahtmaterial) gesichert. **b** Stamm-Gastrostomie: 2 konzentrische Tabakbeutelnähte schaffen einen intragastralen Nippel, der Efflux von Mageninhalt zumindest in der ersten postoperativen Phase verhindert. **c** Jejunostomie in modifizierter Witzel-Technik: Wenn großlumige Ernährungskatheter über einen Witzel-Kanal in das Jejunum eingeführt werden, ist ein Kurzschluß zwischen zu- und abführendem Schenkel im Sinne der Braun-Enteroanastomose sinnvoll, um obstruktiven Komplikationen vorzubeugen

telnaht ein mukomuskulärer Zylinder gebildet. Dieser wird durch eine separate Stichinzision der Bauchwand mit einer Babcock-Klemme vorgezogen. Der Serosasaum des Magenzylinders wird am parietalen Peritoneum fixiert, die Laparotomie verschlossen. Erst dann wird der vorgelagerte Magenanteil durch Stichinzision eröffnet und wie ein Kolostoma mit mukokutanen Nähten fixiert. Gegenüber der Janeway-Gastrostomie dürfte dieses Verfahren den Vorteil eines geringeren Operationsrisikos bieten, da der Magen intraabdominal nicht eröffnet wird und keine intraperitoneale Naht vorliegt. Obgleich die Erfahrungen mit dieser Methode noch gering sind, sollte man sie bei den wenigen Indikationen zur permanenten Gastrostomie in Betracht ziehen.

Perkutane endoskopische Gastrostomie (PEG)

Einen festen Platz im Repertoire der enteralen Zugänge hat sich die perkutane endoskopische Gastrostomie erwerben können. Die Sonde wird unter endoskopischer Assistenz (Luftinsufflation, Kontrolle des Punktionsweges) transkutan in den Magen eingeführt. Verfahren, bei denen der Katheter peroral eingeführt und transgastral nach außen duchgezogen wird („Durchzugverfahren"), werden dabei von Methoden, bei denen der Katheter von außen durch Bauch- und Magenwand eingeführt wird („Einstichverfahren"), unterschieden (Tabelle 5.4). Jedes Verfahren hat Vor- und Nachteile (Rückauer et al. 1986).

Bei beiden Methoden wird nach sterilem Abdecken des Oberbauchs mit der endoskopischen Luftinsufflation sowie der Einstellung der Magenvorderwand begonnen. Durch die Ausdehnung des Magens wird das Querkolon abgedrängt. Die Hand des steril arbeitenden Operateurs palpiert und führt die Spitze des Endoskops. Im vollständig abgedunkelten Raum kann die visuelle Lokalisation der Transillumination beim schlanken Patienten einen Hinweis auf die beste Punktionsstelle geben. In diesem Bereich werden Haut und Bauchwand mit einem Lokalanästhetikum infiltriert.

Beim *Durchzugverfahren* wird nun mit einer Kanüle, die mit einem Faden an der Spitze armiert ist (Medicut-Kanüle), auf das Endoskopieinstrument hinpunktiert. Der Faden wird von der Biopsiezange gefaßt und mit dem Endoskop nach außen zurückgezogen (Stellato et al. 1984; Gauderer u. Ponsky 1981; Larson et al. 1983; Strodel et al. 1983). Alternativ kann der Faden (Seide, Nylon) mit der Biopsiezange des Endoskops eingeführt, in den zur Punktion verwendeten Troikar eingehängt und dann durch die Bauchwand mit dem Troikar zurückgezogen werden (Rückauer et al. 1986) (Abb. 5.21).

Bei dieser Methode wird somit ein durch Mundhöhle, Ösophagus und Magen verlaufender Kunststoffaden einerseits peroral und andererseits durch die Bauchwand ausgeleitet. Das orale Ende wird über ein konisch zulaufendes Zwischenstück mit einem Pezzer-Katheter nahezu beliebiger Größe (8 – 32 Charr) verbunden. Durch Zug am gastral ausgeleiteten Fadenende wird der Katheter

Tabelle 5.4. Verfahren der perkutanen endoskopischen Gastrostomie (PEG)

Durchzugverfahren		Punktionsgerät	Katheter	[Charr]
Gauderer et al	1981	Medicut-Kanüle	Pezzer	16
Larson et al	1983	Medicut-Kanüle	Pezzer	16
Strodel et al	1983	Katheter, Bougie	Malecot	20
Rückauer et al	1986	Trokar, Bougie	Pezzer	8-32
Einstichverfahren				
Preshaw	1981	Trokar	Stamey	12
Russel et al	1984	Führungsdraht	Foley	14
Negri et al	1984	Splitkanüle	Foley	9
Vestweber et al	1984	Splitkanüle	Foley	12
Hashiba et al	1984	Kanüle, Naht, Trokar	Foley	16

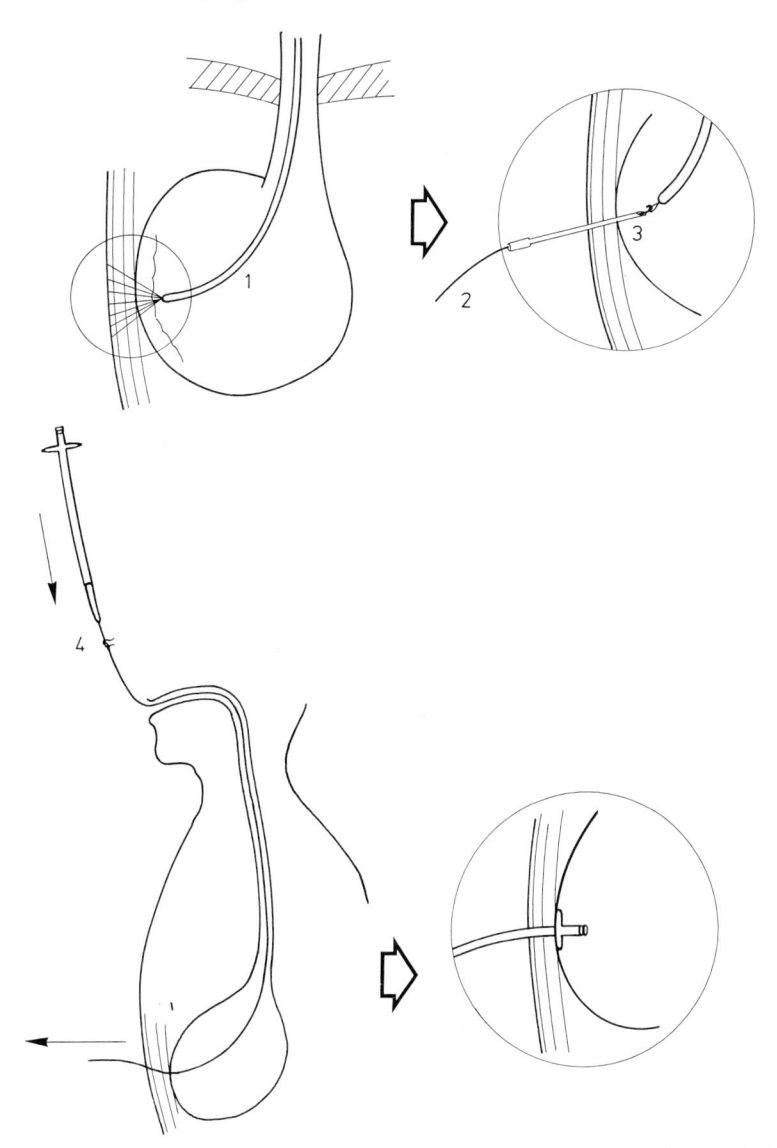

Abb. 5.21. Perkutane endoskopische Gastrostomie *(PEG): Durchzugtechnik*. Lokalisation des Endoskops durch Palpation und evtl. Transillumination (1). Punktion auf das Endoskop hin (2). Einführen und Fassen des Durchzugfadens mit der Biopsiezange (3). Nach Rückzug des Endoskops wird der mit einem speziellen, fadenförmigen Konus präparierte Pezzer-Katheter unter Zug am Faden eingeführt und transgastral ausgeleitet (4)

durch Mundhöhle, Speiseröhre und Magen ausgeleitet, so daß die Verdickung des Pezzer Katheters die Magenwand schliesslich gegen das parietale Peritoneum drückt. Der Pezzer-Katheter wird unter leichtem Zug an der Haut für etwa 48 h fixiert. Die erforderliche Mindestzugkraft wird endoskopisch kontrolliert und durch entsprechende kutane Halteplatten aufrecht erhalten (Teil des PEG-Sets).

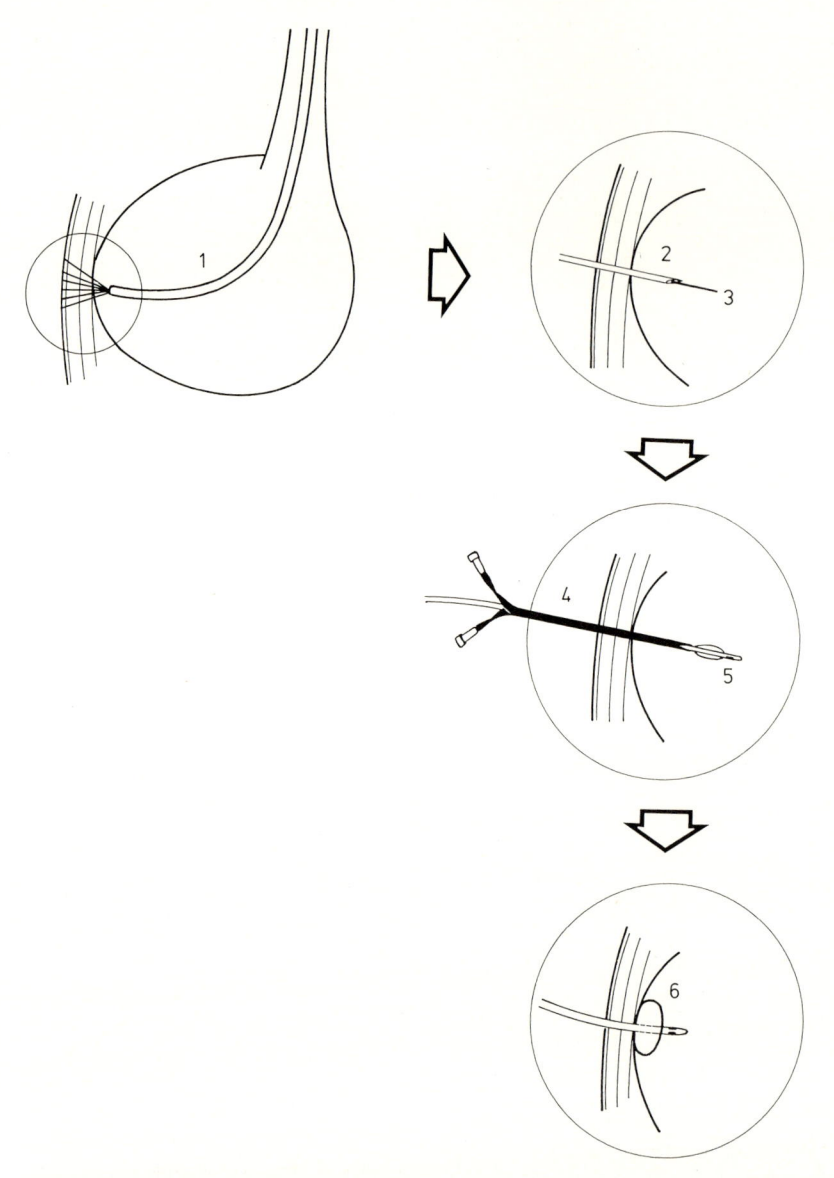

Abb. 5.22. Perkutane endoskopische Gastrostomie *(PEG): Punktionstechnik*. Nach Lokalisation des Endoskops (1) wird der Magen punktiert (2) und ein Führungskatheter durch die Punktionskanüle eingeführt (3). Eine „Peel-away"- Hülse mit innerem Mandrin wird über dem Führungskatheter eingebracht (4), Mandrin und Ballonkatheter werden getauscht (5), und nach Aufblasen des Ballons kann die „Peel-away"-Hülse zurückgezogen und entfernt werden (6)

Auf keinen Fall darf der Anpreßdruck Schmerzen verursachen, um Drucknekrosen der Magenwand zu vermeiden. Zur Durchführung ist ein vollständiges Set erhältlich (Frenta-Gastrostomie-Set, Fresenius). Ein entscheidender Nachteil des

5.2 Enterale Zugänge

Durchzugverfahrens besteht in der aufwendigen Entfernung des Katheters: Eine Reendoskopie ist erforderlich, um den Katheter peroral zu extrahieren. Ein weiterer Nachteil besteht in der Kontamination des Katheters mit Keimen der Mundhöhle, die zum Ausgangspunkt subkutaner Abszesse um die Katheteraustrittsstelle über dem Magen werden können.

Beim *Einstichverfahren* entfällt der technisch aufwendige Fadendurchzug, da die Sonde direkt von außen in den Magen eingeführt wird (Abb. 5.22 und 5.23). Als erster Schritt wird mit einer dünnen Kanüle auf das Endoskop hin punktiert. Die Kanüle wird dann über einem Führungsdraht zurückgezogen. Nach einer kleinen Hautinzision wird ein konischer Dilatator in einer flexiblen Führungshülse über dem Führungsdraht eingebracht und somit die gastrale Punktionsstelle aufgedehnt. Aus der flexiblen Führungshülse werden sodann Dilatator und Führungsdraht zurückgezogen und durch die ballonarmierte Nährsonde (Foley-Katheter 8 – 14 Charr) ersetzt. Der Ballon wird unter endoskopischer Kontrolle aufgeblasen und der Katheter mit leichtem Zug an der Bauchwand fixiert. Auch für dieses Verfahren steht ein kommerzielles Set zur Verfügung (Wilson-Cook, Bethania, USA. Schweiz: Medicor Zug AG).

Vor- und Nachteile beider Methode entsprechen den technischen Unterschieden: Die *Durchzugtechnik* ist komplizierter, und die Entfernung des Katheters erfordert eine Reendoskopie. Dafür können Katheter nahezu beliebiger Größe von gastral nach außen durchgezogen werden, da der Magen der Zugrichtung entsprechend stets an die Bauchwand herangezogen wird. Zudem sind Pezzer-Katheter billiger als hochwertige Ballonkatheter. Weiterhin entfällt das

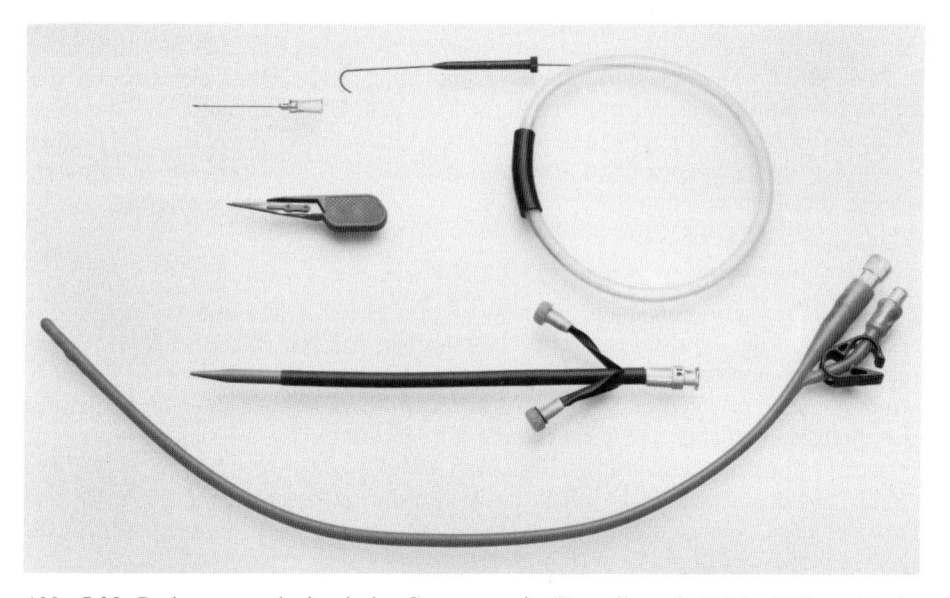

Abb. 5.23. Perkutane endoskopische Gastrostomie (Russell et al. 1984). (Wilson-Cook, Bathania, USA). *Von oben nach unten* entsprechend der Anwendung (Abb. 5.22): Punktionskanüle, Mandrin mit weicher, J-förmiger Spitze in einer Plastikrolle, Skalpell, Dilatator in „Peel-away"-Führungshülse, Foley-Katheter 14 Charr

Risiko der Dislokation beim Platzen des Ballons (Rückauer et al. 1986).- Wichtige Vorteile der *Einstichmethode* sind die unkomplizierte Technik und die fehlende Kontamination des Stichkanals mit Keimen aus dem Mund- und Rachenraum. Da beim Eindringen des Dilatators der Magen entsprechend der Stichrichtung von der Bauchwand fortgedrängt wird, ist der Durchmesser dieser Ernährungssonden limitiert (8 – 14 Charr). Wenn allerdings ballaststofffreie Flüssigdiäten zur enteralen Ernährung eingesetzt werden, bleibt diese Einschränkung ohne Bedeutung. Die Möglichkeit der Sondenentfernung ohne Reendoskopie ist ein weiterer wesentlicher Vorteil.

Perkutane transgastrale Jejunalsonde

Hartnäckige Refluxprobleme nach Anlage einer Gastrostomie können die Umwandlung in eine Jejunostomie wünschenswert machen. Entsprechende, nichtoperative Techniken wurden angegeben: Durch eine auf die kleine Kurvatur gerichtete Führungssonde kann eine dünnere Ernährungssonde unter Durchleuchtungskontrolle durch den Pylorus vorgeschoben werden. Ebenso wurde die Umwandlung einer perkutanen endoskopischen Gastrostomie zur Jejunalsonde angegeben (Rückauer et al. 1986). Voraussetzung ist, daß eine großlumige Sonde in den Magen plaziert wurde, durch die eine 2., kleinere Ernährungssonde eingeführt und mit dem Endoskop in den Dünndarm transportiert werden kann.

Als Alternative kommen operativ zu plazierende, transgastrale Jejunostomiesonden in Frage (Rombeau et al. 1983; Moss 1984). Bei der Rombeau-Sonde wird ein 9,6-Charr-Jejunalkatheter durch einen 24 Charr-Gastrostomiekatheter in das Jejunum eingebracht. Bei der Moss-Sonde handelt es sich um eine 24-Charr-Tripellumensonde, von der je ein Kanal zu Ballonfüllung, Absaugung und enteraler Ernährung benutzt wird. Diese Systeme ermöglichen gleichzeitig gastrale Dekompression und jejunale Ernährung. Beide Methoden sind für die ambulante Langzeiternährung geeignet. Das Rombeau-Set bietet die sicherste Verankerung des Katheters, muß aber stets operativ entfernt werden. Auch diese Methoden versprechen nur in Ausnahmen Vorteile. In europäischen Kliniken werden die erforderlichen Sonden unseres Wissens nach nicht bevorratet.

Katheterjejunostomie

Die bis heute gebräuchlichen Jejunostomieverfahren gehen auf Methoden zurück, die um die Jahrhundertwende beschrieben wurden (Eiselsberg 1895; Surmay 1887). Auch die ersten über Einzelbeobachtungen hinausgehenden Berichte datieren mehr als 50 Jahre zurück: 1929 konnte Kirschner über 69 Patienten berichten, bei denen nach vollständiger Gastrektomie eine Jejunostomie in Witzel-Technik angelegt wurde (Kirschner 1929).

Die seinerzeit beschriebene Methode und die Indikation haben ihre Aktualität behalten. Durch moderne Technologie konnten allerdings methodische Details verbessert und das Verfahren risikoärmer gestaltet werden: Silikon oder Polyurethan statt Gummi, feinere Kaliber der Sonden, spezielle Kanülen zur Punktion des Darms, resorbierbare Nahtmaterialien und eine auf den Katheter abgestimmte Anwendungstechnik (Diät, Vorratsgefäß, Überleitungssysteme, Pumpe) sind Entwicklungen der vergangenen 10 Jahre.

5.2 Enterale Zugänge

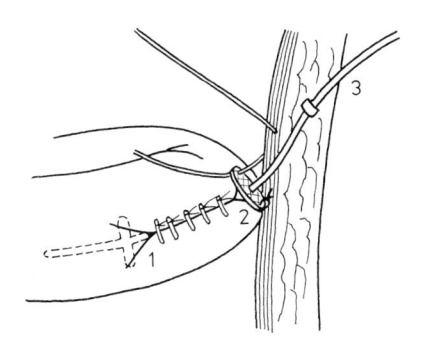

Abb. 5.24. Permanente Katheterjejunostomie. Der innere Cuff wird im Darm (1), der äußere zwischen Dünndarmserosa und Peritoneum plaziert (2). Zwischen beiden liegt ein Witzel-Kanal. Fixation der kanülierten Schlinge gegen das parietale Peritoneum. Als Barriere gegen Keimwanderung entlang des Katheters und zur weiteren Fixation liegt eine dem Broviac-System analoge Dacronmanschette im subkutanen Fettgewebe (3) (Chrysomilides u. Kaminsky 1981)

Zur *Jejunostomie in Witzel-Technik* (Abb. 5.20c) wird die 1. Jejunumschlinge, in der Regel 15 – 20 cm distal der Flexura duodenojejunalis (Treitz) kanüliert. Es wird ein Pezzer-Katheter (12 – 16 Charr) über eine Stichinzision im linken oberen Quadranten in das Abdomen eingebracht. Am gewählten Ort, wird der Katheter über eine 2. Stichinzision in das Darmlumen vorgeschoben und an dieser Stelle mit einer resorbierbaren Tabakbeutelnaht gesichert. Es folgt die Umscheidung des Katheters durch einen 4 – 6 cm langen, seroserösen Witzel-Kanal, der in fortlaufender oder in Einzelknopftechnik mit resorbierbarem Nahtmaterial ausgeführt wird. Anschließend muß die kanülierte Schlinge peritoneal pexiert werden, wobei ein sanftkurviger spannungsfreier Verlauf der zuleitenden Schlinge erreicht werden muß. Bei der Pexie muß eine Knickbildung vermieden werden. Es empfiehlt sich vor der Kathetereintrittsstelle in den Dünndarm eine Braunsche Anastomose anzulegen, da durch die Tunnelbildung die Darmpassage eingeengt werden kann.

Der Vorteil dieser Methode gegenüber der nachfolgend beschriebenen Nadelkatheterjejunostomie besteht darin, daß außer dem Ernährungskatheter kein Spezialinstrument erforderlich ist. Allerdings ist das Verfahren etwas zeitaufwendiger und zur Durchführung in Lokalanästhesie weniger geeignet als die Nadel-Katheterjejunostomie. Berechtigung hat die Jejunostomie in Witzel-Technik nur noch in Ausnahmesituationen, etwa zur ambulanten künstlichen Ernährung (soziale Indikation, Kapitel 1).

Die *Nadelkatheterjejunostomie* verwendet vorgefertigte Katheter-Sets mit filiformen Sondengrößen. Das Verfahren dient der postoperativen enteralen Ernährung nach großen abdominalen Eingriffen (Heberer u. Iwatschenko 1983; Troidl et al. 1983). Über eine kleine obere mediane Laparotomie oder einen Pararektalschnitt links ist die Anlage einer Nadelkatheterjejunostomie auch in Lokalanästhesie möglich.

Als Jejunalkatheter werden Sonden aus Polyurethan oder Silikonkautschuk mit ca. 2 – 3 mm Aussendurchmesser (6 – 9 Charr) verwendet. Diese werden über

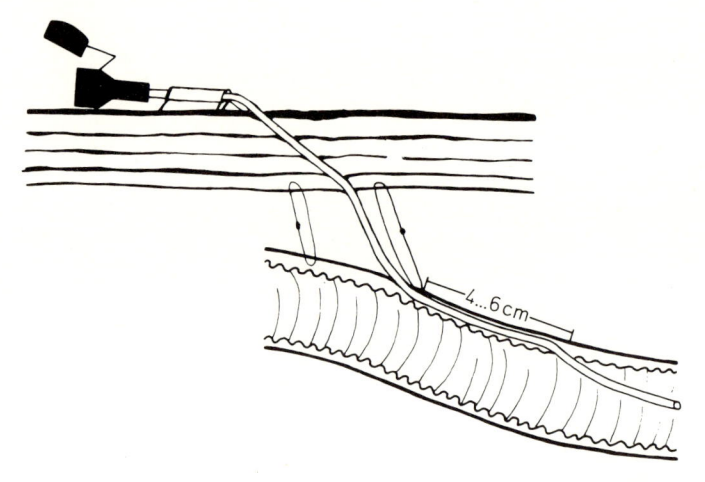

Abb. 5.25. Prinzip der (Nadel-) Katheterjejunostomie. Ein filiformer Katheter (8 Charr) wird durch eine spezielle Kanüle über einen submukösen Tunnel (3-4 cm) in den Dünndarm eingebracht. Die Splitkanüle kann über dem Katheter zurückgezogen, aufgebrochen und entfernt werden. Die kanülierte Schlinge wird mit 3 resorbierbaren Nähten an das parietale Peritoneum pexiert. Auf der Haut wird der Jejunalkatheter mit einer speziellen Halteplatte verankert (Heberer u. Iwatschenko 1983; Troidl et al. 1983)

einen submukösen oder subserösen Tunnel von ca. 4 – 6 cm Länge in die 1. Jejunalschlinge eingeführt (Delany u. Garvey 1973; Delany et al. 1977) (Abb. 5.25). Dabei haben sich 3 Prinzipien als wesentlich erwiesen:

1. Die 1. Jejunalschlinge wird *15 – 20 cm distal der Flexura duodenojejunalis* kanüliert. Ein möglichst kurzes Segment zwischen Treitz-Band und dem Ort der Pexie wird als Prophylaxe eines mechanischen Ileus infolge Volvulus oder Einklemmung allgemein anerkannt.
2. Die *Pexie* der kanülierten Jejunalschlinge an das parietale Peritoneum verhindert das Zurückgleiten des Katheters in die Peritonealhöhle und damit eine intraperitoneale Infusion. Diese Komplikation wurde stets dann beobachtet, wenn die katheterisierte Jejunalschlinge nicht oder technisch mangelhaft an das parietale Peritoneum fixiert war (Delany u. Garvey 1973, Schattenkerk et al. 1984).
3. Eine suffiziente *kutane Fixation* (z.B. durch spezielle Halteplatten kommerzieller Jejunalkathetersysteme) soll den Katheter gegen akzidentelle Entfernung sichern und die mechanische Reizung der Kathetereintrittsstelle, die zur lokalen Abszeßbildung disponiert, auf ein Minimum reduzieren (Heberer u. Iwatschenko 1983).

Neben der Feinnadelkatheterjejunostomie, die grundsätzlich als temporäre Ernährungsfistel anzusehen ist, werden heute auch transkutane jejunale Langzeitkatheter angeboten (Abb. 5.24). Das Kaminsky-System verwendet einen Silikonkatheter, der über einen Witzel-Kanal in das Jejunum eingeführt und wie bei den parenteralen Langzeitkathetern von Hickman und Broviac mit einem Dacron-Cuff verankert wird. Dieser Katheter muß operativ entfernt werden (Chrysomilides u. Kaminsky 1981).

5.2 Enterale Zugänge

Die Roux-Y-Jejunostomie ist ein weiteres, heute selten angewandtes Operationsverfahren, das wie die Janeway-Gastrostomie einen relevanten chirurgischen Eingriff ausschließlich zur Ernährungstherapie beinhaltet und deshalb im Zeitalter der Kathetertechniken kaum noch empfohlen werden kann. Wie bei der Janeway-Gastrostomie handelt es sich auch bei dieser Technik um eine kontinente, katheterlose Enterostomie, so dass Patient und Angehörige das Ernährungsstoma tagsüber verbinden und nur zur Ernährung intubieren können. Aufgrund des definitiven Charakters dieses Stomas und der invasiven Technik erscheint die Indikation zu diesem Verfahren nur in Ausnahmefällen gerechtfertigt.

Alternative enterale Zugänge

Pharyngostomie (Graham u. Royster 1967; Shumrick 1967; Bucklin u. Gilsdorf 1985), Ösophagostomie (Klopp 1951) und Duodenostomie (Oacks u. Couch 1975) sind Zugänge zur enteralen Ernährung, die heute meist durch einfachere endoskopisch assistierte Kathetermethoden ersetzt werden können. Einzig die Pharyngostomie (Piriformostomie) kann im kieferchirurgischen Arbeitsbereich Vorteile bieten, wenn die Operateure mit dem delikaten Zugangsweg zwischen Os hyoideum und A. carotis externa vertraut sind (Abb. 5.26). Nach Ende ausgedehnter kieferchirurgischer Eingriffe (z.B. Mandibula- oder Zungenresektion) wird eine feine, gebogene Klemme durch den kontralateralen Sinus piriformis zwischen Hyoid und A. carotis externa und A. thyreoidea superior nach einer Gegeninzision durch die Haut gestoßen. Eine filiforme, nicht zu dünne Nährsonde (ca. 12 Charr) wird mit der Klemme gegriffen, in den oropharyngealen Raum vorgezogen und dann unter Sicht in den Magen geleitet. Nach 8 Tagen ist der Kanal epithelialisiert, so daß die Sonde gewechselt werden kann. Zum Abschluß kieferchirurgischer Operationen bietet diese Methode dem Geübten Vorteile, weil der Eingriff nicht zeitaufwendig ist und keiner Spezialausrüstung (Endoskop) oder zusätzlichen Hilfe bedarf.

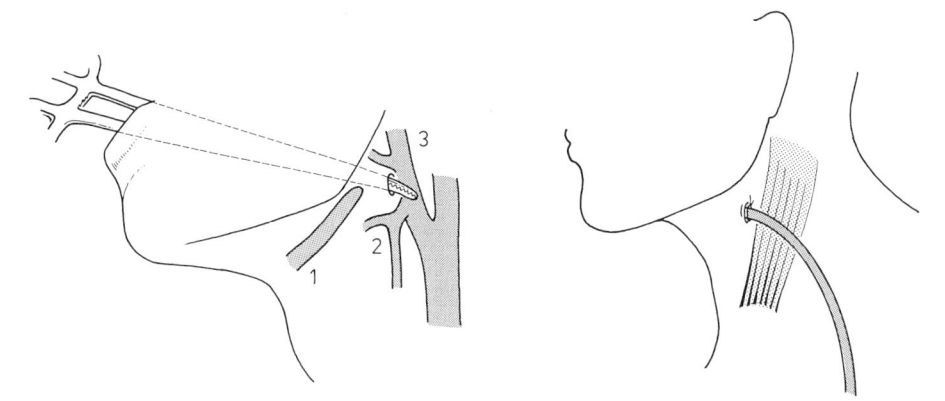

Abb. 5.26. Pharyngostomie (=Piriformostomie). Am Vorderrand des M. sternocleidomastoideus wird eine feine Klemme zwischen Hyoid (1), und A. thyreoida superior (2) und A. carotis externa (3) nach außen durchgestoßen. Die Nährsonde wird mit der Klemme gegriffen, in den oropharyngealen Raum vorgezogen und unter Sicht in den Magen geleitet.

Literatur

Abouav J (1986) Posterior pharyngostomy as a new approach to an old problem. Surg Gynecol Obstet 163: 583-584
Armstrong C, Luther W, Sykes T (1980) A technique for preventing extubation of feeding tubes. „The bridle". JPEN 4: 603-605
Bojm MA, Deitl M (1982) An easy method for passing fine silicone nasogastric tubes. Am J Surg 143: 385-387
Bucklin DL, Gilsdorf RB (1985) Percutaneous needle pharyngostomy. JPEN 9: 67-70
Chrysomilides SA, Kaminsky MV (1985) Home enteral and parenteral nutritional support: a comparison. Am J Clin Nutr 324: 2271-2275
Cobb LM, Cartmill AM, Gilsdorf RB (1981) Early postoperative nutritional support using the serosal tunnel jejunostomy. JPEN 5: 397-401
Cobb LM, Cartwill AM, Barry M, Gelsdorf RB (1982) A tube for enteral nutrition of patients with phagopraxia and patients with ventilator assistance. Surg Gynecol Obstet 155: 81-84
Cohen OM, Donner Y, Berlatzky Y (1981) Skin level permanent feeding gastrostomy. Am J Surg 141: 391-392
Delany HM, Garvey JW (1973) Jejunostomy by a needle catheter technique. Surgery 73: 786-790
Delany HM, Carnevale NJ, Garvey JW, Moss CM (1977) Postoperative nutritional support using needle catheter jejunostomy. Ann Surg 186: 165-170
Delany HM, Driscoll B (1984) The gastric mucosal tube. A simplified technique for permanent gastrostomy. In: Rombeau JL, Caldwell MD (eds.). Enteral and tube feeding. Saunders, Philadelphia pp 279-281
Eiselsberg Freiherr von A (1895) Über Ausschaltung inoperabler Pylorus-Stricturen nebst Bemerkungen über die Jejunostomie. Arch Klin Chir 50: 919-939
Emde C, Gregor M, Zeitz M, Riecken EO (1984) Ein vereinfachtes Verfahren zur endoskopischen Applikation von enteralen Ernährungssonden. Infusionstherapie 11: 323-324
Engel S (1969) Gastrostomy. Surg Clin North Am 49: 1289-1295
Gallo S, Ramirez A, Elizondo J, Molina G, Ramirez-Acosta J (1985) Endoscopic placement of enteral feeding tubes. JPEN 9: 747-749
Gauderer MWL, Ponsky JL (1981) A simplified technique for constructing a tube feeding gastrostomy. Surg Gynecol Obstet 152: 83-85
Graham WP, Royster HP (1967) Simplified cervical esophagostomy for long-term extraoral feeding. Surg Gynecol Obstet 125: 127-128
Hashiba K, Fabbri CE, Cappellanes CA, Branco PD, Birolini D, Oliveira MR (1983) Endoscopic percutaneous gastrostomy without laparotomy. Endoscopy 16: 219-222
Heberer M, Iwatschenko P (1983) Jejunales Kathetersystem zur postoperativen enteralen Ernährung. Chirurg 54: 43-54
Janeway HH (1913) Eine neue Gastrostomiemethode. MMW 31: 1705-1707
Kader B (1896) Zur Technik der Gastrostomie. Centralblatt Chir 23: 665-670
Keohane PP, Attrill H, Silk DBA (1986) Clinical effectiveness of weighted and unweighted „fine bore" nasogastric feeding tubes in enteral nutrition: a controlled clinical trial. J Clin Nutr Gastroenterol 1: 189-193
Kirschner M (1929) Die prophylaktische Jejunostomie bei Magenoperationen. Arch Clin Chir 157: 561-600
Klopp CT (1951) Cervical esophagostomy. J Thorac Surg 21: 490-491
Larson DE, Fleming CR, Ott BJ, Schroeder KW (1983) Percutaneous endoscopic gastrostomy. Simplified access for enteral nutrition. Mayo Clin Proc 58: 103-107
McLean GK (1984) Radiologic techniques of gastrointestinal intubation. In: Rombeau JL, Caldwell MD (eds.) Enteral and tube feeding. Saunders, Philadelphia pp 240-252.
Maydl K (1892) Ueber eine neue Methode zur Ausführung der Jejunostmie und Gastroenterostomie. Wiener Med Wochenschr 19: 740-743
Moss G (1972) A simple technique for permanent gastrostomy. Surgery 71: 369-370
Moss G, Friedman RC (1977) Abdominal decompression: Increased efficiency by esophageal aspiration utilizing an new nasogastric tube. Am J Surg 133: 225-228

Moss G (1984) Efficient gastroduodenal decompression with simultaneous full enteral nutrition: A new gastrostomy catheter technique. JPEN 8: 203-207

Negri F, Cosentino F, Spina GP (1984) Fine-needle endoscopic percutaneous gastrostomy. Endoscopy 16: 223-225

Nissan S, Bar-Maour JA, Lernau O (1980) Piriformostomy in the treatment of malignant tumors obstructing the esophagus. Isr J Med Sci 16: 682-683

Noone RB, Graham WP (1971) Cervical pharyngostomy for tube feeding. JAMA 216: 334

Oacks DD, Couch NP (1975) A new use for catheter duodenostomy. Arch Surg 110: 845-846

Preshaw RM (1981) A percutaneous method for inserting a feeding gastrostomy tube. Surg Gynecol Obstet 152: 658-659

Rombeau JL, Twomey PL, McLean GK, Forlaw L, Del Rio DA, Caldwell MD (1983) Experience with a new gastrostomy-jejunal feeding tube. Surgery 93: 574-578

Rückauer K, Salm R, Waldmann D, Farthmann EH (1986) Endoskopisch perkutane Gastrostomie – Ein Methodenvergleich. Chirurg 57: 271-274

Ruge J, Vazquez RM (1986) An analysis of the advantages of Stamm and percutaneous endoscopic gastrostomy. Surg Gynecol Obstet 162: 13-16

Russell TR, Brotman M, Norris F (1984) Percutaneous gastrostomy. A new simplified and cost-effective technique. Am J Surg 148: 132-137

Schattenkerk ME, Obertop H, Bruining HA, Van Rooyen W, Van Hauten H (1984) Early postoperative enteral feeding by a catheter jejunostomy after 100 oesophageal resections and reconstructions for cancer. Clin Nutr 3: 47-49

Shellito P, Malt RA (1985) Tube gastrostomy. Techniques and complications. Ann Surg 201: 180-184

Shumrick DA (1967) Pyriformsinusostomy: A useful technique for temporary or permanent tube feeding. Arch Surg 94: 277-279

Stamm W (1894) Gastrostomy; a new method. Med News 65: 324-326

Stellato TA, Gauderer MWL, Ponsky JL (1984) Percutaneous endoscopic gastrostomy following previous abdominal surgery. Ann Surg 200: 46-50

Strodel WE, Lemmer J, Eckhauser F, Botham M, Dent T (1983) Early experience with endoscopic percutaneous gastrostomy. Arch Surg 118: 449-453

Surmay M (1878) Observation d'enterostomie, suivi de quelques explications sur le procede adopte et sur les indications de cette operation. Bull Gen Ther Med Chir 95: 198-208

Torosian MH, Rombeau JL (1980) Feeding by tube enterostomy. Surg Gynecol Obstet 150: 918-927

Troidl H, Vestweber KH, Brotke R, Riedl A, Werner HH, Hioki H (1983) Unmittelbar postoperative enterale Ernährung mit der Elementardiät mittels neuer Applikationsform einer sog. Feinnadel-Katheter-Jejunostomie. Chirurg 54: 805-810

Tuel SM, Yeonghchi WU (1986) A method for stabilizing chronic gastrostomy or jejunostomy tubes. Arch Hys Med Rehabil 67: 175-176

Vestweber KH, Troidl H, Sommer H (1984) Perkutane endoskopische Gastrostomie. Dtsch Med Wochenschr 109: 1203-1204

Wasiljew BK, Ujiki GT, Beal JM (1982) Feeding gastrostomy: Complications and mortality. Am J Surg 143: 194-195

Werken van der C, Vroonhoven van TJMV, Juttmann JR, Stuifbergen WNHM (1987) Gastropexie in Kombination mit percutaner endoskopischer Gastrostomie. Chirurg 58: 118-119

Whatley K, Turner WW, Dey M, Leonard J, Guthrie M (1984) When does metoclopramide facilitate transpyloric intubation? JPEN 8: 679-681

Witzel O (1891) Zur Technik der Magenfistelanlegung. Centralblatt Chirurgie 32: 601-604

5.3 Infusionsapparate

Für den eiligen Leser

> Die über eine Rollenklemme regulierte Schwerkraftinfusion sollte nur noch bei hypokalorischer Ernährung eingesetzt werden. Bei vollständiger parenteraler Ernährung werden volumetrisch arbeitende Pumpen empfohlen. Die Geräte müssen aufgrund der vorgesehenen Infusionsgeschwindigkeit (20 – 200 ml/h), des geplanten Fördervolumens (0,5 – 3 l/d) und der Verwendung zur Einfach- oder Mehrfachinfusion über einen Zugang gewählt werden. Sie müssen ferner den Anforderungen an Genauigkeit und Kontinuität ($\pm$ 5% über 30 min) entsprechen. Die Sicherheitsfunktionen müssen einen Ausschluß von Luftinfusion und einen raschen Alarm bei Okklusion des Systems gewährleisten.
>
> Bei enteralen Infusionspumpen sind die Anforderungen niedriger: Die Pumpen sollen eine Infusionsgeschwindigkeit von 20 – 200 ml/h bei einem täglichen Fördervolumen von 0,5 – 3 l gestatten. Die wichtigste Sicherheitsfunktion ist der Ausschluß einer Überinfusion ("free flow"). Die Genauigkeit sollte im Bereich der gesamten Infusionsgeschwindigkeit $\pm$ 10 % über 30 min betragen. Die Möglichkeit zum netzunabhängigen Betrieb während mindestens 12 h stellt eine wichtige Komfortfunktion dar.
>
> Die Medizingeräteverordnung (Med GV) der Bundesrepublik Deutschland und eine DIN-Norm für Elektromedizinische Geräte werden in Zukunft eine Mindestsicherheit für alle zugelassenen Geräte garantieren.

Pumpen für die parenterale Ernährung

Am häufigsten wird bis heute die Schwerkraftinfusion eingesetzt. Mit Hilfe einer Rollenklemme am Schlauch des Infusionsgerätes kann die Infusionsgeschwindigkeit reguliert werden. Zur orientierenden Messung des Infusionsvolumens dient die Zahl der fallenden Tropfen in der Tropfkammer. Bei den meisten Infusionssystemen entsprechen 20 Tropfen etwa 1 ml. Mikrosysteme, bei denen 60 Tropfen 1 ml entsprechen, sind auf den pediatrischen Bereich beschränkt; die Infusion sollte allerdings stets pumpenkontrolliert erfolgen. Die Beziehung zwischen 1 ml und 20 Tropfen hat einen Mindestfehler von $\pm$ 10 % und gilt nur für eine Infusionsgeschwindigkeit von etwa 60 Tropfen/min. In Abhängigkeit von spezifischem Gewicht, Viskosität und Oberflächenspannung der eingesetzten Lösung sowie von der Infusionsgeschwindigkeit kann dieser Fehler erheblich größer werden.

Die Regulierung der Infusionsgeschwindigkeit durch mechanische Veränderung des Schlauchdurchmessers (Rollenklemme) führt zu einer wenig genauen Einstellung der Infusionsgeschwindigkeit und bedarf häufiger Kontrollen sowie wiederholten manuellen Nachstellens der Geschwindigkeit. Diese einfachste Art der Infusionsregelung hat bei der hypokalorischen Ernährung Berechtigung und breite Indikation.

5.3 Infusionsapparate

Zur genaueren Dosierung bei normokalorischer parenteraler Ernährung sind Druckinfusionsapparate (Sammelbegriff für Infusionsregler, Infusionspumpen und Spritzenpumpen) empfehlenswert (DIN 13253). Volumetrisch arbeitende Systeme sollten bevorzugt werden. Tropfendosierende Druckinfusionsapparate kontrollieren zwar die Anzahl der Tropfen pro Zeiteinheit mit hoher Genauigkeit, die Schwankungen des Tropfenvolumens schlagen sich jedoch in erheblichen Fehlern des Infusionsvolumens nieder. Dies gilt gleichermaßen für Infusionsregler und Infusionspumpen (Kilian 1982).

Bei *Infusionsreglern* ist der maximale Arbeitsdruck durch das vorgegebene Gefälle zwischen Flüssigkeitsspiegel in der Tropfkammer und dem Patientenzugang gegeben (Tabelle 5.5). Der Apparat regelt den Volumenstrom innerhalb dieses Druckbereichs. Die reine Schwerkraftinfusion bringt einen Sicherheitsgewinn, da die Gefahren der paravasalen Infusion, der Luftembolie und der Diskonnektion aufgrund des begrenzten Arbeitsdrucks gering sind.

Infusionsregler eignen sich allerdings nur bedingt zur Mehrfachinfusion. In Kombination mit anderen Infusionsleitungen, die über Pumpen gesteuert werden, kann nämlich ein Arbeitsdruck oberhalb des hydrostatischen Drucks (Hö-

Tabelle 5.5. Anforderungen und Beurteilungskriterien von Infusionsreglern und -pumpen

	Infusionsrate [ml/h]	Sollvorgabe	Genauigkeit auf Volumen bezogen[a] [%]	Kontinuität	Gesamt- volumen
Infusions- regler	5- 300	ml/h oder Tropfen/min	± 5 -10	Gut	Durch Infu- sionsbehälter begrenzt
Infusions- pumpen:					
– Rollenperi- staltik	20-1000	ml/h	± 5 -10	Schlecht	Durch Infu- sionsbehälter begrenzt
– Linearperi- staltik	5- 500	ml/h oder Tropfen/min	± 2 -10	Mittel/ schlecht	Durch Infu- sionsbehälter begrenzt
– Kolben- pumpen- peristaltik	1- 500	ml/h	± 5	Gut	Durch Infu- sionsbehälter begrenzt
– Spritzen- pumpe	1- 100	ml/h	± 3	Gut	Durch Sprit- zenvolumen begrenzt

[a] Diese Wertung bezieht sich auf die Basisprinzipien. Bei Betrachtung einzelner Produkte sind, abhängig vom konstruktiven Aufwand, große Unterschiede zu verzeichnen. Die Solldaten gemäss DIN 13252 geben über die Güte Aufschluss.

hendifferenz zwischen Flüssigkeitsspiegel in der Tropfkammer und venösem Zugang beim Patienten) entstehen. Werden Mehrfachinfusionen über derartige Infusionsregler kontrolliert, so müssen Infusionsleitungen mit einer Sicherung gegen Rückwärtsförderung verwendet werden.

Bei *Infusionspumpen* wird die Infusionsflüssigkeit durch einen Druckerzeuger gefördert (Tabelle 5.5). Je nach Konstruktionsprinzip können rollenperistaltische und linearperistaltische Pumpen von den seltener eingesetzten Kolben-und Membranpumpen unterschieden werden. Für die Praxis spielt das Arbeitsprinzip jedoch eine untergeordnete Rolle.

Die Dosiergenauigkeit und die sichere Funktion der Infusionspumpen ist an das für den jeweiligen Apparat entwickelte Infusionsgerät (= Infusionsbesteck) gebunden. Apparat und Infusionsgerät stellen eine konstruktive Einheit dar, die allein das erforderliche Sicherheitsniveau gewährleisten kann (DIN 13253).

Die von Infusionspumpen bei einer Okklusion der Infusionsleitung aufgebauten Drucke, die ein Abschalten sowie eine Alarmgabe des Systems auslösen, hängen vom Konstruktionsprinzip ab und liegen bei modernen Apparaten zwischen 1 und 2 bar (100-200 kPa) (Rolfes u. Boenich 1985). Ältere Geräte erzeugen erheblich höhere Druckwerte, die besondere Sicherheitsvorkehrungen beim Betrieb erforderlich machen. Dies gilt insbesondere für tropfengeregelte Apparate mit linearperistaltischem Antrieb. Bei diesen Geräten muß unbedingt darauf geachtet werden, daß nur druckbeständige vom Hersteller des Apparats vorgeschriebene Infusionsgeräte eingesetzt werden.

Der Vorteil von Infusionspumpen liegt in der großen Kompensationsmöglichkeit von Druckschwankungen im Leitungssystem, insbesondere bei Mehrfachinfusion. In Kauf genommen wird dafür die Gefahr größerer Speichervolumina in den Schläuchen bei einer Okklusion. Ein weiterer Nachteil liegt im erheblich höheren sicherheitstechnischen Aufwand zur Verhütung von Luftinfusion und zur Begrenzung des maximalen Arbeitsdrucks. Insbesondere kann bei paravasaler Infusion konstruktionsbedingt keine Alarmgabe erfolgen (Rolfes u. Boenich 1985).

Der Einsatz von *Spritzenpumpen* beschränkt sich auf die Applikation von kleinen, durch die Spritzen begrenzte Volumina mit geringen Infusionsgeschwindigkeiten. Diese für Medikamente vorgesehene Art der maschinellen Infusion trägt besonderen Anforderungen an Genauigkeit und Kontinuität der Infusion Rechnung, spielt aber für die parenterale Ernährung keine Rolle.

Die Entscheidung über den Einsatz eines bestimmten Apparatetyps hängt von den Anforderungen der jeweiligen Applikation ab. Für die parenterale Ernährung sind folgende Faktoren zu berücksichtigen:

- Die Infusionsrate der parenteralen Ernährung liegt zwischen 50 und 150 ml/h.
- Das zu fördernde Gesamtvolumen liegt je nach Vorratsbehälter zwischen 500 ml und 3 l.
- Die Entscheidung, ob nur Einfach- oder auch Mehrfachinfusionen über denselben Zugang durchgeführt werden sollen, sowie die Anforderungen an Genauigkeit und Kontinuität sind weitere Kriterien.
- Bei volumetrischen Druckinfusionsapparaten kann die Infusionsrate in der Regel zwischen 3 und 300 – 500 ml/h in 1-ml-Schritten vorgewählt werden, was

5.3 Infusionsapparate

den Anforderungen der parenteralen Ernährung vollständig gerecht wird. Der Dosierbereich von Spritzenpumpen liegt hingegen zwischen 1 und 100 ml/h.
- Bei tropfengeregelten Geräten kann eine Vorwahl zwischen 1 und 99 Tropfen/min erfolgen. Dies entspricht ebenfalls einem Bereich zwischen 3 und 300 ml/h.

Nach Herstellerangaben können bei modernen Apparaten die Infusionsraten mit einer Genauigkeit von + 5 % eingehalten werden. Diese Genauigkeitsangaben sind bei tropfengeregelten Apparaten besser, beziehen sich aber lediglich auf die Anzahl der Tropfen: Da die Volumina dieser Tropfen stark schwanken (s. oben), lassen sich diese Angaben nicht auf die Genauigkeit des geförderten Volumens übertragen.

Zur Beurteilung der Förderpräzision einer bestimmten Pumpe bei einer definierten Infusionsgeschwindigkeit werden sog. *Genauigkeitskontinuitätsdiagramme (Trompetendiagramme)* herangezogen (Abb 5.27). Ein solches Diagramm gibt beispielsweise Aufschluß darüber, daß der Benutzer einer Infusionspumpe bei einer Förderrate von 10 ml/h und einer Infusionszeit von 8 min mit einem Dosierungsfehler von mindestens ± 20 % rechnen muß. Erst bei einer Infusionszeit von 30 min wird die vom Hersteller angegebene maximale Abweichung von ± 5 % erreicht. Auch bei niedrigeren Förderraten kann der zu erwartende Dosierungsfehler dramatisch ansteigen. So kann die maximale Abweichung bei 1 ml/h und einer Beobachtungszeit von 8 min ± 100 % betragen (Abb. 5.27). Eine solche Infusionspumpe weist trotzdem eine hinreichende kontinuierliche Förderung im mittleren Dosierungsbereich auf und ist deshalb für den Einsatz der parenteralen Ernährung Erwachsener geeignet.

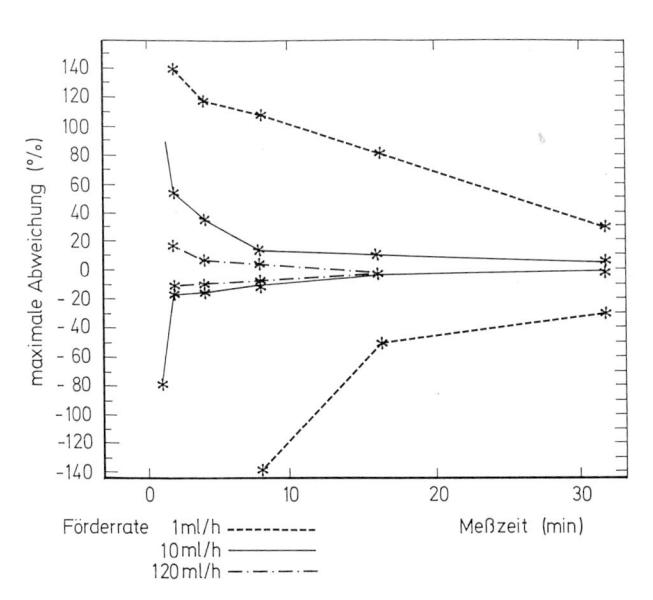

Abb. 5.27. Darstellung der Genauigkeit bzw. Kontinuität der Infusion bei verschiedenen Infusionsgeschwindigkeiten in Abhängigkeit von der Betrachtungszeit. Beispiel einer linearperistaltischen Infusionspumpe mit einem angegebenen Leistungsbereich von 1 – 400 ml/h und einer Genauigkeit von ± 5%

Anhand dieser Darstellung kann ein Benutzer beurteilen, ob ein Druckinfusionsapparat für den jeweiligen Einsatzzweck (Ernährung oder Medikamentengabe) geeignet ist. Zur Bewertung der Förderpräzision eines bestimmten Gerätes soll grundsätzlich die Einsicht in das entsprechende Genauigkeitskontinuitätsdiagramm verlangt werden. Demgegenüber spielt das Antriebsprinzip eines Infusionsapparates eine untergeordnete Rolle.

Für die Infusion größerer Volumina bieten die meisten Apparate die Möglichkeit einer *Volumenvorwahl,* was nach Ablauf der Infusion zum Abschalten und einer akustischen oder optischen Alarmierung führt. Bei *Mehrfachinfusionen* sollte in jedem Fall darauf geachtet werden, daß die Abschaltdrucke der verwendeten Apparate gleichmäßig sind und alle verwendeten Zubehörteile (Verlängerungsleitungen, Dreiwegehähne, mitlaufende Schwerkraftinfusionsgeräte) in druckbeständiger Ausführung verwendet werden. Die jeweiligen Verpackungen sind entsprechend gekennzeichnet (DIN 13253).

Elektronisch gesteuerte Druckinfusionsapparate befriedigen hohe Ansprüche an die Fördergenauigkeit eines Gerätes (z.B. Dosiergenauigkeit), verlangen aber unter sicherheitstechnischen Aspekten eine Reihe von Kontrollmöglichkeiten des Infusionsablaufs sowie eine entsprechende Alarmauslösung (Tabelle 5.6).

Nicht zu übersehen ist das mannigfaltige Angebot der Hersteller an *Komfortfunktionen,* die z. B. bei netzunabhängigem Betrieb ihre Berechtigung haben. Komfortfunktionen führen jedoch auch zu einer wesentlichen Verteuerung und Komplizierung der Geräte.

Aus den technischen Eigenschaften ergeben sich die Kriterien zur Prüfung eines Infusionsgerätes für den jeweiligen Zweck. Bei geeigneten Vorsichtsmaßnahmen (Sicherung eines ausreichenden Arbeitsdruckes, keine Mehrfachinfusion ohne Rückschlagventil) können reine Infusionsregler (z.B. Fa. Ivac Typ 231) durchaus geeignet sein. In der Regel werden zur parenteralen Ernährung volumetrische Pumpen (z.B. Geräte der Firmen Braun, Fresenius, Ivac, Schoch) bevorzugt. Bei diesen Geräten ist auf eine ausreichende Ausstattung mit Alarmfunktionen zu achten. Es muß gewährleistet sein, daß der angezeigte Alarm dem verantwortlichen Personal rasch mitgeteilt wird. Moderne Geräte, welche Reglereigenschaften und volumetrische Pumpeneigenschaften je nach Bedarf kombinieren lassen, sind für den Betrieb in der Praxis empfehlenswert, wenn die

Tabelle 5.6. Anforderungen an Druckinfusionsapparate zur parenteralen Ernährung

- Einfache, übersichtliche Bedienung;
- Infusionsrate 20-200 ml/h, bei Spritzenpumpen 1 – 100 ml/h;
- Dosiergenauigkeit: bezogen auf das Volumen und die Kontinuität als prozentuale Darstellung über den Betrachtungszeitraum $< \pm 5\%$ bei > 30 min;
- Abschaltdruck: 1 – 1,5 bar maximal; damit verbunden kurze Alarmzeit bei Okklusion im System;
- Ausschluß bzw. Minimierung einer möglichen Luftinfusion;
- Offenhaltungsrate bei Infusionsende (nur sinnvoll bei nachgewiesener Kontinuität der Infusion, da sonst Blut in den Katheter angesaugt werden kann);
- mindestens 2stündiger netzunabhängiger Betrieb;
- sicherheitstechnische Anforderungen nach DIN 13253 und Vorlage einer Bauartzulassung (MedGV § 5) durch den Hersteller.

Bedienung ausreichend einfach und dem Personal somit zumutbar ist (z.B. Constantomat, Pfrimmer). Diese Geräte bieten den Vorteil, bei Einfach- und Mehrfachinfusionen, bei routinemäßiger Anwendung auf den Stationen ebenso wie bei komplizierteren Einsätzen im Bereich der Intensivstation gleichermaßen tauglich zu sein.

Abschließend muß festgestellt werden, daß Druckinfusionen nur unter Kontrolle des ärztlichen und pflegerischen Personals durchgeführt werden dürfen. Schutzmaßnahmen, Wartung und Prüfung der Geräte sind nach der Medizingeräteverordnung vorzunehmen (Gruppe 1 Geräte-Med GV, Bayerisches Staatsministerium 1985).

Pumpen für die enterale Ernährung

Auch bei der enteralen Infusion von Sondendiäten ist die Schwerkraftförderung und die Regelung der Infusionsgeschwindigkeit mit einer Rollenklemme die einfachste Möglichkeit. Neben den beschriebenen Fehlermöglichkeiten entstehen durch die physikalischen Eigenschaften der Sondendiäten eine Reihe zusätzlicher Probleme. Eine stark unterschiedliche Teilchengröße und die Inhomogenität der Emulsionen verhindern eine zuverlässige Regelung des Volumenstroms mit einer Rollenklemme. Die Infusion von ballaststoffhaltigen Diäten kann durch Rollenklemmen nicht reguliert werden, weil der Feststoffanteil des Substrats die durch eine Rollenklemme gebildete Kapillare verlegt und die Infusion somit zum Stillstand bringt.

Eine weitere Gefahr der Rollenklemmen, aber auch der meisten übrigen enteralen Infusionsprinzipien, ist die Überinfusion im freien Fluß ("free flow"). Bei derart raschen Infusionsgeschwindigkeiten werden gastrointestinale Nebenwirkungen provoziert, die die Weiterführung einer enteralen Ernährungstherapie in Frage stellen können.

Die Pumpen zur enteralen Ernährung wurden unter folgenden Gesichtspunkten konstruiert: Die Geräte weisen ein geringes Gewicht und kleine Abmessungen auf, sind zum langfristigen netzunabhängigen Betrieb bei der Versorgung mobiler Patienten geeignet, folgen einfachen Bedienungsprinzipien und verursachen geringe Kosten.

Die zur enteralen Ernährung vorgesehenen Pumpen unterscheiden sich von den Apparaten zur parenteralen Applikation hinsichtlich sicherheitstechnischem Aufwand, Arbeitsrhythmen und Prinzipien, Baugröße und Gewicht sowie dem zu verwendenden Einmalgerät (Tabelle 5.7.).

Tabelle 5.7. Anforderungen an enterale Infusionsgeräte

- Einfache, übersichtliche Bedienung;
- Infusionsrate 20- 200 ml/h kontinuierlich,
  50- 500 ml Bolusapplikation (< 20 ml/min);
- Dosiergenauigkeit: besser als $\pm$ 10 % bei mehr als 30 min;
- Abschaltdruck : 1-2 bar (= 100-200 kPa), kurze Alarmzeit bei Okklusion des Systems;
- optionale Strömungsüberwachung;
- mindestens 12-stündiger netzunabhängiger Betrieb;
- sicherheitstechnische Anforderungen nach IEC 600-1 (MedGV Gruppe 3).

Gemäß der Medizingeräteverodnung sind enterale Pumpen in die Gruppe 3 eingeordnet und müssen die Anforderung der Norm IEC 601-1 erfüllen. Das sicherheitstechnische Niveau ist niedriger als bei den parenteralen Infusionsgeräten angesetzt. Die enteralen Pumpen verfügen über keine Luft- oder Flußüberwachung. Der Entfall dieser technisch komplexen Einrichtungen senkt die Kosten. Bei einigen Geräten wird auf Wunsch gegen Mehrpreis eine Flußüberwachung angeboten (Fresenius, Pfrimmer).

Die am häufigsten eingesetzte Rollenpumpe ist ein technisch einfaches und sicheres Infusionsgerät. Die platzsparende Konstruktion des Taumelscheibenprinzips hat bis heute den Nachteil deutlich geringerer Fördergenauigkeit.

Alle bekannten Pumpen weisen einen kontinuierlichen Arbeitszyklus auf. Bei einem Pumpensystem wird die Kontinuität durch Arbeitszyklen von Miniboli, welche in zeitlich kurzen Abständen infundiert werden, erreicht (Nutromat, Pfrimmer). Damit soll bei jejunaler Applikation die physiologische Funktion des Pylorus imitiert werden. Dasselbe Gerät bietet auch die Möglichkeit der gastralen Bolusapplikation, bei der variable Bolusgrößen (50 – 200 ml) in wählbaren Zeitabständen infundiert werden.

Die Genauigkeit aller Geräte sollte auf das Volumen bezogen besser als $\pm$ 10 % sein.

Die kleinen Abmessungen und das geringe Gewicht sowie die Möglichkeit zum netzunabhängigen Betrieb ermöglichen eine Mobilisierung der Patienten sowie die problemlose Versorgung bei ambulanter Ernährung.

Alle zu verwendenden *Infusionsgeräte (= Infusionsbestecke)* sind auf die Konstruktion der jeweiligen Pumpen abgestimmt und gegeneinander nicht austauschbar. Die Konnektoren der Überleitungsgeräte an enteralen Sonden und Kathetern müssen sich aus sicherheitstechnischen Gründen von den Konnektoren der parenteralen Ernährung (Luer-System) unterscheiden. Aufgrund fehlender Vereinbarungen zwischen den Herstellern sind Infusionsgeräte einer bestimmten Firma in der Regel nicht mit Sonden einer anderen Firma kompatibel. Zwar gestatten Adapter meist eine Verbindung; trotzdem wäre eine Vereinheitlichung sinnvoll.

Literatur

Bayerisches Staatsministerium (1983) Sichere Technik in der Medizin. Ein Ratgeber für die Sicherheit medizinisch-technischer Geräte. Die Medizingeräteverordnung. S. 46-48

DIN 13253 (Entwurf) Elektromedizinische Geräte, Druckinfusionsapparate – Besondere Festlegungen für die Sicherheit

Flack FC, Whyte TD (1974) Behaviour of standard gravity-fed administration. Sets used for intravenous infusion. Br Med J 3: 439-443

Kilian J (1982) Infusionspumpen. In: Kleinberger G, Dölp R (Hrsg.) Basis der parenteralen und enteralen Ernährung. Zuckschwerdt, München, S. 57-61

Minister für Arbeit, Gesundheit und Soziales des Landes Nordrhein-Westfalen (1983) Studie zur Verbesserung der Sicherheit in der Infusionstherapie. Düsseldorf

Motzkus B, Wolf M (1984) Medizintechnik in Krankenhaus und Praxis 1. De Gruyter, Berlin

Rolfes H, Boenich U (1985) Klinische Untersuchung zur Frage des Druckverlaufes bei Einfach- und Mehrfach-Apparateinfusion. Biomed Tech 30: 142-151

6 Komplikationen

6.1 Parenterale Ernährung

Für den eiligen Leser

> Die vollständige parenterale Ernährung ist an die zentralvenöse Applikation gebunden. Punktionstechnische und thrombotische Komplikationen des Kavakatheters werden mit 0,5-4 % angegeben, die Häufigkeit der Kathetersepsis mit 3-6 %. Bei den metabolischen Komplikationen sind Blutzuckerentgleisungen am häufigsten. Störungen der Leberfunktion werden auf die Glukosebelastung des Organismus bei vollständiger parenteraler Ernährung zurückgeführt, aber auch Nebeneffekte der Aminosäuren, zu niedrige oder fehlende Fettapplikation und Einflüsse von Konservierungsmitteln werden diskutiert. Bei parenteraler Langzeiternährung kann eine metabolische Osteomalazie auftreten, als deren Ursache eine Überdosierung von Vitamin D und Phosphat angenommen wird. Die postoperative metabolische Überwachung verlangt eine engmaschige, am Anfang ein – bis 2mal tägliche Kontrolle des Blutzuckers und der Elektrolyte Natrium und Kalium. Mittelfristige vollständige parenterale Ernährung läßt eine wöchentliche, langfristige vollständige parenterale Ernährung eine monatliche Kontrolle von Blutzucker, Triglyzeriden, allen Elektrolyten (auch Magnesium, Phosphat, Kalzium, Chlor), den Leberwerten und dem Blutbild zu.

Die normokalorische, vollständige parenterale Ernährung ist – abgesehen von metabolischen Komplikationen, die von Zusammensetzung, Dosierung, Stoffwechselsituation und Dauer der Ernährung abhängen, – v.a. mit Komplikationen von seiten des zentralvenösen Katheters belastet. Man unterscheidet punktionstechnische, thrombotische und septische Komplikationen.

6.1.1 Punktionsabhängige Komplikationen

Pneumothorax und Punktion der A. subclavia bzw. A. jugularis werden als häufigste punktionsabhängige Komplikationen genannt (Tabelle 6.1). Für jede dieser Komplikationen ist mit einer Häufigkeit von 0,5 – 2 % zu rechnen.

Die häufig genannte Fehllage des Katheters sollte bei obligater radiologischer Kontrolle der Katheterposition vermieden oder korrigiert werden können.

In der Literatur wird eine Unzahl seltener Komplikationen wie Herzbeuteltamponade, Nervenverletzung, Beschädigung des Ductus thoracicus, Trachea-

Tabelle 6.1. Häufige punktionsabhängige und thrombotische Komplikationen beim zentralvenösen Katheter; unterschiedliche Daten in der Thrombosehäufigkeit erklären sich v.a. durch die Nachweismethoden

Autor	[n]	Pneumothorax	Hämothorax	Infusothorax	Arterielle Punktion	Thrombose
Ryan et al. 1974	200	3 % (6)	—	0,5 % (1)	0,5 % (1)	—
Burri et al. 1977	1098	0,8 % (9)	—	—	1,0 % (11)	1,4 % (15)
Blackett et al. 1978	77	2,6 % (2)	—	—	3,9 % (3)	10,4 % (8)
Grant 1980	456	1,3 % (6)	—	—	2,0 % (9)	1,8 % (8)
Müller et al. 1981	147	0,6 %	—	—	1,7 %	0,6 %
Padberg et al. 1981	104	4,8 % (5)	1,0 % (1)	1,0 % (1)	—	4,8 % (5)
Heberer et al. 1984	117	—	—	0,7 % (1)	—	1,4 % (2)
Soto-Velasco et al. 1984	1311	2,5 % (33)	0,2 % (3)	0,2 % (3)	0,5 % (6)	0,8 % (11)
Stock et al. 1985	500	1,4 %	—	0 %	2 %	0,4 %

6.1 Parenterale Ernährung

Tabelle 6.2. Punktionstechnische, thrombotische und septische Komplikationen des zentralvenösen Katheters – Diagnostik und Therapieempfehlungen

Art der Komplikation	Diagnose	Therapie
Punktion der A. carotis interna	Klinisch	Kompression
Punktion der A. subclavia	Klinisch, radiologisch (Thorax)	Bei Hämothorax: Bülau-Drainage. Bei weiterer Blutung: anterolaterale „hohe" Thorakotomie und Gefäßnaht
Pneumothorax	Klinisch, radiologisch	Bei Mantelpneu: 48 h Abwarten. Komplett: Bülau-Drainage ohne Sog
Infusothorax	Klinisch, radiologisch	Abwarten, evtl. Bülau-Drainage
Katheterembolie	Klinisch, angiographisch	Angiologische Katheterentfernung. Falls erfolglos oder bei älterer Katheterembolie: operative Entfernung
Luftembolie	Klinisch: Blutdruckabfall, Venendruckanstieg, Dyspnoe, „akuter Thorax", Koma	Sofortige Lagerung auf der linken Seite in übertriebener Trendelenburg-Lagerung, Versuch der Aspiration über den liegenden Venenkatheter, Wiederbelebung
Venenthrombose (klinisch relevant)	Klinisch: Schwellung, Armumfangsdifferenz, Bewegungseinschränkung	Katheterentfernung, Heparisierung, Hochlagerung
Thrombophlebitis	Klinisch	Entfernung des Katheters, Bakteriologie vom Hautareal der Kathetereintrittsstelle und vom Katheter, Heparinisierung, Antibiotika, Hochlagerung der Extremität, bei Ausbreitung Venenexzision und zentrale Ligatur
Kathetersepsis – klinisch evident	Klinisch/bakteriologisch	Katheterentfernung, Versuch des Keimnachweises aus Venenblut und Katheterspitze, 24 h periphervenöse Ernährung (bis Keimnachweis), gezielte Antibiotikatherapie, erst dann neuer zentraler Venenkatheter
– Verdacht	Unklares Fieber	Katheterentfernung, heute zunehmend Katheterwechsel in Seldinger-Technik über Führungsdraht empfohlen
Katheterokklusion	Klinisch	Thrombolyseversuch mit Urokinase. Versuch der Katheteröffnung mit Führungsdraht. Entfernung und Neueinlegen eines Katheters, evtl. Katheterwechsel über sog. Introducer (s. Text)
Katheterbruch	Klinisch	Wechsel über Führungsdraht oder Reparatur mit kommerziellem Set, Entfernung und Neueinführung eines Katheters

perforation etc. genannt (Burri u. Ahnefeld 1977; Soto-Velasco et al. 1984; Stock et al. 1985). Zu den seltenen Komplikationen können auch Luftembolien gerechnet werden, obwohl hier eine höhere Dunkelziffer angenommen werden muß.

Beim Pneumothorax kann man unter therapeutischen Aspekten Mantelpneumothorax und vollständigen Pneumothorax unterscheiden. In den meisten Fällen resorbiert sich ein Mantelpneu von selbst. Es genügt die Röntgenkontrolle. Erfolgt nach 48 h keine Resorption, so erlaubt eine Bülau-Drainage für einige Tage mit einfachem Wasserschloß die Wiederausdehnung der Lunge (Tabelle 6.2). Einmalsets erleichtern das Einlegen der Drainage. Sog ist primär nicht notwendig. Der sich ohne Sog langsam aufbauende Unterdruck ermöglicht meist eine spontane Verklebung der Perforationsstelle.

Bei Punktion der A. subclavia kommt die Blutung in den meisten Fällen zum Stehen. Kompression ist nicht möglich. Kommt es zum Hämothorax und ist die Blutung Hb- und kreislaufwirksam, so bleibt nur die hohe anterolaterale Thorakotomie mit Darstellung der A. subclavia und Gefäßnaht.

Ein Infusothorax wird in der Regel resorbiert. Ist dies nicht der Fall oder ist der Infusothorax mit Hämo-Pneumothorax vergesellschaftet, so genügt in der Regel die Bülau-Drainage.

Abgescherte oder abgebrochene Katheterteile müssen wegen Gefahr der zentralen Verschleppung unbedingt entfernt werden. Es ist eine ganze Reihe angiologischer Techniken zur Entfernung derartiger Katheterstücke angegeben worden. Meistens können Kardiologen mit Herzkathetererfahrung und Kardiochirurgen mit Schrittmacherpraxis weiterhelfen. Wird das i.v.-Verbleiben eines Katheterstücks übersehen und die Diagnose erst später gestellt, so sind konservative Versuche, die meist thrombotisch fixierten Katheterstücke zu entfernen, erfolglos. So mußten wir einen Katheter aus der A. pulmonalis nach Thorakotomie über eine Gefäßeröffnung entfernen (Walter et al. 1982).

Eine Luftembolie ist bei Kathetereinführung in entsprechender Technik und Kopftieflagerung des Patienten eigentlich nicht möglich. Für alle punktionsabhängigen Komplikationen gilt, daß sie mit der Erfahrung des Arztes abnehmen. Besonders die weite Verbreitung von zentralvenösen Kathetern hat die Erfahrungen im Umgang mit dem Kavakatheter wesentlich verbessert.

6.1.2 Thrombotische Komplikationen

Die Häufigkeit der klinisch relevanten Venenthrombose wird mit 0,2 – 5 % angegeben (Tabelle 6.1). Das klinische Bild ist durch Schwellung der kathetertragenden Halsseite bzw. des Armes und Bewegungseinschränkung charakterisiert. Bei Verdacht einer zentralvenösen Thrombose phlebographiert man durch den noch liegenden Katheter zur Sicherung der Diagnose. Therapeutisch wird die Extremität bzw. der Oberkörper hochgelagert und der Patient heparinisiert. Eine operative Thrombektomie wird an der oberen Extremität wegen schlechter Langzeitprognose i.allg. abgelehnt. Nach Abklingen der Symptomatik empfiehlt sich die Verordnung einer elastischen Bandage von der Hand bis zum Oberarm für etwa 3 Monate. In der Literatur fällt auf, daß zwischen der Rate der klinisch manifesten Thrombosen und der durch Autopsie oder durch bildgebende Verfahren erhobenen Befunde ein großer Unterschied besteht. So konnten von verschiedenen Autoren radiologisch partielle und komplette Venenverschlüsse bei bis zu 60% der Patienten mit zentralem Venenkatheter nachgewiesen werden, aber nur in 0,2 – 5 % ein entsprechendes klinisches Korrelat (Brismar et al. 1980; Shike et al. 1980; Padberg et al. 1981; Di Constanzo et al. 1982). Die Ursache für die fehlende klinische Symptomatik ist in der guten Kollateralisierung von V.subclavia bzw. V.jugularis interna zu sehen. Tritt keine Abflußstörung auf, so wird als Gefahr der Thrombose die Möglichkeit von Mikroembolien diskutiert. Brismar konnte bei 10 % seiner Patienten mit phlebographisch nachgewiesener Thrombose szintigraphisch kleine Lungenembolien nachweisen (Brismar et al. 1980). Der Nachweis von thrombotischen Auflagerungen auf der Außenwand des Venenkatheters scheint keine klinische Relevanz zu haben (Laidlow et al. 1983).

Als Ursache der Thrombosierung bei Venenkathetern werden mehrere Möglichkeiten diskutiert. Ohne Zweifel war bei den älteren PVC-Kathetern die Thromboserate höher als bei den neuen, weicheren und inerten Materialien (Bozzetti et al. 1983 a; Laidlow et al. 1983). Kontrovers wird der Einfluß von Osmolalität der infundierten Lösungen (Di Constanzo et al. 1982; Bozzetti et al. 1983 a), Katheterliegedauer und Keimbesiedelung der Katheterspitze auf die Thrombosebildung (Bozzetti et al. 1983a, 1986) diskutiert. Steht die Applikation von Heparin bei klinisch manifester Thrombose außer Zweifel, ist ihr Wert als Prophylaxe umstritten (Brismar et al. 1982; Bozzetti et al. 1983a).

6.1.3 Kathetersepsis

Die Kathetersepsis stellt die schwerste, leider auch häufigste Komplikation des zentralvenösen Katheters dar.

Analysiert man die Literaturmitteilungen der letzten 5 Jahre, so wird eine Sepsisrate von 3-6 % angegeben (Tabelle 6.3).

Ältere Literaturangaben zu verwerten scheint nicht mehr berechtigt. Die zunehmende Erfahrung im Umgang mit dem zentralvenösen Katheter und die weite Verbreitung hat zu einer definitiven Senkung der ursprünglich erschreckend hohen Komplikationsrate beigetragen. Eine retrograde Studie von Sanders und Sheldon zeigt eine stetige Abnahme der Sepsisrate mit zunehmend verbesserter Pflege des zentralvenösen Katheters in verschiedenen Zeitabschnitten. Die Sepsisrate betrug 1970 bis 1972 fast 30 %, in den nächsten 2 Jahren nur noch 12 % und danach 5 % (Sanders u. Sheldon 1976). In einer retrospektiven Analyse konnte Ryan als Ursache einer 11%igen Sepsisrate in den meisten Fällen Lücken in der aseptischen Behandlung der Venenkatheter nachweisen (Ryan et al. 1974).

Neben der zunehmenden Erfahrung im Umgang mit dem zentralvenösen Katheter werden folgende weitere Ursachen der heute relativ niedrigen Kathetersepsisrate genannt: Vermeidung des Zugangs zur unteren Hohlvene über Gefäße der unteren Extremität (Burri u. Ahnefeld 1977), weichere und inerte Kathetermaterialien, besonders Silikonkautschuk (Fleming et al. 1980), aber auch vermeintliche Kleinigkeiten bei der Katheterpflege und Durchführung der Infusion

Tabelle 6.3. Sepsisrate bei zentralvenösen Kathetern und vollständiger parenteraler Ernährung in der Literatur der letzten 5 Jahre

Autor	Jahr	n	Sepsisrate	Anmerkungen
Müller et al.	1981	147	3,7 %	Prospektiv
Padberg et al.	1981	175	2,8 %	Retrospektiv
Hesselvik et al.	1982	300	1,6 %	Subkutane Tunnelierung Silikonkatheter
Heberer et al.	1984	118	4,1 %	Prospektiv
Soto-Velasco et al.	1984	1311	1,7 %	Retrospektiv
Pettigrew et al.	1985	113	3,3 %	Prospektiv
Stock et al.	1985	401	6,2 %	Prospektiv
Faubion et al.	1986	377	3,5 %	Prospektiv
Hansell et al.	1986	257	3,5 %	Retrospektiv
Kelly et al.	1986	65	3,1 %	Prospektiv Tripellumenkatheter

(Waxman et al. 1985; Murphy u. Lipman 1987). Die Vorstellung, daß Infektionen von der Hauteintrittsstelle entlang der Katheter fortschreiten, führte zur Entwicklung der subkutanen Kathetertunnelierungstechniken (Kap. 5.1). Die klinische Relevanz ist jedoch unklar. Während ein Teil der Autoren gute Ergebnisse auf eine möglichst lange Tunnelierung und großen Abstand zwischen Haut und Veneneintrittsstelle zurückführt, sehen andere keinen Vorteil (Hesselvik et al. 1982; Garden u. Sim 1983).

Gegenstand der Diskussion ist der Zusammenhang zwischen Dauer der Katheterlage und Sepsisrate. Während die klinische Erfahrung für einen derartigen Zusammenhang spricht, sehen manche Autoren die Ursache für eine Katheterinfektion mehr in der immunologischen Abwehrschwäche im Rahmen der Grundkrankheit (Fleming et al. 1980; Müller et al. 1984; Weber 1986). Die Beobachtung, daß die Katheterliegezeit bei ambulanter Ernährung ungleich länger ist als bei stationärer Behandlung, dürfte mit einer sorgfältigeren aseptischen Behandlung des Katheters durch den Patienten erklärt sein (Müller et al. 1984).

Die Verwendung von Filtern bringt keinen Vorteil. In prospektiven randomisierten Studien konnte kein Einfluß auf die Häufigkeit von Sepsis und Thrombophlebitis gezeigt werden. Weiterhin erlauben bakterienabhaltende Filter mit Porengröße von 0,22 µm keine Fettinfusion (Murphy u. Lipman 1987).

Auffällig ist der Unterschied zwischen klinisch relevanter Kathetersepsis und bakteriologischer Besiedlung des Katheters. So konnte Hansell zeigen, daß weder Besiedlung der Katheterspitze noch Keimnachweis an der Hauteintrittsstelle des Katheters mit der Diagnose der klinisch manifesten Kathetersepsis korrelierten (Hansell et al. 1986). Fast 50 % der Katheterspitzen seiner entfernten Venenkatheter waren keimbesiedelt, aber nur bei 3,5 % der Patienten bestand das klinische Bild der Kathetersepsis (Hansell et al. 1986). Entsprechende Mitteilungen liegen auch von anderen Autoren vor (Padberg et al. 1981; Bozetti et al. 1983b).

Diese Daten zeigen aber auch die diagnostischen Probleme der Kathetersepsis. Klinisch ist lediglich eine Verdachtsdiagnose zu stellen: Kommt der Katheter als einzige Sepsisquelle in Frage, liegt die Kathetersepsis nahe, besteht gleichzeitig ein septisches Krankheitsbild, z.B. infolge einer postoperativen Komplikation, ist nur eine Ausschlußdiagnose durch Katheterentfernung möglich. Nur wenn Katheterspitze und Blutkultur den gleichen Keim zeigen und sich die Temperatur nach Entfernung des Katheters normalisiert, ist die Diagnose der Kathetersepsis bestätigt. In den meisten Fällen wird als Ursache der saprophytär wachsende Keim Staphylococcus epidermidis isoliert.

Aufgrund der diagnostischen Unsicherheiten werden rund 3/4 der Venenkatheter umsonst entfernt (Bozzetti et al. 1983b; Laidlow et al. 1983; Pettigrew et al. 1985; Kelly et al. 1986). Die Nachteile liegen auf der Hand: Unterbrechung der künstlichen Ernährung und erneute Gefahr der punktionsabhängigen Komplikationen bei Neueinlage des Venenkatheters. Um diese Nachteile zu umgehen, wurde empfohlen, bei Verdacht einer Kathetersepsis den Venenkatheter über einen Seldinger-Draht auszutauschen (Bozzetti et al. 1983b; Pettigrew et al. 1985). Bozzetti konnte zeigen, daß bereits nach dem ersten Katheteraustausch rund 3/4 der Katheter danach keimfrei waren. Ohne Schwierigkeiten konnte das Manöver mehrmals wiederholt werden. Es muß betont werden, daß dieses Vorgehen nicht für eine Situation gilt, in der nur der Venenkatheter als höchstwahrscheinliche Sepsisquelle in Frage kommt (Pettigrew et al. 1985).

Aufgrund der fatalen Folgen einer Kathetersepsis empfiehlt sich im Zweifelsfall die Entfernung des Kavakatheters und eine antimikrobielle Behandlung mit einem Breitbandspektrumantibiotikum. Katheterspitze und Blut werden bakteriologisch untersucht. Die parenterale Ernährung wird hypokalorisch periphervenös für 24 h fortgesetzt. Bei bakteriologischer Bestätigung der Kathetersepsis erfolgt die Fortsetzung der antibiotischen Behandlung nach Antibiogramm.

Eine heute relativ seltene Form der Kathetersepsis ist die zunächst lokale, sich aber später bei Nichtbehandlung zentral ausbreitende septische Thrombophlebitis. Bei den modernen zentralvenösen Kathetern wird die Häufigkeit unter 1 % angegeben (Soto-Velasco et al. 1984). Diese Komplikation ist besonders durch die Vermeidung zentralvenöser Katheter über Venen der Ellenbeuge und der Leisten selten geworden. Die Gefahr der aufsteigenden eitrigen Thrombophlebitis darf aber auch heute nicht als Komplikation zu lang liegender peripherer Venülen bei hypokalorischer parenteraler Ernährung übersehen werden. Schreitet die septische Thrombophlebitis trotz Antibiotika, Heparinisierung und Lokalmaßnahmen fort, ist die lokale Exzision der Vene, notfalls bis in die zentralen Bereiche unumgänglich (Munster 1974; Baker et al. 1979; Winn et al. 1981).

6.1.4 Sonstige technische Komplikationen

Bei Katheterokklusion wird zunächst eine Thrombolyse mit Urokinase versucht, die gegenüber Streptokinase den Vorteil der fehlenden allergischen Reaktion hat (Schneider et al. 1986). Löst sich die Okklusion nicht, kann unter sterilen Kautelen versucht werden, mit einem Führungsdraht den Katheter zu öffnen. Gelingt dies nicht, ist der Katheter zu entfernen. Curelaru berichtet über eine interessante Technik der Auswechslung eines okkludierten Broviac-Katheters. Er führte über den liegenden Katheter den Introducer des perkutanen Broviac-Insertionssets in die V.subclavia ein und tauschte darüber den Katheter aus (Curelaru et al. 1986).

Bei Katheterbruch kann ein Katheterwechsel über einen Führungsdraht in Seldinger-Technik oder die Reparatur mittels kommerziell angebotener Reparatursets vor Entfernen des Katheters versucht werden. Bei Katheterdislokation sollte ein teilweise herausgezogener Katheter nicht wieder vorgeschoben werden. Läßt sich noch Blut aspirieren, kann vor Entfernung des Katheters ein Katheterwechsel über einen Führungsdraht nach Seldinger versucht werden.

6.1.5 Metabolische Komplikationen

Sieht man von bestehenden Einschränkungen der Funktion einzelner Organe einmal ab, denen ein eigenes Kapitel gewidmet ist, so bestimmen v.a. applizierte Nährstoffe, Dosierung, Stoffwechselsituation und Dauer der parenteralen Ernährung die Art und das Ausmaß der metabolischen Komplikationen (Übersicht bei Dietze 1983). In Tabelle 6.4 sind die häufigsten metabolischen Komplikationen zusammengestellt.

Durch die hormonelle Regulation des Postaggressionsstoffwechsels sind *Blutzuckerentgleisungen* bei postoperativer Glukoseinfusion die häufigsten metabolischen Komplikationen. Stufenweise Erhöhung des Glukoseangebots oder passageres Ausweichen auf Zuckeraustauschstoffe lassen behandlungsbedürftige Hyperglykämien vermeiden. Blutzuckerspiegel bis 15 mmol/l (250 mg/dl) werden im Streßstoffwechsel toleriert. Bei höheren Konzentrationen wird Insulin gegeben und zwar: je 4 IE i.v. und 4 IE in die Infusionslösung pro 3 mmol/l (50 mg/dl) Anstieg des Blutzuckers über 15 mmol (250 mg/dl).

Mit Hypermetabolismus und -glykämie des Streßstoffwechsels ist eine *Hyperlaktatämie* mit Werten zwischen 2 und 5 mmol/l korreliert (Mizock 1987). Sie ist Folge der gesteigerten Glykolyse und Hemmung der Pyruvatdehydrogenase durch bevorzugte Fett- und Ketonkörperutilisation im Streß (Kap. 8.1). Diese physiologische Erhöhung des Laktatspiegels bei normaler Mikrozirkulation (Typ B Laktatämie) ist von den über 5 mmol/l liegenden Laktatspiegeln bei Gewebehypoxie (Typ A Laktatämie) abzugrenzen (Cohen u. Woods 1983). Auch bei Infusionen von Zuckeraustauschstoffen liegen die Laktatkonzentrationen unter 5 mmol/l.

Heute angebotene *Fettemulsionen* sind verträglich und zeigen keine der früheren Nebenwirkungen. Da Fett integraler Bestandteil der parenteralen Ernährung ist, sind die Folgen eines Fettmangels v.a. an essentiellen Fettsäuren vergessen. Grenze der Indikation für Fett oder Indikator zur Dosisreduktion sind Triglyzeridspiegel von etwa 3 mmol/l (Kap. 3.5).

Die meisten Nebenwirkungen der *Aminosäurenlösung* wie *metabolische Azidose* durch erhöhte Chloridzufuhr bei älteren Lösungen sind heute unbekannt. Verstärkte Ammoniakbildung und Harnstoffproduktion sind bei Einhalten einer Maximaldosis von 2,5 g Aminosäuren/kg und Tag kaum zu befürchten (Kap. 3.2).

6.1 Parenterale Ernährung

Aufgrund ihrer hohen hepatischen Umsatzraten muß bei Applikation von *Zuckeraustauschstoffen* auf Störungen von seiten des Phosphathaushalts sowie auf erhöhte Produktion von Laktat und Harnsäure geachtet werden (Kap. 3.4).

Neben diesen meist passageren Störungen des Stoffwechsels müssen aber auch *organspezifische* Nebenwirkungen in Rechnung gestellt werden. Am bekanntesten sind die *Funktionsstörungen der Leber* unter vollständiger parenteraler Ernährung. Trotz zahlreicher Untersuchungen ist ihre Genese unklar (Roy u. Belli 1985). Neben einem Überangebot an Glukose, einem Unterangebot an Fett und Nebenwirkungen von seiten der Aminosäuren werden auch Konservierungsstoffe in den Lösungen, z.B. Bisulfit, als Ursachen angeführt (Grant et al. 1977). In den meisten Fällen bilden sich die Funktionsstörungen der Leber nach Absetzen einer mittelfristigen vollständigen parenteralen Ernährung rasch zurück. Nach einer Woche sind die Leberenzyme wieder im Normbereich (Grant et al. 1977; Sheldon et al. 1978; Rolertson et al. 1986). Problematisch waren die Leberveränderungen im Rahmen der früher üblichen hochdosierten Glukosegabe über längere Zeit. Die kohlenhydratinduzierte Fettleber war Hauptkomplikation der Hyperalimentation. Die Berechtigung der heute üblichen Teilung des Kalorienangebots in Glukose und Fett zeigt eine randomisierte Studie von Meguid. Bei Angebot eines dualen Kaloriensystems aus Kohlenhydraten und Fetten fanden sich um 50 % weniger Leberfunktionsstörungen (Meguid et al. 1984). Neben diesen Störungen des Leberstoffwechsels scheinen aber auch noch biliäre Veränderungen von klinischer Bedeutung zu sein. So ist die *akute Cholezystitis* mit oder ohne Gallensteine eine bekannte Diagnose der chirurgischen Intensivtherapie. Ist auch die Ätiologie der akuten Cholezystitis weiter unklar, so scheint doch die totale parenterale Ernährung bei der Auslösung der Erkrankung eine wichtige Rolle zu spielen (Roy u. Belli 1985). Dabei scheint eine Stase der Galle von größerer Bedeutung zu sein als eine Veränderung der Zusammensetzung (Doty et al. 1984). Da die klinische Diagnose dieser Art der Cholezystitis besonders beim Fehlen von Steinen meist sehr spät gestellt wird, sind die Therapieergebnisse bescheiden. Eine Verbesserung ist nur durch den häufigeren Einsatz von Ultraschalluntersuchungen und die frühzeitige Cholezystektomie möglich (Roslyn et al. 1984).

Aminosäurenlösungen steigern die Magensäurensekretion (Isenberg u. Maxwell 1978). Inwieweit dies Auswirkungen auf eine mögliche *postoperative Ulkusentstehung* haben könnte, ist offen. Eine Belastung der *Lungenfunktion* konnte bei der Applikation hoher Glukosedosen gezeigt werden (Askanazi et al. 1980). Bei grenzwertiger Lungenfunktion könnte der erhöhte CO_2-Anfall infolge Fettsynthese aus Glukose klinische Bedeutung erlangen. Bei parenteraler Langzeiternährung kann es zu einer sog. *metabolischen Knochenerkrankung* kommen. Klinisch stehen Knochenschmerzen und radiologisch meist eine fleckförmige Osteomalazie im Vordergrund. Als Ursache wird ein Überangebot an Vitamin D, Phosphat und Kupfer diskutiert (Klein et al. 1980; Shike et al. 1980).

Die Elektrolyte spielen bei der Verwertung applizierter Nährstoffe eine entscheidende Rolle. Zum Teil ergeben sich durch Eiweißkatabolie und hormonelle Beeinflussung des Elektrolytstoffwechsels im Streß, z.B. durch den sekundären Hyperaldosteronismus, beträchtliche *Elektrolytverschiebungen* (Kap. 2.1). Weiterhin belasten renale Störungen, Medikamente, Veränderungen des Säuren-Basen-

Tabelle 6.4. Häufige metabolische Störungen bei parenteraler Ernährung

Nährstoffe und Additive	Art der Störung	Ursache	Diagnose	Therapie
Glukose	Hyperglykämie	– Überdosierung – Glukoseassimilationsstörung in der frühen postoperativen Phase – Sekundäre Glukoseverträglichkeit durch septische Komplikationen	Blutzucker	– Reduktion der Zufuhr – Adaptation, stufenweise Dosiserhöhung, evtl. Zuckeraustauschstoffe – Dosisreduktion (normokalorische→hypokalorische Dosierung, Sepsistherapie)
	(Hyperosmolares nonketotisches hyperglykämisches Koma)	– Blutzuckerentgleisung	Blutzucker, klinisch	– Physiologische NaCl-Lösung (1l/h) oder 5 %ige Laevulose je nach Serumnatriumkonzentration, 20 mmol Kalium/h, erst später (30–60 min.) Insulin i.v. mit Perfusor: 1–3 IE/h. Cave: Hypokaliämie
	Hypoglykämie	– Abruptes Absetzen eines hochkalorischen Glukoseregimes (heute selten!) – Insulindosierung (heute Insulin und künstliche Ernährung nicht mehr üblich)	Blutzucker, klinisch (Schwitzen, Zittern, Krämpfe)	– Stufenweises Absetzen oder über 1–2 Tage 5 %ige G-Lösung – Cave: Insulin
	Leberfunktionsstörungen, Cholestase, Fettleber	– Glukoseüberdosierung – Alleinige Kaloriendeckung über Glukose	Leberfunktionswerte, besonders γ-GT, alkalische Phosptase Klinik	– Glukosereduktion auf 400 g/d – Glukose-Fett-Regime ($G_{kcal}:F_{kcal} = 2:1$) – Generelle Reduktion des Kalorienangebotes
	Lungenfunktionsstörung	– Erhöhte CO_2-Poduktion durch Lipogenese aus überdosierter Glukose	Blutgase, Lungenfunktionsprüfung, verzögerte Extubation bei grenzwertiger Lungenfunktion	– Glukosereduktion – Glukose-Fett-Regime

6.1 Parenterale Ernährung

Tabelle 6.4. (Forts.)

Nährstoffe und Additive	Art der Störung	Ursache	Diagnose	Therapie
Fett	Unverträglichkeit	Unklar	Klinisch: Sofortreaktion mit Flush, Schüttelfrost und Temperaturanstieg (Häufigkeit etwa 3 %)	– Absetzen
	Hypertriglyzeridämie (ohne bekannte Fettstoffwechselstörung)	– Reduzierte Fettverwertung (Apolipoproteine ↓, Lipoproteinlipase ↓)	Triglyzeride über 3 mmol/l	– Passager kein Fett – Dosisreduktion in der Regel auf 0,5 g/kg · d
	Mangel an essentiellen Fettsäuren	– Mangelnde Fettzufuhr – Gesteigerter Bedarf, z. B. nach Trauma	Bei länger bestehendem Mangel: Wundheilungsstörungen, Hautveränderungen, Thrombozytopenie	– heute selten, da Fett fester Bestandteil der künstlichen Ernährung
Chlor	Metabolische Alkalose, Hypochlorämie	HCl-Verluste über Magenschlauch etc.	Säure-Basen-Haushalt	Substitution
Kalium	Hypokaliämie	– Sekundärer Hyperaldosteronismus – Insulinfolge (Cave: besonders postoperativ)	Kaliumspiegel, EKG	– NaCl-Infusionen (!) – Kalium-Substitution vor Insulingaben!
Phosphat	Hypophosphatämie	Phosphorylierung von Kohlenhydraten	Phosphatspiegel, klinisch: neuro-muskuläre Störungen	– Ersatz besonders bei hochdosierten Kohlenhydraten – besonders in der anabolen Phase Substitution wichtig
Vitamine	Mangel	Langfristige Ernährung ohne entsprechende Substitution	Klinisch: Hautveränderungen, Blutbild, neurologische Auffälligkeiten	– Substitution
Spurenelemente	Mangel	Langfristige Ernährung ohne entsprechende Substitution	Klinisch: Hautveränderungen, neurologische Auffälligkeiten, Blutbild, Wundheilungsstörungen, Durchfälle	– Substitution

Haushalts und Verluste durch Drainagen den Elektrolythaushalt. In der Tabelle 6.4 wurden die auch von der künstlichen Ernährung beeinflußten Elektrolyte Kalium, Phosphat und Chlor aufgenommen.

Vitamine und Spurenelemente und ihre Mangelerscheinungen füllen Bücher. Klinisch relevant werden sie bei langfristiger parenteraler Ernährung. Da Laboruntersuchungen weitgehend Speziallabors vorbehalten bleiben, sollte der Kliniker auf klinische Auffälligkeiten, wie z.B. Hautveränderungen, neuromuskuläre Auffälligkeiten und Blutbild, achten. Mit Multivitamin- und Multispurenelementpräparaten ist eine ausreichende Langzeitsubstitution möglich (Kap. 2).

6.1.6 Metabolische Überwachung

Die metabolische Überwachung mit Laboruntersuchungen und klinischen Parametern richtet sich v.a. nach dem zeitlichen Abstand von der Operation und sieht bei präoperativer parenteraler Ernährung anders aus als in der frühen postoperativen Phase und schließlich bei Langzeiternährung. Mit der Erfassung von Ernährungs- und Allgemeinzustand, Gewicht und Albuminspiegel werden auch Parameter der Erfolgsbeurteilung der künstlichen Ernährungsmaßnahmen mit in das Programm aufgenommen. Die Tabellen 6.5–6.7 zeigen Parameter und empfohlene Häufigkeit der Bestimmung bei präoperativer, kurz- und langfristiger postoperativer Ernährung (Kap. 2.1: Beispiele 1-3).

Zur Bestimmung der klinisch relevanten Stoffwechselparameter genügt Venenblut.

Tabelle 6.5. Metabolische Überwachung präoperativer parenteraler Ernährung (1 Woche). *AZ* Allgemeinzustand, *EZ* Ernährungszustand

1. Klinische Größen							
AZ	+						+
EZ	+						+
Gewicht	+						+
Ödeme	+						+
2. Laborgrößen							
Blutzucker	+	+	+	+			+
Triglyzeride	+		+	+			+
Natrium	+						+
Kalium	+	+	+	+			+
Chlor	+						+
Phosphat	+						+
Magnesium	+						+
Kalzium	+						+
Leberwerte	+						+
Albumin	+						+
Tage (präoperativ)	1	2	3	4	5	6	7

6.1 Parenterale Ernährung

Tabelle 6.6. Metabolische Überwachung bei postoperativer parenteraler Ernährung (1. Woche). *AZ* Allgemeinzustand, *EZ* Ernährungszustand

1. Klinische Größen							
AZ							+
EZ							+
Gewicht							+
Ödeme	+	+	+	+	+	+	+
2. Laborgrößen							
Blutzucker	1 bis 3x	bis 3x	bis 2x	+	+		+
Triglyzeride			+	+	+		+
Natrium							
Kalium	+	+	+	+	+		+
Chlor							+
Phosphat							+
Magnesium							+
Kalzium							+
Leberwerte							+
Albumin							+
Tage (postoperativ)	1	2	3	4	5	6	7

Tabelle 6.7. Metabolische Überwachung bei langfristiger parenteraler Ernährung (Wochen – Monate). *AZ* Allgemeinzustand, *EZ* Ernährungszustand

1. Klinische Größen						
AZ	+	+		+		+
EZ	+	+		+		+
Gewicht	+	+		+		+
Ödeme	+	+		+		+
2. Laborgrößen						
Blutzucker	+	+		+		+
Triglyzeride	+	+		+		+
Natrium	+	+		+		+
Kalium	+	+		+		+
Chlor	+	+		+		+
Phosphat	+	+		+		+
Magnesium	+	+		+		+
Kalzium	+	+		+		+
Leberwerte	+	+		+		+
Albumin	+	+		+		+
Wochen (postoperativ)	2	3	4	5	6	7

Literatur

Askanazi J, Rosenbaum S H, Hyman A, Silverberg P A, Milic-Emili J, Kinney J M (1980) Respiratory changes induced by the large glucose loads of total parenteral nutrition. JAMA 243: 1444-1447

Baker C C, Peterson S R, Sheldon G F (1979) Septic phlebitis: A neglected disease. Am J Surg 138: 97-103

Blackett R L, Bakran A, Bradley J H, Halsall A, Hill G L, Mc Mahon M J (1978) A prospective study of subclavian vein catheters used exclusively for the purpose of intravenous feeding. Br J Surg 65: 393-395

Bozzetti F, Scarpa D, Terno G, Scotti A, Ammatuna M, Bonalumi M G, Geglia E (1983) Subclavian venous thrombosis due to indwelling catheters: A prospective study in 52 patients. JPEN 7: 560-562

Bozzetti F, Terno G, Bonfanti G, Scarpa D, Scolti A, Ammatuna M, Bonaluni M G (1983) Prevention and treatment of central venous catheter sepsis by exchange via a guide wire. Ann Surg 198: 48-52

Bozzetti F, Regalia E, Pinardi L, Terno G (1986) Central venous catheter sepsis: prognosis and treatment. Clin Nutr 5: 113-116

Brismar B, Hardstedt C, Malmborg A S (1980) Bacteriology and phlebography in catheterization for parenteral nutrition. Acta Chir Scand 146: 115-119

Brismar B, Harstedt C, Jacobson S, Kager L, Malmborg A S (1982) Reduction of catheter-associated thrombosis in parenteral nutrition by intravenous heparin therapy. Arch Surg 117: 1196-1199

Burri C, Ahnefeld F W (1977) Cavakatheter. Springer, Berlin Heidelberg New York

Cohen R D, Woods H F (1983) Lactic acidosis revisited. Diabetes 32: 181-191

Curelaru J D, Linder L E, Gustavsson B G, Hultman E E (1986) Exchange of occluded tunneled subclavian central venous catheter. Acta Chir Scand 152: 583-586

Di Constanzo J, Cano N, Martin J, Vadon D (1982) Venous thrombosis during total parenteral nutrition with central venous catheters-role of nutritive solutions. Clin Nutr 1: 201-205

Dietze G (1983) Fehler und Gefahren der enteralen und parenteralen Ernährung. Chirurg 54: 18-25

Doty J E, Pitt H A, Porter-Fink V, DenBesten L (1984) The effect of intravenous fat and total parenteral nutrition on biliary physiology. JPEN 8: 263-268

Faubion W C, Wesley J R, Khalidi N, Silva J (1986) Total parenteral nutrition. Catheter sepsis: impact of the team approach. JPEN 10: 642-645

Fleming C R, Witzke D J, Beart R W (1980) Catheter-related complications in patients receiving home parenteral nutrition. Ann Surg 192: 593-599

Garden O J, Sim A J W (1983) A comparison of tunneled and nontunneled subclavian vein catheters: A prospective study of complications during parenteral feeding. Clin Nutr 2: 51-54

Grant J P, Cox C E, Kleimann L M, Tangrea J A, Brown J H, Gross E, Maher M M, Pittman M A, Beazley R M, Jones R S (1977) Serum hepatic enzyme and bilirubin elevations during parenteral nutrition. Surg Gynecol Obstet 145: 573-580

Grant J P (1980) Subclavian catheter insertion and complications. In: Grant J P (ed) Handbook of total parenteral nutrition. Saunders, Philadelphia, p. 47.

Hansell D T, Park R, Jensen R, Davidson L, Henderson G, Gray G R (1986) Clinical significance and etiology of infected catheters used for total parenteral nutrition. Surg Gynecol Obstet 163: 469-474

Heberer M, Moser J, Dürig M, Harder F (1984) Prospektive Untersuchung der Komplikationen des zentralen Venenkatheters. Infusionstherapie 11: 254-261

Hesselvik F, Schildt B, Nilehn B (1982) Longterm parenteral therapy by percutaneous tunneled silicone central venous catheter – a follow-up of 300 catheters. Clin Nutr 1: 117-124

Isenberg J I, Maxwell V (1978) Intravenous infusion of amino acids stimulates gastric acid secretion in man. N Engl J Med 298: 27-29

Kelly C S, Ligas J R, Smith C A, Madden G M, Ross K A, Becker D R (1986) Sepsis due to triple lumen central venous catheters. Surg Gynecol Obstet 163: 14-16

Klein G L, Ament M E, Bluestone R, Normann A W, Targoff C M, Sherrard D J, Young J H, Coburn J W (1980) Bone disease associated with total parenteral nutrition. Lancet II: 1041-1044

Laidlow J M, McIntyre P B, Wood S R, Bartram C J, Lennard-Jones J E (1983) A radiological study after parenteral nutrition through silicone rubber catheters: Fibrin sleeves without thrombosis. Clin Nutr 1: 305-311

Lerebours E, Ducable G, Francheschi A, Saour N, Colin R (1985) Catheter obstruction during prolonged parenteral alimentation. Are lipids responsible? Clin Nutr 4: 135-138

Linder L E, Curelaru J, Gustavsson B, Hansson J A, Stenquist O, Wojciechowski J (1984) Material thrombogenicity in central venous catheterization: A comparison between soft antebrachial catheters of silicone elastomer and polyurethane. JPEN 8: 399-406

Mc Lean Ross A H, Anderson J R, Walls A D (1980) Central venous catheterization. Ann Roy Coll Surg Engl 62: 454-458

Meguid M M, Akahoshi M P, Jeffers S, Hayashi R J, Hammond W G (1984) Amelioration of metabolic complications of conventional total parenteral nutrition. Arch Surg 119: 1294-1298

Mizock B A (1987) Controversies in lactic acidosis – Implications in critically ill patients. JAMA 258: 497-501

Müller J M (1981) Der Einfluß der präoperativen hochkalorischen parenteralen Ernährung auf den klinischen Verlauf und das Stoffwechselverhalten bei Karzinompatienten in der prä- und postoperativen Phase. Habilitationsschrift, Köln

Müller J M, Keller H W, Brenner V, Walter M (1984) Katheterkomplikationen bei langfristiger oder ambulanter parenteraler Ernährung. Dtsch med Wochenschr 109: 1053-1058

Munster A M (1974) Septic Thrombophlebitis – a surgical disorder. JAMA 230: 1010-1011

Murphy L M, Lipman T O (1987) Central venous catheter care in parenteral nutrition: A review. JPEN 11: 190-201

Padberg F T, Ruggiero J, Blackburn G L, Bistrian B R (1981) Central venous catheterization for parenteral nutrition. Ann Surg 193: 264-270

Pemberton L B, Lyman B, Lauder V, Covinsky J (1986) Sepsis from triple – vs. single-lumen catheters during total parenteral nutrition in surgical or critically ill patients. Arch Surg 121: 591-594

Pettigrew R A, Lang S D R, Haydock D A, Parry B R, Brenner D A, Hill G L (1985) Catheter-related sepsis in patients on intravenous nutrition: A prospective study of quantitative catheter cultures and guidewire changes for suspected sepsis. Br J Surg 72: 52-55

Robertson J F R, Garden O J, Shenkin A (1986) Intravenous nutrition and hepatic dysfunction. JPEN 10: 172-176

Roslyn J J, Pitt H A, Mann L, Fonkalsrud E W, DenBesten L (1984) Parenteral nutrition – induced gallbladder disease: A reason for early cholecystectomy. Am J Surg 148: 58-63

Roy C C, Belli D C (1985) Hepatobiliary complications associated with TPN: An enigma. J Am Coll Nutr 4: 651-660

Ryan A, Abel M, Abbott W M (1974) Catheter complications in total parenteral nutrition. N Engl J Med 290: 757-761

Sanders R A, Sheldon G F (1976) Septic complications of total parenteral nutrition: A five year experience. Am J Surg 132: 214-220

Schneider T C, Krzywda E, Andris D, Quebleman E J (1986) The malfunctioning silastic catheter – radiologic assessment and treatment. JPEN 10: 70-73

Sheldon G F, Petersen S R, Sanders R (1978) Hepatic dysfunction during hyperalimentation. Arch Surg 113: 504-508

Shike M, Harrison J E, Sturtridge W C, Tam C S, Bobechko P E, Jones G, Murray T M, Jeejeebhoy K N (1980) Metabolic bone disease in patients receiving long-term total parenteral nutrition. Ann Intern Med 92: 343-350

Sitges-Serra A, Puig P, Jaurrieta E, Garau J, Alastru A, Sitges-Creus A (1980) Catheter sepsis due to Staphylococcus epidermidis during parenteral nutrition. Surg Gynecol Obstet 151: 481-483

Soto-Velasco J M, Steiger E, Rombeau J L, Jagelman D G, Srp F(1984) Subclavian vein thrombophlebitis: complication of total parenteral nutrition (TPN). Clev Clin Q 51: 159-166

Stock W, Weber M, Doht R (1985) Perioperative hochkalorische Ernährung mit dem zentralen Venenkatheter. Dtsch med Wochenschr 110: 943-948

Walter P, Stelter W J, Günther B (1982) Katheterembolie als Zufallsbefund – Indikation zur Operation. VASA 11: 204-209

Waxman B P, Easmon C S F, Dudley H A F (1985) Skin bacteria and Op site chest dressings. Clin Nutr 4: 29-34

Weber A (1986) Infektiöse Komplikationen bei der parenteralen Langzeiternährung. Beitr Infusionsther klin Ernähr vol. 14, pp. 180-189 Karger, Basel

Winn R E, Tuttle K L, Gilbert D N (1981) Surgical approach to extensive suppurative thrombophlebitis of the central veins of the chest. J Thorac Cardiovasc Surg 81: 564-568

6.2 Enterale Ernährung

Für den eiligen Leser

> Art und Häufigkeit von Komplikationen der enteralen Ernährung hängen von Grundkrankheit, Zugangsweg und verwendetem Ernährungsregime ab. Gastrointestinale Komplikationen sind häufig, insbesondere die Diarrhö. Sie kann harmlos, aber auch erstes Symptom eines Intoleranzsyndroms sein (Dumpingsyndrom, intestinale Distension, Ileus). Die klinische Überwachung hat Priorität vor Laboruntersuchungen. Bei Zeichen der Intoleranz (Völlegefühl, balloniertes Abdomen, Diarrhö) ist eine temporäre Reduktion oder eine Unterbrechung der Zufuhr für mindestens 6 h, eine Änderung des Ernährungsregimes (anderes Präparat, Einsatz einer Ernährungspumpe) oder auch ein Wechsel auf die parenterale Ernährung erforderlich.- Sondenbedingte und metabolische Komplikationen sind seltener, die wichtigste diagnostische Maßnahme stellt das „Daran-denken" dar.

Art und Häufigkeit von Komplikationen der enteralen Ernährung hängen von dem *verwendeten Regime* (Typ der Diät, Art der Applikation), dem *Infusionsort* (Sondenspitze im Magen oder Dünndarm), der *zugrundeliegenden Krankheit* (Ernährungszustand, Serumalbuminkonzentration) und der *Stoffwechsellage* (Anabolie, Katabolie, postoperative Phase) ab. Literaturangaben zur Häufigkeit von Komplikationen der Sondenernährung weisen erhebliche Unterschiede auf: Beispielsweise wird für die frühpostoperative enterale Ernährung über eine Katheterjejunostomie die Häufigkeit katheterbedingter Komplikationen zwischen 0 und 20 % und die Frequenz gastrointestinaler Nebenwirkungen zwischen 8 und 65 % angegeben. Dies gilt auch dann, wenn nur Arbeiten eines engen Zeitraums berücksichtigt werden (Tabelle 6.8: 1985). Eine gewisse Übereinstimmung findet sich lediglich in der Verteilung der Komplikationsarten: Gastrointestinale Komplikationen und innerhalb dieser Gruppe die Diarrhö werden stets am häufigsten beobachtet (Heymsfield et al. 1979).

Unterschiedliche *Definitionen* sind eine Ursache verschiedener Angaben zur Komplikationshäufigkeit. Beispielsweise kann sich die Definition der Diarrhö auf Häufigkeit, Volumen oder Konsistenz der Stuhlmenge beziehen (s.u.). Eine wesentliche Ursache unterschiedlicher Komplikationshäufigkeiten besteht aber in Unterschieden der klinischen Überwachung und der individuellen Anpassung des Ernährungsregimes: Weniger gut überwachte Patienten haben mehr Komplikationen als aufmerksam kontrollierte Patienten. Ein starres Ernährungsprogramm kann fast nie eingehalten werden. Die Zufuhrrate muß aufgrund täglicher klinischer Kontrollen der individuellen Toleranz angepaßt werden. Hier liegt ein wesentlicher Unterschied zur parenteralen Ernährung, bei der Laborkontrollen Priorität gegenüber der klinischen Überwachung besitzen und ein weniger individuelles Anpassen der Zufuhrrate erforderlich ist. Dieser Erfahrung wurde durch den Vorschlag eines kombinierten parenteral-enteralen Regimes zur Ernährung in der postoperativen Phase Rechnung getragen, bei dem der Aufbau der entera-

Tabelle 6.8. Komplikationen der frühen postoperativen Ernährung über die Katheterjejunostomie (K.A. keine Angabe)

	Anzahl der Patienten	Komplikationen			
		Sondenbedingt		Gastrointestinal	
		n	(%)	n	(%)
Delany 1977	19	3	(16)	K.A.	
Yeung 1979	43	1	(3)	12	(30)
Fairful-Smith 1980	20	K.A.		6	(30)
Hoover 1980	26	1	(4)	9	(36)
Moore 1981	30	K.A.		7	(22)
Troidl 1983	50	4	(8)	24	(48)
Schattenkerk 1984	100	2	(2)	30	(30)
Andrassy 1985	20	0		K.A.	
Bodoky 1985	42	3	(7)	15	(38)
Hayashi 1985	20	K.A.		13	(65)
Hinsdale 1985	60	5	(8)	5	(8)
Smith 1985	25	5	(20)	6	(30)
Daly 1987	20	K.A.		11	(55)

len Ernährung beliebig langsam erfolgen kann, ohne die Versorgung des Patienten zu gefährden (Kap. 2.2: Beispiel 7).

Im folgenden werden die Komplikationsmöglichkeiten der enteralen Ernährung anhand der Leitsymptome klassifiziert und analysiert. Gastrointestinale, sondenbedingte und metabolische Komplikationen der Sondenernährung werden diskutiert (Tabelle 6.9).

Gastrointestinale Komplikationen

Gastrointestinale Komplikationen sind Folge einer dem Patienten nicht adäquaten Diät (Zusammensetzung, Kontamination, Temperatur) oder Anwendungsart (Zufuhrrate, Bolus oder kontinuierliche Infusion).

Diarrhö und abdominale Distension

Die Diagnose dieser häufigsten Nebenwirkung der Sondenernährung setzt eine adäquate Definition voraus. Häufigkeit des Stuhlganges allein (z.B. > 3/d) ist besonders postoperativ kein ausreichendes Kriterium; Menge und Konsistenz müssen berücksichtigt werden. Bei mehr als 3 Stühlen und einem täglichen Gesamtverlust von > 200 ml ist die Diagnose der Diarrhö gerechtfertigt, bei > 500 ml/d gewinnt sie klinische Bedeutung. Ein häufiger Vorbote der Diarrhö ist die abdominale Distension, deren Diagnose zumeist auf Inspektion und Angabe des Patienten beruht, die im Verlauf aber auch durch Umfangsmessungen des Abdomens objektiviert werden kann.

Diarrhö ist die Folge einer gestörten intestinalen Flüssigkeitsbilanz: Speisebrei, Speichel, Magensaft, Galle, Pankreassekret und intestinale Schleimproduktion resultieren in einem intestinalen Flüssigkeitsaufkommen von etwa 8 l/d.

6.2 Enterale Ernährung

Tabelle 6.9. Häufige Komplikationen der Sondenernährung mit Empfehlungen zu Prophylaxe und Therapie

Komplikationen	Behandlung	Prophylaxe
1. Gastrointestinal		
Diarrhö, Distension	Reduktion des täglich zugeführten Volumens, Wechsel von NDD auf CDD, evtl. Spezialdiäten, Absetzen peroraler Antibiotika, Infusionspumpe, Antidiarrhoika	Adäquate Diät, individuelle Adaptationsphase
Reflux, Erbrechen, Aspiration	Absaugen des Magens, Metoclopramid, evtl. parenterale Ernährung, Behandlung der Pneumonie	Prüfen des gastralen Residualvolumens, adäquate Diät
GI-Blutung	Absetzen der enteralen Ernährung, parenterale Ernährung	Antazida, H2-Blocker
Obstipation	Klystier, Einlauf	Flüssigkeitsbilanz
2. Sondenbedingt		
Katheterbruch/-leck	Reparatur, Austausch	Keine
Verstopfung	Durchspülen mit kleinen Volumina und hohem Druck	2mal täglich spülen mit NaCl 0,9%
Aseptische und septische Druckfolgen	Absetzen enteraler Ernährung, parenterale Ernährung, Pneumoniebehandlung	Filiforme, weiche Sonde, Befeuchtung des Nasen-Rachen-Raumes
Leck, Infekt, Blutung an Kathetereintrittsort	Ruhigstellung, offene Wundbehandlung, Karaya, Abszeßeröffnung	Mechanische Ruhe
Akzidentelle Katheterentfernung	Prüfen der Indikation, evtl. Reinsertion	Adäquate Fixation
Ileus	Operation	Keine
Knotenbildung	Durchtrennen der Sonde im Rachen oder endoskopische Extraktion	Keine
Perforation	Operation, parenterale Ernährung	Keine
3. Metabolisch		
Hypokaliämie	Kaliumzusatz zur Diät	Kontrolle des Serum-K
Hyperkaliämie	Diät mit minimalem Kaliumgehalt, parenterale Ernährung	Kontrolle des Serum-K
Prärenale Niereninsuffizienz	Wasserzufuhr	Überwachung von Serum-Na und Osmolalität

Etwa 6 l werden mit den wesentlichen nutritiven Substraten im Dünndarm resorbiert; ca. 2 l beträgt der tägliche Ileozökalfluß (Debonguie u. Phillips 1978). Von dieser Menge werden etwa 90 % während der Kolonpassage natriumabhängig resorbiert (Kap. 8.2). Es resultiert die zuvor bezifferte Restmenge von bis zu 200 ml/d. Ein bis zu 5 l/d gesteigerter Ileozökalfluss kann von der Resorptionskapazität des Kolons normalerweise kompensiert werden („colonic salvage"), erst bei höherer Menge tritt eine dünndarmbedingte Diarrhö auf (Read 1982). Störungen der Natriumresorption des Dickdarms führen hingegen unmittelbar zu einer Durchfallerkrankung: Ein Rückgang der Resorptionsquote von 90 auf 80 % bedeutet bei einem Ileozökalfluss von 2 l/d eine Verdoppelung der ausgeschiedenen Flüssigkeitsmenge von 200 ml/d auf 400 ml/d. Entsprechend ist die häufigste Ursache der Diarrhö eine Einschränkung der Rückresorptionsquote im Dickdarm; dies gilt auch unter den Bedingungen der Sondenernährung.

Grundsätzlich kommt diese Komplikation sowohl bei gastraler als auch bei jejunaler Sondenernährung vor. Eine Reihe potentieller Mechanismen ist bekannt; eine erhöhte intraluminale Osmolalität, eine gestörte Resorption, eine gesteigerte Sekretion von Ionen, hauptsächlich Natrium und Kalium, sowie Veränderungen der motorischen Darmfunktion kommen in Betracht. Die Therapie setzt eine Analyse der Ursache voraus:

1. Hohe *Osmolalitäten,* insbesondere der aus Monozuckern und Monoaminosäuren bestehenden chemisch definierten Diäten der 1. Generation (Astronautenkost, Elementardiät), sind eine für sich allein ausreichende Erklärung für Distension, Dumping und Diarrhö. Diese Sondendiäten führen bereits im Duodenum zu einer Nettosekretion von Wasser. Es resultieren Distension des Darmes, Dumpingsymptomatik infolge intravasalen Volumenverlustes und Diarrhö bei Überschreiten der Resorptionskapazität des Kolons (Kaminski 1976).

   Über eine allmähliche Steigerung der Osmolalität während der Adaptationsphase kann meist eine ausreichende Toleranz auch für hochosmolare Substrate erreicht werden. Trotzdem sollte die Diät mit der niedrigstmöglichen Osmolalität bevorzugt werden. Bei Durchfällen unter Sondenernährung sollte die Frage gestellt werden, ob ein Präparat mit niedrigerer Osmolalität bei gleicher kalorischer Dichte und Proteinkonzentration verwendet werden kann. Dies dürfte in der Regel möglich sein, zumal heute nährstoff- und chemisch definierte Diäten (Peptiddiäten) verfügbar sind, die bei nahezu isoosmolarer Konzentration eine kalorische Dichte von 1 kcal/ml aufweisen.

   Neuere Untersuchungen, die die Bedeutung der Osmolalität als diarrhöogenem Faktor in Zweifel gezogen haben, müssen sich den Vorwurf gefallen lassen, keine tatsächlich hochosmolare Diät verwendet zu haben (430 mmol/l) (Keohane et al. 1984). Ebensowenig gesichert ist die weitverbreitete Meinung, bei gastraler Ernährung habe die Osmolalität geringere Bedeutung als bei jejunaler Zufuhr.

2. Hohe und unregelmäßige *Infusionsgeschwindigkeiten* sind eine weitere potentielle Ursache von Dumping und Diarrhö. Diese Gefahren betreffen praktisch ausschließlich die intrajejunale Ernährung, bei der deshalb der Einsatz einer

6.2 Enterale Ernährung

die Infusionsgeschwindigkeit kontrollierenden Pumpe als unverzichtbar angesehen wird.

3. Unverträglichkeit für *Laktose* als diarrhöogener Faktor findet sich gehäuft bei gastrointestinalen Erkrankungen und Mangelernährung (Rothauve et al. 1972; Canzler 1978; Chernoff 1980). Ein relativer Disaccharidasemangel führt mit der Passage dieser Zucker in den Dickdarm zu erhöhter luminaler Osmolalität und damit geringerer Rückresorption von Wasser. Im Dickdarm kann Laktose von Bakterien zu organischen Säuren gespalten werden, die über einen weiteren Osmolalitätsanstieg sowie möglicherweise über direkte Einwirkung auf die Darmschleimhaut (Stimulation der Sekretion von Natrium und Kalium) die intraluminale Ansammlung von Wasser weiter fördern (Christopher u. Bayless 1971). Da Patienten, die der Sondenernährung bedürfen, in größerem Prozentsatz eine relative Laktoseintoleranz aufweisen (Tabelle 6.10), sollten Sondendiäten laktosefrei sein.

Tabelle 6.10. Potentielle Ursachen der Laktoseintoleranz

Primär	Genetisch bedingt
Sekundär	Mangelernährung Sprue Gastroenteritits Strahlenenteritis Colitis ulcerosa
Relativ	Kurzdarmsyndrom

Dieser traditionellen Auffassung steht eine kontrollierte Studie jüngeren Datums entgegen, bei der eine laktosehaltige Sondenernährung bei Patienten mit bekanntem Laktosemangel keine Durchfälle provozieren konnte (Keohane et al. 1983 a). Bis zur Bestätigung dieser Beobachtung sollte die Forderung nach laktosefreien Diäten allerdings aufrechterhalten werden.

4. *Langkettige Fettsäuren* sind aufgrund der Störanfälligkeit des komplexen Vorgangs der Lipidassimilation (Kap. 8.2) besonders bei mangelernährten Patienten eine häufige Ursache der Diarrhö. Dies gilt insbesondere für Pankreaserkrankungen, nach Magenresektionen (inadäquate Sekretion von Lipase, nicht ausreichende mechanische Durchmischung des Speisebreies mit Lipase und Gallensalzen) und bei bakterieller Besiedlung des Intestinums.

Unter praktischen Aspekten bietet sich der Ersatz langkettiger Fettsäuren durch mittelkettige Triglyzeride (MCT) an. Allerdings können Diarrhö, Distension und abdominale Beschwerden auch durch Anwendung mittelkettiger Triglyzeride ausgelöst werden (Chernoff 1980). Die Pathogenese ist unklar (Kap. 2.2.9). Mittelkettige Triglyzeride erfordern ebenfalls einen allmählichen Aufbau der Sondenkost, um den Intestinaltrakt an den Transport größerer Mengen mittelkettiger Triglyzeride zu adaptieren. Die Obergrenze der Verträglichkeit mittelkettiger Triglyzeride liegt bei 100-150 g/d.

Als Alternative bietet sich der Einsatz einer Diät mit geringem Fettgehalt an. Dabei muß eine hohe Kohlenhydratbelastung in Kauf genommen werden.

5. *Eisschranktemperaturen* und *bakterielle Verunreinigungen der Sondendiät* sind weitere mögliche Ursachen von Durchfällen. Die enterale Nährlösung sollte deshalb stets frisch zubereitet und bei Zimmertemperatur infundiert werden. Besser noch ist der Einsatz von fertigen Flüssigdiäten. Auf Zimmertemperatur vorgewärmte Sondennahrung wird im intrakorporalen Anteil der Ernährungssonden nach dem Wärmeaustauschprinzip so angewärmt, daß sie bei Austritt aus der Sonde in den Gastrointestinaltrakt Körpertemperatur erreicht hat (Kagawa-Busby et al. 1980; Fuchs et al. 1983).

   Die Beziehung zwischen Kontamination einer enteralen Diät und der Diarrhö kann als gesichert angesehen werden (Anderson et al. 1984). Die Bedeutung einer aszendierenden Kontamination der Sondenernährung aus dem Intestinaltrakt (Alsenoy et al. 1985) erscheint hingegen fraglich. Bei täglichem Wechsel des Ernährungsbestecks und kontinuierlichem, pumpenkontrolliertem Fluß sollte eine Aszension von Keimen nahezu ausgeschlossen sein.

6. *Hypalbuminämie* wurde wiederholt als ursächlicher Faktor der Diarrhö beschrieben (Moss 1979; Cobb et al. 1981): Bei einem Serumalbuminwert unter 30 g/l war Diarrhö häufig, oberhalb von 40g/l wurde diese Komplikation nicht beobachtet. Tierexperimentelle Untersuchungen unterstützen diesen Befund (Platt et al. 1964).

   Umgekehrt ist bislang nicht gesichert, ob eine Erhöhung des Serumalbuminspiegels vor Beginn der Sondenernährung zu einer Toleranzverbesserung führt. Aufgrund des erhöhten plasmaonkotischen Druckes wäre dies zu erwarten. Eine Sondenernährung sollte deshalb bei einem Serumalbumin über 30 g/l begonnen werden; dies kann durch Infusion von Blut oder Albumin erreicht werden.

7. *Magnesiumhaltige Antazida* und die direkte intestinale Applikation von *Digoxin, Guanethidin, Methyldopa, Propanolol, Chinidin sowie Elektrolytkonzentraten* kommen als weitere Ursachen einer Diarrhö bei Sondenernährung in Frage. Die kausale Behandlung besteht im Absetzen des jeweiligen Medikaments oder im Übergang auf ein anderes Präparat. Steht eine entsprechende Alternative nicht zur Verfügung, so muß das Präparat parenteral appliziert werden.

8. *Peroral, aber auch parenteral zugeführte Antibiotika* können durch Keimwechsel der intestinalen Flora eine Diarrhö induzieren.

   Ursache sind Veränderungen der Mikroflora durch Antibiotika mit einem gegen Anaerobier gerichteten Spektrum (besonders Clindamyzin, Ampicillin) (Bartlett et al. 1978). Diese Antibiotika können zu einer Reduktion der Anaerobier um mehrere Zehnerpotenzen führen (beispielsweise wurden Verminderungen der Bacteroideskonzentrationen bis auf 10^5/ml, d.h. um 5–6 logarithmische Stufen gegenüber der Normalkonzentration, beobachtet).

   Die entstehende Lücke im intestinalen Keimspektrum der Flora kann durch Chlostridium difficile (Bartlett et al. 1978), aber auch durch Escherichia coli, Klebsiellen, Proteus und Pseudomonas ausgefüllt werden. Diese Keime können durch Enterotoxine, von denen heute mehr als 12 bekannt sind, durch

Invasion der Mukosa (Zytotoxine) und durch Oberflächenbesatz der Darmschleimhaut mit einem Bakterienfilm („mucosal coating") diarrhöogen wirken (Rowe 1979). Mediatoren der Toxineffekte auf zellulärer Ebene sind zyklisches AMP und GMP sowie freies Kalzium (Gill u. Woolkalis 1985). Inwieweit gastrointestinale Hormone, etwa VIP, GIP, Kalzitonin und Prostaglandin E beteiligt sind, kann heute noch nicht sicher beurteilt werden (Kidd et al. 1979).

Prophylaktisch sollten bei enteraler Antibiotikaapplikation Milchsäurebakterien (z.B. Lactoferment) zugeführt werden. Bei antibiotikabedingter Diarrhö muss ein Wechsel auf parenterale Antibiotikagabe oder besser noch ein Antibiotikawechsel durchgeführt werden. Zur weiteren Abklärung ist die Endoskopie indiziert: Wird eine pseudomembranöse Kolitis diagnostiziert und Chlostridium difficile als verantwortlicher Keim angenommen, so kann neben der antibiotischen Behandlung (z.B. Dalazin) eine symptomatische Therapie mit Cholestyramin versucht werden, welches das diarrhöogene Toxin binden soll.

9. Umstritten ist bis heute die Bedeutung einer *gestörten motorischen Funktion* als Ursache einer Diarrhö. Untersuchungen der 60er Jahre haben zeigen können, daß paradoxerweise eine reduzierte Kolonmotilität mit Durchfällen, eine gesteigerte Aktivität des Dickdarms hingegen mit Obstipation assoziiert ist (Conell 1962). Auf die postoperative Phase übertragen würde dies bedeuten, daß der reduzierten Dickdarmfunktion Bedeutung als Ursache der postoperativen Durchfälle zukäme. Diese Hypothese ist mit der klinischen Erfahrung häufiger Diarrhöen in der postoperativen Phase vereinbar.

Neben der spezifischen auf die Ursache der Diarrhö zielenden Behandlung ist generell eine Reduktion der Zufuhrrate, ein Übergang auf leichter resorbierbare Diäten (niedrigmolekulare Diät) oder auch ein Abbruch der Sondenernährung indiziert. Diese Maßnahmen sollten bereits bei *abdominaler Distension (Blähung)* und *Krämpfen,* welche häufig Vorboten massiven Durchfalles sind, eingeleitet werden. Ein adäquater Flüssigkeitsersatz, gegebenenfalls auf parenteralem Wege, darf durch Bemühen um die enterale Ernährung nicht außer Acht gelassen werden. Flüssigkeitssubstitution hat stets Priorität vor der Ernährungstherapie.

Können die genannten Ursachen der Diarrhö ausgeschlossen werden, so darf eine *funktionelle Durchfallerkrankung* angenommen und durch pharmakologische Verlängerung der Transitzeit (z.B. Zusatz von Loperamid zur Diät) behandelt werden. Gelegentlich sind auch kleinste Mengen peroraler Wunschkost als Zusatz zur Sondenernährung ein wirksames Mittel zur Behandlung der Diarrhö.

Obstipation

Weitaus seltener als die Diarrhö treten unter Sondennahrung auch Verstopfungen auf. Man geht davon aus, daß unzureichende Flüssigkeitszufuhr und Ballaststoffarmut als Ursachen in Betracht kommen.

Die Prophylaxe besteht in ausreichender Flüssigkeitszufuhr [bei normaler Körpertemperatur 800 ml/d (Perspiratio insensibilis) zuzüglich täglicher Flüssigkeitsausscheidung], die Therapie in Klystieren, Einläufen und der Gabe von Peristaltika. Letzteres kommt bei nachweisbarer Tonusstörung (spärliche Darmgeräusche bei fehlendem Anhalt für paralytischen Ileus) in Betracht (z.B. Prostigmin 0,25-0,5 mg i.m.).

Reflux, Erbrechen, Aspiration

Die Aspiration von Magen- oder Dünndarmsaft zählt zu den gefährlichsten Komplikationen der Sondenernährung. Die Häufigkeit wird zwischen 0% (Newmark et al. 1981) und 38% (Winterbauer et al. 1981) angegeben. Aspiration kann ohne klinisch erfaßbares Erbrechen als Folge von Reflux auftreten. Nasogastrale Sonden begünstigen Reflux, tracheotomierte und neurologische Patienten haben ein besonders hohes Risiko (Olivares et al. 1974; Spray et al. 1976; Winterbauer et al. 1981). Von 720 Autopsien neurologischer Patienten wurde bei 9,5% eine Aspiration als Todesursache beschrieben; Patienten mit nasogastraler Sonde hatten ein 10fach erhöhtes Risiko (Olivares et al. 1974).

Die Refluxgröße hängt wesentlich von der Position der Sondenspitze ab: Bei Probanden resultierte eine Infusionsgeschwindigkeit von 120 ml/h in einer Refluxrate von 6% bei duodenaler Sondenlage, von 4% bei Lage am Treitz-Band und von 0.4% der Infusionsmenge bei Position der Sondenspitze distal des Treitz-Bandes. Mit steigender Infusionsgeschwindigkeit nahm die Refluxrate zu, während die Körperposition (aufrecht – liegend) keinen Einfluß auf die Refluxgröße hatte (Gustke et al. 1970). Klinische Daten unterstützen diesen Befund (Magnin 1977; Pecora 1979).

Klinische Folge der Aspiration sind Lungenödem und Aspirationspneumonie. Die Behandlung umfaßt die Bronchiallavage, die Atmung oder Beatmung mit positivem endexpiratorischem Druck („positive endexpiratory pressure" = PEEP) und Antibiotika. Die Indikation für Steroide ist nicht gesichert.

Zur *Prophylaxe* sollte die intragastrale Ernährung beim bewußtlosen Patienten in mindestens halbsitzender Position durchgeführt werden. [Ein fehlender Einfluß der Körperposition auf die Refluxrate wurde nur für Gesunde mit intakter gastrointestinaler Motorik beschrieben (Gustke et al. 1970)]. Dünndarmsonden, deren Spitze im oberen Jejunum radiologisch verifiziert werden muß, sind vorzuziehen. Allerdings können transnasal eingelegte Sonden auch akzidentell zurückgezogen werden oder in den Magen zurückschlagen. Deshalb bieten diese Sonden selbst nach radiologischer Kontrolle keine Sicherheit gegen intragastrale Ernährung und Reflux. Die Forderung der täglichen Aspirationsprobe mit pH-Messung bei jejunaler Ernährung stößt in der Praxis ebenfalls auf erhebliche Schwierigkeiten, da durch filiforme, weiche Dünndarmsonden schlecht aspiriert werden kann. Wir halten deshalb bei Patienten mit nicht sicher erhaltenem Schluckreflex die Einlage einer transkutanen Katheterjejunostomie für indiziert, wenn aus anderen Gründen laparotomiert werden muß (Kap. 1). Die Katheterjejunostomie bietet größtmögliche Sicherheit gegen sekundäre Dislokation, Reflux und Aspiration.

Die Vermutung einer Aspiration erfordert ein sofortiges Thoraxröntgenbild und eine arterielle Blutgasanalyse. Beide Maßnahmen müssen in 12stündigen Abständen wiederholt werden. Ebenso ist eine bronchoskopische Lavage indiziert. Aufgrund dieser Untersuchungen ist dann über die respiratorische Behandlung, gegebenenfalls mit Intubation und Beatmung, zu entscheiden. In jedem Falle muß die Position der Ernährungssonde überprüft und korrigiert werden.

6.2 Enterale Ernährung

Gastrointestinale Blutung

Verläßliche Daten zur Häufigkeit gastrointestinaler Blutungen unter Sondenernährung sind nicht verfügbar. Ein protektiver Effekt der Sondenernährung gegenüber gastrointestinalen Streßblutungen ist nicht gesichert. Die Erfolge der H_2-Blocker haben die Diskussion allerdings weitgehend gegenstandslos gemacht.

Gastrointestinale Blutungen stellen eine Kontraindikation für jede enterale Ernährung dar. Parenterale Ernährung, Antazida und säureblockierende Medikamente sind die Therapie der Wahl.

Sondenbedingte Komplikationen

Sondenbedingte Komplikationen stehen in Zusammenhang mit Sondenmaterial und Sondenstärke. Auf typische Komplikationsmöglichkeiten bestimmter Zugangswege wurde bei der Darstellung der enteralen Zugangsmöglichkeiten hingewiesen (Kap. 5.2).

Sondenbruch und -leck sind durch die Verwendung dauerweicher Materialien (Silikon, Polyurethan) selten geworden, können aber trotzdem, insbesondere an den Übergängen zwischen Schlauch und Konnektor, auftreten. Bei transnasal eingeführten Sonden empfiehlt sich ein Wechsel der defekten Sonde, evtl. in Seldinger-Technik, also über einen zuvor eingelegten Mandrin. Dieses Vorgehen kann aufgrund der Adhäsion zwischen Sonde und Mandrin schwierig sein, so daß wenn möglich ein freier Austausch zu bevorzugen ist. Immerhin kann die Instillation von Gleitmitteln (z.B. mittelkettige Triglyzeride, hochmolekulares Dextran) die Haftreibung zwischen Mandrin und Sonde so erheblich reduzieren, daß ein Sondenaustausch in Seldinger-Technik möglich wird. Dieses Vorgehen ist bei schwierig plazierbaren Sonden (z.B. endoskopische Sondeneinlage beim Ösophaguskarzinom) nützlich. Bei Defekten im extrakorporalen Sondenanteil ist eine Reparatur meist unproblematisch. Sie kann bei Silikonsonden mit einem Silikonkleber, bei Polyurethansonden mit einem Lösungsmittel durchgeführt werden, falls der Hersteller nicht ein Reparaturset anbietet.

Dem *Verstopfen* von Ernährungssonden kann vorgebeugt werden, indem ballaststofffreie Diätetika infundiert und die Sonden bei intermittierender Applikation nach jeder Mahlzeit (Makrobolus) mit zuckerfreier Lösung durchspült werden. Verstopfte Sonden sollten ersetzt werden.

Druckschäden durch Ernährungssonden können auf jeder Höhe des Gastrointestinaltrakts vorkommen. Erosionen, Ulzera und Drucknekrosen der Nasenflügel (Hafner et al. 1961) und des Ösophagus (Douglas 1955, Fuchs et al. 1981) sowie tracheoösophageale Fisteln (Bernard u. Forlaw 1984) wurden beschrieben. Tatsächlich gehören solche drastischen Komplikationen aber in das historische Gruselkabinett. Sie sind mit dauerweichen filiformen Sonden sicher vermeidbar und den Autoren aus persönlicher Erfahrung nicht bekannt.

Akute Sinusitis und Otitis media sind ebenfalls druckbedingte Nebenwirkungen, die infolge Schleimhautschwellung bei mechanischer Irritation durch Sondenmaterial oder Durchmesser der Sonden bedingt sein können (Bernard u. Forlaw 1984). Diese Komplikationen sind durch gewebefreundliche Materialien (Silikon, Polyurethan) und dünne Außendurchmesser seltener geworden und können bei chirurgischen Ernährungsfisteln (Enterostomien) natürlich ausgeschlossen werden. Auch deshalb sind Enterostomien bei Patienten, die langer nutritiver Unterstützung bedürfen, den nasointestinalen Sonden vorzuziehen. – Die Behandlung dieser Komplikationen besteht im Wechsel auf eine Therapieform, die den geschädigten Abschnitt umgeht: Meist ist eine parenterale Ernährung erforderlich. Darüber hinaus ist eine antibiotische Behandlung indiziert.

Leck, Infekt und Blutung an der Sondenaustrittsstelle

Es handelt sich um typische, aber seltene Komplikationen operativ angelegter Enterostomien. Genaue Angaben zur Häufigkeit, die unter 1% liegt, finden sich nicht. Die Therapie ist symptomatisch und beschränkt sich auf die offene Wundbehandlung; beim Abszeß kann eine Inzision erforderlich werden. Ein Abdecken der Haut um die Enterostomie herum mit Karaya oder Stomaadhäsiv kann nützlich sein. Nur selten ist man zur Entfernung einer Sonde gezwungen.

Ein hartnäckig persistierendes Leck mit Sekretion von Magen- oder Dünndarmsekret neben dem Ernährungskatheter (Gastrostomie, Jejunostomie) ist auf eine distal gelegene Stenose verdächtig. Andernfalls würde eine solche Fistel binnen weniger Tage ausheilen. Eine obere Magen-Darm-Passage mit wasserlöslichem Kontrastmittel und gegebenenfalls eine chirurgische Reintervention sind angezeigt.

Akzidentelle Katheterentfernung

Auch kein noch so ausgeklügeltes System zur Fixation von transnasalen oder operativ eingelegten Sonden kann die akzidentelle Entfernung verhindern. Bei geriatrischen und neurologischen Patienten, die sich insbesondere transnasale Sonden wiederholt entfernen, sollte an die Möglichkeit der perkutanen endoskopischen Gastrostomie gedacht werden. Die von manchen Patienten schlecht tolerierte transnasale Sondenführung kann auf diese Weise vermieden werden.

Unmögliche Sondenentfernung infolge Knotenbildung

Die Entfernung transnasaler Sonden kann durch Knotenbildung im Magen verhindert werden. Als Ursache werden gastrale Peristaltik und „Hyperperistaltik" diskutiert, tatsächlich ist die Genese unklar. Zur Entfernung kann die Sonde am tiefsten erreichbaren Punkt durchtrennt und der Abgang des distalen Endes per vias naturales abgewartet werden. Bei diesem Vorgehen besteht die Gefahr von Erbrechen infolge Reizung der Rachenschleimhaut. Als Alternative kommt die endoskopische Extraktion in Frage.

Ileus

Nach operativer Anlage einer Ernährungsfistel (Katheterjejunostomie, Gastrostomie) ist der mechanische Ileus infolge Volvulus und Einklemmung eines Darmsegments um die Enterostomiestelle eine mögliche, wenngleich seltene Komplikation. Ileuskomplikationen sind nach Oberbaucheingriffen insgesamt seltener als nach Operationen im Unterbauch. Die chirurgische Behandlung ist selbstverständlich zwingend.

Ebenfalls selten und der persönlichen Erfahrung der Autoren unbekannt ist die Obstruktion des Dünndarms durch einen Ballonkatheter (Fricke u. Niewodowski 1976; Iyer et al. 1980). Ursächlich soll eine Distension des Ballons durch eindiffundierende Darmgase sein. Eine obere Magen-Darm-Passage mit wasserlöslichem Kontrastmittel sichert oder schließt diese Verdachtsdiagnose aus.

Perforation

Früher stellten eisschrankgehärtete PVC-Sonden, heute mandrin-armierte weiche Sonden ein Risiko für die Perforation von Schädelbasis (Seebacher et al. 1975, Wyler u. Reynolds 1977) und oberem Gastrointestinaltrakt (Siegle et al. 1976) dar. Die Komplikation ist lebensbedrohlich, besonders betroffen sind bewußtlose Patienten. Einzige Prophylaxe ist das Einlegen der Sonde mit Fingerspitzengefühl. Ein Widerstand sollte weder durch Vorstoßen der Sonde noch mit konstanter Kraft überwunden werden („Bohren"), vielmehr sollte die Sonde entfernt und das Verfahren wiederholt werden. Kommt es erneut zu einem Stopp, so ist eine diagnostische Endoskopie und gegebenenfalls eine endoskopische Sondeneinlage indiziert.

Blutungsrisiko von Ösophagusvarizen bei Sondeneinlage

Bei Patienten mit Leberzirrhose und Ösophagusvarizen besteht beim Einlegen der Sonde ein relevantes Blutungsrisiko (Dobbie u. Butterick 1977). Bei der Verwendung weicher, filiformer Sonden ist das Risiko gering und sollte akzeptiert werden. Der Vorschlag, bei diesen Patienten die Indikation zu Gastrostomie und Jejunostomie zu stellen (Bernard u. Forlaw 1984), muß wegen des erhöhten Operationsrisikos dieser Patienten und der Gefahr der Entwicklung und Blutung portosystemischer Varizen zwischen Darm und Bauchwand im Bereich der Fixation kritisiert werden (Edington et al. 1983).

Dislokation der Sondenspitze

Die unbemerkte Dislokation der Sondenspitze stellt eigentlich immer ein relevantes Problem dar. Zurückschlagen einer Jejunalsonde in den Magen kann beim Zurückziehen einer gleichzeitig vorhandenen Magensonde (gastrale Drainage) aber auch spontan vorkommen. Die Gefahr liegt in vermehrtem gastroösophagealen Reflux, erhöhtem Aspirationsrisiko und u. U. in der Passage der Nahrung über eine Anastomose, die durch die Sondenernährung umgangen werden sollte.

Gravierender ist die intraperitoneale Dislokation einer Ernährungssonde. Aus unbemerkter intraperitonealer Infusion beim Bewußtlosen kann eine chemische Peritonitis mit fatalem Verlauf resultieren. Bei Gastrostomie und perkutaner endoskopischer Gastrostomie sind diese Dislokationen ebenso selten wie bei der Katheterjejunostomie, trotz adäquater Fixation aber möglich (Kap. 5.2, Blebea u. King 1985).

Pulmonale Fehllage

Beim Einlegen filiformer, mandrinversteifter Sonden sind akzidentelle Intubationen der Trachea beschrieben, in deren Folge Pneumothorax, Infusothorax und

Lungenabszedierung beobachtet wurden (Druml 1984, Saltzberg et al. 1984; Eldar u. Meguid 1984, Valentine u. Turner 1985; Lipman et al. 1985; Olbrantz et al. 1985). Die Risikogruppe stellen wiederum bewußtlose und neurologische Patienten dar.

Da die versehentliche Intubation der Trachea insbesondere beim blinden Einlegen nicht sicher vermieden werden kann, empfiehlt sich beim Bewußtlosen die Zuhilfenahme des Laryngoskops. Mit einer Faßzange kann die Sonde dann unter Sicht in den Pharynx vorgeschoben und die Wahrscheinlichkeit der korrekten Intubation der Speiseröhre erhöht werden. Obligat ist in jedem Falle eine radiologische Kontrolle der Sondenposition unter Applikation von wasserlöslichem Kontrastmittel. Nur so kann die folgenschwere Infusion einer enteralen Diät in den Bronchialbaum vermieden werden.

Beim Pneumo- oder Infusothorax entspricht die Behandlung der gleichen Komplikation unter parenteraler Ernährung; allerdings ist eine zusätzliche Antibiotikabehandlung obligat (Kap. 6.1).

Differentialdiagnostische Aspekte des akuten Abdomens unter Sondenernährung

Alle bekannten Ursachen des akuten Abdomens müssen auch unter Sondenernährung in die Differentialdiagnose einbezogen werden. Zusätzlich verlangen einige spezielle pathogenetische Möglichkeiten Berücksichtigung:

Ein schmerzhaft gespanntes Abdomen mit radiologischen Zeichen der Distension von Dünn- und Dickdarmschlingen durch Flüssigkeit und Luft, mit klingenden oder fehlenden Darmgeräuschen und kreislaufwirksamer Hypovolämie bis zum Schock werden als Folgen der frühpostoperativen jejunalen Ernährung mit einer Elementardiät beschrieben (Bruining et al. 1983). Auch eine Dumpingsymptomatik kann bei diesem bedrohlichen Bild eines postoperativen Ileus im Vordergrund stehen. Pathogenetisch kommt die Hyperosmolalität der Elementardiät in Verbindung mit einer gesteigerten Kohlendioxidproduktion durch bakteriellen Abbau der Glukose (Bruining et al. 1983) ebenso wie eine Störung der motorischen Darmfunktion, die besonders Patienten mit einer Roux-Y-Rekonstruktion nach Magen(teil)resektion betrifft, in Betracht (Bruining et al. 1983, Mathias et al. 1985).

Konservatives Vorgehen besteht im Abbruch der Sondenernährung und dem Versuch einer Dekompression über lange Dünndarmsonden (z.B. Miller-Abbot-Sonde, Denise-Tube). Es beinhaltet die Gefahr einer Anastomosensprengung (Bruining et al. 1983). Operatives Vorgehen bedeutet Revisionslaparotomie und intraoperative Dekompression. Die Problematik liegt im individuellen Entscheid: Im Zweifel spricht stets mehr für die Laparotomie.

Pneumatosis intestinalis (Thompson 1983; Cogbill et al. 1983; Berne 1983) und *nekrotisierende Enterokolitis* (Lawrence et al. 1982) sind verwandte Krankheitsbilder mit schwieriger Differentialdiagnose und problematischem differentialtherapeutischem Entscheid. Unter enteraler Ernährung entwickelt sich in der postoperativen Phase zunächst das Bild eines schmerzhaften, gespannten Abdomens. Den diagnostischen Schlüssel liefert die radiologische Auswertung des Abdomenleerbildes, das eine intramurale Gasansammlung nachweisen läßt.

Diese Gasansammlung kann auf nicht ausreichende proximale Dekompression des Intestinaltrakts, auf den postoperativen Ileus und wiederum auf gesteigerte intestinale Gasproduktion infolge des hohen Kohlenhydratgehalts der Diäten zurückgeführt werden.

Entsprechend stellt der Abbruch der Sondenernährung die kausale Therapie dar, wobei eine proximale Dekompression und evtl. eine pharmakologische Stimulation des Darmes zusätzlich als symptomatische Maßnahmen indiziert sind.

Das Problem besteht darin, daß sich bei 5 – 16% der Patienten mit intestinalen Nekrosen (vaskulär oder toxisch bedingt) ebenfalls eine intramurale Gasansammlung als Leitsymptom findet. Umgekehrt liegt bei 75% der Patienten mit intramuraler Gasansammlung eine Dünndarmnekrose vor (Berne 1983). Deshalb sollte die Therapie der Pneumatosis intestinalis dem nicht auszuschließenden Verdacht auf eine nekrotisierende Enterokolitis entsprechend eine Revisionslaparotomie einschließen.

Ein *Dünndarminfarkt* kann in der frühen postoperativen Phase als Folge von Kreislaufinstabilität und Perioden intestinaler Hypoperfusion entstehen (Gaddy et al. 1986). Die enterale Ernährung soll in diesem Sinne ein Risiko besonders in der frühpostoperativen Phase darstellen. – Der Verdacht auf diese Komplikation stellt eine absolute Operationsindikation dar.

Auf die mögliche Differentialdiagnose eines *mechanischen Ileus* infolge Strangulation oder Volvulus einer Darmschlinge wurde bereits hingewiesen. Auch in dieser Situation besteht eine absolute Operationsindikation.

Alle zuvor genannten Krankheitsbilder verlangen eine aktive Einstellung zur Operation. Es handelt sich um seltene Situationen, die nur dann rechtzeitig behandelt werden können, wenn an die entsprechende diagnostische Möglichkeit gedacht wird !

Versehentliche i.v. – Infusion einer enteralen Diät

Für die parenterale Ernährung vorgesehene Substrate können relativ gefahrlos in den Darm infundiert werden. Die umgekehrte Vertauschung kann hingegen fatale Folgen haben (Stellato et al. 1984). Es wurde im Hinblick auf diese potentielle Komplikation wiederholt vorgeschlagen, die Konnektoren von enteralen Überleitungssystemen zu enteralen Sonden inkompatibel mit parenteralen Systemen zu gestalten (Kap. 5.2). Diese Bedingungen werden heute von den meisten Systemen erfüllt.

Metabolische Komplikationen

Eine der Grundkrankheit des Patienten (z.B. Diabetes mellitus, Niereninsuffizienz) nicht angepaßte Diät aber auch gastrointestinale Komplikationen (z.B. Diarrhö, Ileus) können zu Stoffwechselentgleisungen führen. Diese metabolischen Komplikationen der enteralen Ernährung können denen der parenteralen Ernährung vergleichbar sein (Sheldon u. Baker 1980; Kap. 6.1); sie sind aber aufgrund der regulativen Funktion des zwischengeschalteten Intestinaltrakts zumeist weniger gravierend (Feldtman u. Andrassy 1978).

Flüssigkeitsimbalanzen und *Elektrolytstörungen* sind häufig, insbesondere beim älteren Menschen, und verlangen eine gute Bilanzierung während der Adaptationsphase und später zumindest wöchentliche Kontrollen von Serumelektrolyten und Retentionswerten im Serum (Harnstoff, Kreatinin).

Als *„tube feeding syndrome"* wurde die heute kaum noch zu beobachtende Kombination von hypertoner Dehydratation mit Hypernatriämie, Hyperchlorämie, Hyperosmolalität des Serums, Hyperglykämie und Hyperammoniämie bezeichnet (Telfer 1965, Walike 1969; Kubo 1976; Kaminsky 1978). Ursache war zumeist die Zufuhr hyperosmolaler Sondendiäten. Es bestand eher ein Wasserdefizit als eine Überladung mit NaCl.

Heute stehen selektive Elektrolytstörungen im Vordergrund, die durch regelmäßige Kontrollen rechtzeitig erfaßt werden können (Kap. 2.2). *Hyperkaliämie* kann Folge einer metabolischen Azidose sein; Niereninsuffizienz ist ein weiterer Risikofaktor (Vanlandingham et al. 1981). Zudem besteht in der postkatabolen Phase der Anabolie eine der Proteinsynthese angepaßte Tendenz zur gesteigerten Kaliumretention, so daß viele Sondendiäten eine für diese Phase relativ zu hohe Kaliummenge enthalten (Primrose et al. 1981). Die Therapie besteht in der Reduktion der Kaliumzufuhr, dem Wechsel der Sondendiät, der Förderung der Kaliumausscheidung (Lasix), gegebenenfalls auch durch eine Insulin-Glukose-Infusion oder Resoniumeinläufe.

Ursachen der *Hypokaliämie* sind die Diarrhö, eine ausgeprägte Mangelernährung und eine langfristige Insulin- oder Diuretikaapplikation. Zur Therapie kommt eine Substitution auf enteralem oder parenteralem Wege in Frage.

In besonderen Situationen muß weiteren potentiellen Mangelerscheinungen (Vitamine, Spurenelemente) durch Applikation erhöhter Substratmengen vorgebeugt werden (z.B. Verbrennungen, Kap. 2.2 und 4.2).

Literatur

Alsenoy L Van, Leeuw I De, Delvigne C, Woude De Van M (1985) Ascending contamination of a jejunostomy feeding reservoir. Clin Nutr 4: 95-98

Anderson KR, Norris DJ, Godfrey LB, Avent CK, Butterworth CE (1984) Bacterial contamination of tube feeding formulas. JPEN 8: 673-678

Andrassy RJ, Du Bois T, Page CP, Patterson RS, Paredes A (1985) Early postoperative nutritional enhancement utilizing branched-chain amino acids by way of needle catheter jejunostomy. Am J Surg 150: 730-734

Bartlett JG, Chang TW, Gurwith M, Gorbach SL, Onderdonk AB (1978) Antibiotic – associated pseudomembranous colitis due to toxin-producing clostridia. N Engl J Med 298: 531-534

Bernard M, Forlaw L (1984) Complications and their prevention. In: Rombeau JC, Caldwell MD (eds.). Enteral and tube feeding. Saunders, Philadelphia pp 542-569.

Berne TV, Halls JM (1983) Intramural intestinal gas in adults. Surg Gynecol Obstet 156: 479-484.

Blebea J, King TA (1985) Intraperitoneal infusion as a complication of needle catheter feeding jejunostomy. JPEN 9: 758-759

Bodoky A, Heberer M, Iwatschenko P, Harder F (1985) Die Katheterjejunostomie in der elektiven Abdominalchirurgie. Chirurg 56: 644-650

Broe PJ, Toung TJK, Cameron JL (1980) Aspiration pneumonia. Surg Clin North Am 60: 1551-1564

Bruining HA, Schattenkerk ME, Obertop H, Ong GL (1983) Acute abdominal pain due to early postoperative elemental feeding by needle jejunostomy. Surg Gynecol Obstet 157: 40-42

Canzler H (1980) Grundlagen der Sondenernährung. Internist 19: 28-43

Chernoff R (1980) Enteral feeding. Am J Hosp Pharm 37: 65-74

Christopher NL, Bayless TM (1971) Role of the small bowel and colon in lactose-induced diarrhea. Gastroenterology 60: 845-852

Cobb LM, Cartmill AM, Gilsdorf RB (1961) Early postoperative nutritional support using the serosal tunnel jejunostomy. JPEN 5: 397-401

Cogbill TH, Wolfson RH, Moore EE, VanWay CW, Jones TN, Strain JD, Rudikoff JC (1983) Massive pneumatosis intestinalis and subcutaneous emphysema. Complication of needle catheter jejunostomy. JPEN 7: 171-173

Conell AM (1962) The motility of the pelvic colon. II. Paradoxical motility in diarrhea and constipation. Gut 3: 342-348

Daly JM, Bonau R, Stoffberg P, Bloch, Jeevanandam M, Morse M (1987) Immediate postoperative jejunostomy feeding. Clinical and metabolic results in a prospective trial. Am J Surg 153: 198-206

Debonguie JC, Phillips SF (1978) Capacity of the human colon to absorb fluid. Gastroenterology 74: 698-703

Delany HM, Carnevale NJ, Garvey JW, Moss CM (1977) Postoperative nutritional support using needle catheter jejunostomy. Ann Surg 186: 165-170

Dobbie RP, Butterick OD (1977) Continuous pump/tube enteric hyperalimentation-use in esophageal disease. JPEN 1: 100-104

Douglas WK (1955) Oesophageal strictures associated with gastroduodenal intubation. Br J Surg 43: 404-409

Druml W, Kleinberger G, Base W, Haller J, Laggner A, Lenz K. (1984) Lung perforation by nasogastric feeding tubes. Clin Nutr 2: 197-199

Edington H, Zajko A, Reilly JJ (1983) Jejunal variceal hemorrhage: An unusual complication of needle catheter jejeunostomy. JPEN 7: 489-491

Eldar S, Meguid MM (1984) Pneumothorax following attempted nasogastric intubation for nutritional support. JPEN 8: 450-452

Fairful-Smith RJ, Freeman JB (1980) Immediate postoperative enteral nutrition with a nonelemental diet. J Surg Res 29: 236-239

Feldtman RW, Andrassy RJ (1978) Meeting exceptional nutritional needs: elemental enteral alimentation. Postgrad Med 64: 65-74

Fricke FJ, Niewodowski MA (1976) Hazardous gaseous distention of intestinal balloons. JAMA 235: 2611-2613

Fuchs HH, Arnold K, Klupp M (1981) Langzeiternährung bei neurologischen Intensivpatienten. Intensivmed 18: 267-271

Fuchs HH, Brandl M, Reichenbach O, Hofmann W (1983) Nasogastric tube feeding and dietary adaptation to body temperature. ESPEN Brüssel, Abstr, p 44

Gaddy MC, Max MH, Schwab CW, Kauder D (1986) Small bowel ischemia: A consequence of feeding jejunostomy? South Med J 79: 180-181

Gill DM, Woolkalis M. (1985) Toxins which activate adenylate cyclase. Ciba Found Symp 112: 58-68

Gorbach SL, Bauwell JG, Jacobs B, Chatterjee BD, Mitra R, Brigham KL, Neogy KN (1970) Intestinal microflora in asiatic cholera. I: Rice water stool. J Infect Dis 121: 32-37

Gray GM (1975) Carbohydrate digestion and absorption: role of the small intestine. N Engl J Med 292: 1225-1230

Gustke RF, Varma RR, Soergel KH (1970) Gastric reflux during perfusion of the proximal small bowel. Gastroenterology 6:890-895

Hafner CD, Wylie JH, Brush BE (1961) Complications of gastrointestinal intubation. Arch Surg 83: 147-160

Hayashi JT, Wolfe BM, Calvert CC (1985) Limited efficacy of early postoperative jejunal feeding. Am J Surg 150: 52-56

Heberer M, Iwatschenko P (1983) Jejunales Kathetersystem zur postoperativen enteralen Ernährung (Jejunokath). Chirurg 54:53-54

Heberer M, Bodoky A, Iwatschenko P, Harder F (1987) Indications for needle catheter jejunostomy in elective abdominal surgery. Am J Surg 153: 545-551

Heymsfield SB, Bethel RA, Ansley JJD, Nixon DW, Rudmann D (1979) Enteral hyperalimentation: An alternative to central venous hyperalimentation. Ann Intern Med 90: 63-71

Hoover HC, Ryan JA, Anderson EJ, Fischer JE (1980) Nutritional benefits of immediate postoperative jejunal feeding of an elemental diet. Am J Surg 139: 153-159

Iyer SK, Chandrasekhara KL, Narayanaswamy TS (1980) Small bowel obstruction due to gaseous distention of an intestinal balloon. J Natl Med Assoc 72: 371-373

James RH (1978) An unusual complication of passing a narrow bore nasogastric tube. Anesthesia 33: 716-718

Kagawa-Busby KS, Heitkemper MM, Hansen BC, Hanson RL, Vandeburg VV (1980) Effects of diet temperature on tolerance of enteral feedings. Nurs Res 29: 276-280

Kaminsky MV (1976) Enteral hyperalimentation. Surg Gynecol Obstet 143: 12-16

Kaminsky MV (1978) A review of hyperosmolar hyperglycemic nonketotic dehydration (HHND): etiology, pathophysiology and prevention during intravenous hyperalimentation. JPEN 2: 690-698

Keohane PP, Atrill H, Jones BJM, Brown I. Frost P. Silk DBA (1983a) The role of lactose and clostridium difficile in the pathogenesis of enteral feeding associated diarrhoea. Clin Nutr 1: 250-264

Keohane PP, Attrill H, Love M, Frost P, Silk DBA (1983b) A controlled trial of aseptic enteral diet preparation. Significant effects on bacterial contamination and nitrogen balance. Clin Nutr 2: 119-122

Keohane PP, Attrill H, Love M, Frost P. Silk DBA (1984) Relation between osmolality of diet and gastrointestinal side effects in enteral nutrition. Br Med J 288: 678-680

Kidd G, Donowitz M, O'Dorisio T, Catland S, Newman F (1979) Mild chronic watery diarrhea-hypokalemia syndrome associated with pancreatic islet hyperplasia. Elevated plasma and tissue levels of gastric inhibitory polypeptide and successful management with nicotinic acid. Arch J Med 66: 883-888

Koretz RL, Meyer JH (1980) Elemental diets – Facts and fantasies. Gastroenterology 78: 393-410

Kubo W, Grant M, Walike B (1976) Fluid and electrolyte problems of tube fed patients. Am J Nurs 76: 912-916

Lawrence G, Bates J, Gaul A (1985) Pathogenesis of neonatal necrotising enterocolitis. Lancet I: 137-139

Leeuw IH De, Vandewoude MF (1986) Bacterial contamination of enteral diets. Gut 27: 56-57

Lipman TO, Kessler T, Arabian A (1985) Nasopulmonary intubation with feeding tubes: Case report and review of the literature. JPEN 9: 618-620

Magnin F (1977) Interet de la gastrostomie dans la prevention des inhalations alimentaires. Poumon Coeur 33: 383-385

Mathias JR, Fernandez A, Sninsky CA, Clench MH, Davis RH (1983) Nausea, vomiting, and abdominal pain after Roux-en-Y anastomosis: Motility of the jejunal limb. Gastroenterology 88: 101-107

Moore EE, Dunn EL, Jones TN (1981) Immediate jejunostomy feeding. Its use after major abdominal trauma. Arch Surg 116: 681-684

Moss G (1979) Postoperative ileus is an avoidable complication. Surg Gynecol Obstet 148: 81-82

Newmark SR, Simpson MS, Beskitt MP (1981) Home tube feeding for long-term nutritional support. JPEN 5: 76-79

Niemiec jr PW, Vanderveen TW, Morrison JI, Hohenwarter MW (1983) Gastrointestinal disorders caused by medication and electrolyte solution osmolality during enteral nutrition. JPEN 7: 387-389

Olbrantz KR, Gelfand D, Choplin R, Wu WC (1985) Pneumothorax complicating enteral feeding tube placement. JPEN 9: 210-211

Olivares L, Segovia A, Revuetta R (1974) Tube feeding and lethal aspiration in neurological patients. A review of 720 autopsy cases. Stroke 5: 654-662

Pecora DV (1979) Aspiration pneumonia following gavage feeding. Chest 76: 714
Platt BS, Heard CRC, Stewart RJC (1964) The effects of protein-caloric deficiency on the gastrointestinal tract. In: Munro HN (ed) The role of the gastrointestinal tract in protein metabolism. Davis, Philadelphia pp 227-238
Primrose JN, Carr KW, Sim AJ et al. (1981) Hyperkalemia in patients on enteral feeding. JPEN 5: 130-131
Rask-Madsen J, Grove O, Hausen M, Bukhave K, Scient C, Henrik-Nielson R (1983) Colonic transport of water and electrolytes in a patient with secretory diarrhea due to collagenous colitis. Dig Dis Sci 28: 1141-1146
Read NW (1982) Diarrhea. The failure of colonic salvage. Lancet II: 481-483
Rothauve HW, Ernous D, Flatz G (1972) Die Häufigkeit der Laktoseintoleranz bei gesunden Erwachsenen in Deutschland. Dtsch med Wochenschr 97: 376-378
Rowe B (1979) The role of Escherichia coli in gastroenteritis. Clin Gastroenterol 8: 625-644
Saltzberg DM, Goldstein MM, Levine GM (1984) Feeding-tube-induced pneumothorax. JPEN 8: 714-716
Schattenkerk ME, Obertop H, Bruining HA, Van Rooyen W, Van Hauten H (1984) Early postoperative enteral feeding by a catheter jejunostomy after 100 oesophageal resections and reconstructions for cancer. Clin Nutr 3: 47-49
Schwartz DJ, Wynne JW, Gibbs CP, Hood CI, Kuck EJ (1980) The pulmonary consequences of aspiration of gastric contents at pH values greater than 2.5. Am Rev Respir Dis 121: 119-126
Seebacher J, Nozik D, Mathieu A (1975) Inadvertent intracranial introduction of a nasogastric tube, a complication of severe maxillofacial trauma. Anesthesia 42: 100-102
Sheldon GF, Baker C (1980) Complications of nutritional support. Crit Care Med 8: 35-37
Siegle RL, Rabinowitz JG, Sarasohn C (1976) Intestinal perforation secondary to nasojejunal feeding tubes. Am J Roentgenol 126: 1229-1232
Smith RC, Hartemink RJ, Hollinshead JW, Gillet DJ (1985) Fine bore jejunostomy feeding following major abdominal surgery: a controlled randomized clinical trial. Br J Surg 72: 458-461
Spiller RC, Higgins BVE, Frost PG, Silk DBA (1984) Inhibition of jejunal water and electrolyte absorption by therapeutic doses of clindamycin in man. Clin Sci 67: 117-120
Spray SB, Zuidema GD, Cameron JL (1976) Aspiration pneumonia. Incidence of aspiration with endotracheal tubes. Am J Surg 131: 701-703
Stellato TA, Danziger LH, Nearman HS, Creger RJ (1984) Inadvertent intravenous administration of enteral diet. JPEN 8: 453-455
Steven K, Lange P, Bukhave K, Rask-Madsen J (1981) Prostaglandin E_2-mediated secretory diarrhea in villous adenoma of the rectum: Effect of treatment with indomethacin. Gastroenterology 80: 1562-1566
Sun SC, Samuels S, Lee J, Marquis JR (1975) Duodenal perforation; a rare complication of neonatal nasojejunal tube feeding. Pediatrics 55: 371-375
Telfer N, Persoff M (1965) The effect of tube feeding in the hydration of elderly patients. J Gerontol 20: 536-543
Thompson JS (1983) Pneumatosis intestinalis and needle catheter jejunostomy: A word of caution. JPEN 7: 495
Troidl H, Vestweber KH, Brotke R, Riedl A, Werner HH, Hioki H (1983) Unmittelbar postoperative enterale Ernährung mit der Elementardiät mittels neuer Applikationsform einer sogenannten Feinnadel-Katheter-Jejunostomie. Chirurg 54: 805-810
Valentine RJ, Turner WW (1985) Pleural complications of nasoenteric feeding tubes. JPEN 9: 605-607
Vanlandingham S, Simpson S, Daniel P, Newmark SR (1981) Metabolic abnormalities in patients supported with enteral tube feeding. JPEN 5: 322-324
Walike JW (1969) Tube feeding syndrome in head and neck surgery. Arch Otolaryngol 89: 533-536
Walike BC, Walike JW (1973) Lactose content of tube feeding diets as a cause of diarrhea. Laryngoscope 83: 1109-1115
Walike BC, Walike JW (1977) Relative lactose intolerance: A clinical study of tube-fed patients. JAMA 238: 948-951

Winterbauer RH, Durning RB, Barron E, McFadden MC (1981) Aspirated nasogastric feeding solution detected by glucose strips. Ann Intern Med 95: 67-68

Wyler AR, Reynolds AF (1977) An intracranial complication of nasogastric intubation: Case report. J Neurosurg 47: 297-298

Yeung CK, Joung GA, Hackett AF, Holl GL (1979) Fine needle catheter jejunostomy – an assessment of a new method of nutritional support after major gastrointestinal surgery. Br J Surg 66: 727-737

7 Mangelernährung und Risiko

7.1 Immunologische Faktoren

Für den eiligen Leser

> Das Immunsystem ist für Infektabwehr und Wundheilung von essentieller Bedeutung. Die Aktivierbarkeit des Immunsystems wird von krankheitsspezifischen Faktoren, von der jeweiligen Behandlung und dem Ernährungszustand beeinflußt. Die Beziehung zum Ernährungszustand kann durch den Energie-, Aminosäuren-, Spurenelement- und Vitaminbedarf von Antikörpersynthese und Zellproliferation, welche Voraussetzungen einer immunologische Reaktion sind, erklärt werden. – Umgekehrt hat auch die Aktivierung des Immunsystems ernährungsphysiologische Konsequenzen. Produkte aktivierter Immunzellen (Lymphokine) sind Mediatoren der Katabolie.
>
> Für die Ernährungstherapie haben immunologische Erkenntnisse heute folgende praktische Bedeutung:
>
> 1. Die Berechnung der absoluten Lymphozytenzahl im peripheren Blut und der intrakutane Hauttest zum Nachweis der zellvermittelten Immunreaktion vom verzögerten Typ (Typ IV-Reaktion) sind einfache Methoden. Das Resultat wird vom Ernährungszustand mitbestimmt und gestattet eine präoperative Beurteilung der Wahrscheinlichkeit postoperativer Komplikationen.
> 2. Ein Ziel der Ernährungstherapie ist die Wiederherstellung einer verminderten immunologischen Abwehrfunktion: Die Normalisierung einer gestörten zellvermittelten Immunreaktion oder ein Anstieg reduzierter Lymphozytenzahlen im peripheren Blut können den Erfolg einer Ernährungstherapie anzeigen. Diese Verbesserung des Abwehrstatus kann aber auch das Ergebnis einer medikamentösen oder chirurgischen Sanierung eines immundepressiven Fokus darstellen (z.B. Infektsanierung, Tumorresektion).

Ein immunologisches Kapitel mag in einem Buch, das eine Darstellung praxisrelevanter Aspekte der künstlichen Ernährung zum Ziel hat, zunächst falsch plaziert erscheinen. Ein Blick in die jüngere Literatur belehrt jedoch eines Besseren: Der Ernährungszustand hat unmittelbare Auswirkungen auf die Aktivierbarkeit des Immunsystems. Da das Immunsystem seinerseits für die postoperative Phase wesentliche Funktionen der Infektabwehr und der Wundheilung vermittelt, kommt der Immunologie die Bedeutung eines funktionellen Mediators zwischen

Ernährungszustand und therapeutischem Resultat zu. Deshalb werden immunologische Faktoren auch zur Quantifizierung der Komplikationswahrscheinlichkeit chirurgischer Patienten herangezogen (Kap. 7.2).

Umgekehrt hat jede Aktivierung des Immunsystems Konsequenzen für den Ernährungszustand. Lösliche Produkte aktivierter Immunzellen greifen in den Stoffwechsel ein. Sie bewirken an zentralen Schaltstellen (Leber, Muskulatur, Gehirn) eine Stoffwechselumstellung im Sinne der Katabolie (Powanda u. Beisel 1982; Oppenheim et al. 1986). Auch wenn dieses Konzept noch keine praktischen Auswirkungen auf die Ernährungstherapie hat, dürften diese Informationen doch für jeden wertvoll sein, der von einem Buch über Ernährungstherapie nicht nur Rezepte, sondern auch pathophysiologische Hintergrundinformationen erwartet. Das vorliegende Kapitel soll kein Minilehrbuch der Immunologie darstellen. Es soll lediglich die Bedeutung immunologischer Faktoren für die Ernährungstherapie exemplarisch belegen und einige Grundlagen für die immunologischen Möglichkeiten zur Erfassung des Ernährungszustands (Kap. 7.2) erläutern.

Das Immunsystem als Mediator zwischen Ernährungszustand und Erkrankung

Immunologische Funktionen stehen in Wechselwirkung mit Erkrankungen, Allgemein- und Ernährungszustand sowie therapeutischen Maßnahmen (Abb. 7.1, Tabelle 7.1). Viele Krankheiten wirken immundepressiv (z.B. Infektionen, Verbrennungen, maligne Tumoren), andererseits dienen immunologische Funktionen zu deren Überwindung. Immunfunktionen können auch pathogenetische Bedeutung erlangen, beispielsweise bei Autoimmunkrankheiten oder Transplantatabstoßungen. Diese Situationen sollen im vorliegenden Kapitel ausgenommen sein.

Generelle Protein-Kalorien-Mangelernährung sowie Defizite einzelner nutritiver Faktoren (Spurenelemente, Vitamine) können die Funktionen des Abwehrsystems beeinträchtigen; umgekehrt kann die Aktivierung des Immunsystems auch zu Katabolie und schlechtem Ernährungszustand führen.

Bei chirurgischen Patienten ist die Funktionsfähigkeit des immunologischen Abwehrsystems für die postoperative oder posttraumatische Infektabwehr sowie die Wundheilung von essentieller Bedeutung. Störungen zellulärer und humoraler Immunfunktionen disponieren zu Infekten (Wundheilungsstörung, Sepsis). Diese Komplikationen wirken ihrerseits wiederum immundepressiv. Die Verschlechterung der Abwehrlage kann durch Konversion eines positiven Hauttests zur Anergie, durch einen Abfall der Lymphozytenzahl, insbesondere der T-Lymphozyten im peripheren Blut, durch eine verminderte mitogene Stimulierbarkeit der Lymphozyten in vitro, durch gestörte Chemotaxis von Granulozyten und andere zelluläre Funktionsstörungen nachgewiesen werden.

Bei Patienten mit verminderter Lymphozytenzahl im peripheren Blut und gestörter zellulärer Immunreaktivität wurde eine signifikant erhöhte septische Komplikationsrate und eine erhöhte Letalität beschrieben (Lewis u. Klein 1979; Mullen 1981; Griffith u. Mc Lean Ross 1984; Christou et al. 1985). Es lag daher nahe, immunologische Parameter zur individuellen präoperativen Risikodefinition einzusetzen.

7.1 Immunologische Faktoren

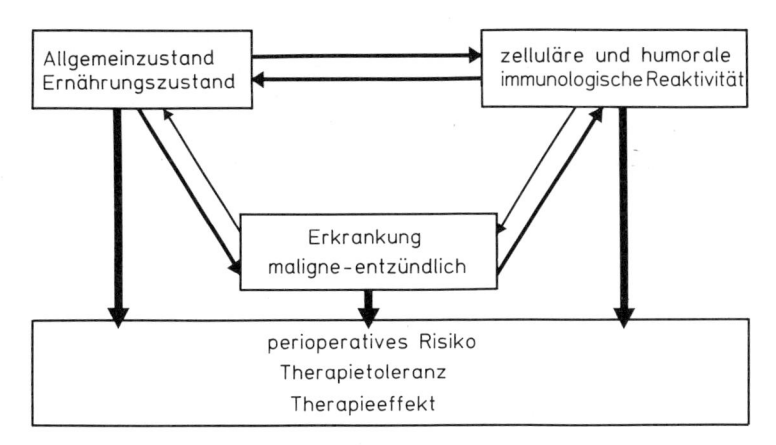

Abb. 7. 1. Wechselwirkung zwischen Krankheit, Allgemein- und Ernährungszustand sowie den Parametern des Therapieerfolgs. Alle im Schema bezeichneten Faktoren werden durch therapeutische Maßnahmen wie Operation, Chemo- oder Radiotherapie im Sinne einer Depression unterschiedlichen Ausmaßes beinflußt

Tabelle 7.1. Spezifische und unspezifische Abwehrleistungen des Immunsystems

	Humorale Immunität	Zelluläre Immunität
Unspezifische Leistungen	Komplement-komponenten Fibronektin Lymphokine (IL-2, BCGF, BCDF, γ-Interferon) Monokine (α-Interferon, TNF, IL-1) evtl. Peptide (z.B. Tuftsin)	Unspezifisch induzierte Phagozytose Mitogen aktivierte Lymphozytenfunktion Natural-Killer-(NK-)Aktivität
Spezifische Leistungen	Antikörperproduktion	Antigenabhängige Lymphozytenfunktion Antikörperabhängige Funktion mononukleärer Zellen (ADCC) Hauttest (Spättyp)

Die Bedeutung der Ernährungstherapie für die Immunfunktion liegt darin, daß nutritive Maßnahmen bei mangelernährten Patienten eine unbestrittene Möglichkeit zur Wiederherstellung der immunologischen Reaktivität darstellen (Dionigo et al. 1977; Youinou et al. 1982; Salimonn et al. 1983; Franco et al. 1983; Druart et al. 1985). Diese *unspezifische Immuntherapie* vermag Morbidität und Letalität chirurgischer Patienten zu reduzieren (Dionigi et al. 1981; Mullen 1981; Müller et al. 1982). Allerdings dürfte dies nur für Patienten gelten, deren immunologische Reaktivitätsminderung durch nutritive Faktoren bedingt ist.

Über die Korrelation zwischen Ernährungszustand und immunologischer Abwehrlage hinaus werden die Immunfunktionen von zahlreichen ernährungsunabhängigen Faktoren beeinflußt. Die Prognose der Erkrankung kann dann zwar in Beziehung zum Immunsystem, nicht aber zum Ernährungszustand stehen. Damit kommt dem immunologischen Monitoring über die Erfassung des Ernährungszustands hinaus prognostische Bedeutung zu. Am bekanntesten ist die vom Ernährungszustand unabhängige Reduktion bzw. Aufhebung zahlreicher immunologischer Funktionen durch Endotoxine im Rahmen der gramnegativen Sepsis. Eine vom Ernährungszustand unabhängige Blockade des Immunsystems wird auch bei manchen malignen Tumoren diskutiert (Heberer et al. 1984; Roussel 1986). In dieser Situation ist die Abgrenzung gegenüber der durch Mangelernährung bedingten Immunsuppression schwierig. Auch für mehrfach verletzte Patienten wird eine passagere, frühzeitig nach dem Trauma einsetzende Immunsuppression mit entsprechender Beziehung zur Prognose diskutiert (Bauer et al. 1978; Faist et al. 1986). Eine ebenfalls vom Ernährungszustand unabhängige Suppression der Immunabwehr ist seit langem bei Verbrennungen bekannt (Moran u. Münster 1987). In der frühen postoperativen Phase wirken ferner die Streßhormone (z.B. Kortisol) immunsuppressiv.

Das Netzwerk „Immunsystem" stellt somit mannigfaltige Verbindungen zwischen Krankheit, Ernährungszustand und therapeutischen Maßnahmen her. Es ist ein universaler Mediator, beeinflußt von zahlreichen bekannten und unbekannten Faktoren, der die Auseinandersetzung des Organismus mit unterschiedlichen Erkrankungen führt und entscheidet. Die eminente pathophysiologische Bedeutung für den chirurgischen Patienten steht außer Zweifel.

Immunologische Reaktionsketten

Versuche, das Immunsystem in ein spezifisches und ein unspezifisches sowie ein humorales und ein zelluläres Kompartiment zu gliedern, sind zwar von der Realität des ineinander verzahnten immunologischen Netzwerks überholt, aus didaktischen Gründen aber nützlich (Tabelle 7.1):

Zum *unspezifischen Kompartiment* werden als zelluläre Elemente die zirkulierenden Phagozyten (Monozyten und Granulozyten) sowie die ortsständigen Zellen des mononukleär-phagozytären Systems (MPS), früher als retikuloendotheliales System (RES) bezeichnet, gezählt. Daß diese Phagozyten antikörperabhängig auch spezifisch aktiviert werden können (Abb. 7.2), zeigt die Grenzen dieser Systematik. Wichtige unspezifische humorale Faktoren sind das Komplementsystem und das Fibronektin, welche v. a. eine Verstärkerfunktion für antikörperabhängige Abwehrfunktionen besitzen.

Antikörper der Immunglobulinklassen G, M, A, D und E stellen die humorale Komponente des *spezifischen Immunsystems* dar. Die zellulären Elemente der spezifischen Immunantwort umfassen zahlreiche Lymphozytenpopulationen mit z. T. gegensätzlicher immunologischer Funktion. T-Lymphozyten sind zum Teil Zellen mit Helferfunktion, die immunologische Reaktionen stimulieren können, zum Teil auch Zellen mit dominanter Suppressorfunktion, deren Bedeutung in der Unterstützung immunologischer Gegenreaktionen liegt. Darüber hinaus kommen zytotoxische Effektorzellen vor, die ihre direkte Wirkung z. B. gegen-

7.1 Immunologische Faktoren

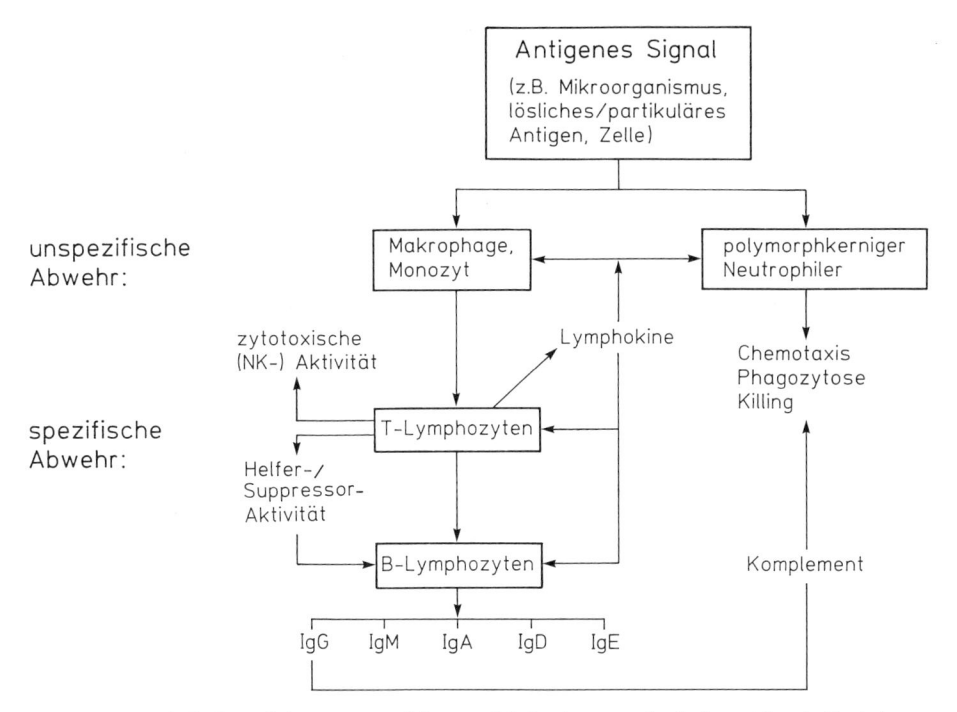

Abb. 7.2. Vereinfachtes Schema zum „Netzwerk" der immunologischen Abwehrfunktion fokussiert auf Induktion und Folgen der Lymphokinproduktion

über virusinfizierten Zellen (inkl. Tumorzellen) entfalten können. Auch wenn diese Einteilung von den jeweils gewählten Versuchsbedingungen abhängig ist, vermittelt sie doch einen Eindruck vom Ineinandergreifen immunologischer Einzelfunktionen. Letztlich gestatten diese komplexen Interaktionen eine Feinregulation der Immunfunktion (Abb. 7.2).

Monozyten und Makrophagen kommt eine Wegbereiterfunktion für die unspezifische und spezifische Immunabwehr zu. Der durch Kontakt mit einem eingedrungenen Antigen (Mikroorganismus, lösliches oder partikuläres Antigen) aktivierte Phagozyt gibt eine als *Interleukin-1 (IL-1)* bezeichnete Substanz ab. IL-1 ist ein immunologischer Mediator und ein wichtiges Bindeglied zwischen Immunfunktion und Ernährungszustand (Oppenheim et al. 1986). IL-1 führt zu einer Vermehrung der spezifischen Zellelemente und aktiviert zugleich die unspezifische Immunantwort (Abb. 7.2 und 7.3). IL-1 stimuliert die Hepatozyten zur Synthese der Akute-Phase-Proteine, veranlaßt das zentrale Nervensystem zur zentralen Temperaturerhöhung und löst damit eine allgemeine Stoffwechselsteigerung aus. IL-1 scheint schließlich für die Skelettmuskelkatabolie als Basis der Bereitstellung von Aminosäuren für die Proteinsynthese von Bedeutung zu sein. Sämtliche genannten Effekte dienen primär der Abwehr des eingedrungenen Antigens, also der Erhaltung der Integrität des Organismus. Die IL-1-induzierten Folgereaktionen führen aber auch zur Mobilisation aller verfügbaren Reserven. Werden die mobilisierten und verbrauchten Substrate nicht ersetzt, so führt die

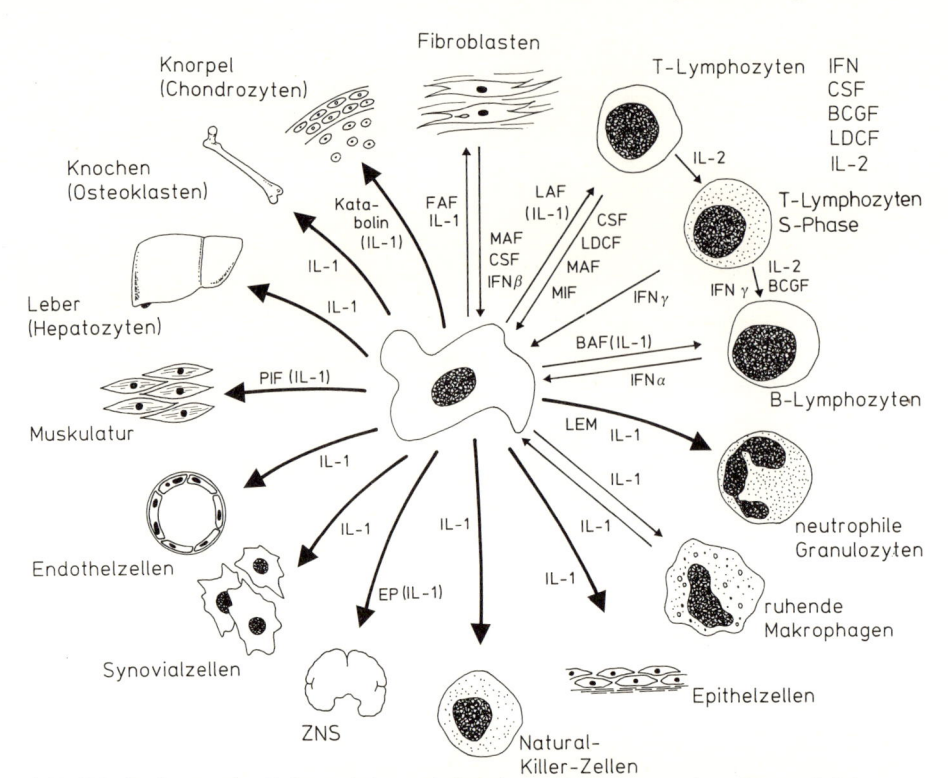

Abb. 7.3. Spektrum der Folgereaktionen bei antigenabhängiger Makrophagenaktivierung. (Modifiziert nach Oppenheim et al. 1986). BAF B cell activating factor, BCGF B cell growth factor, CSF colony stimulating factor, EP endogenous pyrogen, FAF fibroblast activating factor, IFN interferon, IL interleukin, LAF lymphocyte activating factor, LDCF lymphocyte-derived chemotactic factor, LEM leucocyte endogenous mediator, MAF macrophage activating factor, MIF migraton inhibitory factor, PIF proteolysis inducing factor

Katabolie zum Verfall des Organismus. IL-1 induziert somit einen Wettlauf zwischen Überwindung der Aggression und Aufbrauchen der energetischen und strukturellen Reserven. Künstliche Ernährung kann an dieser Stelle ihren Beitrag liefern, wobei die Grenzen des Postaggressionsstoffwechsels berücksichtigt werden müssen (Kap. 3.1 und 8.1).

Weitere Reaktionsketten wie die des IL-1 werden heute zunehmend bekannt (z. B. Cachectin = „tumor necrosis factor") (Beutler u. Cerami 1987).

Immunologisches Monitoring

Mit zunehmendem Wissen über den Ablauf der Immunabwehr wurden Möglichkeiten zur quantitativen Bestimmung einzelner Glieder dieser Abwehrkette entwickelt (Tabelle 7.2). Viele Untersuchungen sind an Speziallabors gebunden sowie kosten-, personal- und arbeitsintensiv. Einige Methoden, wie z.B. der Intrakutantest der Immunreaktion vom verzögerten Typ, haben für die Abschätzung der Prognose chirurgischer Patienten eine gewisse Bedeutung bekommen. Diese Methoden sollen im folgenden herausgestellt werden.

7.1 Immunologische Faktoren

Tabelle 7.2 Immunologisches Instrumentarium zum Monitoring chirurgischer Patienten

1. *Neutrophile Granulozyten, Monozyten, Makrophagen*
   - Anzahl, Differenzierung
   - Migration, Chemotaxis, Adhärenz
   - Lysosomale Funktionen, Degranulation
   - Killingfunktion, Bakterizidie, Superoxidproduktion

2. *T-Lymphozyten*
   - Anzahl, Differenzierung entsprechend Oberflächenrezeptoren (Helfer-, Suppressorzellen etc.)
   - Transformationsreaktion (Mitogene, z.B. PHA, ConA)
   - Lymphokinproduktion, Helfer-/Suppressorfunktion
   - Hautreaktion vom verzögerten Typ
   - NK-Aktivität

3. *B-Lymphozyten*
   - Anzahl, immunologische Differenzierung (Rezeptoren, Plasmazellen)
   - Proliferation (Mitogene, z.B. PWM; T-Zell-Hilfe erforderlich)
   - Immunglobulinproduktion (IgG, M, A, E in vivo und in vitro)

4. *Serologische Untersuchungen*
   - Immunglobulinspiegel, Nachweis spezifischer Antikörper
   - Komplementfaktoren (Quantität, Funktion)
   - Opsonisierung (durch Messung von Phagozytose oder Phagozytose assoziierter Superoxidproduktion)
   - Fibronektin, evtl. Tuftsin
   - Tumorassoziierte Antigene (z.B. CEA, AFP)

Untersuchungen neutrophiler Granulozyten und Monozyten

Diese unspezifisch (z.B. komplementabhängig) *und* spezifisch (antikörperabhängig) aktivierbaren Phagozyten stellen ein quantitativ wichtiges Abwehrsystem dar. In vivo sind diese Zellen an Infektabwehr und Transplantatabstoßung, möglicherweise auch an der Elimination maligne entarteter Zellen beteiligt.

Routinemäßig werden Zahl, Morphologie (z.B. Linksverschiebung) und Mobilisierbarkeit (z.B. Leukozytose bei septischen Vorgängen) der Phagozyten im peripheren Blut untersucht. Als Risikodeterminanten oder Indikatoren eines schlechten Ernährungszustands sind diese Untersuchungsergebnisse nicht aussagekräftig.

Zur Beurteilung der Funktionsfähigkeit der Phagozyten können neben der lichtmikroskopischen Auszählung von Partikeln auch moderne Methoden wie etwa die Chemilumineszenzmessung als Maß für die Produktion bakterizider Sauerstoffformen genutzt werden (Kato et al. 1981; Heberer 1982; Kremer et al. 1983). Bei diesen Funktionsuntersuchungen werden je nach Untersuchungsbedingungen ausschließlich zelluläre (z.B. unspezifische Phagozytose inerter Latexpartikel) oder auch humorale Faktoren (z.B. Phagozytose opsonisierter Partikel) gemessen.

Die zelluläre Aktivierbarkeit (= Serumfaktoren *nicht* limitierend) ist bei mangelernährten Kindern (Selvaraj u. Bhat 1972; Seth u. Chandra 1972; Schopfer u. Douglas 1976/b), aber auch bei Anorexia nervosa (Gotch et al. 1975) und erwachsenen Patienten mit Mangelernährung (Metabolic and enzyme activities of neutrophils in malnutrition [1977] Nutr Rev) gestört. Menschliche Phagozyten scheinen gegenüber Mangelernährung sensibler zu sein als phagozytierende Zellen vieler anderer Säugetierarten: In vielen Untersuchungen konnte nämlich tierexperimentell auch bei schwerer Mangelernährung keine Verschlechterung der Phagozytenfunktion nachgewiesen werden (Lopez et al. 1972; Wunder et al. 1987; gegenteilige Berichte allerdings bei: Ratnakar et al. 1972; Bhujan u. Ramaligaswami 1972). Auch ein Mangel singulärer nutritiver Substrate wie der Folsäure führt in vivo und in vitro zu einer relevanten Störung der Granulozytenfunktion (Youinou et al. 1982).

T-Lymphozyten

Diese immunregulatorisch aktiven Zellen stellen eine inhomogene Lymphozytenpopulation dar, die anhand von Funktionen und Oberflächenstrukturen in sog. Helfer-, Suppressor- und Nicht-Helfer-nicht-Suppressor-Zellen unterschieden werden kann. Kaum eine Zellpopulation ist so eng mit den Funktionen andererZellen verbunden wie diese Lymphozytengruppe.

Im Rahmen der klinischen Routine wird zumeist nur die Gesamtzahl der Lymphozyten beurteilt. Die *Lymphozytenzahl im peripheren Blut* korreliert mit dem postoperativen Risiko chirurgischer Patienten und dem Ernährungszustand (Lewis et al. 1979). Die absolute Lymphozytenzahl wird deshalb zur Beurteilung des Ernährungszustands sowohl als Einzelparameter als auch im Rahmen komplexer Formeln zur Bestimmung von perioperativem Risiko und Ernährungszustand eingesetzt (Kap. 7.2).

Die *Typisierung von T- und B-Lymphozyten* sowie deren Untergruppen ist Speziallabors vorbehalten und wird heute am zweckmäßigsten nach Markierung bestimmter Oberflächenstrukturen durch monoklonale, fluoreszenzmarkierte Antikörper durchgeführt. Bei Kindern mit schwerer Mangelernährung konnte autoptisch eine Atrophie des Thymus und entsprechend eine Reduktion der thymusabhängigen T-Lymphozyten nachgewiesen werden (Smythe et al. 1971). Bei Erwachsenen mit malignen gastrointestinalen Erkrankungen wurde eine Verminderung von T- (T11-Antigen) und B-Zellen (B1-Antigen) gefunden. Besonders auffällig war eine Reduktion der T-Zell-Untergruppe mit Helferfunktion (T4-Antigen), deren Ausmaß dem tumorinduzierten Grad der Mangelernährung entsprach (Roussel 1986).

Funktionelle Untersuchungen der T-Lymphozyten bestehen in einer Stimulation zu Wachstum, Proliferation (Blastenbildung) oder Produktion von Signalstoffen (Lymphokine) durch bestimmte pflanzliche Substanzen, sog. Mitogene (z.B. Phytohämagglutinin=PHA). Auch diese Untersuchungen erbrachten zumeist den Nachweis funktioneller Störungen der T-Lymphozyten bei mangelernährten Kindern (Law et al. 1973; Chandra 1976; Schopfer u. Douglas 1976; Schlesinger et al. 1976; gegenteilige Meinungen: Palmblad et al. 1977; Raffii et al. 1977). Auch die zytotoxische Aktivität (Natural killer activity = NK-Aktivität) war bei mangelernährten Kindern eingeschränkt und konnte durch eine Ernährungstherapie normalisiert werden (Salimonn et al. 1983).

Diese Untersuchungen sind von großem pathophysiologischem Interesse,

7.1 Immunologische Faktoren

belegen sie doch den Einfluß des Ernährungszustands auf die Lymphozytenfunktion. Die zugrundeliegenden Methoden sind jedoch aufwendig und haben schon deshalb keinen Eingang in die Praxis finden können .

Hauttest

Immunologische Hautreaktionen werden in 4 Kategorien eingeteilt: Typ I = Soforttyp oder anaphylaktischer Typ (IgE- und Mastzell-abhängig), Typ II = zytotoxischer Typ (Arzneiallergen-, IgG-/M- und komplementabhängige Reaktion), Typ III = Immunkomplextyp oder Arthus-Typ (basierend auf Immunkomplexablagerung und Komplementaktivierung), Typ IV = zellvermittelte Immunität, Überempfindlichkeit vom verzögerten Typ oder „delayed cutaneous hypersensitivity" (DCH). Nur diese letztgenannte Reaktion ist gemeint, wenn von „Hauttest" oder „skin testing" gesprochen wird. Dieser Hauttest ist die häufigste immunologische Untersuchung, die im Zusammenhang mit dem Ernährungszustand durchgeführt wird, sieht man von der Bestimmung der Lymphozytenzahl im peripheren Blut ab. Im Gegensatz zur Lymphozytenzahl oder zu so aufwendigen Untersuchungen wie der Bestimmung der Lymphozytenuntergruppen durch fluoreszenzmarkierte Antikörper erfaßt diese einfache Untersuchung einen immunologischen Funktionsablauf in vivo. Darin liegt die besondere Attraktivität dieser Methode, die deshalb ausführlicher erläutert werden soll. Zur praktischen Durchführung der Untersuchung s. Kap. 7. 2.

Die *zellvermittelte Immunität* ist stets T-Zell-abhängig und wird nach auslösendem Antigen, Reaktionsverlauf, klinischem Bild und Histologie in weitere 4 Gruppen aufgeteilt (Tabelle 7.3). Im wesentlichen entspricht der übliche Hauttest dem Tuberkulintyp, wenn man einmal von der DNCB-Reaktion (s.u.) absieht. Die *Tuberkulinreaktion* setzt Sensibilisierung, also früheren Kontakt mit dem Antigen voraus. Bei der 2. Reaktion („recall reaction") stimuliert das von Phagozy-

Tabelle 7.3. Klassifikation der Hautreaktion vom verzögerten Typ. (Roitt et al. 1985)

	Jones-Mote-Typ	Kontaktüberempfindlichkeit	Tuberkulintyp	Granulomtyp
Reaktionszeit	24 h	48 h	48 h	4 Wochen
Klinik	Ödem	Ekzem Rötung	Induration Rötung Schwellung	Induration
Histologie	Basophile Lymphozyten Monozyten	Monozyten Lymphozyten Ödem der Epidermis	Monozyten Lymphozyten (Makrophagen)	Epitheloidzellen Riesenzellen Fibrose Nekrose
Antigen	Lösliches, intradermales Antigen	Nickel Gummi DNCB (epidermal)	Tuberkulin oder ähnliches Antigen (dermal)	Persisitierende AG-AK-Komplexe

ten (Makrophagen, Monozyten, sog. „antigen presenting cells" = APC) verarbeitete Antigen die sensibilisierten Lymphozyten. Es resultiert die Produktion von Lymphokinen (Abb. 7.2): Ein makrophagenaktivierender Faktor (MAF), ein die Makrophagenmobilität inhibierender Faktor (MIF), das T-Zell-stimulierende Interleukin-2 (vgl. Abb. 7.3) sowie zahlreiche andere Produkte führen zur Aktivierung weiterer Immunzellen. Das Zusammenspiel dieser Faktoren und Immunzellen führt zu dem charakteristischen klinischen Erscheinungsbild der dermalen Entzündungsreaktion mit Rötung, Schwellung und Induration.

Die Hautreaktion kann 48 h nach standardisierter Applikation geeigneter T-Zell-abhängiger Antigene (z.B. Tuberkulin, Streptokinase/Streptodornase, Diphtherie, Candida, Trichophyton, Proteus) ausgemessen werden: Dazu wird der Durchmesser der Reaktion in 2 Richtungen gemessen und gemittelt.

[Polysaccharidantigene sind weniger T-Zell-abhängig und führen nicht zur Tuberkulinreaktion (z.B. Pneumokokkenantigene). Dinitrochlorbenzol (DNCB) löst nach vorheriger Sensibilisierung eine Kontaktüberempfindlichkeit, aber keine Tuberkulinreaktion aus.]

Störungen eines jeden Schrittes der Tuberkulinreaktion können die Hautreaktion schwächen oder aufheben: Dies gilt für eine fehlende Sensibilisierung ebenso wie für Störungen von Antigenerkennung und Verarbeitung sowie alle folgenden Schritte. Intakte Tuberkulinreaktion bedeutet deshalb eine funktionsfähige zellvermittelte Immunität, eine gestörte Reaktion gestattet hingegen keine Aussage über die Ursache. Neben fehlendem früheren Kontakt mit dem Antigen kommen nutritive Störungen (s.u.), systemische Erkrankungen (Tuberkulose, M. Hodgkin, virale Infekte und maligne Tumore) aber auch spezifisch immunologische Erkrankungen („acquired immunodeficiency syndrome") in Betracht.

Soll der *Hauttest zur Beurteilung des Ernährungszustands* eingesetzt werden, ist der Ausschluß anderer Störfaktoren Voraussetzung. Dies kann schwierig sein: Bei Patienten mit malignen Erkrankungen wird der Entscheid, ob eine Erniedrigung der Hautreaktivität im Vergleich zu geeigneten Kontrollpersonen durch den Tumor oder durch Mangelernährung bedingt ist, von der Messung anderer Größen, insbesondere dem Serumalbumin, abhängig sein. Der Ausschluß fehlender Sensibilisierung wird statistisch geführt: Nicht ein einziges, sondern 3 – 8 Antigene werden in der Regel simultan appliziert; bei geeigneter Wahl der Antigene ist eine Sensibilisierung gegen mehr als 1 Antigen mit hoher Wahrscheinlichkeit zu erwarten.

Aus diesen Überlegungen resultieren Bedenken gegen die Auswertung der verzögerten Immunität als eines Summenscores. Die Summe der Durchmesser der Einzelreaktion ist nämlich neben der Reaktivität vom Tuberkulintyp v. a. eine Funktion der Sensibilisierungsrate gegen die eingesetzten Antigene und weniger des Ernährungszustands. Die entscheidende Angabe ist, ob positive Reaktionen vorliegen oder nicht, auch wenn Summenscores in der Praxis durchaus sinnvolle Resultate liefern können (Dürig et al. 1982). Die Angabe der durchschnittlichen Reaktionsstärke (= Summenscore / Anzahl positiver Reaktionen) kann ebenfalls einen sinnvollen Wert darstellen. Bei der Interpretation von Hauttestresultaten sind weitere Faktoren zu berücksichtigen:

Die Hautreaktion vom verzögerten Typ fällt bei Frauen geringer aus als bei Männern. Zudem spielt die Antigenstärke der jeweils verwendeten Antigene eine

7.1 Immunologische Faktoren

kritische Rolle. Schließlich muß bei der Interpretation der Resultate berücksichtigt werden, daß Alter (in den meisten Untersuchungen schwächere Reaktion bei älteren Patienten), Therapie mit immunsuppressiven Medikamenten und bestimmte Krankheiten (z.B. M. Hodgkin) die Hautreaktion vom verzögerten Typ schwächen. Aus diesem Grunde ist es unerläßlich, vor der Bewertung von Intrakutantests Normwerte in einer vergleichbaren Population mit einer identischen Antigenpräparation zu bestimmen.

In der Summe machen es diese zahlreichen Determinanten schwierig, Konsequenzen aus einem alleinigen Hauttestresultat abzuleiten. Deshalb wird vorgeschlagen, den Hauttest nicht als primäres Kriterium der Mangelernährung bei der Indikationsstellung zur Ernährungstherapie einzusetzen (s. Kap. 7.2.). Ist Mangelernährung bei einem Tumorpatienten vor einer ausgedehnten Operation hingegen aufgrund von Serumalbumin und Gewichtsentwicklung bewiesen, dann eignet sich der *Hauttest als funktioneller immunologischer Parameter zur Effektivitätskontrolle der Ernährungsbehandlung.*

Der Effekt von Mangelernährung und Ernährungstherapie auf die Hautreaktionen vom verzögerten Typ ist durch zahlreiche Untersuchungen gesichert (Smythe et al. 1971; Law et al. 1973; Dionigi et al. 1977; Moldauer u. Nauss 1979; Mullen 1981; Franco et al. 1983; Druart et al. 1985). Besonders eindrucksvoll konnte der Effekt einer Realimentation bei Patienten mit Leberzirrhose und Aszites gezeigt werden, deren Hauttestreaktion sich parallel zum Ernährungszustand (Armmuskelumfang, Serumalbumin und -transferrin) nach peritoneovenöser Shuntoperation erholte (Franco et al. 1983). Zumindest tierexperimentell ist auch bewiesen, daß singuläre Defizite wie der Zinkmangel zur Verminderung der Hautreaktion führen können (Sheffy u. Williams 1982; Fraker et al. 1984; Carlomagnos et al. 1985).

Bei Patienten ist eine *präoperativ verminderte Hautreaktion* zumeist mit einer *erhöhten Morbidität und Letalität* verbunden (Pietsch et al. 1977; Mullen 1981; Dürig et al. 1982; Christou et al. 1985). Diese weitverbreitete Ansicht blieb allerdings nicht unwidersprochen: Einige Autoren konnten diese Beobachtung nicht (Brown et al. 1982; Griffith et al. 1984) oder nur in speziellen Untergruppen ihrer Patienten bestätigen (Schackert et al. 1986). Den Schlüssel zur Entscheidung dieser Kontroverse bot Twomey 1982 in einer Übersichtsarbeit zum Hauttest: „Untersuchungen, die mehrere Grade der Mangelernährung unterscheiden, fanden bei Patienten mit subklinischer, also nicht offensichtlicher Mangelernährung keine Verminderung der Immunreaktivität vom verzögerten Typ" (Twomey et al. 1982). Diese Beobachtung konnte bestätigt werden (Heberer et al. 1984; Allgöwer et al. 1985): Subklinische Mangelernährung, also ein Grad der Mangelernährung, der zwar biochemisch erfaßbar ist, aber nicht zu erhöhter postoperativer Komplikationswahrscheinlichkeit führt, kann mit dem Hauttest nicht erfaßt werden.

Zusammenfassend ist festzustellen, dass der Hauttest eine interessante Methode zur Bestimmung der zellvermittelten Immunität in vivo bleibt. Die Beziehung zu Ernährungszustand und Komplikationswahrscheinlichkeit chirurgischer Patienten steht außer Zweifel. Aussagen für Gruppen von Patienten, also unter Studienbedingungen, sind sinnvoll. Die Interpretation von Einzelmessungen beim individuellen Patienten ist hingegen schwierig. Zur Verlaufskontrolle während einer Realimentation ist die Methode geeignet (Kap. 7.2).

B-Lymphozyten

Diese Untergruppe der Lymphozyten ist der Produktionsort spezifischer humoraler Antikörper. Die Aktivierung dieser Zellen ist in das Netz immunologischer Interaktionen eingebunden: Voraussetzungen sind Antigenpräsentation und Interleukin-1-Produktion von Makrophagen sowie Antigenerkennung und konsekutive Interleukin-2- und BCGF-Produktion (= „B-cell growth factor") von T-Lymphozyten. Die Feinregulation der B-Zell-Aktivität erfolgt durch T-Lymphozyten mit Helfer- und Suppressorfunktion (Abb. 7. 2).

Zahlenmäßig sind B-Lymphozyten bei Kindern mit schwerer Mangelernährung vermindert. Wesentlicher als die Auszählung der B-Zellen ist allerdings die funktionelle Prüfung dieser Zellen, die in vitro außerordentlich schwierig und damit für die klinische Routine derzeit nicht brauchbar, in vivo aber durch Prüfung der Antikörperantwort auf spezifische Antigene durchaus möglich ist (s.u.). Bei reduzierter Antikörperproduktion kann allerdings zwischen dem (häufigeren) T-Zell-Defekt und einer Minderleistung der B-Zellen nicht unterschieden werden.

Serologische Untersuchungen

Die globale Messung der *Immunglobuline im Serum* zeigt keine Korrelation zur Mangelernährung. Hingegen kann die antigeninduzierte Antikörperproduktion bei Mangelernährung vermindert sein.

Die IgG-Spiegel im Serum sind auch bei schwerer Mangelernährung meist normal, die IgM- und IgA-Spiegel können sogar erhöht sein. Dagegen ist die Antikörperantwort auf spezifische Antigene bei Mangelernährung oft gestört (Chandra 1979). Beispielsweise war der Anstieg der Immunglobuline der Klasse IgG nach Influenzaimpfung bei schlecht ernährten Patientinnen eingeschränkt. Der IgG-Anstieg war proportional zur täglichen Vitamin-, Energie- und Vitamin-A-Zufuhr und korrelierte mit den Serumspiegeln von Albumin und Zink (Stiedemann u. Harill 1980). Diese Änderung ist Ausdruck einer gestörten B-Zell-Funktion, die ihrerseits jedoch durch einen T-Zell-Defekt verursacht sein kann (s.o.).

Von den *Komplementfaktoren* sind bis auf C4 und C5 alle Komponenten bei relevanter Mangelernährung vermindert (Chandra 1975; Olusi et al. 1976; Sirisinha et al. 1976). Für einige dieser Faktoren konnte ein Wiederanstieg unter Ernährungstherapie nachgewiesen werden (Dionigi et al. 1977; Palmblad et al. 1977). Somit erklären sich Störungen der Opsonisierung und der antikörperabhängigen zellulären Aktivitäten bei Patienten mit Mangelernährung.

Fibronektin

Das Glykoprotein Fibronektin (MG 440 000, Serumkonzentration 200–700 mg/l) kommt auf der Oberfläche vieler Zellen sowie in unlöslicher Form im Gewebe vor. Es besitzt Bedeutung für die Infektabwehr (Theobald u. König 1986) und wird als Parameter des Ernährungszustands diskutiert (Howard et al. 1984).

Die Bindung von Fibronektin an Partikel oder Bakterien (= Opsonisierung) reguliert über vermehrte Klebrigkeit (= Adhärenz) die Clearance dieser Strukturen (Courtney et al. 1985; Stanislawski et al. 1985). Dabei bedeutet eine Zunahme der Adhärenz keineswegs eine gesteigerte Eliminierung, sondern kann für Mikroorganismen sogar einen Selektionsvorteil darstellen: Die größere Affinität von Fibronektin zu grampositiven Bakterien entspricht einer vermehrten Adhärenz von Streptokokken in der Mundhöhle und führt zur Dominanz dieser Keime gegenüber weniger gut opsonisierten gramnegativen Organismen (Courtney et al. 1985; Stanislawski et al. 1985). Im Zusammenspiel mit Komplementfakoren und Phagozyten leistet Fibronektin insgesamt sowohl einen regulativen als auch einen direkten Beitrag zur Infektabwehr, letzteres durch Begünstigung von Chemotaxis und Adhärenz neutrophiler Granulozyten (Norris et al. 1982; Marino et al. 1985; Theobald u. König 1986).

Insgesamt korrelieren niedrige Fibronektinspiegel mit einer reduzierten Phagozytoseleistung mobiler wie stationärer Phagozyten, und die Normalisierung des Serumspiegels stellt auch die Phagozytenfunktion wieder her (Saba u. Jaffe 1980; Saba et al. 1984). Ein Fibronektinmangel wurde in Situationen ausgeprägter Katabolie beobachtet: Mangelernährung, Postaggressionsstoffwechsel, Trauma, Verbrennung, Sepsis und Leberversagen (Scovill et al. 1978; Saba u. Jaffe 1980; Klingemann 1982; Dopke et al. 1983; Zerlauth u. Wolf 1984; Gauperaa et al. 1985). Bei Mangelernährung kann Fibronektin um bis zu 30 % abfallen, um unter entsprechender Ernährungstherapie wieder in den Normbereich anzusteigen (Saba u. Jaffe 1983).

Somit kann auch am Beispiel von Fibronektin die Beziehung zwischen immunologischem Abwehrsystem und Ernährungszustand belegt werden. Obgleich zahlreiche Methoden zur Bestimmung des Plasmafibronektins bekannt sind (RIA, Turbidometrie, Immunelektrophorese), bleibt die Bestimmung bislang wissenschaftlichen Fragestellungen vorbehalten. Vor einem Einsatz als Parameter des Ernährungszustands in der Praxis müssen Sensitivität und Spezifität dieses Parameters für die Diagnostik der Mangelernährung erarbeitet werden.

Nutritive Ursachen immunologischer Störungen

Die Mehrzahl der erwähnten Störungen kann durch kombinierte Protein-Kalorien-Mangelernährung ausgelöst werden und ist dementsprechend einer Ernährungstherapie zugänglich. Allerdings können immunologische Defekte auch durch spezifische Defizite von Vitaminen und Spurenelementen hervorgerufen werden.

Auf immunologische Störungen bei Mangel an Zink (Stiedemann u. Harill 1980; Fraker et al. 1984; Carlomagnus et al. 1985) und Folsäure (Youinu et al. 1982) wurde hingewiesen. Schwere Formen des Zinkmangels sind anhand von Hautveränderungen (Barnes u. Moynahan 1973) erkenntlich, und auch einige weitere Vitaminmangelzustände haben ein charakteristisches klinisches Bild. Die immunologischen Veränderungen stehen aber nicht im Vordergrund, die Behandlung ist symptomatisch.

Praktischer Einsatz und Probleme immunologischer Untersuchungen für Ernährungstherapie und Risikobeurteilung chirurgischer Patienten

Es ist heute unzweifelhaft, daß die meßbaren immunologischen Größen sowohl mit Parametern des Ernährungszustands als auch mit der Wahrscheinlichkeit postoperativer Komplikationen korrelieren (Twomey et al. 1982; Kremer et al. 1983; Heberer et al. 1984; Allgöwer et al. 1985; Christou et al. 1985). Soll diese statistische Beziehung allerdings zur objektiven Beurteilung von Ernährungszustand und postoperativer Prognose genutzt werden, so müssen in der Praxis folgende Probleme berücksichtigt werden:

1. Wenngleich für viele Einzelparameter der immunologischen Reaktivität signifikante Korrelationen zur postoperativen Komplikationsfrequenz nachgewiesen wurden, so sind doch *Sensitivität und Spezifität* aller bislang untersuchten Parameter zu gering, um im Einzelfall therapeutische Entscheidungen darauf abzustellen.
2. Für eine erniedrigte immunologische Reaktivität (nachweisbar z.B. mittels Hauttest) können *unterschiedliche Ursachen* verantwortlich sein (z.B. Malignom, Entzündung, Urämie, Myokardinfarkt, Mangelernährung). Dabei ist zu berücksichtigen, daß eine Krankheit gleichzeitig Immunsystem *und* Ernährungszustand beeinträchtigen kann, ohne daß zwischen diesen beiden Effekten ein kausaler Zusammenhang bestehen muß (Kap. 7.2). Somit bedeutet die Koinzidenz von schlechtem Ernährungszustand und Immundepression keinesfalls, daß eine Ernährungstherapie auch die immunologische Reaktivität verbessern muss oder umgekehrt, dass eine Immunstimulation den Ernährungszustand verbessert. Eine Ernährungstherapie kann nur sinnvoll sein, wenn eine durch Mangelernährung verminderte immunologische Reaktivität verbessert werden soll. Eine durch Endotoxin hervorgerufene Immundepression (z.B. bei Abszeß, Divertikulitis oder Malignom) macht zunächst eine chirurgische Intervention im Sinne der Herdsanierung erforderlich. Allerdings wird die Immundepression besonders bei Tumorpatienten oder Patienten mit entzündlichen Darmerkrankungen meist durch eine Kombination verschiedener Ursachen, die sich selbst wechselseitig beeinflussen (z.B. maligner Tumor-Ernährungszustand), bewirkt. In diesen häufigen und komplexen Situationen wird ein Entscheid über die Behandlungspriorität erforderlich.
3. Viele immunologische Methoden sind wegen des Zeitbedarfs oder wegen der erforderlichen Spezialausstattung des Labors *nicht jederzeit verfügbar*. So ist bereits der Intrakutantest der zellvermittelten Immunität wegen des 48stündigen Intervalls zwischen Applikation des Hauttests und Ablesung der Reaktion bei Notfallpatienten nicht verwendbar. Ähnliches gilt für die mitogene Stimulation von Lymphozyten, die aufgrund des Zeitbedarfs und der Bindung an immunologische Labors nicht überall verfügbar sein kann. Diese Liste ließe sich nahezu beliebig erweitern. Die genannten Methoden sind bei wissenschaftlichen Fragestellungen aussagefähig, gestatten aber (noch) keinen Einsatz in der klinischen Routine.

Bei aller Bedeutung der pathophysiologischen Zusammenhänge bleibt der Einsatzbereich immunologischer Untersuchungsmethoden für Ernährungstherapie und prognostische Beurteilung chirurgischer Patienten somit bis heute begrenzt:

1. Immunologische Methoden werden als *Bestandteil komplexer Risikoformeln* zur Bestimmung des präoperativen Ernährungszustands chirurgischer Patienten eingesetzt. Wenngleich sie innerhalb dieser Formeln meist geringer als die

Serumproteine bewertet werden, stellen doch insbesondere Hauttest und absolute Lymphozytenzahl im peripheren Blut anerkannte und unabhängige Glieder einiger Risikoformeln dar (vgl. Kap. 7.2).
2. Allein oder in Kombination (Risikoformeln) werden immunologische Parameter (insbesondere der Hauttest) neben der Indikationsstellung v. a. zur *Erfolgsbeurteilung* und als *Kriterium zur Beendigung der präoperativen Ernährungstherapie* eingesetzt: Konversion von Anergie zu positiver Reaktion im Hauttest gilt als funktionelles Kriterium der erfolgreichen präoperativen Ernährungstherapie.
3. Im Rahmen klinischer Studien eignen sich immunologische Messwerte zur objektiven *Charakterisierung von Patientenpopulationen.*
4. Viele Methoden sind Gegenstand der *klinischen Forschung,* deren Zielsetzung darin besteht, Risikopatienten für adjuvante Maßnahmen wie Ernährungstherapie, Antibiotikaprophylaxe und künftig wohl auch für immunmodulatorische Regime zu selektieren.

Literatur

Allgöwer M, Dürig M, Heberer M (1983) Two techniques of measurement of the delayed type hypersensitivity of skin test reponse for the assessment of bacterial host resistance. Invited commentary. World J Surg 9: 805-806

Axelrod AE (1971) Immune processes in vitamin deficiency states. Am J Clin Nutr 24: 265-271

Barnes PM, Moynahan EJ (1973) Zinc deficiency in acrodermatitis enteropathica: Multiple dietary intolerance treated with synthetic diet. Proc R Soc Med 66: 327-329

Bauer AR, McNeil C, Trentelman E, Swift SA, Mason JD (1978) The depression of T-lymphocytes after trauma. Am J Surg 136: 674-679

Beisel WR, Edelmann R, Nauss K, Suskind RM (1981) Single-nutrient effects on immunologic functions. JAMA 245: 53-58

Beutler B, Cerami A (1987) Cachectin: more than a tumor necrosis factor. N Engl J Med 316: 379

Bhuyan UN, Ramaligaswami V (1972) Responses of the protein-deficient rabbit to staphylococcal bacteriemia. Am J Pathol 69: 359

Brown R, Bancewicz J, Hamid J, Patel NJ, Ward CA, Farrand RJ, Pumphrey RSH, Irving M (1982) Failure of delayed hypersensitivity skin testing to predict postoperative sepsis and mortality. Br Med J 284: 851-853

Carlomagno MA, Mintzer CL, Tetzlaff CC, McMurray DN (1985) Different effect of protein and zinc deficiencies on lymphokine activity in BCG-vaccinated guinea pigs. Nutr Res 5: 959-968

Chandra RK (1975) Serum complement and immunoconglutinin in malnutrition. Arch Dis Child 50: 225-229

Chandra RK (1976) Iron and immunocompetence. Nutr Rev 34: 129-132

Chandra RK (1979) Interactions of nutrition, infection and immune response. Immunocompetence in nutritional deficiency, methodological considerations and intervention strategies. Acta Paediatr Scand 68: 137-144

Christou NV, Boisvert G, Broadheas M, Meakins JL (1985) Two techniques of measurement of the delayed type hypersensitivity of skin test response for the assessement of bacterial host resistance. World J Surg 9: 798-804

Courtney HS, Ofek J, Simpson WA, Whitnack E, Beachey EH (1985) Human plasma fibronectin inhibits adherence of streptococcus pyogenes to hexadekane. Infect Immun 47: 341-343

Cunningham-Randles S (1982) Effects of nutritional status on immunological function. Am J Clin Nutr 35: 1202-1210

Dionigi R, Zonta A, Dominioni L, Gnes F, Ballabio A (1977) The effect of TPN on immunodepression due to malnutrition. Ann Surg 185: 467-474

Dobke MK, Pearson G, Roberts C, Germany B, Heck E, Masters BS, Baxter CR (1983) Effect of circulating fibronectin on stimulation of leukocyte oxygen consumption and serum opsonizing function in burned patients. J Trauma 23: 882-890

Druart ML, Carpentier YA, Duchateau J, Contraine F (1985) Effects of surgery and nutritional support on some lymphocyte and PMN leucocyte functions in man. Clin Nutr 4: 217-224

Dürig M, Heberer M, Harder F (1982) Technik und Bedeutung des Intracutantestes mit Recall-Antigenen in der Allgemeinchirurgie. Chirurg 53: 427-430

Faist E, Kupper TS, Baker CC, Chaudry IH, Dwyer J, Baue AE (1986) Depression of cellular immunity after major injury. Arch Surg 121: 1000-1005

Fraker PJ, Hildebrandt K, Luecke RW (1984) Alteration of antibody-mediated responses of suckling mice to T-cell-dependent and independent antigens by maternal marginal zinc deficiency: Restoration of responsiveness by nutritional repletion. J Nutr 114: 170-179

Franco D, Charra M, Jeambrun P, Belghiti J, Cortesse A, Sossler C, Bismuth H (1983) Nutrition and immunity after peritoneovenous drainage of intractable ascites in cirrhotic patients. Am J Surg 146: 652-657

Gauperaa T, Giercksky KE, Revhaug A, Rekvig OP (1985) Fibronectin, complement and immunoglobulins in serum after surgery. Br J Surg 72: 59-61

Gotch FM, Spry CJ, Mowat AG, Beeson PB, Maclennan ICM (1975) Reversible granulocyte killing defect in anorexia nervosa. Clin Exp Immunol 21: 244-249

Griffith CDM, McLean Ross AH (1984) Delayed hypersensitivity skin testing in elective colorectal surgery and relationship to postoperative sepsis. JPEN 8: 279-280

Gross RL, Newberne PM (1980) Role of nutrition in immunologic function. Physiol Rev 60: 188-302

Heberer M, Dürig M, Harder F (1984) Die oro-pharyngo-ösophagealen Carcinome. Aspekte des Ernährungszustandes und der Immunabwehr. Helv Chir Acta 51: 283-286

Heberer M, Ernst M, Allgöwer M, Fischer H (1982) Measurement of chemiluminescence in freshly drawn human blood. Klin Wochenschr 60: 1443-1448

Howard L, Dillon B, Saba TM, Hofmann S, Cho E (1984) Decreased plasma fibronectin during starvation in man. JPEN 8: 237-244

Kato T, Eggert H, Wokalek H, Schöpf E, Ernst M, Rietschel ET, Fischer H (1981) Measurement of chemiluminescence in freshly drawn human blood. Role of granulocytes, platelets and plasma factors in zymosan-induced chemiluminescence. Klin Wochenschr 59: 203-211

Klingemann HG (1982) Fibronectin. Klinische und biologische Aspekte. Dtsch Med Wochenschr 107: 1361-1365

Kremer B, Früh C, Homann NP, Reuter K, Bornholdt D (1983) Immunreaktivität, ein präoperativ fassbarer Parameter? Langenbecks Arch Chir 361: 269-275

Law DK, Dudrick SJ, Abdou NI (1973) Immunocompetence of patients with protein-calorie malnutrition. The effects of nutritional repletion. Ann Intern Med 79: 545-550

Lewis RT, Klein H (1979) Risk factors in postoperative sepsis: Significance of preoperative lymphocytopenia. J Surg Res 26: 365-371

Lopez V, Davis SD, Smith NJ (1972) Studies in infantile marasmus. IV: Impairment of immunologic responses in the marasmic pig. Pediat Res 6: 779-788

Marino JA, Pensky J, Culp LA, Spagnuolo PJ (1985) Fibronectin mediates chemotactic factor-stimulated neutrophil substrate adhesion. J Lab Clin Med 105: 725-730

McCarrick JW, Ikeda CB, Ziegler MM (1986) Tumor immunogenicity -The prime determinant of the nutritional influence on the host-tumor relationship. JPEN 10: 21-27

Metabolic and enzyme activities of neutrophils in malnutrition (1977) Nutr Rev 35: 230

Moldawer LL, Nauss K, Bristrian BR, Blackburn GL (1979) Cellular immunity in protein malnutrition: Differences in in vivo and in vitro responses. Surg Forum 30: 138-140

Monson JRT, Ramsden CW, MacFie J, Brennan TG, Guillou PJ (1986) Immunorestorative effect of lipid emulsions during total parenteral nutrition. Br J Surg 73: 843-846

Moran K, Munster AW (1987) Alterations of host defense mechanism in burned patients. Surg Clin North Am 67: 47-56

7.1 Immunologische Faktoren

Müller JM, Brenner U, Dienst C, Pichlmaier H (1982) Preoperative parenteral feeding in patients with gastrointestinal carcinoma. Lancet I: 68-71

Mullen JL (1981) Consequences of malnutrition in the surgical patient. Surg Clin North Am 61: 465-488

Neuvonen P, Salo M (1984) Effects of preoperative parenteral nutrition on cell mediated immunity in malnourished patients. Clin Nutr 3: 197-201

Norris DA, Clark RA, Swigart LM, Huff JC, Weston WL, Howell SE (1982) Fibronectin fragments are chemotactic for human peripheral blood monocytes. J Immunol 129: 1612-1618

Nohr CW, Christou NV, Rhode H, Gordon J, Meakins JL (1984) In vivo and in vitro humoral immunity in surgical patients. Ann Surg 200: 373-380

Nuwer N, Cerra FB, Shronts EP, Lysne J, Teasley KM, Konstantinides FN (1983) Does modified amino acid total parenteral nutrition alter immune-response in high level surgical stress JPEN 7: 521-524

Olusi SO, McFarlane H, Ade-Serrano M, Osunkoya BO, Adesina H (1976) Complement components in children with protein-calorie malnutrition. Trop Geogr Med 28: 323-328

Oppenheim JJ, Kovacs EJ, Matsushima K, Durum SK (1986) There is more than one interleukin 1. Immunol Today 7: 45-56

Palmblad J, Cantell K, Holm G, Norberg R, Strander H, Sunblad L (1977) Acute energy deprivation in man: Effect on serum immunoglobulins, antibody response, complement factors 3 and 4, acute phase reactants and interferon-producing capacity of blood lymphocytes. Clin Exp Immunol 30: 50-55

Pietsch JB, Meakins JL, MacLean LD (1977) The delayed hypersensitivity response: Application in clinical surgery. Surgery 82: 349-355

Powanda MC, Beisel WR (1982) Hypothesis: Leucocyte endogenous mediator/endogenous pyrogen/lymphocyte-activating factor modulates the developement of nonspecific and specific immunity and affects nutritional status. Am J Clin Nutr 35: 762-768

Raffii M, Hashemi S, Nahani J, Mohagheghpour H (1977) Immune responses in malnourished children. Clin Immunol Immunopathol 8: 1-19

Rasmussen A, Segel E, Aagaard MT, Hessov I (1985) The effect of preoperative nutrition on the immune system. Clin Nutr 4: 175-178

Ratnakar KS, Mathur M, Ramalingaswami V, Deo MG (1972) Phagocytic function of reticuloendothelial system in protein deficiency – A study in rhesus monkeys using 32-P-labelled E. coli. J Nutr 102: 1233-1237

Roitt IM, Brostoff J, Male D (1985) Immunology. Churchill Livingstone, Edinburgh

Roussel E (1986) Immunoregulatory leucocyte subset typing. PHA-response in relation to the nutritional state in cancer patients with gastrointestinal neoplasia. Diagn Immunol 4: 10-16

Saba TM, Jaffe E (1980) Plasma fibronectin (opsonic glycoprotein): Its synthesis by vascular endothelial cells and role in cardiopulmonary integrity after trauma as related to reticuloendothelial function. Am J Med 68: 577-592

Saba TM, Dillon BC, Lanser ME (1983) Fibronectin and phagocytic host defense: relationship to nutritional support. JPEN 7: 62-68

Saba TM, Blumenstock FA, Shah DM, Kaplan JE, Cho E, Scovill W, Stratton H, Newell J, Gottlieb M, Sedransk N, Rahm R (1984) Reversal of fibronectin and opsonic deficiency in patients. Ann Surg 199: 87-95

Salimonn LS, Amaze E, Johnson AOK (1983) Depressed natural killer cell activity in children with protein-calorie malnutrition. II. Correction of the impaired activity after nutritional recovery. Cell Immunol 82: 210-215

Schackert HK, Betzler M, Zimmermann GF, Decker R, Geelhaar GH, Edler L, Hess C, Herfarth C (1986) The predictive role of delayed cutaneous hypersensitivity testing in postoperative complications. Surg Gynecol Obstet 162: 563-568

Schlesinger L, Ohlbaum A, Grez L, Stekel A (1976) Decreased interferon production by leukocytes in marasmus. Am J Clin Nutr 29: 758-761

Schopfer K, Douglas SD (1976 a) In vitro studies of lymphocytes from children with Kwashiorkor. Clin Immunol Immunopathol 5: 21-30

Schopfer K, Douglas SD (1976 b) Neutrophil function in children with Kwashiorkor. J Lab Clin Med 88: 450-461

Scovill WA, Saba TM, Blumenstock FA, Bernard H, Povers S (1978) Opsonic α-2-surface binding glycoprotein therapy during sepsis. Am J Surg 135: 521-529

Selvaraj RJ, Bhat KS (1972) Metabolic and bactericidal activities of leukocytes in protein-calorie malnutrition. Am J Clin Nutr 25: 166-174

Seth V, Chandra RK (1972) Opsonic activity, phagocytosis, and bactericidal capacity of polymorphs in undernutrition. Arch Dis Child 42: 282-284

Sheffy BE, Williams AJ (1982) Nutrition and the immune response. J Am Vet Med Assoc 180: 1073-1076

Sirisinha S, Edelmann S, Suskind R, Charupatana C, Olson RE (1976) Complement and C3-proactivator levels in children with protein calorie malnutrition and effect of dietary treatment. Lancet I: 1016-1018

Smythe PM, Schonland M, Brereton-Stiles GG, Coovadia HM, Grace HJ, Loening WEK, Mafoyane A, Parent MA, Vos GH (1971) Thymolymphatic deficiency and depression of cell mediated immunity in protein-calorie malnutrition. Lancet II: 939-944

Srikantia SG (1975) Human vitamin A deficiency. World Rev Nutr Diet 20: 184-230

Stanislawski L, Simpson WA, Hasty D, Sharon N, Beachey EH, Ofek J (1985) Role of fibronectin in attachement of Streptococcus pyogenes and Escherichia coli to human cell lines and isolated oral epithelial cells. Infect Human 48: 257-259

Stiedemann M, Harill J (1986) Relation of immunocompetence to selected nutrients in elderly women. Nutr Rev Int 21: 931-942

Theobald K, König W (1986) Die Rolle des Fibronectins bei der Infektabwehr. Dtsch Med Wochenschr 111: 1812-1814

Twomey P, Ziegler D, Rombeau J (1982) Utility of skin testing in nutritional assessement: A critical review. JPEN 6: 50-58

Youinou PY, Garre MA, Menez KF, Boles JM, Morin JF, Pennec Y, Miossec PJ, Morin PP, Menn GL (1982) Folic acid deficiency and neutrophil dysfunction. Am J Med 73: 652-657

Weindruck R, Chia D, Barnett EV, Walford RL (1982) Dietary restriction in mice beginning at 1 year of age: Effects on serum immune complex levels. Age 5: 111-112

Wunder JA, Stinnet JD, Alexander JW (1987) The effects of malnutrition on variables of host defense in the guinea pig. Surgery 6 : 540-542

Zerlauth G, Wolf G (1984) Plasma fibronectin as a marker for cancer and other diseases. Am J Med 77: 685-688

7.2 Ernährungszustand und prognostische Indizes

Für den eiligen Leser

> Beim mangelernährten Patienten sind Morbidität und Letalität nach chirurgischen Eingriffen erhöht. Der Erhebung des Ernährungszustands kommt praktische Bedeutung zu, weil Mangelernährung und die resultierenden Risiken durch eine prä- und postoperative Ernährungstherapie beeinflußt werden können.
>
> Die zur Bestimmung des Ernährungszustands geeigneten Parameter und ihre Bewertung sind umstritten. Trotzdem können aus der Vielzahl vorliegender Untersuchungen einige objektive Kriterien abgeleitet werden, die in der täglichen Praxis eine rationale Indikationsstellung zur perioperativen Ernährungstherapie ermöglichen: Die anamnestische Angabe eines *unfreiwilligen Gewichtsverlusts von mehr als 10 %* und ein *Serumalbuminwert unter 30 g/l* sprechen für eine relevante Mangelernährung.
>
> Treffen beide genannte Kriterien zu, so ist die Indikation zur prä- und postoperativen Ernährungstherapie in aller Regel gegeben (Kap. 1). Ausschließlicher Gewichtsverlust rechtfertigt weder die Diagnose der Mangelernährung noch ernährungstherapeutische Konsequenzen. Bei alleiniger Hypalbuminämie ist die Diagnose der Mangelernährung hingegen zutreffend, wenn andere Ursachen dieses Symptoms ausgeschlossen sind (z.B. Leberfunktionsstörung, erhöhter Eiweißverbrauch oder -verlust, Überwässerung). Eine Ernährungstherapie ist dann in der Regel angezeigt.
>
> Ein Weniger an Abklärung (z.B. der alleinige klinische Blick) bietet keine ausreichend objektive Grundlage für den Einsatz der auch mit Risiken belasteten Ernährungstherapie. Ein Mehr an Abklärung bleibt in der Regel wissenschaftlichen Fragestellungen vorbehalten.
>
> Die zur Erfassung des Ernährungszustands verfügbaren Methoden gestatten differenzierte Aussagen über Art (Protein- oder Kalorienmangelernährung, Körperzusammensetzung) und funktionelle Konsequenzen (Muskeldynamometrie, immunologische Untersuchungen) der Mangelernährung. Diesem feinen diagnostischen Raster entspricht bis heute allerdings keine vergleichbar differenzierte Therapiemöglichkeit. Dies gilt auch für die prognostischen Indizes. Diese Risikoformeln gestatten unter günstigen Voraussetzungen eine präzise Zuordnung bestimmter Komplikationswahrscheinlichkeiten, bleiben aber ohne praktische Konsequenz, weil entsprechend abgestimmte Behandlungsmöglichkeiten (Antibiotika, Ernährungstherapie, Immunstimulation) bis heute Gegenstand der Forschung sind.

Die objektive Erhebung des Ernährungszustands ist Voraussetzung und Erfolgskriterium jeder Ernährungstherapie. Beim chirurgischen Patienten beruht die Bedeutung des Ernährungszustandes v. a. auf der Erfahrung, daß Mangelernährung die Wahrscheinlichkeit postoperativer Komplikationen erhöht. Diese Erkenntnis ist alt (Studley 1936; Rhoads u. Alexander 1955), aber nicht unbestritten (Ryan u. Taft 1980). Die Kontroverse um Kriterien, Bedeutung und Konsequenzen des Ernährungszustands ist zumindest teilweise auf methodische Probleme und somit uneinheitliche Voraussetzungen der Diskussion zurückzuführen:

1. Bei der Diagnostik des Ernährungszustands muß der *Typ der Mangelernährung* festgestellt werden: Im mitteleuropäischen Raum sind reine Formen der Proteinmangelernährung [=Kwashiorkortyp, Code-Nr.260 des Diagnoseschlüssels der Bundespflegesatzverordnung entsprechend ICD (= „international classification of diseases")] ebenso selten wie der ausschließliche Kalorienmangel (=Marasmustyp, ICD-Code Nr. 261). Gelegentlich kommt der Kwashiorkortyp bei Alkoholikern und bei proteinverlierenden Enteropathien wie dem M. Menetrier des Magens vor. Häufiger ist die kombinierte Protein-Kalorien-Mangelernährung (ICD-Code Nr. 263), die insbesondere bei konsumierenden Erkrankungen auftreten kann und dann als Risikofaktor objektiviert werden sollte. Sonstiger Ernährungsmangel (ICD-Code Nr.269) entspricht einem selektiven Vitamin- oder Spurenelementmangel.

2. Die Kriterien, die zur Diagnostik der Mangelernährung eingesetzt werden, erfordern eine sorgfältige *Interpretation*: Aus der alleinigen Bestimmung eines Proteinparameters im Serum kann nicht abgeleitet werden, ob eine Erniedrigung Folge reduzierter Nahrungsaufnahme konsumierender Tumorerkrankung oder eines septischen Prozesses ist. Ebenso kann eine Immundepression (z.B. verminderte Lymphozytenzahl im peripheren Blut, reduzierte Reaktivität im Hauttest) durch krankheit- und therapieassoziierte Faktoren (Tumor, Sepsis, Urämie, Chemotherapie) ebenso wie durch Mangelernährung verursacht sein. Statistische Assoziationen (z.B. Hypalbuminämie bei Hämodilution) dürfen nicht mit kausalen Beziehungen (z.B. Hypalbuminämie infolge Anorexie) verwechselt werden.

3. Mangelernährung als Risikofaktor chirurgischer Patienten kann nur in Untersuchungen von *Populationen mit heterogenem Ernährungszustand* erkannt werden; d.h. normal- und mangelernährte Patienten müssen vergleichend untersucht werden. Studien, die diese Bedingung erfüllen, konnten bei ausreichenden statistischen Voraussetzungen (Stichprobenumfang, Kriterien, Beobachtungszeit) den Einfluß des Ernährungszustandes auf die postoperative Komplikationshäufigkeit zumeist beweisen (Cannon 1945; Rhoads u. Alexander 1955; Irvin u. Hunt 1974; Mullen et al. 1979; Lewis u. Klein 1979; Hickman et al. 1980; Klidjan et al. 1982; Seltzer et al. 1982, Simms et al. 1982; Rainey McDonald et al. 1983; Detsky et al. 1984; Bozzetti et al. 1985; Dejong et al. 1985).

4. Ein entscheidendes Argument für die Bedeutung der Mangelernährung chirurgischer Patienten ist die *Risikominderung bei adäquater Ernährungstherapie* (Mullen et al. 1980; Müller et al. 1982; Kapitel 10). Den meisten Untersuchungen, die zur gegenteiligen Auffassung kamen, kann entgegengehalten werden, daß keine Selektion mangelernährter Patienten durchgeführt wurde, dass das Ernährungsregime nicht adäquat war oder dass allgemeine statistische Prinzipien (Fallzahlschätzung, Bewertungskriterien) nicht ausreichend berücksichtigt wurden.

Die gesicherte Diagnose der Mangelernährung ist eine unverzichtbare Voraussetzung jeglicher Ernährungstherapie. Ziel der Diagnostik des Ernährungszustands ist deshalb die Selektion von Patienten, deren Prognose durch eine Ernährungstherapie verbessert werden kann. In der Literatur wird die Bestimmung des Ernährungszustands aber kontrovers diskutiert: Das Meinungsspektrum reicht von der Auffassung, eine Erhebung des Ernährungszustands sei völlig überflüssig, bis hin zu Empfehlungen komplexer, computergestützter Analysen. Das vorliegende Kapitel soll die verfügbaren Methoden zur Objektivierung des Ernährungszustands diskutieren und versuchen, für den klinischen Alltag praktikable Methoden von Forschungsverfahren abzugrenzen.

Anamnese

Die Anamnese kann über die Diagnose hinaus bereits Hinweise auf Ursachen einer allgemeinen Protein-Kalorien-Mangelernährung (Tabelle 7.4) oder spezieller Mangelsyndrome (Tabelle 7.5) geben. Als verläßliches Kriterium gilt eine *ungewollte Gewichtsabnahme von mehr als 10 % des üblichen Körrpergewichts über einen Zeitraum von bis zu 3 Monaten* (Blackburn et al. 1977; Roy et al. 1985). Bei einer Gewichtsabnahme dieser Größenordnung ist mit signifikant erhöhter postoperativer Morbidität und Letalität zu rechnen (Seltzer et al. 1982, Roy et al. 1985). Dieses Kriterium gilt, obgleich für patientenseitige Gewichtsangaben mit einem Fehler zwischen 5% und 10% zu rechnen ist (Morgan et al. 1980). Die Berechnung der prozentualen Gewichtsabnahme erfolgt nach der Formel:

$$\text{relative Gewichtsabnahme (\%)} = \frac{\text{früheres Gewicht (kg)} - \text{aktuelles Gewicht (kg)}}{\text{früheres Gewicht (kg)}} \cdot 100$$

Alle sonstigen anamnestischen Hinweise auf Mangelernährung (Tabellen 7.4 und 7.5) verlangen eine Überprüfung durch objektive Messungen (s. unten).

Tabelle 7.4. Anamnestische Hinweise auf Mangelernährung

Anamnese	Zugrundeliegende Erkrankung
Gewichtsverlust, Übelkeit, Erbrechen, Diarrhö, Chronische Erkrankungen	Karzinom, Diabetes mellitus, Dekompensierte Herzinsuffizienz, Nieren- oder Leberinsuffizienz, Ulkuserkrankung
Gastrointestinale Erkrankungen	Pankreatitis, Laktoseintoleranz, entzündliche Darmerkrankungen, Kurzdarmsyndrom, gastrointestinale Fisteln
Soziale Belastungen	Alkohol- oder Drogenabhängigkeit, depressive Psychosen
Medikamente	Analgetika, Antazida, Antibiotika, Chemotherapeutika, Antikonvulsiva, Laxanzien, Diuretika

Körperliche Untersuchung

Verlust oder relativer Mangel an Muskelkraft, Verminderung von Hautturgor oder subkutanem Fett, Ödeme, Aszites, Vergrößerung der Leber oder der Parotis sind *unspezifische und abklärungsbedürftige Hinweise* auf Mangelernährung. Dabei muß berücksichtigt werden, daß Ödeme ein falsch-hohes Körpergewicht vortäuschen können. Bei Leberinsuffizienz kann infolge einer Synthesestörung ein niedriges Albumin gemessen werden, welches dann nicht Ausdruck einer Ernäh-

Tabelle 7.5. Ursachen und Konsequenzen selektiven Ernährungsmangels

Mangel	Pathogenese	Symptome
Vitamin A	Fieber, Pankreasinsuffizienz, Postgastrektomiesyndrom, Sprue, Mukoviszidose, Thyreotoxikose, Lungen- und Herzerkrankungen	Bitot-Flecke, Xerosis conjunctivae et corneae, Keratomalazie, epitheliale Hyperkeratosen, Nachtblindheit
Calciferol (Vitamin D)	Gastrektomie, Leberzirrhose, Pankreasinsuffizienz	Osteomalazie, Tetanie
Vitamin K	Pankreasinsuffizienz, Ikterus, Antibiotikatherapie	Blutungen
Tocopherol (Vitamin E)	Pankreatitis, Steatorrhö, Postgastrektomiesyndrom, Mukoviszidose	Anämie, Xantomatosen, Störungen des Muskelstoffwechsels und der Gefäßpermeabilität
Thiamin (Vitamin B1)	Thyreotoxikose, Fieber, Antazida, Wernicke-Enzephalopathie, Beriberi	Appetitverlust, periphere Neuropathie, Koordinationsstörungen, Ödeme, Tachykardie
Riboflavin (Vitamin B2)	Alkoholismus, Fieber	Entzündungen der Schleimhaut: Stomatitis, Cheilosis, Himbeerzunge, Atrophie der Zungenpapillen, Blepharitis angularis, Dermatosis, Rhagaden, Seborrhö
Pyridoxin (Vitamin B6)	Zufuhrmangel, erhöhter Bedarf bei oralen Kontrazeptiva, Tuberkulostatika, Antiepileptika	Veränderungen von Haut und Schleimhaut (Dermatitis an Mund und Augen), Krampfneigung, Anämie
Cobalamin (Vitamin B12)	Magen-, ausgedehnte Dünndarmresektion	Anämie, funikuläre Myelose
Ascorbinsäure (Vitamin C)	Alkoholismus, Antazida, Sepsis	Zahnfleischbluten, Gingivitis, Petechien, Hämatome, epitheliale Hyperkeratose, Knochen- und Gliederschmerzen, Skorbut

7.2 Ernährungszustand und prognostische Indizes

Tabelle 7.5 (Forts.)

Mangel	Pathogenese	Symptome
Niacin	Alkoholismus	Pellagröse Dermatitis, atrophe Zungenpapillen, scharlachrote Zunge, Hautpigmentierung, Störungen von Herz- und ZNS-Funktion
Folsäure	Alkoholismus, Magenresektion, Kurzdarm, Sprue, Fieber, Applikation von Zytostatika, Antiepileptika, Antimalariamedikamente, Sulfonamide und Antibiotika	Anämie, Panzytopenie
Zink	Alkoholismus, zinkfreie künstliche Ernährung	Verzögerte Wundheilung, erhöhte Infektanfälligkeit, Dermatitis, Rhagaden
Kupfer	Zufuhrmangel	Anämie, Panzytopenie, Neuropathie
Eisenmangel	Blutungen	Anämie, atrophe Zungenpapillen, Nagelveränderungen
Linolsäure (essentielle Fettsäure)	Zufuhrmangel	Dermatitis, Hyperkeratose

rungsstörung, sondern der Leberinsuffizienz ist. Diese Unterscheidung ist bedeutsam, weil eine Ernährungstherapie in dieser Situation nicht effektiv sein kann. Die körperliche Untersuchung ist darüber hinaus v. a. geeignet, *spezifische nutritive Mangelsyndrome* erkennen zu lassen (Tabelle 7.5).

Klinisches Urteil

Anamnese und körperliche Untersuchung erlauben dem Erfahrenen eine ziemlich sichere Einschätzung des Ernährungszustands. Vielerorts wird deshalb eine weitergehende Diagnostik für kaum erforderlich gehalten (Baker et al. 1982; Detsky 1984; Roy et al. 1985). Ebenso findet allerdings auch der gegenteilige Standpunkt Unterstützung, daß nämlich mangelernährte Patienten aufgrund alleiniger körperlicher Untersuchung und Anamnese nicht hinreichend sicher diagnostiziert werden können (Collins 1982; Pettigrew 1983). Die beiden Auffassungen zugrundeliegenden Untersuchungen werden allerdings zu Recht kritisiert (Mclaren u. Meguid 1983; Jeejeebhoy 1984):

Ziel der erstgenannten Untersuchungen war weniger die klinische Beurteilung des Ernährungszustands als die Einschätzung der postoperativen Komplikationswahrscheinlichkeit (Baker et al. 1982; Detsky et al. 1984; Roy et al. 1985). Postoperative Komplikationen hängen aber von etlichen Faktoren ab. Der Ernährungszustand ist nur eine von vielen Determinanten. Aus diesen Untersuchungen darf deshalb nur abgeleitet werden, daß erfahrene Kliniker die postoperative Komplikationswahrscheinlichkeit eines Patienten korrekt beurteilen können. Die Fähigkeit zu spezifischer Bewertung des Ernährungszustands wurde nicht geprüft.

Ebensowenig abgesichert ist die gegenteilige Auffassung, der Ernährungszustand könne durch eine klinische Untersuchung nicht richtig eingeschätzt werden (Pettigrew 1983): Mangelernährung wurde in dieser Studie lediglich aufgrund des relativen Körpergewichts (Verhältnis zwischen aktuellem Körpergewicht und Idealgewicht), einem anerkannt schlechten Maß des Ernährungszustands (s. unten) definiert. Die fehlende Übereinstimmung von klinischer Einschätzung und objektiver Meßgröße muß deshalb keineswegs einem schlechten klinischen Urteil entsprechen, sondern kann im Gegenteil die Überlegenheit der klinischen Einschätzung des Ernährungszustands gegenüber dem Maß des relativen Körpergewichts bedeuten. Die Autoren kamen allerdings zu einer anderen Schlußfolgerung (Pettigrew 1984).

Anamnese und klinisches Urteil sind aber ohne Zweifel mit dem Nachteil fehlender Objektivität belastet. Deshalb sollte das klinische Urteil wenn immer möglich durch objektive Meßgrößen ergänzt und gegebenenfalls modifiziert werden.

Anthropometrie

Anthropometrie bedeutet die quantitative Bestimmung von Körpermasse und Körperzusammensetzung. Anthropometrische Untersuchungen beurteilen den Ernährungszustand im Vergleich mit Normwerten. Zur Therapieüberwachung sind anthropometrische Untersuchungen wenig geeignet, da die Streuung der Einzelmessungen groß ist und die Parameter wenig sensibel auf Änderungen des Ernährungszustands reagieren.

Gewicht und Körpergröße stehen beim Erwachsenen in annähernd linearer Beziehung. Eine Bewertung des Körpergewichts ist über das sog. Broca-Gewicht möglich, welches das Sollgewicht eines Patienten in linearer Abhängigkeit von der Körpergröße folgendermaßen definiert:

$$\textit{Broca-Gewicht} \text{ (kg)} = \text{Körpergröße (cm)} - 100.$$

Der errechnete Wert ist allerdings höher, als es den auf epidemiologischen Studien basierenden Optimalwerten entspricht. Deshalb wurde das optimale Körpergewicht (OKG) als abwärts korrigiertes Broca-Gewicht vorgeschlagen:

1. *linear korrigiertes Broca-Gewicht* (= Broca-Gewicht − 10%):

   OKG = [Körpergröße (cm) − 100] · 0,9 = 0,9 · Broca-Gewicht

2. *linear korrigiertes Broca-Gewicht mit konstantem Korrekturglied*

   für Männer: OKG = 0,8 · Broca-Gewicht + 10
   für Frauen: OKG = 0,6 · Broca-Gewicht + 20

7.2 Ernährungszustand und prognostische Indizes

Beurteilt wird das Körpergewicht eines Patienten, indem es als relatives Körpergewicht in Prozent des OKG ausgedrückt wird:

$$relatives\ K\"orpergewicht = \frac{aktuelles\ K\"orpergewicht}{OKG} \cdot 100$$

Die Normalwerte des relativen Körpergewichts weisen eine breite Streuung auf (Normalwerte ca. 85 – 115 %). Deshalb ist die Frage nach der korrekten Berechnung des optimalen Körpergewichts (Gleichung 1 oder Gleichung 2) eher von akademischer als praktischer Bedeutung. Das einfache Broca-Gewicht ist allerdings eindeutig zu hoch und sollte deshalb nicht mehr verwendet werden.

Genauer kann das Körpergewicht durch Vergleich mit den Angaben des Idealgewichts der Metropolitan Life Insurance Company (1959) (neue Tabelle in Vorbereitung) beurteilt werden. Dabei muß der Körperbau des Patienten berücksichtigt werden (asthenisch – athletisch – pyknisch), der in der Regel klinisch beurteilt wird. Allerdings kann die Zuordnung zu einer bestimmten Konstitution auch durch anthropometrische Hilfsmessungen objektiviert werden: Quotient aus Größe und Handgelenkumfang (Grant et al. 1981) oder Ellenbogenbreite (Frisancho 1984).

Verschiedene Gründe schränken die Bedeutung der Gewichtsbestimmung als Maß des Ernährungszustands ein: Die tabellarische Beurteilung des Körpergewichts aufgrund der in den USA ermittelten Normwerte ist auf Mitteleuropa nicht ohne weiteres übertragbar. Bei signifikanter Mangelernährung (Ödeme), aber auch bei parenteraler Ernährung steigt das extrazelluläre Flüssigkeitsvolumen, so daß das Körpergewicht falsch hoch eingeschätzt wird (Elwyn et al. 1975). Ferner ist keine Aussage zur Körperzusammensetzung, insbesondere zur Größe der Proteinreserve oder des Fettspeichers möglich. Für die Beurteilung des Ernährungszustands kommt deshalb der Messung des Körpergewichts im Gegensatz zur anamnestisch erfaßbaren individuellen Gewichtsentwicklung (s.o.) keine große Bedeutung zu. Für die Berechnung des Kalorienbedarfs ist das Körpergewicht hingegen eine wichtige Größe. Allerdings wird auch dieser Berechnung das optimale und nicht das gemessene aktuelle Körpergewicht zugrunde gelegt (Kap. 3.1).

Die Messung von Hautfaltendicke und Armmuskelumfang dient der Erfassung von Fettreserve und Muskelmasse. Die Fettreserve entspricht dem wichtigsten Kalorienspeicher des Organismus. Für wissenschaftliche Zwecke kann die Fettmasse durch Densitometrie (Wiegen unter Wasser), Isotopenverdünnungsmethoden sowie Edelgasaufnahme des Organismus exakt gemessen werden (Brozek et al. 1963; Lesser et al. 1971; Grande u. Keys 1980). Die Skelettmuskulatur stellt den wichtigsten Proteinspeicher und Aminosäurenlieferanten im Hunger- und Streßstoffwechsel dar.

Aus Messungen der Hautfaltendicke an verschiedenen Körperstellen und des Armmuskelumfangs in der Mitte des Oberarms (AMU) wird versucht, Aufschluß über die Größe des Fett- und Skelettmuskelkompartiments zu erhalten. Zur Bestimmung des Muskelmantels wird der Armumfang des Oberarms gemessen, wobei man in den USA stets am rechten Arm, in Europa hingegen am nichtdomi-

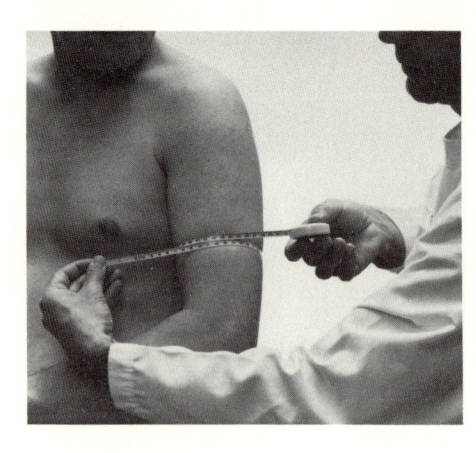

Abb. 7.4. Messungen des Armumfangs (AU) in der Mitte des nicht dominanten Oberarmes

nanten Arm mißt, um Einflüsse des Trainingszustandes möglichst gering zu halten (Abb. 7.4). Hautfaltenmessungen wurden auch für andere Körperstellen vorgeschlagen (über M. triceps und M. biceps humeri, über Skapulaspitze und Kinn, in der Medioaxillarlinie, paraumbilikal, suprailliakal sowie an Oberschenkelinnenseite und über der Wade), um mittlere Hautfaltendicken (oder entsprechende Maßzahlen) berechnen zu können (Durnin et al. 1974; Wormersley et al. 1976). Durchgesetzt haben sich 3 Meßgrößen:

Die *Trizepshautfalte (THF)* wird mit einem Hautfaltencaliper nach Lange (Cambridge Scientific Industries, Cambridge) (Abb. 7.5) in der Mitte des nichtdominanten Oberarms auf dem halben Weg zwischen Acromion und radialem Condylus humeri gemessen. Das Lange-Caliper bietet durch einen konstanten Druck von $10 g/mm^2$ im üblichen Meßbereich der Hautfalten sehr konstante Bedingungen. Es sollten stets 3 Meßungen durchgeführt und gemittelt werden. Die *subskapuläre Hautfalte (SHF)* wird 1 cm unterhalb der gleichseitigen Skapulaspitze nach demselben Prinzip gemessen; auch die SHF wird als Mittelwert dreier Messungen in Millimeter angegeben.

Folgende Größen werden häufig bestimmt, während komplexe Maßzahlen

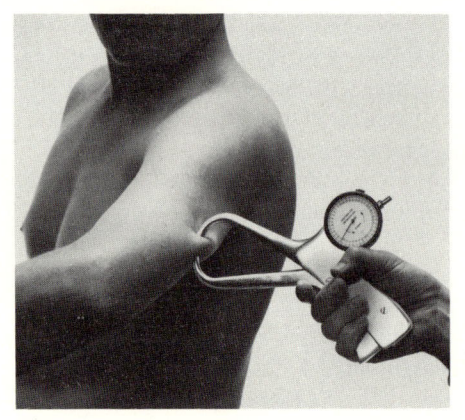

Abb. 7.5. Bestimmung der Trizepshautfalte (THF) über der Mitte des nicht dominanten Oberarms

(z.B. Armmuskel- oder Armfettfläche korrigiert für Knochenfläche; Frisancho 1984) keine praktische Verwendung gefunden haben:

Meßgrößen
  THF (mm) = Trizepshautfalte,
  SHF (mm) = subskapuläre Hautfalte,
  AU (cm) = Armumfang

Abgeleitete Größen
  AMU (Armmuskelumfang, cm) = AU (cm) – 0,314 . THF (mm),
  AMF (Armmuskelfläche, cm²) = AMU²/12,57,
  HFS (Hautfaltensumme)   = THF + SHF.

Beurteilt werden diese Angaben oftmals anhand folgender arbiträr festgelegter Normwerte (vgl. Mclaren u. Meguid 1983):
  THF: Männer > 10 mm, Frauen > 13 mm
  AU: Männer > 23 cm, Frauen > 22 cm.

Eine bessere Beurteilung ist anhand von Standardtabellen, die unter Berücksichtigung von Alter, Geschlecht und Konstitutionstyp erstellt wurden, möglich (Grant et al. 1981; Bishop 1984; Frisancho 1984). Eine sichere Zuordnung verlangt allerdings die Erstellung eigener Referenztabellen, um epidemiologische Einflüsse zu berücksichtigen (Sämann et al. 1984). Aus diesem Grunde wird im vorliegenden Buch auf den Abdruck entsprechender Tabellenwerte (Grant et al. 1981; Bishop 1984; Frisancho 1984; Sämann et al. 1984) verzichtet.

Viele Argumente sprechen für eine zurückhaltende Interpretation der Ergebnisse anthropometrischer Messungen:

Hautturgor, Ödeme und geschlechtsspezifische Unterschiede (höhere Komprimierbarkeit des weiblichen Fettgewebes) beeinflussen die Hautfaltenmessung, geometrische Probleme (größerer Humerusdurchmesser bei Männern, unterschiedliche Abweichung von der idealen Zylinderform) hingegen die Bestimmung von Muskel- und Fettfläche des Oberarms (Heymsfield et al. 1979; Mclaren u. Meguid 1983).

Beträchtliche Abweichungen zwischen anthropometrischen Meßergebnissen verschiedener Untersucher müssen berücksichtigt werden. Der Variationskoeffizient beträgt bei Messungen der THF bis zu 22,6 %, für die AU-Messung bis zu 4,7 % und für abgeleitete Größen bis zu 33 % (Hull 1980). Auch wenn andere Autoren geringere Abweichungen zwischen verschiedenen Untersuchern feststellten (Harries u. Rhodes 1985), mahnen diese Daten doch zu vorsichtigem Umgang mit anthropometrischen Meßergebnissen.

Resultate und Normwerte hängen nicht nur von Alter und Geschlecht, sondern auch vom Trainingszustand der Muskulatur (Womersley et al. 1976) und möglicherweise auch von ethnischen Faktoren ab (Bishop 1984).

In den USA wurden deutliche Unterschiede zwischen den von 1960 bis 1962 sowie den von 1971 bis 1974 ermittelten „Normtabellen" festgestellt (Bishop 1984). Die Übernahme von Tabellenwerten, die auf Analysen der nordamerikanischen Bevölkerung beruhen, ist unter diesem Aspekt problematisch.

Vergleichende Untersuchungen von anthropometrischen Messungen mit Bestimmungen des Ganzkörperstickstoffgehalts (Collins 1979; Forse u. Shizgal 1980) oder computertomographischen Bildern (Backman et al. 1984) haben gezeigt, daß die Anthropometriedaten zumindest kurzfristige Änderungen der Körperzusammensetzung und des Ernährungszustands mit nur geringer Sensitivität wiedergeben. Zudem wurde festgestellt, daß anthropometrische Meßgrößen weder mit dem Ganzkörperproteingehalt noch mit den Serumproteinwerten korrelieren (Young u. Hill 1978).

Es erstaunt somit nicht, daß anthropometrischen Untersuchungen nur ein geringer Stellenwert in der Diagnostik der Mangelernährung eingeräumt wird. Auch zur Beurteilung von Veränderungen des Ernährungszustands unter einer Ernährungstherapie sind sie anderen Parametern (intrakutaner Hauttest, Serumproteinwerte) unterlegen (Symreng et al. 1985).

Während die genannten anthropometrischen Variablen für die Beurteilung des Ernährungszustands beim *individuellen* Patienten geringe Bedeutung besitzen, haben sich die anthropometrischen Parameter zur Bewertung des Ernährungszustands von Patienten*gruppen* bewährt. Mangelernährung bei Patienten mit M. Crohn konnte im Vergleich zu einer Kontrollgruppe gesunder Probanden und zu Patienten mit Colitis ulcerosa bei gleicher Alters- und Geschlechtsverteilung mittels Anthropometrie bewiesen werden (Harries u. Rhodes 1985).

Aufgrund dieser Berichte und persönlicher Erfahrungen können die genannten anthropometrischen Methoden zur Bestimmung des Ernährungszustands chirurgischer Patienten für die tägliche Routine nicht empfohlen werden. Sie sind weder für die Bestimmung der nutritiven Ausgangslage, bei der es in der Praxis wichtig ist, subklinische, also nicht auf den ersten Blick deutliche Mangelernährung zu erfassen, noch für die Verlaufskontrolle unter einer Ernährungstherapie geeignet. Für epidemiologische Untersuchungen bieten diese Methoden den Vorteil der Objektivität und einer geringen Belastung für Patienten und Probanden (nicht schmerzhaft, keine Strahlenbelastung, kostengünstig). Deshalb sollten die einfachen anthropometrischen Methoden auch im Zeitalter von CT und NMR nicht vergessen werden.

Dynamometrie

Der Händedruck ist ein altes Maß, das Ärzte und Pfleger meist intuitiv zur Beurteilung der Rekonvaleszenz ihrer Patienten einsetzen. Die Kraft des Händedrucks wird von vielen Faktoren beeinflußt: psychophysische Konstitution, Motivation, Schmerz, Trainingszustand, Alter, Geschlecht, Ernährungs- und Allgemeinzustand. Die Vorderarm-Dynamometrie stellt eine Objektivierung dieser Untersuchung dar. Ihre Resultate sind den selben Determinanten unterworfen.

Das verwendete Dynamometer wurde zur Messung der Kraft des Händedrucks konstruiert. Nach 3maligem Drücken mit der nicht dominanten Hand wird das Maximum bewertet. Es soll nicht der Durchschnitt angegeben werden, da dieser durch einmaliges Abrutschen vom Gerät falsch-niedrig sein kann (Abb. 7.6).

Einige Untersucher fanden eine gute Korrelation der Vorderarmdynamometrie zum postoperativen Risiko chirurgischer Patienten (Klidjan et al. 1980; Hunt et al. 1985) und zum Ernährungszustand (Klidjan et al. 1982; Lopes et al. 1982; Hunt et al. 1985). Von anderen wurde vor einer Überschätzung der Aussa-

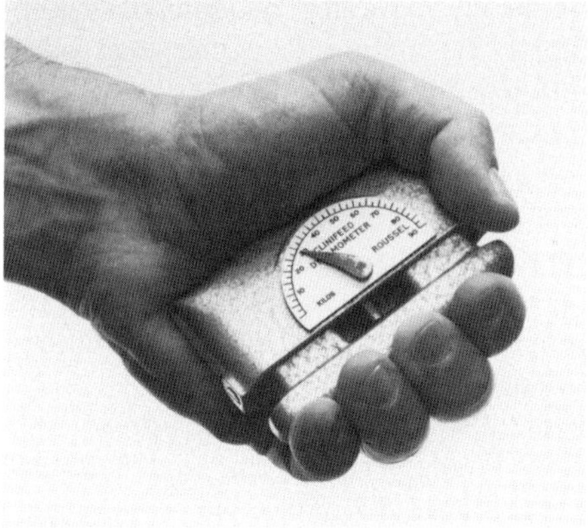

Abb. 7.6. Dynamometrie am nicht dominanten Vorderarm

gekraft dieses Parameters gewarnt (Elia et al. 1984; Hunt et al. 1985): Die Muskeldynamometrie sei zwar ein sensibler, doch ein nur wenig spezifischer Indikator von Mangelernährung und erhöhtem, perioperativen Risiko (Kap. 3.10); dies bedeutet, daß zwar fast alle mangelernährten Patienten durch die Dynamometrie erfaßt werden können (hohe Sensitivität), daß aber auch etliche Normalernährte fälschlich als mangelernährte Patienten mit erhöhtem Risiko eingestuft wurden (niedrige Spezifität) (Hunt et al. 1985).

Eine 4tägige Fastenperiode reduziert die Resultate der Dynamometrie nicht wesentlich, während die dynamometrisch erfaßbare Muskelkraft postoperativ dem Operationstrauma entsprechend vermindert ist (Elia et al. 1984): Diese Ergebnisse sprechen für die Dominanz nichtnutritiver Faktoren (Schmerz, Willen, etc.) gegenüber dem Ernährungszustand.

Die Dynamometrie ist als einzige anthropometrische Variable ein funktioneller Untersuchungsparameter. Die Untersuchung kann jederzeit rasch und praktisch kostenfrei durchgeführt werden. Nach heutigem Kenntnisstand ist die Methode v. a. als Screeningparameter der Mangelernährung geeignet. Bei positivem Ausfall muß aufgrund der niedrigen Spezifität eine weitere Abklärung mit Messungen von Proteinparametern durchgeführt werden. Wichtig ist die Erstellung geeigneter Referenztabellen.

Serumproteine

Proteinmangel bedeutet eine verminderte Funktionsreserve, wobei differenziertere Aussagen eine Bestimmung des Organproteingehalts in Muskulatur, Leber oder Funktionsträgern des Immunsystems (Lymphozyten, monozytophagozytäres System) erfordern. Serumproteine, die der Messung leicht zugänglich sind, können für die Bestimmung des Ernährungszustands unter der Annahme herangezogen werden, daß die Serumspiegel durch die Verfügbarkeit von Substraten für die Biosynthese in der Leber bestimmt werden. Diese Annahme ist nur dann zutreffend, wenn als Ursache verminderter Serumproteinkonzentrationen Leberfunktionsstörungen (z.B. Leberzirrhose), eine Umstellung der Lebersynthese auf Akute-Phase-Proteine (Postaggressionsstoffwechsel), vermehrter peripherer Verbrauch (z.B. Gerinnungsfaktoren bei disseminierter, intravasaler Koagulation), erhöhte Verluste (z.B. proteinurische Nephropathie oder proteinverlierende Enteropathie), intra-extrazellulärer Transfer (z.B. entzündliche Prozesse) oder eine Hyperhydratation (z.B. Überwässerung bei künstlicher Ernährung) ausgeschlossen wurden. Umgekehrt kann nach externer Zufuhr von Proteinen (z.B. Bluttransfusion, „fresh frozen plasma" = FFP) der Serumproteinspiegel auch bei Mangelernährung hoch sein.

Bei chronischen Infekten kann die Globulineiweißfraktion (insbesondere die Immunglobuline) derart dramatisch ansteigen, daß ein niedriger Albuminspiegel vollständig kompensiert und der Eiweißmangel maskiert wird. Gesamteiweißbestimmungen haben deshalb heute keine Bedeutung mehr.

Im Postaggressionsstoffwechsel wird ebenfalls ein Abfall der Serumproteine (Albumin, Präalbumin, retinolbindendes Protein, Transferrin und Cholinesterase) beobachtet, während die sog. Akute-Phase-Proteine, wie das C-reaktive Protein, das α_1-Antitrypsin, das Fibrinogen und Haptoglobin ansteigen (Shenkin et al. 1980; Ollenschläger et al. 1981).

In Anbetracht dieser vielfachen Einflüsse auf die Serumproteinspiegel ist es fast erstaunlich, daß Rückschlüsse auf den Ernährungszustand unter bestimmten Voraussetzungen möglich sind. Insgesamt konnte allerdings immer wieder belegt werden, daß Serumproteine brauchbare Indikatoren von Ernährungszustand und perioperativem Risiko mit allerdings unterschiedlicher Empfindlichkeit sind.

Albumin

Normale Serumkonzentration:	30 – 36 g/l,
Mangelernährung:	21 – 30 g/l,
schwere Mangelernährung:	< 21 g/l,
Halbwertszeit im Serum:	ca. 20 Tage,
Serumpool:	4 – 5 g/kg KG,
Molekulargewicht:	ca. 65 000 Da,
Syntheseort:	Leber,
Funktion:	Plasmaonkotischer Druck, Transportprotein für Enzyme, Medikamente und Spurenelemente.

(Peters 1970; Waterlow 1972; Whitehead et al. 1973)

Das Serumalbumin ist ein klassischer Parameter, der bei Proteinmangelernährung (Typ Kwashiorkor) erniedrigt ist. Die Messung gehört zum Standard eines Routinelabors. Niedrige Serumalbuminspiegel sind mit einem erhöhten postoperativen Komplikationsrisiko assoziiert (Lewis u. Klein 1979; Mullen et al. 1979; Bozetti et al. 1985; Roy 1985). Deshalb besitzt das Serumalbumin bei praktisch allen Formeln zur Bestimmung von Ernährungszustand und perioperativem Risiko einen wichtigen Stellenwert. Trotz großem Serumpool und langer Halbwertszeit ist das Serumalbumin als Verlaufsparameter einer längeren Ernährungstherapie geeignet. Bei kurzfristiger Infusionsbehandlung kann Serumalbumin hingegen nicht als Erfolgskriterium verwendet werden (Tuten et al. 1985).

Für die Indikation zur Ernährungstherapie muß allerdings nochmals betont werden, daß Hypalbuminämie auch Folge einer entzündlichen oder malignen Erkrankung sein kann (Merrit et al. 1985), die dann nicht einer Ernährungsthera-

7.2 Ernährungszustand und prognostische Indizes

pie, sondern der chirurgischen Beseitigung des ursächlichen Fokus im Sinne einer Herdsanierung bedarf.

Transferrin

Normale Serumkonzentration:	2,5 – 3,0 g/l,
Mangelernährung:	1,5 – 2,5 g/l,
schwere Mangelernährung:	< 1,5 g/l,
Halbwertszeit im Serum:	ca. 8 – 10 Tage,
Serumpool:	ca. 5 g,
chemische Definition:	Glykoprotein, Molekulargewicht ca. 76 000 Da,
Syntheseort:	Leber,
Funktion:	Eisentransport.

Serumtransferrin gehört der β-Fraktion der Eiweißelektrophorese an und dient dem Eisentransport. Es wird am besten durch die radiale Immundiffusion bestimmt (Mancini et al. 1965; Kit z.B. von den Behring-Werken, Marburg). Die Bestimmung des Serumtransferrins aus der totalen Eisenbindungskapazität (TEBK) ist heute abzulehnen, da die Beziehung zwischen Transferrin und TEBK je nach zugrundeliegenden Bedingungen starken Schwankungen unterworfen ist (Goodwin et al. 1966; Blackburn et al. 1977; Grant et al. 1981). Außerdem wird die TEBK wesentlich vom Eisenmangel beeinflußt, woraus spezielle Bedenken für die Bestimmung beim chirurgischen Patienten resultieren (Awai u. Brown 1963; Ingenbleek et al. 1975). Trotzdem soll die Umrechnung von TEBK zum Transferrin angegeben werden: *Transferrin = 0,8 · TEBK* (Blackburn et al. 1977; Grant et al. 1981).

Wegen des im Vergleich zum Albumin geringen Serumpools und der kürzeren Halbwertszeit wurde Transferrin als empfindlicherer Parameter des Ernährungszustands angesehen, der den aktuellen Ernährungszustand sowie kurzfristige Änderungen genauer als Albuminbestimmungen widerspiegeln könnte: Nicht alle Untersucher konnten diese Hypothese bestätigen, da die Transferrinspiegel einen weiten Streubereich aufweisen (Roza et al. 1984; Berechnung allerdings aus TEBK). Andere Autoren konnten die Empfindlichkeit von wiederholten Transferrinmessungen bestätigen, indem bei 7tägiger parenteraler Realimentation ein guter Transferrinanstieg gemessen werden konnte (Tuten et al. 1985, radiale Immundiffusion). Auch in einigen prognostischen Formeln wird Transferrin als unabhängige Variable verwendet (Mullen et al. 1979) (s.u.).

Serumtransferrin sollte zur Bestimmung des Ernährungszustands mittels radialer Immundiffusion gemessen werden. Dann ist diese Variable ein empfindlicher Parameter, der auch kurzfristige Änderungen des Ernährungszustands wiedergibt und mit dem postoperativen Risiko chirurgischer Patienten korreliert.

Präalbumin

Normale Serumkonzentration:	150 – 300 mg/l,
Mangelernährung:	100 – 150 mg/l,
schwere Mangelernährung:	< 100 mg/l,
Halbwertszeit im Serum:	ca. 2 Tage,
Serumpool:	< 1 g,

chemische Definition : Molekulargewicht ca. 54 000 Da,
Funktion : Präalbumin ist identisch mit thyroxin-
bindendem Protein: Thyroxin-Transport,
Carrier für retinolbindendes Protein.
(Oppenheimer et al. 1965).

Präalbumin hat eine physiologische Bedeutung als Transportprotein für Thyroxin (thyroxinbindendes Protein). Es dient zusätzlich als Träger für retinolbindendes Protein, mit dem es eine Bindung in konstantem molaren Verhältnis (1:1) eingeht. Die Messung des Präalbumins erfolgt mittels radialer Immundiffusion.

Präalbumin gilt als sehr empfindlicher Parameter des Ernährungszustands, der bereits nach 4tägiger Hungerperiode abfällt (Elia et al. 1984) und durch 7tägige parenterale Ernährungstherapie angehoben werden kann (Tuten et. 1985). Aufgrund dieser Eigenschaften ist dieses Protein für Verlaufsbeobachtungen besser geeignet als zur Diagnostik des Ernährungszustandes. Bei einmaliger Messung des Präalbumins muß berücksichtigt werden, daß bereits eine kurzzeitige Reduktion der Nahrungsaufnahme (z.B. infolge stationärer Diagnostik) den Wert beeinflussen kann.

Retinolbindendes Protein

Normale Serumkonzentration : 26 – 76 mg/l,
Mangelernährung : kA,
Halbwertszeit im Serum : 10 – 12 h,
Serumpool : klein,
Chemie : Molekulargewicht ca. 21 000 Da,
Funktion : Carrier für Retinol, in molarem Verhältnis
von 1:1 an Präalbumin gebunden,
Syntheseort : Leber.

Wie alle vorhergenannten Proteine wird auch das retinolbindende Protein in der Leber synthetisiert. Es dient dem Transport von Vitamin A, wobei es eine spezifische Bindung mit Präalbumin eingeht. Es wird über glomeruläre Filtration ausgeschieden, so daß bei Niereninsuffizienz erhöhte Werte gemessen werden (Smith u. Goodman 1971). Entsprechend dem kleinen Serumpool und der kurzen Halbwertszeit ist es wie das Präalbumin weniger zur einmaligen Bestimmung des Ernährungszustands sondern eher als Verlaufsparameter einzusetzen (Peterson 1971; Elia et al. 1984; Tuten et al. 1985). Da es nochmals instabiler als Präalbumin ist, scheint es für die Praxis weniger geeignet, sondern sollte kontrollierten klinischen Studien vorbehalten bleiben. Auch das retinolbindende Protein wird mittels radialer Immundiffusion gemessen.

Fibronektin

Fibronektin ist ein unspezifisch opsonisierendes Protein, das als die Phagozytose begünstigender Serumfaktor für die Immunabwehr von Bedeutung ist (Kap. 7.1). Der Serumspiegel von Fibronektin wurde als Maß von Ernährungszustand (Gauperaa et al. 1985) und Realimentation (Kirby et al. 1985) empfohlen. Für die klinische Praxis kann dieser Test (Methode: turbidometrischer Immunoassay) derzeit noch nicht empfohlen werden.

7.2 Ernährungszustand und prognostische Indizes

Akute-Phase-Proteine

Eine Gruppe von Plasmaproteinen tritt Stunden (C-reaktives Protein, α_1-saures Glykoprotein) bis Tage (Laevuloplasmin, α_1-Antitrypsin) nach Trauma oder Operationen in erhöhter Plasmakonzentration auf. Der Anstieg dieser Akute-Phase-Proteine ist proportional zur Schwere des operativen Traumas (Dominioni et al. 1982) und soll vom Ernährungszustand abhängig sein. Für die Erfassung des Ernährungszustands haben sie keine praktische Bedeutung.

Plasmaaminosäuren

Die Konzentration der Plasmaaminosäuren ist zumindest in fortgeschrittenen Stadien der Mangelernährung verringert (McLaren et al. 1965; Smith 1984). Einige Plasmaaminosäurespiegel korrelieren mit anthropometrischen Messungen und Plasmaproteinkonzentrationen (Young u. Hill 1981). Trotzdem stellen Plasmaaminosäuren kein geeignetes Kriterium des Ernährungszustands und ebensowenig ein gutes Maß der Realimentation dar, weil der Pool zirkulierender Aminosäuren gegenüber der Aminosäurengesamtmenge außerordentlich gering ist und zahlreichen Einflüssen (Infusionsbehandlungen, Hormonapplikationen etc.) unterliegt. Zudem ist die Bestimmung von Plasmaaminogrammen noch immer so aufwendig und teuer, daß sie für eine Bestimmung des Ernährungszustands in der klinischen Praxis ohnehin kaum in Frage kommen.

Muskelaminosäuren

Die Analytik von freien Aminosäuren im Muskel ist nochmals aufwendiger als die Bestimmung von Aminosäuren im Plasma (Bergström et al. 1974). Für die Postaggressionsphase spezifische Veränderungen wurden in Muskel- ebenso wie in Plasmaaminogrammen beschrieben (Roth et al. 1982). Im katabolen Zustand sind Glutamin, Glutamat und die basischen Aminosäuren Ornithin, Lysin, Histidin und Arginin vermindert, die Aminosäuren Tyrosin, Phenylalanin und die Gruppe der verzweigtkettigen (Valin, Leuzin und Isoleuzin) hingegen erhöht. Für die Mangelernährung sind entsprechende Veränderungen bislang unbekannt.

Allein der Aufwand von Muskelbiopsie und Analytik steht einem breiteren Einsatz entgegen. Zudem muß schon aus theoretischen Gründen bezweifelt werden, daß die Profile von Plasma- und Muskelaminosäuren geeignete Risikoparameter des chirurgischen Patienten oder Kriterien des Ernährungszustands sein können: Schließlich handelt es sich lediglich um die Präkursoren der eigentlichen Funktionsträger, deren Veränderungen in qualitativer wie in quantitativer Hinsicht Folge wie Ursache von erhöhter oder reduzierter Eiweißsynthese sein können.

Chemische Untersuchungen im Urin: Kreatinin, 3-Methylhistidin, Stickstoffbestimmungen

Die täglichen Bildungsraten von *Kreatinin* und *3-Methylhistidin* können aus Substratbestimmungen in Urin und Plasma sowie der quantitativ erfaßten täglichen Urinproduktion berechnet werden. Die Produktionsrate dieser Metaboliten ist *unter standardisierten Bedingungen eine Funktion des Ernährungszustands.* Beeinflußt wird die Ausscheidung von Kreatinin und 3-Methylhistidin v. a. von Zusammensetzung und Menge der Nahrung sowie von der Stoffwechsellage des Patienten (Katabolie/Anabolie). Beispielsweise kommt es in der Phase der postoperativen Katabolie zu vermehrtem Abbau von Muskelgewebe und damit zu einer verstärkten Freisetzung von Kreatinin und 3-Methylhistidin. Die Produktion von Kreatinin und 3-Methylhistidin ist deshalb weit mehr eine dynamische Flußgröße als ein Parameter des resultierenden Ernährungszustands. Aus methodischen Gründen werden diese wichtigen Stoffwechselkenngrößen dennoch im vorliegenden Kapitel dargestellt.

Die quantitative Bestimmung von Stoffwechselparametern im Urin hängt entscheidend von der exakten Urinsammlung während des Untersuchungszeitraums ab. Die präzise Angabe der täglichen Urinproduktion ist für die Aussagen dieser Variablen so kritisch, daß die Durchführung auf einer normalen Station nur selten zu befriedigenden Resultaten führt. Neben den Schwierigkeiten der Interpretation bleiben diese Untersuchungen deshalb auch aus technischen Gründen in der Regel speziellen „metabolischen Einheiten" und wissenschaftlichen Fragestellungen vorbehalten.

Kreatininausscheidung und -index

Die Bestimmung der Kreatininausscheidung im 24-h-Urin und der abgeleiteten Größen (Kreatininindex, „creatinin-height-index") ist eine biochemische Methode zur Erfassung der muskulären Proteinreserve. Kreatin ist ein biochemischer Ernergiespeicher, der in einer Komplexbindung mit ATP vorliegt und hauptsächlich im Muskel vorkommt (ca. 98 %) (Kreatinphosphat). In 24 h werden ca. 2 % des im Organismus vorhandenen Kreatins unter Wasserabgabe in Kreatinin umgewandelt (Dehydratation). Kreatinin kann nicht reutilisiert werden, die Ausscheidung im Urin ist deshalb proportional zum Kreatiningehalt der Muskulatur und spiegelt die muskuläre Proteinreserve wider.

Zwischen der tatsächlichen Kreatininausscheidung in 24 h und der fettfreien Körperfunktionsmasse (gemessen über Isotopenverdünnung oder ^{40}K-Ganzkörperzählung, Turner u. Cohn 1975) besteht ein linearer Zusammenhang, der von Forbes und Bruining (Forbes u. Bruining 1976) wie folgt angegeben wird:

$$\text{LBM (Kg)} = 7{,}38 + 0{,}02909 \cdot \text{Kreatinin(mg/d)} \pm 0{,}0008$$

[LBM = „lean body mass" = fettfreie Funktionsmasse (s.u.)]

Bei Bestimmung der täglichen Kreatininausscheidung als Mittelwert dreier aufeinanderfolgender Tage wird der lineare Korrelationskoeffizient mit 0,988 angegeben (Forbes u. Bruining 1976). Bemühungen, die Kreatininausscheidung als Kenngröße von Stoffwechsellage und Ernährungszustand zu standardisieren, haben zur Entwicklung von Kreatininindizes geführt: Die tägliche Kreatininausscheidung eines Patienten (mg/24 h) wird als Prozentsatz einer berechneten oder tabellierten als „optimal" oder „Standardkreatinausscheidung" bezeichneten Größe angegeben.

Im deutschsprachigen Gebiet wird die *optimale Kreatininausscheidung* als Produkt von Broca-Gewicht und einem Kreatininkoeffizienten berechnet:

> Männer: Broca-Gewicht (kg) · 23 mg/kg,
> Frauen: Broca-Gewicht (kg) · 18 mg/kg.

In den angelsächsischen Ländern wird statt des Broca-Gewichts das nach Größe und Geschlecht standardisierte Normalgewicht entsprechend den Tabellen der Metropolitan Life Insurance Company (1959) in den genannten Formeln eingesetzt.

Die Angaben von Kreatininindex und „creatinin heigth index" differieren also in der Berechnung des zugrundeliegenden Körpergewichts, welches dann jeweils mit demselben Kreatininkoeffizienten von 23 mg/kg · d für Männer und 18 mg/kg · d für Frauen multipliziert wird. Die Kreatininausscheidung eines Patienten wird dann in Prozent dieser Standardkreatininausscheidung angegeben. Zugrunde liegt die Annahme, daß eine Reduktion der Muskelmasse in einer proportionalen Abnahme des Kreatininindex resultieren würde. Ein Kreatininindex von 50 % würde bedeuten, daß der entsprechende Patient lediglich 50 % der für seine Größe und sein Geschlecht normalen Muskelmasse aufweist.

Kreatininindizes zwischen 80 und 120 % gelten als normal, zwischen 60 und 80 % wird mäßige und unter 60 % schwere Proteinmangelernährung angenommen (Blackburn et al. 1977).

Die Varianz der Kreatininausscheidung beträgt bis zu 27 % (Grant 1981). Teilweise kann dies auf Unterschiede der oralen Kreatininzufuhr zurückgeführt werden. Es ist nämlich bekannt, daß die Kreatininausscheidung bei kreatininfreier Diät um bis zu 30 % abfallen kann (Bleiler 1962). Ebenso nimmt die 24-h-Kreatininausscheidung mit zunehmendem Alter ab (Rowe et al. 1976). Aus diesen Gründen hat sich der theoretisch so einleuchtende Kreatininindex in der Praxis nicht etablieren können, obgleich die routinemäßige Kreatininbestimmung kein technisches Problem mehr darstellt.

3-Methylhistidinausscheidung

Die Aminosäure 3-Methylhistidin entsteht im myofibrillären Muskelgewebe (Aktin und Myosin) durch Methylierung des Histidins. Bei der Degradation des Muskelproteins wird diese Aminosäure im Urin quantitativ ausgeschieden, da weder eine weitere Metabolisierung noch ein Recycling des 3-Methylhistidins möglich ist. Grundsätzlich darf deshalb angenommen werden, daß die 24-h-Ausscheidung von 3-Methylhistidin dem Abbau quergestreifter Skelettmuskulatur proportional ist.

Erhebung und Interpretation der 3-Methylhistidinausscheidung sind durch einige Probleme belastet: Etwa 35 % des Muskelproteins sind nicht myofibrilläres, sondern sarkoplasmatisches Protein, das beim Abbau kein 3-Methylhistidin freisetzt. Andererseits wird 3-Methylhistidin auch von der glatten Muskulatur des Magen-Darm-Traktes freigesetzt, so daß die Ausscheidung nicht nur ein Maß der Skelettmuskulatur darstellt. Alter, Geschlecht, diätetische Aufnahme und Streß (Operation, Trauma, Infektion) beeinflussen die 3-Methylhistidinausscheidung ebenfalls. Schließlich ist die Bestimmung von 3-Methylhistidin an einen Aminosäurenanalyzer gebunden, dessen Vorhandensein in der klinischen Praxis nicht vorausgesetzt werden kann.

Bei der Interpretation tritt das Problem auf, daß eine gesteigerte 3-Methylhistidinausscheidung entweder einem stimulierten Proteinumsatz der Muskulatur (gleichzeitig erhöhte Synthese- und Abbaurate) oder einer katabolen Stoffwechsellage (dominanter Muskelabbau) entsprechen kann. Ohne weitere Parameter, wie etwa die Stickstoffbilanz (s.u.), kann deshalb über die Ursache einer vermehrten oder verminderten 3-Methylhistidinausscheidung keine Aussage gemacht werden. – Die 3-Methylhistidinausscheidung ist somit zur Definition des Ernährungszustands nicht geeignet. Dieser Parameter kann allenfalls einen Beitrag zur Bestimmung der aktuellen Stoffwechsellage (Katabolie/Anabolie) leisten.

Stickstoffbilanz und Harnstoffproduktionsrate (HPR)

Die Stickstoffbilanz sowie die abgeleiteten Variablen sind ein Maß der Proteinhomöostase. Da der α-Aminostickstoff in einem molaren Verhältnis von 1:1 zu den Aminosäuren steht, ist die Stickstoffbilanz repräsentativ für die Proteinbilanz des Organismus. Die Stickstoffbilanz beschreibt das aktuelle, dynamische Proteinfließgleichgewicht. Sie ist deshalb ein direktes Maß für Anabolie und Katabolie, aber kein Kriterium für den resultierenden Ernährungszustand.

Die Stickstoffbilanz gestattet, den Effekt unterschiedlicher nutritiver Regime bei bestimmter Stoffwechsellage (z.B. Postaggressionsphase, stabile metabolische Lage) zu vergleichen und ist damit eine wichtige Methode zur Beurteilung der Effizienz parenteraler und enteraler Ernährungsregime.

Durchführung: Die Stickstoffbilanz wird nach der Formel

$$N_{BIL} = N_{EIN} - N_{AUS}$$

berechnet. Der zugeführte Stickstoff ist unter experimentellen Bedingungen bekannt. Die Bestimmung der Stickstoffverluste erfordert die quantitative Sammlung von Urin, Faeces und Wundsekret. Berechnet wird der Gesamtstickstoffverlust als die Summe der Produkte von ausgeschiedener Flüssigkeitsmenge und der entsprechenden Stickstoffkonzentration in Urin, Wundsekret und Faeces. Zudem muß eine Schätzung der Stickstoffverluste über den Schweiß erfolgen.

Schwierigkeiten bereitet bereits die quantitative Sammlung von Urin, Faeces und Wundsekret. In der Regel wird zu wenig Körpersekret gesammelt, so daß die berechnete Stickstoffausscheidung zu niedrig und die Stickstoffbilanz falschpositiv wird. Zudem wird eine Ansammlung von stickstoffhaltigen Produkten in dritten Räumen (Aszites, Darminhalt) durch die Stickstoffbilanz positiv verbucht, obgleich derart inkorporierte Stickstoffquellen für den Organismus keine Funktionsreserve darstellen. Ferner muß zur Beurteilung der Wirkung eines Ernährungsregimes auf die Stickstoffbilanz eine biologische Adaptationsphase berücksichtigt werden. Diese dauert bei parenteraler Zufuhr mindestens 3 Tage, bei enteraler Ernährung hingegen mindestens die doppelte Zeitspanne.

Berechnung der Stickstoffbilanz aus dem Harnstoff-Stickstoff

Der größte Teil des Stickstoffs wird in Form von Harnstoff im Urin ausgeschie-

7.2 Ernährungszustand und prognostische Indizes

den. Vereinfachend kann aus der Menge des harnstoffgebundenen Urinstickstoffs (UUN = „urine urea nitrogen") auf die Gesamtmenge des ausgeschiedenen Stickstoffs (N_{AUS}) geschlossen werden. Dabei wird standardmäßig eine Korrektur für den nichtharnstoffgebundenen Stickstoff im Urin (2g/d) und die Stickstoffausscheidung über Faeces und Haut (2g/d) durchgeführt:

$$N_{AUS} = UUN + 4\,g$$

Die gewichtsmäßige Umrechnung von Harnstoff in Stickstoff erfolgt durch Division mit dem Faktor 2,14:   Harnstoff-Stickstoff (g) = Harnstoff (g) : 2,14.

Zur genaueren Berechnung der Stickstoffbilanz aus der Harnstoffproduktion sind Veränderungen des Harnstoff-Stickstoff-Gehalts im Blut zu berücksichtigen: Fällt der Harnstoff-Stickstoff im Blut (BUN = „blood urea nitrogen"), so verkleinert sich der Stickstoffpool des Organismus. Unter diesen Bedingungen gilt die Gleichung Stickstoffausfuhr = Stickstoffeinfuhr nicht mehr. Sie muß ersetzt werden durch die Beziehung

Stickstoffausfuhr = Stickstoffeinfuhr + Abnahme des Stickstoffpools.

Unter diesen Bedingungen gilt somit folgende Gesamtbeziehung:

$$N_{BIL} = N_{EIN} - (N_{AUS} + \text{Korrekturfaktor})$$

$$\text{Korrekturfaktor} = \frac{BUN_{Start} - BUN_{Ende}}{100} \cdot KG \cdot \text{Körperwasserfaktor}$$

Körperwasserfaktor: Frauen = 0,55; Männer = 0,60
KG = Körpergewicht (kg),
BUN = „blood urea nitrogen" = Harnstoff-Stickstoff im Blut (mg/100ml),
BUN_{Start} = BUN zu Beginn der 24-h-Sammelperiode,
BUN_{Ende} = BUN am Ende der 24-h-Sammelperiode

Die Bestimmung der Stickstoffbilanz über den Harnstoff-Stickstoff unterliegt den gleichen Problemen wie die direkte Bestimmung. Seit technisch einfache Verfahren zur direkten Stickstoffbestimmung zur Verfügung stehen, bietet die Harnstoffbestimmung keinen Vorteil mehr.

Die alleinige Bestimmung der Harnstoffproduktionsrate (HPR) ohne weitere Korrekturen für die Stickstoffexkretion mit Faeces, Schweiß und Wundsekreten wird vielfach zur Bestimmung der Stoffwechsellage (anabol/katabol) herangezogen. Die Methode entspricht der oben beschriebenen:

$$\text{HPR (g/24 h)} = \text{Harnstoff im Urin (g/24 h)} + [BUN_{Start} - BUN_{Ende}\,(mmol/l)] \cdot 0,06 \cdot KG\,(kg) \cdot \text{Körperwasserfaktor}$$

Aus der alleinigen Bestimmung der HPR kann auf die Stoffwechsellage eines Patienten geschlossen werden (Roth 1985): Patienten mit einer HPR über 15 g/24 h werden als katabol definiert. Dieser Definition liegt folgende Überlegung für einen 70 kg schweren Patienten zugrunde: Bei einer Zufuhr von 11 g Stickstoff (ca. 70 g Protein) und einer ausgeglichenen Stickstoffbilanz verteilt sich die Stickstoffausscheidung wie folgt: 2 g mit den Faeces, 2 g als Nicht-Harnstoff-Stickstoff im Urin (s. Korrekturfaktoren bei der Stickstoffbilanz) und 7 g als Harnstoff-Stickstoff im Urin; 7 g Harnstoff-Stickstoff entsprechen aber dem genannten Schwellenwert der Harnstoffbildungsrate von 15 g (Umrechnungsfaktor zwischen Harnstoff-Stickstoff und Harnstoff = 2,14).

Weitere Methoden zur Definition der Stoffwechsellage aufgrund von Bestimmungen der Stickstoffbilanz oder der Stickstoffexkretion sind der Katabolieindex von Bistrian (1979) und die Nettoproteinverwertung nach Rutten et al. (1975) und Iapichino et al. (1981).

Moderne Verfahren zur Bestimmung der Körperzusammensetzung („body composition studies")

Klassische Methoden wie die Densitometrie, die Bestimmung von Gesamtkörper- und extrazellulärem Wasser sowie des Plasmavolumens sind in Lehrbüchern der Physiologie beschrieben. Im folgenden sollen einige möglicherweise zukünftig bedeutsame Verfahren zur Bestimmung der Körperzusammensetzung erläutert werden. Der Rahmen des vorliegenden Buches gestattet keine ausführliche Diskussion; Ziel ist vielmehr eine Zusammenfassung der methodischen Prinzipien und der potentiellen Aussagekraft. Sämtliche nachfolgend dargestellten Verfahren sind für einen breiten Einsatz in der klinischen Praxis zu aufwendig, zu belastend (Strahlendosis) oder zu schwierig zu interpretieren. Es handelt sich eher um Methoden der klinischen Forschung, deren Ziel Entwicklung und Validisierung einfacherer Parameter ist.

Radiologische Möglichkeiten zur Bestimmung der Körperzusammensetzung

Historische Bemühungen, die Masse von Fett, Muskulatur und Knochen aufgrund von Röntgenaufnahmen zu bestimmen, haben durch die Entwicklung der Computertomographie (CT) neue Impulse erhalten. Tatsächlich können aus dem CT quantitative Aussagen über das Volumen von Fettgewebe, Muskulatur und Viszera abgeleitet werden (Heymsfield 1981). Konkurrenz ist der Computertomographie bei der Bestimmung des Leberfettgehaltes (Virgil u. Heymsfield 1979) durch die Ultraschalluntersuchung und bei der Bestimmung der hepatischen Eisenspeicherung (Mills et al. 1977) sowie des muskulären Fettgehalts bei der Muskeldystrophie durch die Kernspinresonanz (NMR, „nuclear magnetic resonance") erwachsen (Lissner 1987). Für alle 3 Verfahren gilt, daß die Frage der Repräsentanz eines analysierten Körperabschnitts für den Gesamtkörper ungelöst ist, die Kosten der Untersuchung z. T. prohibitiv hoch sind (NMR, CT) und Nutzen zu Aufwand in ungünstigem Verhältnis stehen. Es handelt sich andererseits um gut reproduzierbare Methoden, die zur Validisierung einfacherer Verfahren herangezogen werden können.

Isotopenverdünnung zur Bestimmung der Körperzusammensetzung

Allen Isotopenverdünnungsmethoden liegt folgendes Prinzip zugrunde: Der Verteilungsraum eines Elements (Na, K) oder eines Moleküls (Albumin, H_2O)

7.2 Ernährungszustand und prognostische Indizes

wird durch Konzentrationsmessung eines bestimmten Isotops nach Applikation einer bekannten Isotopenmenge erfasst. Bei gleichzeitiger Applikation verschiedener Radioisotope (multiple Isotopenverdünnungsmethode) können verschiedene Kompartimente als Differenzen und Summen von Verteilungsräumen berechnet werden.

Es ist das Verdienst von Moore, die Isotopenmethode in den 40er und 50er Jahren in die Klinik eingeführt zu haben (Moore 1946). Moore definierte die Körperzellmasse („body cell mass" = BCM) als die kaliumreiche, sauerstoffverbrauchende, glukoseoxidierende Funktionsmasse des Organismus. Sie wird mit der extrazellulären Körpermasse („extracellular mass" = ECM) zur fettfreien Körpermasse zusammengefaßt („lean body mass" = LBM). Diese Funktionsmasse des Organismus kann aufgrund ihres Kaliumreichtums durch die erfaßbare Gesamtmenge frei austauschbaren Kaliums (K_a) mit der 43K-Verdünnung bestimmt werden:

$$\text{BCM (g)} = 9{,}14 \cdot K_a \text{ (meq)} \quad \text{(Moore 1963)}$$

Eine Fortentwicklung dieser Untersuchungen besteht in der multiplen Isotopenverdünnungsmethode (Shizgal 1981 a). Nach gleichzeitiger Injektion von 4 Isotopen (^{125}J-Serumalbumin, ^{51}Cr-Erythrozyten, ^{22}Na und ^{3}H$_2$O) kann die Gesamtmenge austauschbaren Kaliums und Natriums berechnet werden. Der Quotient von austauschbarem Natrium und austauschbarem Kalium (Na_a/K_a), also das Verhältnis der wichtigsten Elemente des Extra- und des Intrazellulärraums, beträgt bei normal ernährten Probanden 0,98 ± 0,02, während er bei mangelernährten Patienten Werte über 1,2 aufweist (Forse u. Shizgal 1980). Diese Erfahrungen spiegeln zugleich Bedeutung und Problematik der Methoden wider: Dem Na_a/K_a-Verhältnis bei mangelernährten Probanden kann sowohl eine Ausweitung des Extrazellulärraums als auch eine Abnahme des Intrazellulärraums (= Funktionsmasse des Organismus) zugrunde liegen! Grundsätzlich bestätigen diese Untersuchungen die früheren Resultate von Moore. Sie unterstützen das Konzept einer verminderten Körperfunktionsmasse bei vergrößertem Extrazellulärraum (Ödeme) bei Mangelernährung.

Die Isotopenverdünnung konnte wesentliche pathophysiologische Resultate liefern. Andererseits begrenzt die Strahlenbelastung (237 mrem bei der 4fachen Isotopenverdünnung von Shizgal) die Verbreitung der Methode ebenso wie die aufwendige Untersuchungstechnik. Die Isotopentechniken sind deshalb als Forschungsmethoden einzustufen.

Natürliche Ganzkörperkaliumzählung

^{40}K ist ein radioaktives Kalium-Isotop, dessen Anteil am Gesamtkalium ca. 0,012 % beträgt. Die beim natürlichen Zerfall freigesetzte γ-Strahlung kann mit sensitiven γ-Zählern gemessen werden, jedoch sind spezielle dickwandige Bleiabschirmungen des Untersuchungsraums Voraussetzung. Trotz hoher Zählgenauigkeit (Nowak 1972; Lehr et al. 1982) kommt die Methode schon aus diesem Grund für einen breiten klinischen Einsatz nicht in Betracht.

Neutroneninduzierte Radioaktivität zur Bestimmung der Ganzkörperzusammensetzung

Ganzkörperbestrahlung eines Patienten mit hochenergetischen Neutronen (500 mrem) induziert praktisch unmittelbar Radioaktivität, welche während der anschließenden 30 min gezählt und einer spektralen Analyse unterzogen werden kann. Ursprünglich war die Methode auf die Bestimmung von Ganzkörperstickstoff und -kalium beschränkt, neue Analyseverfahren gestatten jedoch auch die Bestimmung von ^{24}Na, ^{38}Cl, ^{28}Al, ^{49}Ca sowie ^{13}N und ^{40}K. Diese Analysen beruhen auf Gleichungen, die aufgrund von Halbwertszeiten der Isotope an anthropomorphen Phantomen bestimmt wurden. Die Genauigkeit für die Gesamtkörperstickstoffbestimmung wird mit $\pm$ 3 % angegeben (Hill et al. 1979). Der hohe methodische Aufwand verweist auch diese Methode in den Bereich der klinischen Forschung.

Rechnerunterstützte Biostereometrie

Die moderne Biostereometrie bedeutet eine computergestützte räumliche Analyse von Fotografien, welche eine präzise Bestimmung von Oberfläche und Volumen des Gesamtkörpers oder definierter Segmente gestattet (Crosby 1981). Diese Methode ist für den Patienten wenig belastend und könnte zukünftig zur Überwachung von Veränderungen des Körpervolumens bei Rehydratation und Realimentation ebenso wie bei Ausschwemmung von Ödemen nützlich werden. Gegenwärtig gehört die Methode in den Bereich der klinischen Forschung.

Immunologische Faktoren

Um die Mitte dieses Jahrhunderts wurde eine erhöhte Häufigkeit infektiöser Komplikationen bei mangelernährten chirurgischen Patienten berichtet (Studley 1936; Cannon et al. 1944; Rhoads u. Alexander 1955). Diese Beobachtung hat dem Test der Zeit standgehalten (Meakins et al. 1977; Haffejee u. Aghorn 1979). Aus diesen Erfahrungen resultierte die Auffassung, Mangelernährung erzeuge Defekte der immunologischen Abwehrfähigkeit mit weitreichender klinischer Konsequenz. Pathophysiologisch ist der Zusammenhang zwischen Ernährungszustand, immunologischer Reaktivität und Therapietoleranz von hoher Bedeutung (Kap. 7.1.).

Nutritive Ursachen einer verminderten Immunreaktivität können eine Ernährungstherapie verlangen, während nichtnutritive Ursachen in der Regel eine Herdsanierung (Tumorresektion, Sanierung des entzündlichen Fokus) erfordern. Bei der Differentialdiagnose der einer Immunsuppresion zugrundeliegenden Ursache helfen aber immunologische Tests in der Regel nicht weiter (Ausnahme: entzündlicher Befund mit Leukozytose). Schon aus diesem Grunde haben immunologische Parameter bei der Erhebung des Ernährungszustands keine entscheidende Bedeutung. In Risikoformeln (s.u.) spielen immunologische Faktoren hingegen eine Rolle, da sie die Schwere einer Mangelernährung zu graduieren gestatten.

Für die Bestimmung des Ernährungszustands hat die Zahl der Lymphozyten im peripheren Blut sowie der Intrakutantest der zellvermittelten Immunität Bedeutung. Eine normale *Lymphozytenzahl* liegt über 1200 / mm^3. 1000 – 1200

7.2 Ernährungszustand und prognostische Indizes

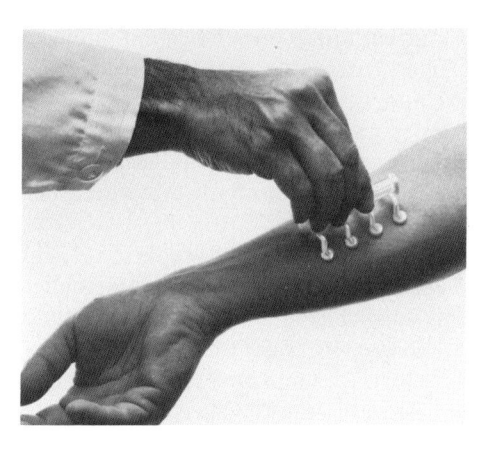

Abb. 7.7. Hauttest. Der 8füssige Plastikapplikator ist mit den 7 Antigenen und dem Lösungsmittel als Kontrolle fertig präpariert und wird 5 sec in die Haut eingedrückt

Lymphozyten/mm³ unterstützen die Diagnose einer subklinischen Mangelernährung, 800 – 1000 Lymphozyten/mm³ können einer mäßiggradigen Mangelernährung entsprechen, und Lymphozyten unter 800/mm³ sprechen in Abwesenheit anderer Erklärungsmöglichkeiten (virale Depression) für gravierende Mangelernährung.

Für die *Durchführung des Hauttests* stehen Antigenlösungen sowie seit einigen Jahren ein Plastikapplikator mit 8 Stempeln, welche mit Antigenlösungen präpariert sind, zur Verfügung (Multitest, Fa. Merieux, Lyon, Frankreich). Wir bevorzugen den Hauttest der Fa. Merieux, der die Antigene Tetanus, Diphtherie, Streptococcus, Tuberkulin, Proteus, Trichophyton und Candida nebst einer Kontrolle des Lösungsmittels (Glyzerin) simultan zu applizieren gestattet (Dürig et al. 1982). Als Testort wird in der Regel die Innenseite des Unterarms gewählt (Abb. 7.7). Nach 48 h wird der mittlere Durchmesser der Induration an jedem Reaktionsort abgelesen. Nicht der Durchmesser der Rötung sondern die Induration soll ausgemessen werden (Abb. 7.8). Das Meßergebnis muß ausgeschlossen werden, wenn bei der Kontrolle des Lösungsmittels eine positive Reaktion auftritt. Die Summe der 7 Hautreaktionen wird meist als „Hauttestscore" bewertet. Man

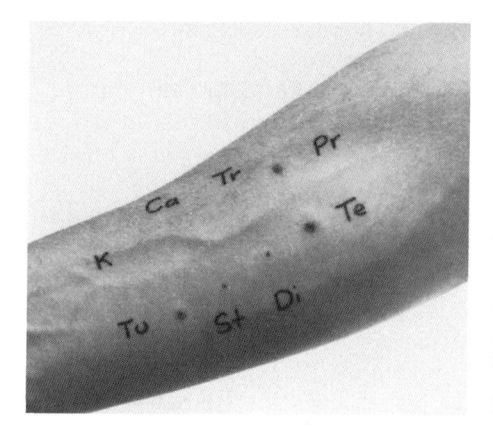

Abb. 7.8. Reaktion vom verzögerten Typ nach 48 h. Obere Reihe von links nach rechts (mittlerer Druchmesser): Kontrolle (0), *Ca* Candida (0), *Tr* Trichophyton (0), *Pr* Proteus (3); Untere Reihe: *Tu* Tuberkulin (5), *St* Streptokokken (0), *Di* Diphtherie (0), *Te* Tetanus (6). Score = 14; mittlere positive Reaktion 14/3 = 4,7mm

unterscheidet anerge Patienten (keinerlei Hautreaktion) von solchen mit mäßiger oder guter Reaktion. Der entsprechende Schwellenwert des Hauttestscores (z.B. Männer > 15, Frauen > 10) muß vor jeder Untersuchung aufgrund einer Pilotstudie festgelegt werden. Die antigene Stärke der jeweiligen Charge, der antigene Durchseuchungsgrad der untersuchten Population und andere populationsspezifische Eigenschaften gestatten keine Übertragung der Normalwerte von einer Untersuchungsgruppe zur anderen.

Welche Konsequenzen können aus Bestimmungen der Lymphozytenzahl und der Hautreaktion gezogen werden? Bei Patienten, die wegen gravierender Erkrankungen (z.B. Speiseröhrenkarzinom) und schlechtem Ernährungszustand (z.B. erniedrigtes Albumin, Gewichtsabnahme über 10 % des üblichen Körpergewichts, Anergie im Hauttest) präoperativ ernährt werden, kann der Hauttest und die wiederholte Bestimmung der Lymphozytenzahl zum Nachweis eines Realimentationserfolgs eingesetzt werden. Kommt es unter der Ernährungstherapie zu einer Normalisierung der Lymphozytenzahl im peripheren Blut und zu einer Konversion des Hauttests von der Anergie zu einer positiven Reaktion, so war die Realimentation erfolgreich, und die aufgeschobene Operation sollte durchgeführt werden.

Bestimmung des Ernährungszustands durch einzelne Parameter und Risikoformeln (prognostische Indizes)

Die Bestimmung des Ernährungszustands soll eine valide Aussage über das nutritiv bedingte perioperative Risiko des einzelnen Patienten gestatten. Risikopatienten sollen mit großer Sicherheit erfaßt werden (hohe Sensitivität bei geringer Rate falschnegativer Aussagen). Ebenso sollen gesunde Patienten korrekt klassifiziert werden (hohe Spezifität und geringe Rate falschpositiver Aussagen). Der prädiktive Wert des gewählten Kriterium muß hoch sein (Kap. 3.10).

Eine Ernährungstherapie kann adäquat oder nicht ausreichend sein; eine weitergehende Differenzierung des Ernährungsregimes ist nicht möglich. Die Zuordnung eines kontinuierlichen nutritiven Risikofaktors (z.B. in Prozent ausgedrückte Komplikationswahrscheinlichkeit) ist deshalb für die Indikation zur Ernährungstherapie nicht erforderlich. Die korrekte Zuordnung der Patienten zu der Gruppe, die von Ernährungsmaßnahmen profitiert, oder zur Gegengruppe, die von einer Ernährung keinen Nutzen hätte und nur die Risiken dieser Behandlung tragen müßte, ist wichtiger als eine quantitative Aussage.

Es ergibt sich somit die Notwendigkeit der Schwellenwertdefinition (Cutt-off-Punkt). Der Schwellenwert bestimmt sehr wesentlich das Verhältnis von Sensitivität und Spezifität: Wird der Schwellenwert zur Unterscheidung von mangelernährten und normalernährten Patienten bei einem Albuminwert von 40 g/l gewählt, so dürfte die Mehrheit der Patienten mit teilweise nutritiv bestimmten Komplikationen in der Gruppe der hypalbuminämischen Patienten liegen (Albumin < 40g/l). Dies bedeutet, daß die Zahl der Testpositiven (hypalbuminämische Risikopatienten), bezogen auf sämtliche Patienten mit kompliziertem postoperativem Verlauf, hoch ist: hohe Sensitivität. Hingegen ist die Anzahl der testnegativen Probanden (Normalbuminämie), bezogen auf die Zahl aller Patienten, ohne Komplikationen gering: niedrige Spezifität. Verschiebt man den Schwellenwert

7.2 Ernährungszustand und prognostische Indizes

von 40 g/l auf 20 g/l, so wird die Sensitivität bei steigender Spezifität sinken. Die Definition eines geeigneten Schwellenwerts ist deshalb ein inhaltlicher und kein formaler statistischer Entscheid: Je gravierender die Konsequenzen, desto eher wird man das Kriterium in Richtung hoher Spezifität unter Inkaufnahme einer erniedrigten Sensitivität optimieren.

Bezogen auf den Entscheid über eine präoperative Ernährungstherapie bedeutet dies folgendes: Die präoperative Ernährungstherapie führt zu einer mindestens 8tägigen Verschiebung des vorgesehenen Eingriffs, ist komplikationsreich (Risiken des zentralen Venenkatheters und der metabolischen Entgleisung) und kostenintensiv. Man wird deshalb nicht mehr Patienten als nötig mit dieser Maßnahme belasten wollen. Entsprechend wird die Spezifität des zugrundeliegenden Kriteriums hoch zu wählen und eine niedrige Sensitivität zu akzeptieren sein. Praktisch bedeutet dies, daß man den Schwellenwert von Albumin für diesen Entscheid nicht zu hoch ansetzen darf. Ein Wert von 30 g/l hat sich bewährt (Reinhardt et al. 1980; Rainey-McDonald et al. 1983; Leite et al. 1987). Trotzdem sollte bei Übernahme dieses Schwellenwerts eine Kontrolle von Sensitivität und Spezifität im jeweiligen Krankengut durchgeführt werden.

Mehr noch als bei eindeutig bestimmbaren Parametern wie den Serumproteinen ist bei der Dynamometrie und dem Hauttest die Erstellung von Referenzwerten an jeder Klinik erforderlich, bevor Schlußfolgerungen aus den Meßresultaten gezogen werden können: Die Resultate der Dynamometrie hängen nicht nur von der Kraft des Patienten, sondern auch von der ergonometrischen Gestaltung des Dynamometers ab: Eine günstige Auslegung des Handgriffs und die Verfügbarkeit mehrerer Dynamometergrößen werden zu anderen Werten führen als ein einheitliches und weniger günstig gestaltetes Meßgerät. Normalwerte sollen deshalb für eine Untersuchung nicht aus der Literatur übernommen werden.

Nochmals bedeutsamer ist die Erstellung von Referenzwerten und deren regelmäßige Überprüfung bei immunologischen Untersuchungen wie dem Hauttest: Eigene Erfahrungen haben gezeigt, daß die antigene Stärke des Hauttests von Charge zu Charge variieren kann.

Das gewählte Kriterium soll ferner ein spezifischer Indikator für den Ernährungszustand sein und als solcher geringen Einflüssen nichtnutritiver Parameter unterliegen. Diese Bedingung ist für keines der erwähnten Kriterien und ebensowenig für Kombinationen erfüllt: Der Hauttest wird von einer großen Zahl patientenspezifischer Faktoren (Alter, Geschlecht), von Grund- und Nebenerkrankung (z.B. Tumor, Entzündung, Urämie, Myokardinfarkt) sowie von therapeutischen Maßnahmen (Operation, Bestrahlung, Chemotherapie) beeinflußt. Ähnliches gilt für die Mehrzahl anderer Parameter einschl. der Serumproteinwerte.

Der gewählte Parameter sollte schließlich ein sensitiver Indikator einer effektiven Realimentation sein. Diese Bedingung ist bei den meisten Methoden zur Erfassung des Ernährungszustands gewährleistet, wenn keine therapeutische Polypragmasie herrscht. Wird also bei einem Patienten mit tumorinduzierter Mangelernährung lediglich eine Ernährungstherapie durchgeführt, so kann die Konversion eines anergen zu einem reaktiven Hauttest auf eine Verbesserung des Ernährungszustands zurückgeführt werden. Wird allerdings bei einem Patienten mit entzündlicher Dickdarmerkrankung gleichzeitig eine Ernährungstherapie, eine Antibiotikabehandlung und in der Folge ein operativer Eingriff durchgeführt, so kann nicht entschieden werden, welche Maßnahme die kutane Reaktivität verbessern konnte.

Es ist offensichtlich, daß einzelne Parameter des Ernährungszustands die formulierten Ansprüche nicht erfüllen können. Es wurden deshalb komplexe Checklisten nutritiv determinierter Risikoparameter entwickelt (Blackburn et al. 1977; Ahnefeld 1980). Diese Listen haben v. a. den Vorteil, daß eine standardisierte Erhebung des Ernährungszustands durchgeführt wird, ohne daß einzelne Untersuchungen versehentlich ausgelassen werden.

Je mehr Parameter, um so komplexer allerdings die Interpretation. Mullen untersuchte die prädiktive Bedeutung von 16 nutritiven und immunologischen Variablen für Morbidität und Letalität chirurgischer Patienten (Mullen et al. 1979). Nur 3 % der Population hatten ein vollständig normales nutritives und immunologisches Profil, aber nur 3 nutritive Faktoren korrelierten mit dem klinischen Ergebnis: Serumalbumin, Serumtransferrin und Hauttest. In dieser Untersuchung war Hypalbuminämie (Schwellenwert 30 g/l) mit einem 2,5fachen Anstieg perioperativer Komplikationen verbunden. Patienten mit einem Transferrinspiegel unter 2,2 g/l hatten eine auf das 5fache, im Hauttest anerge Patienten eine auf das 2fache erhöhte Morbidität.

Die großen nutritiven Checklisten wurden unter praktischen Gesichtspunkten reduziert, zusätzlich wurde das Ziel derartiger Erhebungen des Ernährungszustands, nämlich der Entscheid über eine präoperative Ernährungstherapie, im Erhebungsbogen verstärkt berücksichtigt: In dem von Ahnefeld et al. (1980) vorgeschlagenen Ernährungsbogen (Tabelle 7.6) sind neben der anthropometrischen Bestimmung des Körpergewichts, der anamnestischen Erhebung der Gewichtsveränderung während der letzten 3 Monate und dem Serumalbumingehalt das Alter des Patienten und das Ausmaß der operativen Belastung (gemessen am geschätzten Stickstoffverlust) als Parameter, die nicht der Erhebung des Ernährungszustands dienen, enthalten. Dieser Erhebungsbogen erscheint praxisgerecht.

Ein anderer Weg zur quantitativen Abschätzung des nutritiven Operationsrisikos, wurde mit großer Konsequenz erstmals von der Arbeitsgruppe um Mullen und Buzby in Philadelphia beschritten (Mullen et al. 1979; Buzby et al. 1980): In einer 1. Untersuchung wurde mittels multipler linearer Regressionsanalyse aus einer Vielzahl von Faktoren die kleinstmögliche Gruppe unabhängiger Prädiktoren des postoperativen nutritiven Risikos bestimmt: Serumalbumin, Transferrin, Trizepshautfalte und Hauttest gingen in eine Formel ein, in der jeder Faktor mit einem Bewertungskoeffizienten multipliziert und von einer Konstanten abgezogen wird (Tabelle 7.7). Es resultiert ein nutritiver Risikofaktor, der die Wahrscheinlichkeit postoperativer Komplikationen in Prozent angibt.

Die 1. Untersuchung diente der Erstellung dieser Risikoformel (Mullen et al. 1979). In einer Folgeuntersuchung (Buzby et al. 1980), welche eine andere Gruppe von 100 konsekutiven Patienten mit elektiven gastrointestinalen Eingriffen einschloß, wurde die Formel prospektiv geprüft. Die Patienten wurden in 3 Gruppen unterteilt: eine mit niedrigem Risiko (PNI < 40 %) eine mit mittlerem Risiko (PNI 40–49 %) und eine mit hohem Risiko (PNI > 50 %). Die beobachtete Inzidenz von Morbidität und Letalität korrelierte mit der durch die Risikoformel

7.2 Ernährungszustand und prognostische Indizes

Tabelle 7.6. Checkliste zur Erhebung des Ernährungszustands. (Ahnefeld und Wiedeck 1980). Bei mehr als 5 Punkten ist eine präoperative Ernährungstherapie sinnvoll.

Ernährungsstatus
Patientenidentifikation:
Diagnose: Geschlecht: M   W
Eingriff: Größe: ☐ cm

I.	*Alter*			
	Bis 60 Jahre		0	
	Über 60 Jahre		1	☐
II.	*Gewicht*	Ist-Gewicht ☐ kg		
	Abweichung vom			
	Broca-Gewicht:	bis + 10%	0	
		+ 10% bis + 20%	1	
		über + 20%	2	
		bis − 10%	1	
		unter − 10%	2	☐
III.	*Änderungen des KG im letzten Vierteljahr*			
	< 5%		0	
	− 5 bis − 10%		1	
	− 11 bis − 15%		2	
	unter − 15%		3	
	über + 10%		1	☐
IV.	*Anamnestische Faktoren*			
	Nein		0	
	Ja		1	☐
V.	*Eiweißstatus*			
	Albumingehalt [g/l]	über 35	0	
		unter 35	1	
		unter 30	2	☐
VI.	*Operative Belastung*			
	voraussichtlicher N-Verlust [g]			
	< 10		0	
	10 − 15		1	
	15 − 20		2	
	> 20		3	☐
	Bereich 0 − 12 Punkte		☐ Summe	

vorhergesagten Wahrscheinlichkeit.

In der Zwischenzeit wurden weitere Risikoformeln entwickelt (Tabelle 7.7), in denen zumeist ähnliche Variablen als Risikoprädiktoren erscheinen. Insbesondere ist das Serumalbumin in praktisch allen Risikoformeln zu finden, in der Regel mit einem hohen Bewertungskoeffizienten. Die meisten Risikoformeln hängen wesentlich vom Serumalbumingehalt ab und bestätigen somit die Bedeutung des Serumalbuminwerts, die bis zum heutigen Tag von zahlreichen Untersuchern dem Albuminwert auch als einzelner Variablen beigemessen wird (Leite et al. 1987).

Auch wenn diese Risikoformeln durch ihre Übereinstimmung belegen, daß

Tabelle 7.7. Risikoformeln und prognostische Ernährungsindizes. (Originalangaben wurden in SI-Einheiten umgerechnet). Einheiten: ALB Albumin (g/l); C_{3A} Komplementkomponente C_{3A} (g/l); CHOL Cholesterin (g/l); Diagnose 0 = Tumorkachexie, 1 = normaler Ernährungszustand; FIB Fibrinogen (g/l); HT Hauttest *(A)* : 0 = anerg, 1 = hypoerg, 2 = normerg, *(B)* : 0 = anerg, 1 = reaktiv; IgM Immunglobuline Klasse M (g/l), LY Lymphozytenzahl im peripheren Blut ($\cdot 10^{9}$/l); PALB Präalbumin (g/l); PIW prozentualer Anteil des Idealgewichts (%); RBP retinolbindendes Protein (g/l); Sepsis 0 = vorhanden, 1 = nicht vorhanden; TEBK = totale Eisenbindungskapazität (µmol/l); TFN Transferrin (g/l); THF Tricepshautfalte (mm)

Prognostic nutritonal index (PNI) (Mullen et al. 1979)
Ziel: Postoperative Komplikationswahrscheinlichkeit als Prozentwert
$PNI = 158 - 1{,}66 \cdot ALB - 0{,}78 \cdot THF - 0{,}02 \cdot TFN - 5{,}8 \cdot HT(A)$

Diskriminanzfunktion zur Letalitätsbestimmung (DF) (Harvey et al. 1981)
Ziel: Prognose der Letalität
    DF = 0 bedeutet 50 %,
    DF < 0 geringere, DF > 0 größere Überlebenschance
$DF = 0{,}091 \cdot ALB - 1{,}0 \cdot HT(B) - 1{,}44 \cdot Sepsis + 0{,}98 \cdot Diagnose - 1{,}09$

Sheffield prognostic index (SPI) (Simms et al. 1982)
Ziel: postoperative Komplikationswahrscheinlichkeit als Prozentwert
$SPI = 150 - 1{,}66 \cdot ALB - 0{,}78 \cdot THF - 0{,}53 \cdot TEBK$

Prognostischer Index (PI) (Rainey-MacDonald et al. 1983)
Ziel: Auswahl von Patienten zur Ernährungstherapie
    PI < 0 bedeutet Ernährungstherapie sinnvoll
    PI > 0 bedeutet Ernährungstherapie nicht erforderlich
$PI = 0{,}12 \cdot ALB + 1{,}3 \cdot TFN - 6{,}43$

Ernährungsindex (EI) (Brenner et al. 1983)
Ziel: nutritiv bedingte postoperative Komplikationswahrscheinlichkeit
    EI > 1 bedeutet geringes, 1 > EI > -1 mäßig erhöhtes
    und EI < -1 hohes nutritiv bedingtes Operationsrisiko
$EI = 3{,}87 - 0{,}68 \cdot IgM - 0{,}79 \cdot CHOL + 9{,}98 \cdot PALB + 1{,}90 \cdot C3a - 26{,}5 \cdot RBP - 0{,}34 \cdot FIB$

Nutritional Index (NI) (De Jong et al. 1985)
Ziel: Selektion mangelernährter Patienten zur Ernährungstherapie
    NI > 0 bedeutet Mangelernährung, NI < 0 normaler Ernährungszustand
$NI = 20{,}68 - 0{,}24 \cdot ALB - 19{,}21 \cdot PALB - 1{,}86 \cdot LY - 0{,}04 \cdot PIW$

tatsächlich ein zumindest teilweise nutritiv determiniertes Risiko quantitativ erfaßbar ist, so bleiben doch grundsätzliche Probleme ungelöst.

Das genaue Ziel der Risikoformeln ist oft unklar formuliert (Tabelle 7.7): Zwischen nutritiv determiniertem Risiko und einer nicht ernährungsbedingten Risikokomponente wird und kann nicht eindeutig unterschieden werden. Ein „goldener Standard" des nutritiven Risikos ist in der Praxis nicht definierbar. Theoretisch kann das ausschließlich nutritive Risiko als jene Risikokomponente definiert werden, welche durch alleinige Realimentation korrigiert werden kann. Diese Definition kann jedoch nicht in die Praxis umgesetzt werden, weil alle bekannten Variablen neben nutritiven Faktoren auch nichtnutritiven Einflüssen unterliegen.

In einigen Risikoformeln sind die Variablen so gewichtet, daß der resultierende Risikofaktor überwiegend von einer einzigen Variablen (in der Regel dem

Albumin) bestimmt wird. Beim prognostischen Index von Mullen hat das Serumalbumin etwa 50% der Bedeutung der Gesamtformel, während der Hauttest deutlich geringer bewertet ist.

Außerdem ist die Überlegenheit der komplexen Risikoformeln gegenüber der Erhebung weniger Einzelparameter nicht bewiesen, sondern auch jüngste Untersuchungen weisen darauf hin, daß alleiniger Gewichtsverlust (Seltzer et al. 1982; Roy et al. 1985) oder ein erniedrigtes Serumalbumin (Leite et al. 1987) ausreichende Kriterien von Mangelernährung und nutritiv bestimmtem Risiko sind. Berücksichtigt man zudem, daß einer quantitativen Risikodefinition keine entsprechend differenzierten ernährungstherapeutischen Möglichkeiten zugeordnet werden können, so bleiben keine Argumente für die Verwendung komplexer Risikoformeln in der klinischen Praxis. Einfache Methoden zur Erhebung des Ernährungszustands, beispielsweise die Angabe von Gewichtsverlust und die Messung des Serumalbuminwerts, werden den Anforderungen der klinischen Praxis besser gerecht.

Schlußfolgerungen für die Praxis der Erhebung des Ernährungszustands

1. Ziel der Erhebung des Ernährungszustands ist die Erfassung klinisch relevanter Mangelernährung. Es muß erkannt werden, ob kombinierte Protein-Kalorien-Mangelernährung oder ein selektiver Mangel an Protein, Kalorien, Vitaminen oder Spurenelementen vorliegt. Eine Quantifizierung der Mangelernährung ist für die klinische Praxis nicht erforderlich, weil entsprechend abgestufte Ernährungsregime nicht zur Verfügung stehen.

2. Einzelne Meßgrößen (Serumproteine, Anthropometrie, immunologische Variablen) korrelieren ebenso wie komplexe Risikoformeln mit dem nutritiven Risiko. Die Überlegenheit der Risikoformeln ist dabei nicht bewiesen. Vitamine und Spurenelemente werden als Risikoparameter bislang nicht berücksichtigt, weil eine praxisgerechte Bestimmung zu aufwendig oder unmöglich ist.

3. Protein-Kalorien-Mangelernährung kann in der Praxis aufgrund eines unfreiwilligen Gewichtsverlusts von mehr als 10 % und eines Serumalbuminwerts unter 30 g/l definiert werden. Patienten, die beide Kriterien erfüllen, sollten präoperativ ernährt werden, wenn dies aufgrund des Krankheitsverlaufs möglich ist (Kap. 1).- Ein unfreiwilliger Gewichtsverlust bei normalem Albuminwert stellt keine ausreichende Indikation für eine Ernährungstherapie dar. Im umgekehrten Falle ist bei niedrigem Serumalbuminwert und konstantem Körpergewicht die Indikation zur Ernährungstherapie gegeben, wenn nicht andere Faktoren die Hypalbuminämie erklären (z.B. Hepatopathie). In den beiden letztgenannten Situationen kann eine weitere Abklärung der Mangelernährung nützlich sein.

4. Zur Verlaufskontrolle sowie zur Beurteilung der Wirksamkeit einer Ernährungstherapie sollten neben den statischen Kriterien des Ernährungszustands (z.B. Serumalbumin, Körpergewicht) vor allem funktionelle Untersuchungen eingesetzt werden. Schließlich ist die Wiederherstellung gestörter Funktion das Ziel der Ernährungstherapie. Der Hauttest bietet sich zur Beurteilung der

Effektivität einer Ernährungsbehandlung in besonderer Weise an, weil diese Untersuchung die globale Abwehrfähigkeit des Organismus (Kap. 7.1) und damit eine wesentliche Zielgröße der Ernährungsbehandlung erfaßt.

5. Alle übrigen im vorliegenden Kapitel angeführten Verfahren zur Erhebung des Ernährungszustands bleiben Studiensituationen vorbehalten. Dabei sind der Stellenwert der Dynamometrie als einer weiteren funktionellen Untersuchungsmethode sowie die Bedeutung einiger Serumproteinwerte noch nicht ausreichend definiert.

Literatur

Ahnefeld FW, Wiedeck H (1980) Die nutritive Komponente als Teil der chirurgischen Behandlung. In: Ahnefeld FW (Hrsg) Klinische Ernährung, Zuckschwerdt, München, Bd 1 S. 1-13

Awai M, Brown EB (1963) Studies of the metabolism of J-131-labeled transferrin. J Lab Clin Med 61: 363-396

Backman L, Nordenvall B, Tyden A (1984) Computerized tomography: A method to study cross-sectional muscle area in nutritional evaluation. Clin Nutr 3: 121-124

Baker JP, Detsky AS, Wesson DE, Wolman SL, Stewart S, Whitewell J, Langer B, Jeejeebhoy KN (1982) Nutritional assessement: A comparison of clinical judgement and objective measurements. N Engl J Med 306: 969-972

Beddoe AH, Hill GL (1985) Clinical measurement of body composition using in vivo neutron activation analysis. JPEN 9: 504-520

Bergström J, Fürst P, Noree LO (1974) Intracellular free amino acid concentration in human muscle tissue. J Appl Physiol 36: 693-697

Bishop CW, Bowen PE, Ritchey SJ (1981) Norms for nutritional assessment for American adults by upper arm anthropometry. Am J Clin Nutr 34: 2530-2539

Bishop CW (1984) Reference values for arm muscle area, arm fat area, subscapular skinfold thickness, and sum of skinfold thickness for American adults. JPEN 8: 515-522.

Bistrian BR. Blackburn GL, Sherman M, Scrimshaw NS (1975) Therapeutic index of nutritional depletion in hospitalized patients. Surg Gynecol Obstet 141: 512-516

Bistrian BR (1979) A simple technique to estimate severity of stress. Surg Gynecol Obstet 148: 675-678

Blackburn GL, Bistrian BR, Maini BS, Schlamm HT, Smith MF (1977) Nutritional and metabolic assessment of the hospitalized patient. JPEN 1: 11-22

Bleiler RE, Schedl HP (1962) Creatinine excretion: Variability and relationships to diet and body size. J Lab Clin Med 59: 945-955

Bozzetti F, Terno G, Longoni C (1975) Parenteral hyperalimentation and wound healing. Surg Gynecol Obstet 141: 712-714

Bozzetti F, Migliavacca S, Callus G, Radaelli G, Scotti A, Bonalumi MG, Ammatuna M, Sequeira C, Terno G (1985) Nutritional markers as prognostic indicators of postoperative sepsis in cancer patients. JPEN 9: 464-470

Braga M, Baccari P, Cristallo M, Staudacher C, Ferrari G, Scaccabarozzi S, DiPalo S, DiCarlo V (1984) Causes of anergy in the surgical patient and its relationship to postoperative sepsis. Clin Nutr 3: 231-235

Brenner U, Müller JM, Keller H, Schmitz M, Horsch S (1983) Ein neuer Ernährungsindex zur präoperativen Beurteilung der Mangelernährung als Risikofaktor in der Chirurgie. Infusionstherapie 10: 302-305

Brenner U, Müller JM, Walter M, Holzmüller W, Keller HW (1986) Anthropometrische Parameter. Infusionstherapie 13: 232-237

Brown R, Bancewicz J, Hamid J, Patel NJ, Ward CA, Farrand RJ, Humprey RS, Irving M (1982 a) Failure of delayed hypersensitivity skin testing to predict postoperative sepsis and mortality. Br Med J 284: 851-853

Brown R, Bancewicz J, Hamid J, Tillotson G, Ward C, Irving M (1982 b) Delayed hypersensitivity skin testing does not influence the management of surgical patients. Ann Surg 196: 672-676

Brozek J, Grande F, Anderson JT, Keys A (1963) Densitometric analysis of body composition: Revision of some quantitative assumptions. Ann NY Acad Sci pp 113-140

Buzby GP, Mullen JL, Matthews DC et al (1980) Prognostic nutritional index in gastrointestinal surgery. Am J Surg 139: 160-166

Cannon PR, Wissler RW, Woolridge RL, Benditt EP (1944) The relationship of protein deficiency to surgical infection. Ann Surg 120: 514-525

Cannon PR (1945) The importance of proteins in resistance to infection. JAMA 128: 360-363

Carpentier YA, Bruyns J, Barthel J (1982) Plasma protein concentration in nutritional assessment. Proc Nutr Soc 41: 405-407

Cohn SH, Vaswani AN, Vartsky D, Yasumura S, Sawitsky A, Gartenhaus W, Ellis K (1982) In vivo quantification of body nitrogen for nutritional assessment. Am J Clin Nutr 35: 1186-1191

Collins JA (1982) Clinical judgement versus the laboratory. N Engl J Med 306: 987-988

Collins JP, McCarthy ID, Hill GL (1979) Assessment of protein nutrition in surgical patients – The value of anthropometrics. Am J Nutr 32: 1527-1530

Conn LM, Cartmill AM, Gilsdorf RB (1981) Early postoperative nutritional support using the serosal tunnel jejunostomy. JPEN 5: 397-401

Crosby LO (1981) New horizons. Surg Clin North Am 61: 743-753

Cruse PJE, Foord R (1973) A five-year prospective study of 23.649 surgical wounds. Arch Surg 107: 206-211

Detsky AS, Baker JP, Mendelson Ra, Wolman SL, Wesson DE, Jeejeebhoy KN (1984) Evaluating the accuracy of nutritional assessment techniques applied to hospitalized patients: Methodology and comparisons. JPEN 8: 153-159

DeJong PCM, Wesdorp RIC, Volvovics A, Roufflart M, Greep JM, Soeters PB (1985) The value of objective measurements to select patients who are malnourished. Clin Nutr 4: 61-66

Dionigi R, Gnes F, Bonera A, Dominioni L (1979) Nutrition and infection. JPEN 3: 62-68

Dionigi R, Zonta A, Dominioni L (1977) The effects of total parenteral nutrition on immunodepression due to malnutrition. Ann Surg 185: 467-474

Dominioni L, Dionigi R, Jemos V (1982) The acute phase response of plasma proteins in surgical patients. In: Wesdorp RIC, Soeters PB (eds) Clinical Nutrition 1981. Churchill Livingstone, Edinburgh pp 239-259

Dürig M, Heberer M, Harder F (1982) Technik und Bedeutung des Intrakutantestes mit Recall-Antigenen in der Allgemeinchirurgie. Chirurg 53: 427-430

Durnin JV, Womersley J (1974) Body fat assessed from total body density and its estimates from skinfold thickness; measurements on 481 men and women aged from 16 to 72 years. Br J Nutr 32: 77-97

Elia M, Martin S, Price C, Hallworth MJ, Neale G (1984) Effect of starvation and elective surgery on hand dynamometry and circulating concentration of various proteins. Clin Nutr 2: 173-179

Elwyn DH, Bryan-Brown CW, Shoemaker WC (1975) Nutritional aspects of body water dislocations in postoperative and depleted patients. Ann Surg 182: 76-84

Forbes GB, Bruining GJ (1976) Urinary creatinine excretion and lean body mass. Am J Clin Nutr 29: 1359-1366

Forse RA, Shizgal HM (1980) The assessment of malnutrition. Surgery 88: 17-24

Friedmann PJ (1986) A prospective comparison of methods to identify lethal wasting malnutrition. Nutr Res 6: 139-146

Frisancho AR (1984) New standards of weight and body composition by frame size and height for assessment of nutritional status of adults and the elderly. Am J Clin Nutr 40: 808-819

Garrow JS, Fletcher K, Hallidy D (1965) Body composition in severe infantile malnutrition. J Clin Invest 44: 417-425

Gauperaa T, Giercksky KE, Revhaug A, Rekvig OP (1985) Fibronectin, complement and immunoglobulins in serum after surgery. Br J Surg 72: 59-61

Golden MHN (1982) Protein deficiency, energy deficiency, and the oedema of malnutriton. Lancet I: 1262-1265

Goodwin JF, Murphy B, Guilemette M (1966) Direct measurement of serum iron and binding capacity. Clin Chem 12: 47-57.

Grande F, Keys A (1980) Body weight, body composition and calorie status. In: Goodhardt RS, Shils ME (eds) Modern nutrition in health and disease. Lea & Febiger, Philadelphia, pp 3-34

Grant JP, Custer PB, Thurlow J (1981) Current techniques of nutritional assessment. Surg Clin North Am 61: 437-463

Griffith CDM, Clark RG (1984) A comparison of the Sheffield prognostic index with forearm muscle dynamometry in patients from Sheffield undergoing major abdominal and urological surgery. Clin Nutr 3: 147-151

Griffith CDM, McLean Ross AH (1984) Delayed hypersensitivity skin testing in elective colorectal surgery and relationship to postoperative sepsis. JPEN 8: 279-280

Hall CA (1982) Nutritional assessment. N Engl J Med 307: 754

Hallejee AA, Aghorn IB (1979) Nutritional status and the nonspecific cellular and humoral immune response in esophageal carcinoma. Ann Surg 189: 475-479

Harries AD, Jones LA, Heatley RV, Newcombe RG, Rhodes J (1984) Precision of anthropometric measurements: The value of mid-arm circumference. Clin Nutr 2: 193-196

Harries AD, Rhodes J (1985) Undernutrition in Crohn's disease. An anthropometric assessment. Clin Nutr 4: 87-89

Harvey KB, Moldawer LL, Bistrian BR, Blackburn GL (1981) Biological measures for the formulation of a hospital prognostic index. Am J Clin Nutr 34: 2013-2022

Hassager C, Gotfredsen A, Jensen J, Christiansen C (1986) Prediction of body composition by age, height, weight, and skinfold thickness in normal adults. Metabolism 35: 1081-1084

Heatley RV (1986) Assessing nutritional state in inflammatory bowel disease. Gut 1: 61-66

Helms RA, Dickerson RN, Ebbert ML, Christensen ML, Herrod HG (1986) Retinol binding protein and prealbumin: Useful measures of protein repletion in critically ill, malnourished infants. J Pediatr Gastroenterol Nutr 5: 586-592

Heymsfield SB (1981) Radiographic analysis of body composition. In: Levenson SM (ed) Nutritional assessment-present status, future directions, and prospects. Ross Laboratories Columbus, Ohio, pp 91-94

Heymsfield SB, Olafson RP, Kutner MH, Nixon DW (1979) A radiographic method of quantifying protein-calorie undernutrition. Am J Clin Nutr 32: 693-702

Heymsfield SB, McManus C, Stevens V, Smith J (1982) Muscle mass: A reliable indicator of protein-energy malnutrition severity and outcome. Am J Clin Nutr 35: 1186-1191

Hickman DM, Miller RA, Rombeau JL, Twomey PL, Frey CF (1980) Serum albumin and body weight as predictors of postoperative course in colorectal cancer. JPEN 4: 314-316

Hill GL, King RFGJ, Smith RC, Smith AH, Oxby CB, Sharafi A, Burkinshaw L (1979) Multi-element analysis of the living body by neutron activation analysis-application to critically ill patients receiving intravenous nutrition. Br J Surg 66: 868-872

Hobbiss JH, Buxton A, Gallagher P, Roberts C, Tweedle DEF (1984) A comparison of serum albumin, age and the Sheffield prognostic index in the prediction of surgical complications. Clin Nutr 3: 227-230

Hull JC, O'Quigley J, Giles GR (1980) Upper limb anthropometry: The value of measurement variance studies. Am J Clin Nutr 33: 1846-1851

Hunt DH, Rowlands BJ, Johnston D (1985) Hand grip strength – A simple prognostic indicator in surgical patients. JPEN 9: 701-704

Iapichino G, Scola M, Radrizzani D, Zuchetti M, Damia G (1981) Net protein utilization during total parenteral nutrition of injured critically ill patients: an original approach. JPEN 5: 317-321

Ingenbleek Y, Van Den Schrieck HG, De Nayer P, De Visscher M (1975) Albumin, transferrin and the thyroxine-binding prealbumin retinol-binding protein (TBPA-RBP) complex in assessment of malnutrition. Clin Chem Acta 63: 61-67

Irvin TT, Hunt TK (1974) Effect of malnutrition on colonic healing. Ann Surg 180: 765-772

Jeejeebhoy KN, Baker JP, Wolman SL, Wesson DE, Langer B, Harrison JE, McNeill KG (1982) The role of clinical assessment and body composition studies in patients with malnutrition and after total parenteral nutrition. Am J Clin Nutr 35: 1117-1127

Jeejeebhoy KN (1984) Objective measurements of nutritional deficit. JPEN 8: 1-2

Jeejeebhoy KN (1986) Muscle function and nutrition. Gut 27 1: 25-39

Jones TN, Moore EE, Van Way CW (1983) Factors influencing nutritional assessment in abdominal trauma patients. JPEN 7: 115-120

Kirby DF, Marder RJ, Craig RM, Eskildsen R, Middaugh P (1985) The clinical evaluation of plasma fibronectin as a marker for nutritonal depletion and repletion and as a measure of nitrogen balance. JPEN 9: 705-708

Klidjan AM, Forster KJ, Kammerling RM et al (1980) Relation of anthropometric and dynamometric variables to serious postoperative complications. Br Med J 281: 899-901

Klidjan AM, Archer TJ, Foster KJ, Karran SJ (1982) Detection of dangerous malnutrition. JPEN 6: 119-121

Law DK, Dudrick SJ, Abdou NI (1973) Immunocompetence of patients with protein-calorie malnutrition. The effects of nutritional repletion. Ann Intern Med 79: 545-550

Lehr L, Schober O, Hundeshagen H, Pichlmayr R (1982) Total body potassium depletion and the need for preoperative nutritional support in Crohn's disease. Ann Surg 196: 709-714

Leite JFMS, Antunes CF, Monteiro JCMP, Pereiro BTV (1987) Value of nutritional parameters in the prediction of postoperative complications in elective gastrointestinal surgery. Br J Surg 74: 426-429

Lesser GT, Deutsch S, Markovsky J (1971) Use of independent measurements of body fat to evaluate overweight and underweight. Metabolism 20: 792-804

Lewis RT, Klein H (1979) Risk factors in postoperative sepsis: significance of preoperative lymphocytopenia. J Surg Res 26: 365-371

Lissner J, Seiderer M (1987) Klinische Kernspintomographie. Enke Stuttgart

Long CL, Haverberg LN, Young VR, Kinney JM, Munro HN, Geiger JW (1975) Metabolism of 3-methyl-histidine in man. Metabolism 24: 929-935

Lopes JM, Russel DM, Whitewell J, Jeejeebhoy KN (1982) Skeletal muscle function in malnutrition. Am J Clin Nutr 36: 602-610

Mancini G, Carbonara AO, Heremans JF (1965) Immunological quantitation of antigens by single radial immunodiffusion. Int J Immunochem 2: 235-254

McLaren DS (1966) A fresh look at protein-calorie malnutrition. Lancet II: 485-488

McLaren DS, Meguid M (1983) Nutritional assessment at the crossroads. JPEN 7: 575-579

Meakins JL, Pietsch JB, Bubenick O, Kelly R, Rodel T, Gordin J, McLean LD (1977) Delayed hypersensitivity: Indicator of acquired failure of host defenses in sepsis and trauma. Ann Surg 186: 241-250

Merrit RJ, Kalsch M, Davis Roux L, Ashley-Mills J, Siegel SS (1985) Significance of hypoalbuminemia in pediatric oncology patients – Malnutrition or infection? JPEN 9: 303-306

Metropolitan Life Insurance Company (1959) New weight standards for men and women. Statist Bull 40

Miller CL (1978) Immunological assays as measurement of nutritional status: a review. JPEN 2: 554-566

Mills SR, Doppmann J, Nienhuis AW (1977) Computed tomography in the diagnosis of disorders of excessive iron storage of the liver. J Comput Assist Tomogr 1: 101-104

Moore FD (1946) Determination of total body water and solids with isotopes. Science 104: 157-160

Morgan DB, Path MRC, Hill GL, Burkinshaw L (1980) The assessment of weight loss from a single measurement of body weight: The problems and limitations. Am J Clin Nutr 33: 2101-2105

Müller JM, Brenner U, Dienst C, Pichlmaier H (1982) Preoperative parenteral feeding in patients with gastrointestinal carcinoma. Lancet I: 68-71

Mullen JL, Buzby GP, Waldmann MT et al (1979) Prediction of operative morbidity and mortality by preoperative nutritional assessment. Surg Forum 30: 80-82

Mullen JL, Buzby GP, Matthews DC, Smale BF, Rosato EF (1980) Reduction of operative morbidity and mortality by combined preoperative and postoperative nutritional support. Ann Surg 192: 604-613

Nowak LP (1972) Aging, total body potassium, fat-free mass, and cell mass in males and females between ages 18 and 85 years. J Gerontol 27: 438-443

Ollenschläger G, Gofferje H, Horbach L, Prestele H, Schultis K (1981) Postaggressionsstoffwechsel nach Herzinfarkt – dargestellt am Verhalten kurzlebiger Plasmaproteine. Klin Wochenschr 59: 437-449

Oppenheimer JH, Bernstein G, Surks MI (1965) Metabolism of iodine-131-labeled thyroxine-binding prealbumin in man. Science 149: 748-751

Peters T (1970) Serum albumin. Adv Clin Chem 13: 37-111

Peterson PA (1971) Demonstration in serum of two physiological forms of the human retinol binding-protein. Eur J Clin Invest 1: 437-444

Pettigrew RA, Charlesworth PM, Farmilo RW, Hill GL (1983) Assessment of nutritional depletion and immune competence: a comparison of clinical examination and objective measurements. JPEN 8: 21-24

Pietsch JB, Meakins JL, McLean LD (1977) The delayed hypersensitivity response: application in clinical surgery. Surgery 82: 349-355

Rainey-Macdonald CG, Holliday RL, Wells GA, Donner AP (1983) Validity of a two-variable nutritional index for use in selecting candidates for nutritional support. JPEN 7: 15-20

Reinhardt GF, Myscofski JW, Wilkens DB, Dobrin PB, Mangan JE, Standhard RT (1980) Incidence and mortality of hypoalbuminemic patients in hospitalized veterans. JPEN 4: 314-316

Rhoads JE, Alexander CE (1955) Nutritional problems of surgical patients. Ann N Y Acad Sci 63: 268-275

Riesco A (1970) Five-year cancer cure – relation to total amount of peripheral lymphocytes and neutrophils. Cancer 25: 135-140

Roth E, Funovics J, Mühlbacher F et al (1982) Metabolic disorders in severe abdominal sepsis: glutamine deficiency in skeletal muscle. Clin Nutr 1: 25-41

Roth E (1985) Erhebung des Ernährungszustandes. In: Reissigl H (Hrsg) Handbuch der Infusionstherapie und klinische Ernährung, Bd.II, Karger, Basel S 33-54

Rowe JW, Andres R, Tobin JD, Norris AH, Shock NW (1976) The effect of age on creatinine clearance in men: A cross-sectional and longitudinal study. J Gerontol 31: 155-163

Roza AM, Tuitt D, Shizgal HM (1984) Transferrin – a poor measure of nutritional status. JPEN 8: 523-528

Roy LB, Edwards PA, Barr LH (1985) The value of nutritional assessment in the surgical patient. JPEN 9: 170-172

Rutten P, Blackburn GL, Flatt JP (1975) Determination of optimal hyperalimentation infusion rate. J Surg Res 18: 477-488

Ryan JA, Taft DA (1980) Preoperative nutritional assessment does not predict morbidity and mortality in abdominal operations. Surg Forum 31: 96-98

Sämann U, Kunter M, Bodenstedt A, Boeing H, Hendrichs A, Oltersdorf U (1984) Die Beurteilung des Ernährungszustandes erwachsener Deutscher mittels anthropometrischer Messungen unter besonderer Berücksichtigung der Aspekte Körperzusammensetzung und Körpergestalt. Akt Ernähr 9: 195-201

Schackert HK, Betzler M, Zimmermann GF, Decker R, Geelhaar GH, Edler L, Hess C, Herfarth C (1986) The predicitive role of delayed cutaneous hypersensitivity testing in postoperative complications. Surg Gynecol Obstet 162: 563-568

Seltzer HM, Slocum BA, Cataldi-Berchere EL (1982) Instant nutritional assessment: Absolute weight loss and surgical mortality. JPEN 6: 218-221

Shenkin A, Neuhäuser M, Bergström J et al (1980) Biochemical changes associated with severe trauma. Am J Clin Nutr 33: 2119-2127

Shizgal HM (1981) Body composition and nutritional support. Surg Clin North Am 61: 729-741

Shizgal HM (1981) The effect of malnutrition on body composition. Surg Gynecol Obstet 152: 22-26

Shizgal HM, Forse RA (1980) Protein and caloric requirements with total parenteral nutrition. Ann Surg 192: 562-569

Simms JM, Smith JAR, Woods HF (1982) A modified prognostic index based upon nutritional measurements. Clin Nutr 1: 71-79

Smith FR, Goodman DS (1971) The effects of diseases of the liver, thyroid and kidney on the transport of vitamin A in human plasma. J Clin Invest 50: 2426-2435

Smith SR, Pozevsky T, Chetri MK (1984) Nitrogen and amino acid metabolism in adults with protein-calorie malnutrition. Metabolism 23: 603-618

Sorlie P, Gordon T, Kannel WB (1980) Body built and mortality: The Framingham study. JAMA 243: 1828-1831

Studley HO (1936) Percentage of weight loss: A basic indicator of surgical risk in patients with chronic peptic ulcer. JAMA 106: 458-460

Symreng T, Cederbla G, Croner S, Larsson J, Schildt B (1985) Changes in nutritional assessment variables caused by total parenteral nutrition in anorexia nervosa. Clin Nutr 4: 81-86

Thompson JS, Beart RW, Anderson CF (1986) Limitations of nutritional assessment in predicting the outcome of colorectal operations. Dis Col Rect 8: 488-491

Turner WJ, Cohn S (1975) Total body potassium and 24-hours creatinine excretion in healthy males. Clin Pharmacol Ther 18: 405-412

Tuten MB, Wogt S, Dasse F, Leider Z (1985) Utilization of prealbumin as a nutritional parameter. JPEN 9: 709-711

Twomey P, Ziegler D, Rombeau J (1982) Utility of skin testing in nutritional assessment: a critical review. JPEN 6: 50-58

Virgil V, Heymsfield S (1979) Accurate prediction of liver fat content by computerized axial tomography (CT). Clin Res 27: 143A

Waterlow JC (1972) Classification and definition of protein calorie malnutrition. Br Med J 3: 566-569

Whitehead RG, Coward WA, Lunn PG (1973) Serum-albumin concentration and the onset of kwashiorkor. Lancet I: 63-66

Womersley J, Durnin JV, Boddy K et al (1976) Influence of muscular development, obesity and age on the fat-free mass of adults. J Appl Physiol 41: 223-231

Young GA, Hill GL (1981) Evaluation of protein-energy malnutrition in surgical patients from plasma valine and other amino acids, proteins, and anthropometric measurements. Am J Clin Nutr 34: 166-172

Young GA, Hill GL (1978) Assessment of protein-calorie malnutrition in surgical patients from plasma proteins and anthropometric measurements. Am J Clin Nutr 31: 429-435

8 Streß und künstliche Ernährung

8.1 Postaggressionsstoffwechsel und Utilisation parenteraler Nährstoffe

Für den eiligen Leser

> Operation und Trauma führen über eine neuroendokrine Umstellung des Stoffwechsels zur Mobilisierung der Energie- und Proteinreserven des Organismus. Die Adaptationsmöglichkeiten des Postaggressionsstoffwechsels erlauben das Überleben. Unter diesem Gesichtspunkt erscheint der streßhormoninduzierte Katabolismus sinnvoll.
>
> In Anbetracht der Möglichkeiten der künstlichen Ernährung wäre es wünschenswert, den Streßstoffwechsel außer Kraft zu setzen. Im Unterschied zum Hungerstoffwechsel sind hormonfixierte Glykogenolyse, Glukoneogenese und Proteolyse durch Nährstoffzufuhr jedoch nicht aufzuheben. Um Überlastungen und Nebenwirkungen zu verhüten, hat sich die künstliche Ernährung dem Postaggressionsstoffwechsels anzupassen.
>
> Die Insulinresistenz der Gewebe im Streß gilt nicht für das Fettgewebe. Diesem Aspekt hat die hypokalorische, eiweißsparende parenterale Ernährung Rechnung zu tragen. Beeinflussung der postoperativen Insulinresistenz würde eine kausale Behandlungsmöglichkeit von Glukoseassimilationsstörung und Eiweißkatabolie eröffnen.

Der Postaggressions- oder Streßstoffwechsel ermöglicht dem Organismus Verletzungen zu überleben (Leriche 1954; Moore 1959; Schultis 1971; Flatt u. Blackburn 1974; Thoren 1975; Kiney u. Fehlig 1979; Cuthbertson 1982 a,b; Ahnefeld 1983; Elliott u. Alberti 1983; Günther et al. 1983; Hassett u. Border 1983). Bezeichnenderweise wurde die Summe der Streßreaktionen von Selye, „Adaptationsreaktion" genannt (Selye 1946). Das Reaktionsmuster ist *unspezifisch,* d.h. unabhängig von der Art der Aggression, *systemisch,* d.h. alle Organe sind beteiligt, *unökonomisch,* d.h. Ausmaß der Adaptationsreaktion und Schwere des Traumas stehen nur in gewissem Grade in Relation, und *katabol,* d.h. Energiedeckung rangiert vor Strukturerhaltung (Meerson 1984).

Die Literatur zum Streßstoffwechsel ist unübersehbar. Für das Verständnis der Praxis der künstlichen Ernährung, v.a. der Adaptation der künstlichen Ernährung und der Nichtbeeinflußbarkeit des Streßstoffwechsels durch Substratzufuhr, wurden einige Aspekte des Postaggressionsstoffwechsels ausgewählt.

Streßinduzierte hormonelle Umstellung

Grundlage des Streßstoffwechsels ist eine neuroendokrine Umstellung der hormonellen Stoffwechselsteuerung. Schmerz, Blutverlust, Blutdruckabfall, d.h. Veränderungen der Homöostase (Cannon 1939), werden von entsprechenden Meßfühlern im Organismus registriert und dem zentralen Nervensystem über afferente Bahnen vermittelt (Moore et al. 1957). Die von den Rezeptoren ausgehenden Signale werden nach im einzelnen noch unbekannten Mustern im ZNS verarbeitet. Die Information zur Reaktion wird über efferente Bahnen dem Organismus weitergegeben (Hume u. Egdahl 1959; Wilmore et al. 1976). Prinzipiell stehen 2 efferente Achsen zur Verfügung: die *hypothalamisch-hypophysäre* Achse und das *autonome Nervensystem* (Abb. 8.1).

Die Vermittlung der Streßreaktion von seiten des autonomen Nervensystems erfolgt v.a. über eine somatosympathische Aktivierung des Organismus durch das ubiquitär verbreitete sympathische Nervennetz. Der Katecholaminfreisetzung durch Aktivierung des Nebennierenmarks dürfte nur die Rolle einer initialen Verstärkung der sympathikotonen Umstellung zukommen.

Wichtigstes System der hypothalamisch-hypophysär vermittelten Streßantwort ist die ACTH-Kortisol-Achse (Moore et al. 1955; Cooper u. Nelson 1962; Munro 1964; Alberti et al. 1977). Besondere Beachtung findet z.Z. das Wachstumshormon (Noel et al. 1972; Wright u. Johnston 1975; Äärimaa et al. 1978; Brizio-Molteni et al. 1984;). Die Applikation von synthetischem Wachstumhor-

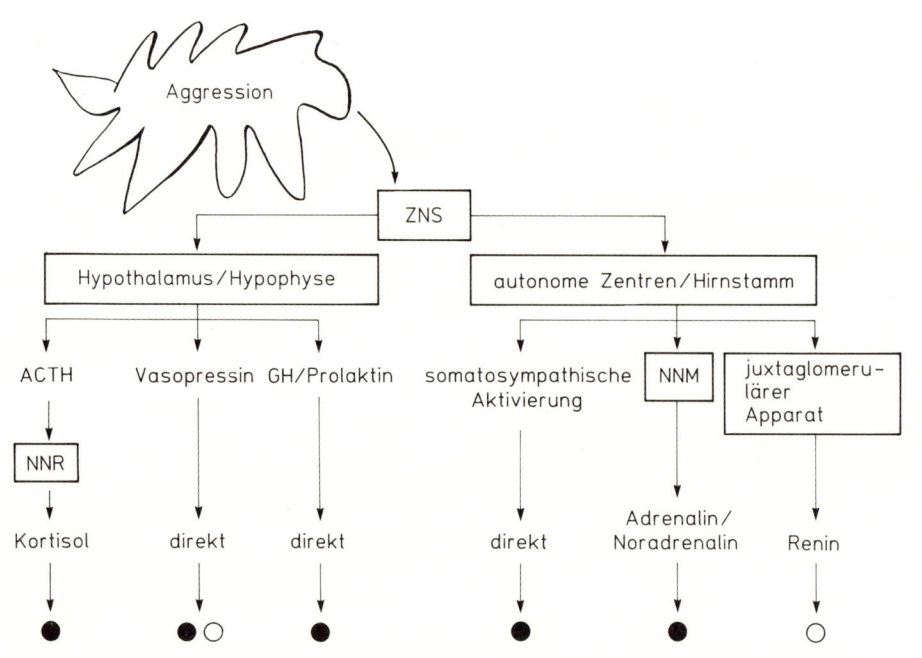

Abb. 8.1. Schematische Darstellung der neuroendokrinen Regulation des Postaggressionsstoffwechsels. Links hypothalamisch-hypophysäre Achse, rechts Regulation über das autonome Nervensystem. GH = Wachstumshormon. Überwiegende Beeinflussung von Substratstoffwechsel ● und Wasser-Elektrolytstoffwechsel ○.

mon scheint eine Möglichkeit zur Behandlung der Eiweißkatabolie im Streßstoffwechsel zu eröffnen (Wright u. Johnston 1975; Äärimaa et al. 1978) (Kap. 9). Neben der zentralen Regulation des Stoffwechsels im Streß scheinen für manche Bereiche, z.B. für den Wasser- und Elektrolythaushalt, autonome lokale Regulationsmechanismen ohne zentralvenöse Steuerung eine Rolle zu spielen. Hier ist v.a. das Renin-Angiotensin-Aldosteron-System zu nennen (Johnston 1978).

Stoffwechselwirkung der Streßhormone

Der Anstieg von Adrenalin und Noradrenalin führt zu Glykogenolyse und Lipolyse. Die Katecholamine leiten die Mobilisation der Substratdepots des Organismus ein. Sie sind v.a. für den initialen Anstieg der Konzentrationen von Glukose und freien Fettsäuren im Serum verantwortlich. Zusammen mit dem Kortisol leiten sie die Proteolyse, v.a. der muskulären Eiweißdepots, ein. Mit der Mobilisierung der peripheren Eiweißdepots und Bereitstellung von glukoplastischen Aminosäuren ermöglichen Katecholamine und Kortisol die hepatische Glukoneogenese und Synthese wichtiger Funktionsproteine. Die Aktivierung der hepatischen Glukoneogenese vermittelt Glukagon. Die hormonellen Veränderungen des operativen Streß führen schließlich zu erhöhten Konzentrationen aller Substrate im Serum (Tabelle 8.1).

Hormonelle Interaktion/Insulin – Kontrainsulinäre Hormone

Die wichtigste Wechselwirkung von Hormonen im Streßstoffwechsel besteht zwischen Insulin und seinen Gegenspielern Adrenalin, Noradrenalin, Kortisol und Glukagon (Meguid et al. 1973; Fleck 1976; Äärimaa et al. 1978; Alberti et al. 1980; Becker et al. 1980; Beger et al. 1981). Der initiale Katecholaminanstieg blockiert,

Tabelle 8.1. Arterielle Substratspiegel im postoperativen und postabsorptiven Zustand. Durch hormonelle Mobilisation aller Depots sind die Konzentrationen der Substrate postoperativ erhöht. (Mittelwerte ± SEM in mM). (Nach Dietze et al. 1983)

	Postoperativ (n = 23)	Kontrollen (n = 53)
Glukose	6,32 ± 0,23[c]	4,72 ± 0,05
Laktat	0,69 ± 0,08[c]	0,41 ± 0,01
Pyruvat	0,055 ± 0,008[c]	0,035 ± 0,001
Alanin	0,16 ± 0,01	0,18 ± 0,006
Glyzerin	0,16 ± 0,01[c]	0,086 ± 0,004
Freie Fettsäuren	1,18 ± 0,11[c]	0,66 ± 0,03
Hydroxybutyrat	0,54 ± 0,08[c]	0,15 ± 0,01
Azetazetat	0,21 ± 0,05[c]	0,083 ± 0,006
Insulin[a]	25,7 ± 4,0[c]	5,1 ± 0,5
Glukagon[b]	126,1 ± 32	98,3 ± 12,6

[a] Mittelwerte ± SEM in µU/ml. [b] Mittelwerte ± SEM in pg/ml. [c] $p < 0,0005$, unverbundener t-Test.

zumindest für kurze Zeit, die Insulininkretion der ß-Zelle des Pankreas (Port u. Robertson 1973). Im weiteren Verlauf reduzieren die kontrainsulinären Hormone an den Erfolgsorganen des Insulins, v.a. an Leber und Skelettmuskulatur die Insulinwirkung. Trotz erhöhter Insulinspiegel finden sich im Streßstoffwechsel Hyperglykämie und erhöhte Spiegel von freien Fettsäuren und Ketonkörpern (Allison et al. 1968; Günther et al. 1978; Gill et al. 1982). Diese eingeschränkte Insulinwirksamkeit und die damit folgende Ähnlichkeit der Substratkonstellation von Glukose, Fettsäuren und Ketonkörpern mit dem Diabetes mellitus führte in Analogie zum Begriff der „postoperativen Insulinresistenz" und zur Bezeichnung „traumatischer Diabetes" (Thomsen 1938). Die Bedeutung der Streßhormone für die postoperative Insulinresistenz ließ sich in Untersuchungen an gesunden Probanden zeigen, denen antiinsulinäre Hormone infundiert wurden. Mit Kortisol, Glukagon und Adrenalin ließen sich die metabolischen Veränderungen des Streßstoffwechsels reproduzieren (Bessey et al. 1983, 1984).

Rezeptorkonzept der eingeschränkten Insulinwirksamkeit

Die Wirkung von Hormonen ist von ihrer Bindung an Rezeptoren des Erfolgsorgans abhängig. Mit Hilfe des Rezeptorkonzepts ergeben sich folgende Erklärungsmöglichkeiten eingeschränkter Hormonwirksamkeit: Störungen vor dem Rezeptor, Vorgänge am Rezeptor und Veränderungen des intrazellulären Stoffwechsels nach dem Rezeptor (Kahn 1978). Bei Aufstellung einer Dosis-Wirkungs-Kurve zwischen Insulin und Glukoseutilisation würde eine Rechtsverschiebung der Kurve für eine eingeschränkte Insulinsensitivität auf Rezeptorebene, eine Rechtsverschiebung und gleichzeitige Einschränkung der maximalen Wirksamkeit von Insulin für eine kombinierte Störung auf Rezeptorebene und nach dem Rezeptor sprechen.

Anhand des Rezeptormodells lassen sich mögliche Ursachen der Insulinresistenz im Streß veranschaulichen (Reinauer 1987). Rechtsverschiebung der Dosis-Wirkungs-Kurve und Verlust der maximalen Wirksamkeit von Insulin im Streßstoffwechsel weisen auf eine Störung auf Rezeptorebene und nach dem Rezeptor als Ursache der postoperativen Insulinresistenz hin.

Ließen sich die Veränderungen der Insulinwirksamkeit als Störung *vor dem Insulinrezeptor* erklären, müßte entweder die Insulinproduktion der pankreatischen ß-Zelle vermindert sein oder ein strukturell anderes und damit nicht mehr wirksames Insulin im Streß vorliegen. Da die Insulinproduktion nur initial mit dem Anstieg der Katecholamine kurzfristig reduziert ist, aber wenig später eine Hyperinsulinämie besteht, entfällt diese Erklärungsmöglichkeit der Insulinresistenz. Für das Auftreten eines strukturell veränderten Insulins im Streß gibt es keinen Anhaltspunkt.

Eine postoperative Insulinresistenz auf *Rezeptorebene* wäre im einfachsten Fall mit einer Verminderung der Insulinrezeptoren zu erklären. Ist der Nachweis einer Rezeptorenreduktion im Streßstoffwechsel als Ursache der Insulinresistenz auch (noch) nicht erfolgt, so ist eine rasche Abnahme der Rezeptoren bei postoperativer Glukoseapplikation am Erythrozytenmodell gezeigt worden (Kaukinen et al. 1984). Geht man davon aus, daß neben der Insulin-Hormonrezeptor-Interaktion noch Mediatoren wie Bradykinin für die Effektivität der Insulinant-

8.1 Postaggressionsstoffwechsel und Utilisation parenteraler Nährstoffe 335

wort notwendig sind, könnte auch ein Abfall dieser Mediatoren für die Veränderung der postoperativen Insulinsensitivität verantwortlich gemacht werden (Dietze et al. 1982, 1986). Der Nachweis veränderter Konzentrationen von Bradykinin nach Operationen und die Abnahme der Insulinresistenz bei i.v.-Applikation dieses Mediators sprechen für diese Hypothese (Jauch 1987). Therapeutische Konsequenzen drängen sich auf (Kap. 9).

Für die postoperative Insulinresistenz sind jedoch Stoffwechselveränderungen *nach dem Rezeptor* entscheidend. Die bevorzugte Verwertung von Fett und Ketonkörpern im Streßstoffwechsel mit Bildung von Acetyl-CoA hemmt die insulinabhängige Glykolyse. Die Bedeutung der Umstellung des Energiestoffwechsels von Glukose auf Fett im Streß ist auf S. 336 dargestellt.

Die komplexe Frage der postoperativen Insulinresistenz, die der Glukoseassimilationsstörung in der frühen postoperativen Phase und auch der Eiweißkatabolie zugrunde liegt, kann mit Hilfe der Glukoseklemmtechnik quantitativ untersucht werden (De Fronzo et al. 1979; Jauch et al. 1984; Jauch 1987). Insulin und Glukose sind miteinander eng korreliert. Untersuchungen zur Insulinresistenz mit i.v.-Insulininfusion können zum Glukoseabfall und damit zu einem lebensbedrohlichen Zustand führen. Mit Hilfe der Glukoseklemmtechnik kann der

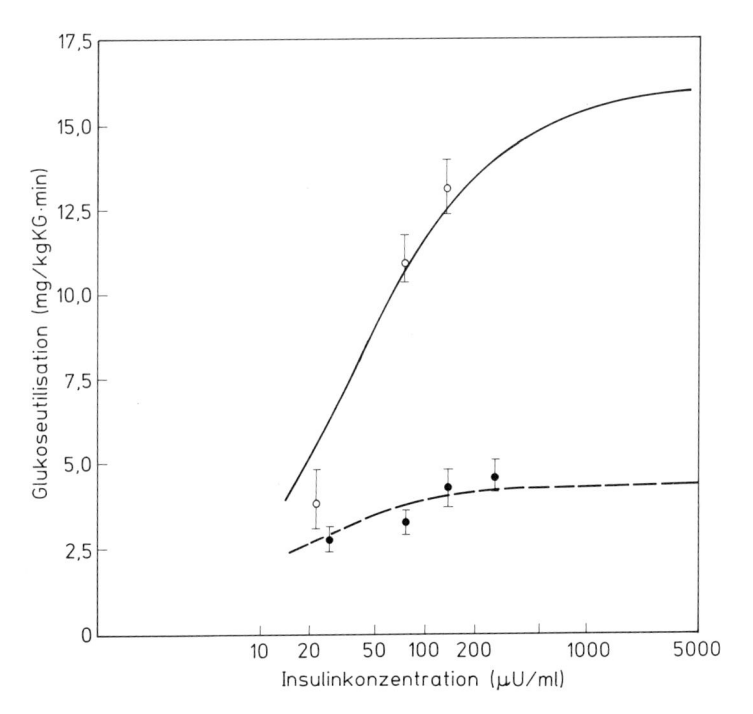

Abb. 8.2. Insulin-Dosis-Wirkungs-Kurve im Postaggressionsstoffwechsel und bei nicht operierten, gesunden Probanden. Infolge der Insulinresistenz kommt es im Streß trotz hoher Insulindosen kaum zu einer Steigerung der Glukoseaufnahme. Beim nichtoperierten Probanden mit unveränderter Insulinsensitivität zeigt sich eine insulindosisabhängige Glukoseaufnahme. Probanden (n = 9) o———o, Operierte (n = 15) •–––•

Glukosespiegel trotz Insulininfusion konstant gehalten werden. Computergesteuert wird automatisch diejenige Glukosemenge infundiert, die zur Aufrechterhaltung eines konstanten Glukosespiegels notwendig ist. Diese Glukosemenge kann als Maß der Insulinwirksamkeit und damit auch der Insulinsensitivität verwendet werden. Als Ausdruck der herabgesetzten Insulinwirksamkeit führen hohe Dosen von Insulin im Streßstoffwechsel kaum zur Glukoseaufnahme, während bei nicht operierten Probanden „große Glukosemengen" zugesetzt werden müssen, um einen Abfall des Blutzuckerspiegels zu vermeiden (Abb. 8.2).

Organspezifität der Insulinresistenz

Differenzierte Untersuchungen zur postoperativen Insulinresistenz mit Hilfe der Glukoseklemmtechnik ermöglichen den Nachweis einer unterschiedlich ausgeprägten Insulinresistenz der verschiedenen Organe. Läßt sich im Streßstoffwechsel auch für den Gesamtorganismus eine Insulinresistenz nachweisen, so gilt dies nicht für das Fettgewebe. Bereits bei geringer Insulindosis, die die Insulinresistenz des Gesamtorganismus nicht beeinflußt, kommt es zur Aufhebung der Insulinresistenz des Fettgewebes (Jauch et al. 1984). Die durch die Katecholamine bedingte Fettgewebelipolyse sistiert. Die für den Streßstoffwechsel typischen hohen Konzentrationen von freien Fettsäuren und Ketonkörpern fallen in den Normbereich zurück (Abb. 8.3). Untersuchungen am Skelettmuskel lassen hingegen auch bei hohen Insulindosen keine Beeinflussung der Insulinresistenz erkennen (Abb. 8.4) (Jauch 1987).

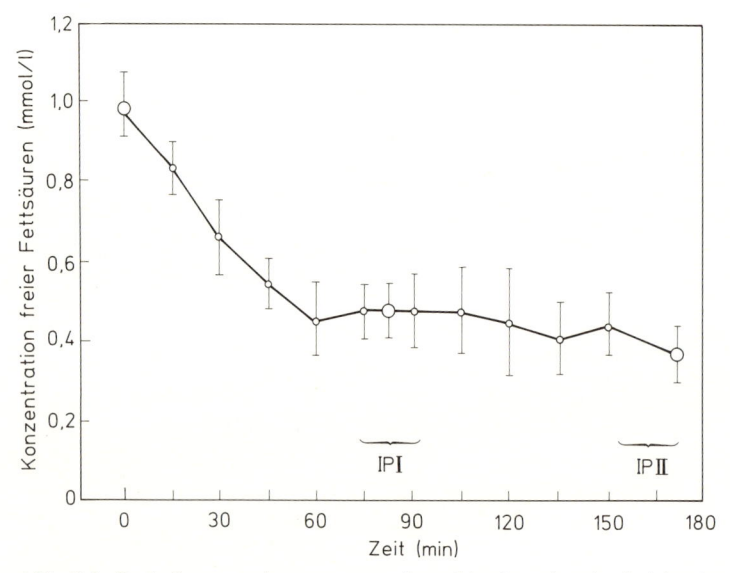

Abb. 8.3. Beeinflussung der postoperativen Lipolyse durch niedrige Insulindosen. Bereits bei Applikation von 0,2 mE Insulin/min (IP I) kommt es zu einem Abfall der Konzentrationen freier Fettsäuren von 1,0 mmol/l auf den Normbereich (0,4 mmol/l). Eine weitere Steigerung der Insulindosis auf 1,0 mE/min (IP II) führt zu keinem weiteren Abfall. IP I/IP II = Standardmeßpunkte am Ende der ersten bzw. zweiten Infusionsperiode

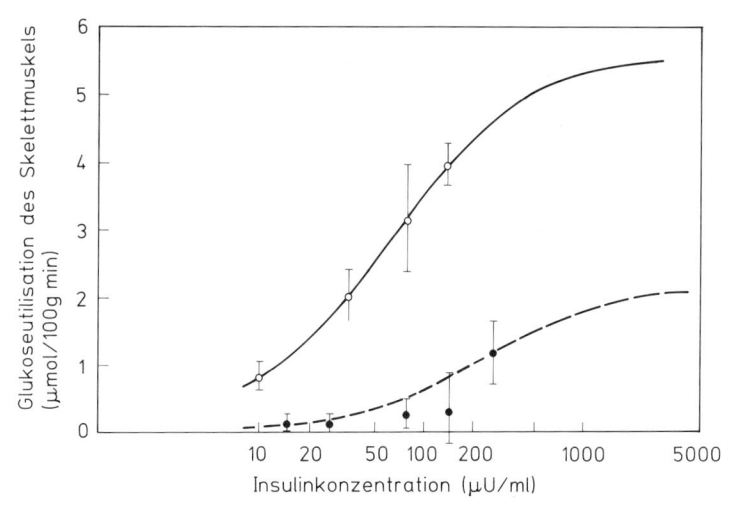

Abb. 8.4. Insulin-Dosis-Wirkungs-Kurve der Skelettmuskulatur im Postaggressionsstoffwechsel und bei nichtoperierten gesunden Probanden. Insulinresistenz des Skelettmuskels im Streß: Infolge herabgesetzter Insulinsensitivität trotz hoher Insulindosen keine Glukoseaufnahme. Probanden (n = 9) o——o, Operierte (n = 15) •——•

Ist es mit Hilfe der Glukoseklemmtechnik möglich, die sog. Insulinresistenz des Gesamtorganismus im Streß quantitativ zu erfassen und Unterschiede für einzelne Gewebe zu zeigen, so liegt es nahe, Untersuchungen zur Insulinwirksamkeit durchzuführen. Gelänge es, die postoperative Insulinresistenz aufzuheben, würde sich eine Möglichkeit eröffnen, postoperative Glukoseassimilationsstörungen und Eiweißkatabolie kausal zu behandeln. Untersuchungen mit Bradykinin bei Patienten im Postaggressionsstoffwechsel zeigen eine Beeinflussung der Insulinresistenz und könnten neue therapeutische Wege eröffnen (Baracos et al. 1983; Jauch 1987) (Kap. 9).

Substratinteraktion im Streß

Sind auch kontrainsulinäre Hormone und Veränderungen lokaler Mediatoren für die postoperative Insulinresistenz verantwortlich, so ist der Einfluß des Substratangebots doch auch unübersehbar. Infundiert man Fett, so kann mit Hilfe der Glukoseklemmtechnik eine reduzierte Glukoseaufnahme als Zeichen verminderter Insulinsensitivität nachgewiesen werden (Felig et al. 1970). Diese Untersuchungen bestätigen ältere Daten von Randle, der bei gleichzeitigem Angebot von Glukose und Fett eine Minderung der Glukoseaufnahme in die Zellen zeigen konnte (Randle-Mechanismus, Noel et al. 1972). Entsprechende Daten konnten bei Diabetikern und im Postaggressionsstoffwechsel erhoben werden (Rett et al. 1986).

Bedingt die Insulinwirkung am Rezeptor eine gesteigerte Glukoseaufnahme in die Zelle, so besteht die Wirksamkeit nach dem Rezeptor in einer Aktivierung der Phosphofruktokinase, dem Schlüsselenzym der Glykolyse, und in einer Aktivierung der Pyruvatdehydrogenase (PDH), womit die Einschleusung des Pyruvats in den Zitronensäurezyklus und damit die Oxydation der Glukose möglich wird (Dietze et al. 1982; Vary et al. 1986). Im Postaggressionsstoffwechsel mit Insulinresistenz ist der Postrezeptordefekt offenkundig. Die entsprechend dem arteriellen Angebot in die Zelle aufgenommene Glukose wird nicht oxydiert, sondern als Laktat abgegeben. Die im Streßstoffwechsel erhöht angebotenen und utilisierten freien Fettsäuren und Ketonkörper sind Ursache der mangelnden Glukoseoxydation (Berger et al. 1976; Wicklmayr u. Dietze 1978; Brooks et al. 1984). Entsprechend dem Anstieg von Acetyl-CoA aus der Fettverwertung wird die PDH-Aktivität reduziert und damit die oxydative Glukoseverwertung eingeschränkt (Henning et al. 1975; Vary et al. 1986). Dieser Postrezeptorregulationsmechanismus mit Umschaltung von Glukose- auf Fettsäuren- bzw. Ketonkörperoxydation ist wesentliches Charakteristikum des Postaggressionsstoffwechsels (Abb. 8.5). Mit dieser Blockade der Glukoseoxydation ist es dem Organismus möglich, Glukose einzusparen. Das durch die Glykolyse gebildete Laktat verläßt die Zelle und kann in der Leber wieder zu Glukose resynthetisiert werden (Cori u. Cori 1929).

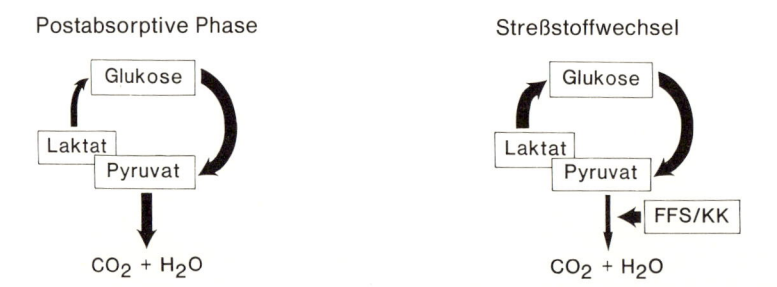

Abb. 8.5. Schematische Darstellung der Glukoseverwertung im postabsorptiven und Streßstoffwechsel. Reduktion der Pyruvatoxydation durch bevorzugte Oxydation von freien Fettsäuren *(FFS)* und Ketonkörpern *(KK)*; überwiegende Laktatbildung aus Glukose im Postaggressionsstoffwechsel

Substratfluß

In den letzten Jahren richtete sich das Interesse zunehmend auf Untersuchungen von Einzelorganen, die an der Aufrechterhaltung der Stoffwechselhomöostase, z.B. von Glukose beteiligt sind. Neben Untersuchungen der grundlegenden Substratinteraktionen traten differenzierte Messungen zum Substratfluß zwischen den Organen und Untersuchungen über Aufnahme und Abgabe von Substraten am Einzelorgan (Alberti et al. 1980; Elwyn et al. 1981; Dietze et al. 1982; Elliott u. Alberti 1983; Souba u. Wilmore 1983, 1985; Jauch 1987).

Ist der Streßstoffwechsel durch Folgen von Glykogenolyse und Glukoneogenese, Proteolyse, Lipolyse und gesteigerte Stickstoffausscheidung im Urin charakterisiert, so sind v.a. 4 Organe daran beteiligt: Leber, Fettgewebe, Skelettmuskulatur und Darm (Abb. 8.6). Glukose wird von der Skelettmuskulatur in Abhängigkeit von ihrer arteriellen Konzentration aufgenommen, aber infolge der reduzierten PDH-Aktivität zum größten Teil wieder als Laktat abgegeben (Günther et al. 1978; Gill et al. 1982). Dieses Laktat wird in der Leber wieder zu

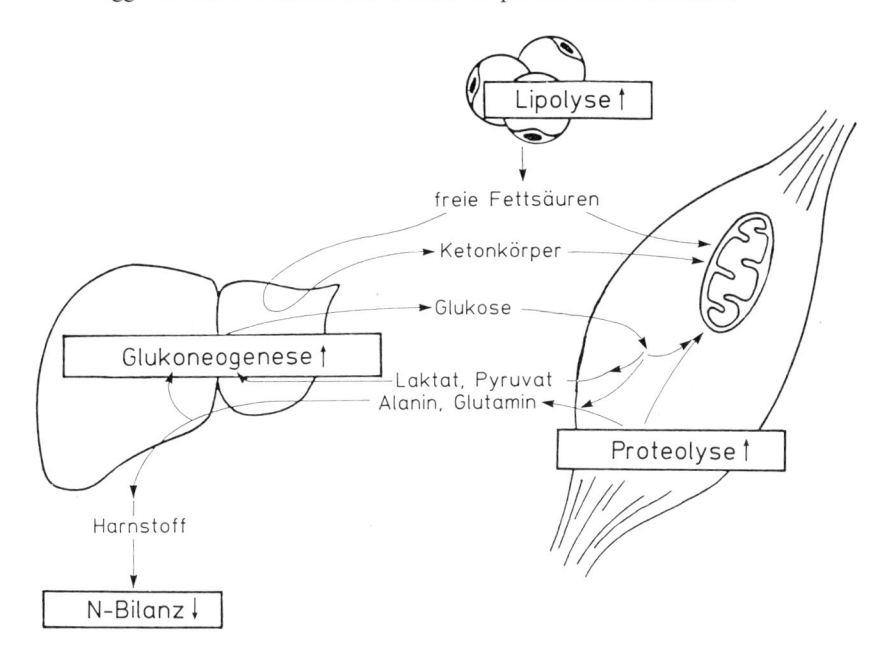

Abb. 8.6. Vereinfachte Darstellung des Substratflusses zwischen den Organen im Streßstoffwechsel: Bereitstellung von freien Fettsäuren und Ketonkörpern aus dem Fettgewebe, Mobilisierung von Aminosäuren aus der Skelettmuskulatur, Glukoseneubildung aus glukoplastischen Aminosäuren und Laktat in der Leber

Glukose aufgebaut. Im Postaggressionsstoffwechsel besteht also ein erhöhter Umsatz im Glukose-Laktat-Zyklus (Cori u. Cori 1929).

Infolge der Insulinresistenz am Skelettmuskel kommt es zur Proteolyse. Intrazelluläre Transaminierungsvorgänge führen v.a. zur muskulären Abgabe der glukoplastischen Aminosäuren Alanin und Glutamin (Elwyn et al. 1981; Souba u. Wilmore 1983, 1985), die der Leber zur Glukoneogenese zur Verfügung gestellt werden.

Die streßhormonvermittelte Lipolyse des Fettgewebes führt zur Abgabe freier Fettsäuren. Diese können einerseits direkt von den peripheren Geweben zur Kaloriendeckung verwertet werden, andererseits dienen sie der Leber zur Synthese von Ketonkörpern. Die bevorzugte Verwertung von freien Fettsäuren und Ketonkörpern im Postaggressionsstoffwechsel bedeutet eine Einschränkung der Oxydation von Glukose.

Im Interorganfluß der Aminosäuren kommt dem Darm als viertem Organ mit der Verwertung der Dikarbonsäuren Glutamin, Glutamat und Aspartat eine wichtige Rolle zu. Das aus der Skelettmuskelproteolyse anfallende Glutamin wird in der Darmmukosa zu Alanin umgewandelt und über das portale System der Leber zur Glukoneogenese zur Verfügung gestellt (Souba u. Wilmore 1983, 1985).

Eiweißkatabolie

Der Eiweißverlust nach Operationen und Traumen ist seit den grundlegenden Arbeiten von Bürger und Cuthbertson Anfang der 30er Jahre als Leitsymptom des Streßstoffwechsels allgemein bekannt (Bürger u. Grauhan 1927; Cuthbertson 1932; Ahnefeld 1983). Gelingt es nicht, durch entsprechende Maßnahmen den Eiweißverlust zu reduzieren, ist mit Einschränkung der Immunkompetenz und Wundheilungsstörungen zu rechnen (Heymsfield 1979). Die täglichen Eiweißverluste nach Abdominaleingriffen oder Traumen können 100 g übersteigen (Tabelle 8.2).

Im Vergleich zum Hungerstoffwechsel sind die täglichen Eiweißverluste im Streß unverhältnismäßig hoch. Setzt man den Verlust an Körperzellmasse und Fettmasse in Relation und beurteilt danach das Ausmaß des Eiweißverlustes in den verschiedenen Stoffwechselsituationen, so wird bei längerem Fasten nur halb soviel Eiweiß wie Fett abgebaut, nach mittleren Operationen jedoch 2,4 mal soviel bzw. nach schweren Traumen und Operationen 4,5 mal soviel (Elwyn et al. 1981).

Von der posttraumatischen Eiweißkatabolie wird v.a. die Skelettmuskulatur betroffen, die mit rund 40 % des Körpergewichts das größte Eiweißreservoir des Organismus darstellt (Daniel et al. 1977). Für die Messung der muskulären Eiweißkatabolie werden zahlreiche Methoden angegeben. Bei Bestimmung des Gehalts an intrazellulären Aminosäuren und deren Muster, gilt v.a. die Verminderung an Glutaminsäure und die Zunahme an verzweigtkettigen Aminosäuren als Maß der muskulären Proteolyse (Vinnars et al. 1975). Aussagen über Synthese und Degradation des Skelettmuskeleiweißes sind mit Hilfe der Bestimmung von Einbauraten mit markierten Aminosäuren und in letzter Zeit v.a. durch Bestim-

Tabelle 8.2. Eiweißverlust nach verschiedenen Operationen und Traumen. (Nach Jürgens 1982)

Art des Eingriffs	Täglicher N-Verlust [g]	Täglicher Eiweißverlust (= N-Verlust · 6,25)
Herniotomie	2	12,5
Cholezystektomien	bis ca. 15	94
Magenresektion	ca. 15 – 20	94 – 125
Totale Exenteration	bis 32	200
Abdominale Hysterektomie	6 – 15	38 – 94
Wertheim-Okabayashi	bis 20	125
Amputatio mammae	1 – 3	6 – 19
Lungenoperationen	bis 22	138
Strumaresektion	ca. 11,5	72
Frakturen langen Röhrenknochen	13 – 50	81 – 312
Hüftgelenkluxation	3	17
Schädelverletzungen	11	67

mung des Ribosomenprofils möglich (Rennie et al. 1982; Rennie u. Harrison 1984; Wernerman et al. 1986). So wird der Anteil an Polyribosomen an der Gesamtribosomenmenge als Maß der Aktivität der Eiweißsynthese angesehen (Wernerman et al. 1986). Trotz zahlreicher Untersuchungen ist die Regulation des Eiweißverlusts im Detail unklar (Munro 1964; Rennie u. Harrison 1984). Einmal scheinen die Streßhormone an verschiedenen Organen und in verschiedener Weise direkt und indirekt in die Eiweißkatabolie einzugreifen. So stimulieren Adrenalin und Glukagon indirekt die Eiweißkatabolie durch Aktivierung der Glukoneogenese in der Leber und peripher an der Muskulatur durch Blockade der Insulinwirkung (Alberti et al. 1977; Miles et al. 1984). Da Kortisol am Skelettmuskel die Produktion von verzweigtkettigen Aminosäuren und die Alanin de novo Synthese steigert, scheint es direkt in die muskuläre Proteolyse einzugreifen (Simmons et al. 1984).

Neben der „klassischen" Regulation der Eiweißkatabolie durch Streßhormone, scheinen Leukozytenmediatoren (Interleukine) einen Einfluß auf die Eiweißkatabolie zu haben (Kap. 7.1) (Baracos et al. 1983; Yang et al. 1983). Inwieweit ihre katabole Wirkung durch Aktivierung des Prostaglandinsystems zustande kommt, ist noch Gegenstand der Diskussion.

Praktische Konsequenzen

Die hormonelle Umstellung erlaubt dem Organismus im Streß seine Reserven zu mobilisieren und zu überleben. Unter diesem Gesichtspunkt erscheint der Katabolismus als Adaptationsmöglichkeit sinnvoll. Unter dem Aspekt der heutigen Möglichkeiten der künstlichen Ernährung wäre es jedoch wünschenswert, die hormoninduzierte Katabolie des Postaggressionsstoffwechsels außer Kraft zu setzen. Leider ist dies im Unterschied zum Hungerstoffwechsel nicht möglich. Die hormonfixierte Glykogenolyse, Glukoneogenese und Proteolyse sind durch Nährstoffzufuhr nicht aufzuheben. Eine normokalorische Ernährung würde im Gegenteil zu einer Überlastung des Organismus mit Nebenwirkungen führen.

Besonders die frühe postoperative künstliche Ernährung hat den Postaggressionsstoffwechsel zu respektieren. Zu Beginn der Streßreaktion mit Mobilisation aller Depots ist keine Verwertung infundierter Substrate zu erwarten. Erst mit Nachlassen der Streßhormonwirkung kann mit einer Verbesserung der Substratutilisation gerechnet werden (Abb. 8.8). Bei Betrachtung der Hormon-Zeit-Beziehung fällt auf, daß nicht nur eine zeitliche Sequenz der Konzentrationsmaxima der wichtigsten Streßhormone vorliegt, sondern daß diese mit dem Abstand von Operation oder Unfallereignis kontinuierlich abnehmen. Nehmen wir Glukagon aus, das die hepatische Glukoneogenese stimuliert, so sind ab dem 3. Tag die Streßhormone weitgehend im Normbereich (Abb. 8.7). In der Praxis bedeutet dies einen langsamen Aufbau der Ernährung bis zum 4. postoperativen Tag oder ein Abwarten für 3 Tage mit einem hypokalorischen Ernährungsregime.

Die Insulinresistenz der frühen postoperativen Phase betrifft das Fettgewebe nicht. Die durch die Katecholamine eingeleitete Lipolyse kann bereits durch minimale Erhöhung des Insulinspiegels aufgehoben werden (S. 334). Derartige Erhöhungen des Insulinspiegels müssen auch bei einer hypokalorischen Glukosegabe von maximal 200 g/d erwartet werden. Wird die Kaloriendeckung des

342   8 Streß und künstliche Ernährung

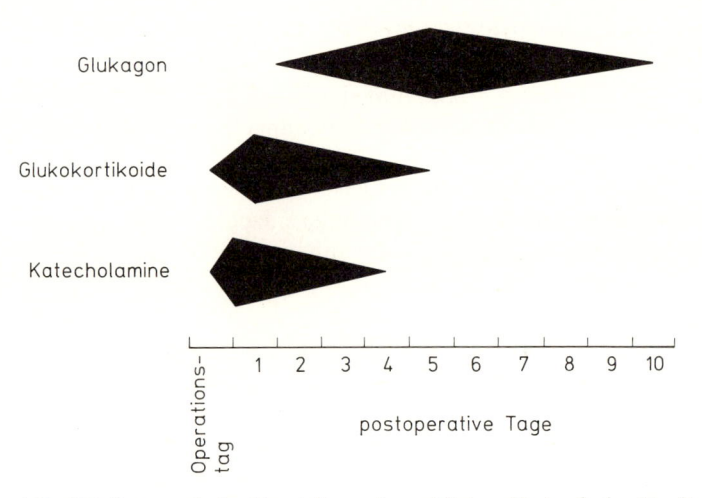

Abb. 8.7. Schematische Darstellung des zeitlichen Verlaufs der Streßhormonkonzentrationen. (Nach Alberti 1980)

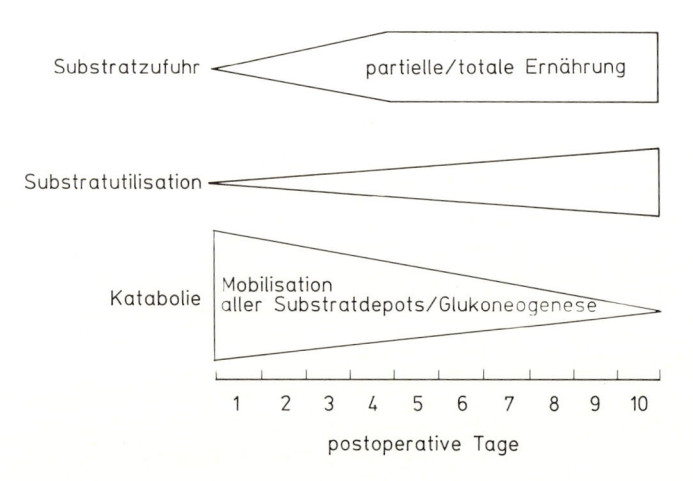

Abb. 8.8. Schematische Darstellung der Adaptation der künstlichen Ernährung an den Streßstoffwechsel in der frühen postoperativen Phase. Streßbedingte Katabolie und Substratutilisation stehen in reziprokem Verhältnis. Die künstliche Ernährung hat sich besonders in der frühen postoperativen Phase an den Postaggressionsstoffwechsel anzupassen („Adaptationsphase")

Organismus aus den körpereigenen Fettdepots blockiert, steht zu erwarten, daß der Energieumsatz alternativ über eine erhöhte Proteolyse gedeckt wird.

Dieser Situation muß besonders bei hypokalorischer proteinsparender Ernährung Rechnung getragen werden, da eine ungestörte Lipolyse und Deckung des Kalorienbedarfs aus den körpereigenen Fettdepots Grundlage dieses Ernährungsregimes ist. Da bei Verwendung von Zuckeraustauschstoffen die Insulinfreisetzung geringer ist, werden diese Kohlenhydrate in der hypokalorischen parenteralen Ernährung bevorzugt (Kap. 3.3 und 3.4).

Mit der streßhormoninduzierten Lipolyse und Ketogenese und der Umstellung von Glukose auf Fettverwertung ist auch die Utilisation exogen zugeführter Fettemulsionen im Postaggressionsstoffwechsel gesteigert (Kap. 3.5). In der Praxis können bei vollständig parenteraler Ernährung im Postaggressionsstoffwechsel bis zu 2/3 der Kalorien in Form von Fettemulsionen zugeführt werden.

Literatur

Äärimaa M, Syvälahti E, Viikari J, Ovaska J (1978) Insulin, growth hormone and catecholamines as regulators of energy metabolism in the course of surgery. Acta Chir Scand 144: 411-422

Ahnefeld F W (1983) Der Postaggressionsstoffwechsel. Infusionstherapie 10: 232-242

Alberti K G M M, Batstone G F, Johnston D G (1977) Hormonal changes in trauma: Role of cortisol. In: Richards J R, Kinney J M (eds.) Nutritional aspects of care in the critically ill. Churchill Levingstone. Edinburgh, London, New York, pp 225-255

Alberti K G M M, Batstone G F, Foster K J, Johnston D G (1980) Relative role of various hormones in mediating the metabolic response to injury. JPEN 4: 141-146

Allison S P, Hinton P, Chamberlain M J (1968) Intravenous glucose tolerance, insulin and free fatty acid levels in burn patients. Lancet II: 1113-1116

Baracos V, Rodemann P, Dinarello C A, Goldberg A L (1983) Stimulation of muscle protein degradation and prostaglandin E2 release by leucocytic pyrogen (Interleukin -1). N Engl J Med 308: 553-558

Becker R A, Vaughan G M, Goodwin C W Jr., Ziegler M G, Harrison T S, Mason A D, Jr., Pruitt B A (1980) Plasma norepinephrine, epinephrine and thyroid hormone interactions in severly burned patients. Arch Surg 115: 439-443

Beger H G, Kraas E, Bittner R, Lohmann F W (1981) Plasmacatecholamine, Insulin und Glukose in der postoperativen Phase. Chirurg 52: 225-230

Berger M, Hagg S A, Goodman M N, Ruderman N B (1976) Glucose metabolism in perfused skeletal muscle. Effects of starvation, diabetes, fatty acids, acetoacetate, insulin and exercise on glucose uptake and disposition. Biochem J 158: 191-202

Bessey P Q, Walters J M, Aoki T T, Wilmore D W (1984) Combined hormonal infusion stimulates the metabolic response to injury. Ann Surg 200: 264-281

Bessey P Q, Brooks D C, Black P R, Aoki T T, Wilmore D W (1983) Epinephrine acutely mediates skeletal muscle insulin resistance. Surgery 94: 172-179

Brizio-Molteni L, Molteni A, Warpeha R L, Angelats J, Lewis N, Fors E M (1984) Prolactin, corticotropin and gonadotropin concentrations following thermal injury in adults. J Trauma 24: 1-7

Brooks D C, Bessey P Q, Black P R, Aoki T T, Wilmore D W (1984) Post-traumatic insulin resistance in uninjured forearm tissue. J Surg Res 37: 100-107

Bürger M, Grauhan M (1927) Der postoperative Eiweißzerfall, sein Nachweis und seine Bedeutung. Klin Wochenschr 6: 1716-1720

Burke J F, Wolfe R R, Mullany C J, Matthews D E, Bier D E (1979) Glucose requirements following burn injury. Ann Surg 190: 274-285

Cannon W B (1939) The wisdom of the body. Norton Co., New York

Cooper C E, Nelson D H (1962) ACTH levels in plasma in pre-operative and surgically stressed patients. J Clin Invest 41: 1599-1605

Cori C F, Cori G T (1929) Glycogen formation in the liver from d- and l-lactic acid. J Biol Chem 81: 389

Cuthbertson D P (1932) Observations on the disturbance of metabolism produced by injury of the limbs. Quart J Med 25: 233-246

Cuthbertson D P (1982) Alterations in metabolism following injury: part I. Br J Accident Surg 11: 175-189. Part II. Br J Accident Surg 11: 286-303

Dahn M S, Lange P (1982) Hormonal changes and their influence on metabolism and nutrition in the critically ill. Intensive Care Med 8: 209-213

Daniel P M, Pratt O E, Spargo E (1977) The metabolic homoeostatic role of muscle and its function as a source of protein. Lancet II: 446-448

De Fronzo R A, Tobin J D, Andres R (1979) Glucose clamp technique: a method for quantifying insulin secretion and resistance. Am J Physiol 237: E 214 – E 223

Dietze, G., M. Wicklmayr, B. Günther et al (1982) Improvement of insulin action on carbohydrate and protein metabolism by bradykinin in stress-induced insulin resistance in the acutely ill. In: Mc Conn R (ed.) Role of chemical mediators in the pathophysiology of acute illness and injury. Raven, New York, pp. 317-325

Dietze G, Wicklmayr M, Rett K, Günther B, Jauch K W, Fritz H, Mehnert H, Heberer G (1986) Postrezeptordefekt der Insulinwirksamkeit: Bedeutung des Kallikrein-Kinin-Prostaglandinsystems. Beitr Infusionstherapie klin Ernähr Vol.16, Karger, Basel, pp 92-102

Elliott M, Alberti K G MM (1983) The hormonal and metabolic response to surgery and trauma. New Aspects of Clinical Nutrition pp 247-270

Elman R (1938) Urinary output of nitrogen as influenced by i.v. injection of a mixture of amino-acids. Proc Soc Exp Biol Med 37: 610

Elwyn D H, Kinney J M, Askanazi J (1981) Energy expenditure in surgical patients. Surg Clin N Amer 61: 545-557

Felig P, Pozefsky T, Marliss E, Cahill Jr G F (1970) Alanine: Key role in gluconeogenesis. Science 167: 1003-1004

Ferrannini E, Barrett E J, Bevilacqua S, DeFronzo R A (1983) Effect of fatty acids on glucose production and utilization in man. J Clin Invest 72: 1737-1747

Flatt J P, Blackburn G L (1974) The metabolic fuel regulatory system – implications for the design of protein-sparing therapies during caloric deprivation and disease. Am J Clin Nutr 27: 175-187

Fleck A (1976) The early metabolic response to injury. In: Ledigham J (ed.) Shock. Excerpta Medica, Amsterdam, pp 57-77

Gill A, Johnston D G, Orskov H, Batstone G F, Alberti K G M M (1982) Metabolic interactions of glucagon and cortisol in man – studies with somatostatin. Metabolism 31: 305-311

Günther B, Wicklmayr M, Dietze G, Schultis K, Mehnert H, Heberer G (1978) Der Substratstoffwechsel der Muskulatur während der frühen postoperativen Phae: Einfluß einer Glukoseinfusion. Langenbecks Arch Chir Supp Chir Forum S 137-141

Günther B, Wicklmayr M, Hartl W, Dietze G (1983) Substrate balances across the forearm during the early postoperative period. Clin Nutrition 1: 251-257

Günther B, Jauch K W (1986) Postaggressionsstoffwechsel – Versuch einer Standortbestimmung In: Eigler F W, Peiper H J, Schildberg F W, Witte J, Zumtobel V (Hrsg) Stand und Gegenstand chirurgischer Forschung. Springer Berlin Heidelberg S 41-47

Hassett J, Border J R (1983) The Metabolic response to trauma and sepsis. World J Surg 7: 125-131

Henning G, Löffler G, Wieland O H (1975) Active and inactive forms of pyruvatedehydrogenase in skeletal muscle as related to the metabolic and functional state of the muscle cell. FEBS Lett. 59: 142-145

Heymsfield S B, Bethel R A, Ansley J D, Nixon D W, Rudman D (1979) Enteral hyperalimentation: an alternative to central venous hyperalimentation. Ann Int Med 90: 63-71

Hume D M, Egdahl R H (1959) The importance of the brain in the endocrine response to injury. Ann Surg 150: 697-712

Jauch K W, Günther B, Wicklmayr M, Teichmann R, Hartl W, Dietze G (1984) Untersuchungen zur postoperativen Insulinresistenz von Lipolyse und Ketogenese mit Hilfe der Glukose-Clamp-Technik. Infusionstherapie 11: 271-274

Jauch K W (1988) Untersuchungen zur postoperativen Insulinresistenz und der Beeinflussung durch das Kallikrein-Kinin-System. Habilitationsschrift, Ludwig-Maximilians-Universität, München

Johnston J D A (1983) Effects of changes in endocrine function on water and electrolyte metabolism. World J Surg 7: 599-603

Kahn C R (1978) Insulin resistance, insulin insensitivity and insulin unresponsiveness: A necessary distinction. Metabolism 27: 1893-1902

Kaukinen S, Marttinen A, Vuorinen P, Koivula T (1984) Effect of surgical stress on the erythrocyte insulin receptor. Clin Nutr 3: 191-195

Kinney J M, Felig P (1979) The metabolic response to injury and infection. In: DeGroot L J (ed) Endocrinology, Vol.3, Grune and Stratton, pp 1963-1985

Leriche R (1954) Philosophie der Chirurgie. Rascher, Zürich

Löhlein D (1984) Proteinsparende Maßnahmen der parenteralen Ernährung. II. Mitteilung: Klinische Aspekte. Infusionstherapie 11: 114-128

Meguid M M, Brennan M F, Aoki T T, Muller W A, Ball M R, Moore F D (1973) The role of insulin and glucagon in the acute trauma. Surg Forum 24: 97

Meerson F Z (1984) Adaptation, stress und prophylaxis. Springer, Berlin Heidelberg New York Tokyo

Miles J M, Nissen S L, Gerich J E, Haymond M W (1984) Effects of epinephrine infusion on leucine and alanine kinetics in humans. Am J Physiol 247 (Endocrinol.Metab.10): E 166 – E 172

Moore F D, Olessen K H, McMurrey J D, Parker H V, Ball M R, Boyden C M (1963) The body cell mass and its supporting environment. Saunders, Philadelphia, London

Moore F (1959) Metabolic care of the surgical patient. Saunders, Philadelphia, London

Munro H N (1964) General aspects of the regulation of protein metabolism by diet and by hormones In: Allison J G, Munro H N (ed) Mammalian Protein Metabolism. Academic Press, New York, Vol. 1, p. 381

Noel G L, Suh H K, Stone J G, Frantz A G (1972) Human prolactin and growth hormone release during surgery and other conditions of stress. J Clin Endocr Metab 35, 6: 840-851

Porte D Jr, Robertson R P (1973) Control of insulin secretion by catecholamines, stress and the sympathetic nervous system. Fed Proced 32: 1792-1796

Randle P J, Garland P B, Hales C N, Newsholme E A (1963) The glucose fatty-acid cycle: its role in insulin sensitivity and the metabolic disturbances of diabetes mellitus. Lancet I: 785-789

Reinauer H (1987) Grenzen der extensiven Verwendung von Glukose als Infusionskohlenhydrat in der parenteralen Ernährung. Infusionstherapie 14: 116-122

Rennie M J, Edwards R H T, Halliday D, Matthews D E, Wolman S L, Millward D J (1982) Muscle protein synthesis measured by stable isotope techniques in man: The effects of feeding and fasting. Clin Sci 63: 519-523

Rennie M J, Harrison R (1984) Effects of injury, disease and malnutrition on protein metabolism in man – unanswered questions. Lancet I: 323-325,

Rett C, Wicklmayr M, Dietze G, Wolfram G, Hailer S, Mehnert H (1986) Inhibition of muscular glucose uptake by lipid infusion in man. Clin Nutr 5: 187-192

Robin A P, Nordenström J, Askanazi J, Carpentier Y A, Elwyn D H, Kinney J M (1984) Influence of parenteral carbohydrate on fat oxidation in surgical patients. Surgery 95: 608-617

Schifman R, Wicklmayr M, Böttger J, Dietze G (1980) Insulin-like activity of bradykinin on amino acid balances across the human forearm. Hoppe-Seylers Z physiol Chem 361: 1193-1199

Schultis K (1971) Stress und Adaptationssyndrom aus chirurgischer Sicht. Dtsch med Wochenschr 96: 1339-1342

Selye H (1946) The general adaptation syndrome and the disease of adaptation. J Clin Endocrin 6: 117-230

Simmons S P, Miles J M, Gerich J E, Haymond M W (1984) Increased proteolysis – an effect of increases in plasma cortisol within the physiologic range. J Clin Invest 73: 412-420

Souba W W, Wilmore D W (1983) Postoperative alteration of arteriovenous exchange of amino acids across the gastrointestinal tract. Surgery 94: 342-350

Souba W W, Wilmore D W (1985) Gut-liver interaction during accelerated gluconeogenesis. Arch Surg 120: 66-70

Thiebaud D, Jacot E, De Fronzo R A, Maeder E, Jequier E, Felber J P (1982) The effect of graded doses of insulin on total glucose uptake, glucose oxidation and glucose storage in man. Diabetes 31: 957-963

Thomsen V (1938) Studies of trauma and carbohydrate metabolism with special reference to the existence of traumatic diabetes. Act Med Scand Suppl 91: 1-41

Thoren L (1975) Metabolic response to injury In: Nyhus L M (ed). Surgery Annual Vol. 7: 53-70

Vary T C, Siegel J H, Nakatani T, Sato T, Aoyama H (1986) Regulation of glucose metabolism by altered pyruvate dehydrogenase activity. I. Potential site of insuline resistance in sepsis. JPEN 10: 351-355

Vinnars E, Bergstrom J, Fürst P (1975) Influence of the postoperative state on intracellular free amino acids in human muscle tissue. Ann Surg 182: 665-671

Wernerman J, von der Decken A, Vinnars E (1986) Protein synthesis after trauma as studied by muscle ribosome profiles. In: Dietze G, Grünert A, Kleinberger G, Wolfram G (eds.) Clinical Nutrition and metabolic research, Proc.7th Congr. ESPEN, Munich 1985. Karger, Basel, pp. 66-85

Wicklmayr M, Dietze G (1978) Effect of continuously increasing concentrations of plasma ketone bodies on the uptake and oxidation of glucose by muscle in man. Eur J Clin Invest 8: 415-421

Wilmore D W, Long J M, Mason A D, Pruitt Jr B A (1976) Stress in surgical patients as a neurophysiological reflex response. Surg Gynecol Obstet: 142: 257-269

Wolfe R R, Goodenough R D, Burke J F, Wolfe M H (1983) Response of protein and urea kinetics in burn patients to different levels of protein intake. Ann Surg 197: 163-171

Wright P D, Johnston J D A (1975) The effect of surgical operations on growth hormone levels in plasma. Surgery 77: 479-486

Yang R D, Modawer L, Sakamoto A, Keenan R A, Matthews D E, Young V R, Wannemacher R W, Blackburn G L, Bistrian B R (1983) Leucocyte endogenous mediator alters protein dynamics in rats. Metabolism 32: 654-660

8.2 Verdauung und Resorption

Für den eiligen Leser

> Bei künstlich ernährten Patienten ist die Verdauungskapazität aufgrund struktureller (z.B. Kurzdarm) oder funktioneller (z.B. Mangelernährung) Assimilationsstörungen oft vermindert. Zudem werden Abschnitte des physiologischen Verdauungstrakts (Magen, Duodenum) von der Sondennahrung umgangen, also funktionell ausgeschlossen. Diesen Einschränkungen der Verdauungsleistung muß die künstliche Ernährung durch entsprechende Substratwahl Rechnung tragen.
>
> Für die Kohlenhydratkomponente stellen Oligosaccharide bei Fehlen von Laktose günstige Voraussetzungen für die Resorption dar. Als Proteinkomponente sind freie Aminosäuren ungeeignet, günstige Bedingungen für die Assimilation im Dünndarm bieten oligopeptidreiche Hydrolysate, die über Peptidtransportsysteme hoher Kapazität resorbiert werden können. Die Assimilation von Triglyzeriden mit langkettigen Fettsäuren erfordert ein koordiniertes Zusammenspiel von Gallensäuren, Pankreasenzymen und Enterozyten. Die Assimilation mittelkettiger Triglyzeride ist weniger komplex; deshalb sollte bei Assimilationsstörungen ein Teil der Fette als mittelkettige Triglyzeride zugeführt werden.
>
> Für die Assimilation der meisten nutritiven Substrate gilt das Prinzip der intestinalen Adaptation: Die Verdauungskapazität paßt sich der geforderten Leistung an. Nahrungskarenz und parenterale Ernährung führen zu adaptativer Hypoplasie. Perioden enteraler Nahrungskarenz sollten deshalb möglichst kurz gehalten werden. Der erneute Aufbau einer enteralen Ernährung muß schrittweise erfolgen und den intestinalen Anpassungsvorgang berücksichtigen.

Die Aufnahme von Nährsubstraten aus dem Intestinaltrakt (= Assimilation) wird traditionell in die 2 Schritte Digestion (Pankreasenzyme, Gallensäure, digestive Mukosaenzyme) und Resorption (angelsächsischer Begriff: Absorption; transmembranöser Substrattransport) unterteilt. Entsprechende Störungen werden als Maldigestion, Malabsorption oder Malassimilation klassifiziert.

Bei Patienten, die künstlich ernährt werden müssen, sind Assimilationsstörungen häufig (Tabelle 8.3). Bei Sondenlage im Dünndarm werden zudem die oberen Abschnitte der Magen-Darm-Passage vom Assimilationsprozeß ausgeschlossen. Produkte zur künstlichen enteralen Ernährung (= Sondenernährung) müssen auf die verbleibende digestive und resorptive Kapazität des in die Nahrungspassagen eingeschlossenen Gastrointestinaltrakts abgestimmt sein. Es ist Ziel dieses Abschnitts, die erforderlichen ernährungsphysiologischen Grundlagen für diesen Entscheid darzustellen.

Resorptionsfläche

Durch Faltung, Aus- und Einstülpung in makro- und mikroskopischer Größenordnung erreicht der Dünndarm, der zwischen Pylorus und Bauhin-Klappe eine

Tabelle 8.3. Erkrankungen, die eine Störung der Digestion (Maldigestion) oder Resorption (Malabsorption) bedingen können (Einteilung nach funktionellen Gesichtspunkten). (Caspary 1985)

1. *Mangel oder Inaktivierung intraluminaler pankreatischer Enzyme (pankreatische Phase)*
   Chronische Pankreatitis
   Pankreasresektion
   Pankreaskarzinom
   Zystische Fibrose
   Zollinger-Ellison-Syndrom (Säureinaktivierung der Lipase)
   Kongenitaler Lipasemangel

2. *Mangel intraluminaler Gallensäuren (biliäre Phase)*
   Verschlußikterus
   Intrahepatische Cholestase
   Bakterielle Überwucherung des proximalen Dünndarms:
      Blind-loop-Syndrom, Fistelbildungen, Strikturen,
      Divertikel, Afferent-loop-Syndrom, Motilitätsstörungen bei Sklerodermie und diabetischer Neurogastroenteropathie
   Ileumresektion
   M. Crohn des Ileum (Ileitis regionalis)

3. *Dünndarmerkrankungen (intestinale Phase)*
3.1 *Angeborene Erkrankungen mit selektivem Ausfall einzelner funktioneller Elemente der Mukosazelle („Bürstensaumerkrankungen")*
   Saccharose-Isomaltose-Intoleranz
   Trehaloseintoleranz
   Enterokinasenmangel
   Glukose-Galaktose-Intoleranz
   Hartnup-Erkrankung
   Zystinurie
   Tryptophanmalabsorption („blue diaper syndrome")
   Methioninmalabsorption
   Angeborenes Fehlen von Intrinsic factor oder Vitamin-B-12-intrinsic-Faktor-Mangel
   Abetalipoproteinämie

3.2. *Erworbene Dünndarmerkrankungen*
   Sprue (Zöliakie)
   Tropische Sprue
   M. Whipple
   Primäres intestinales Lymphom
   Intestinale Lymphangiektasie
   Hypogammaglobulinämie
   Dermatitis herpetiformis
   Eosinophile Gastroenteritis
   Mastozytose
   Amyloidose
   Parasiten (Lamblien, Strongyloiden, Askariden, Ankylostoma duodenalis)
   Tuberkulose
   Lymphogranulomatose
   Kwashiorkor
   Darmresektion
   Intestinale Ischämie
   Strahlenenteritis

8.2 Verdauung und Resorption

Tabelle 8.3 (Forts.)

4. *Erkrankungen mit verschiedenen Störungen der Digestions- oder Resorptionsphasen*
   Postgastrektomiesyndrom
   Diabetes mellitus (diabetische Neurogastroenteropathie)
   Endokrinopathien (Hyper-, Hypothyreose, Hypoparathyreoidismus, Glukagonom, Zollinger-Ellison-Syndrom, M.Addison, Karzinoid, Verner-Morrison-Syndrom, pankreatische Cholera)
   Sklerodermie
   Erythematodes visceralis
   Perniziöse Anämie

5. *Pharmaka*
   Cholestyramin
   Diphenolische Laxanzien
   Kolchizin
   Zytostatika
   Neomycin
   p-Aminosalizylsäure
   Biguanide
   Herzglykoside
   Acarbose (α-Glukosidasehemmer)

Tabelle 8.4. Resorptionsfläche des Dünndarms. (Nach Magee u. Dalley 1986)

		Vergrößerungsfaktor
Distanz Pylorus – Bauhin-Klappe	15 cm	
		40
Dünndarmlänge	6 m	
Glatte innere Fläche eines Rohres von 6 m Länge (entsprechend Dünndarmlänge) bei durchschnittlichem Durchmesser von 4–6 cm (entsprechend Dünndarm)	0,7–1 m^2	
		3
Oberfläche mit Kerkring-Falten	2 m^2	
		8
Oberfläche mit Zotten, Länge 0,5–1,5 mm, Dichte 10–40/mm^2	15 m^2	
		20
Oberfläche mit Bürstensaum, Länge der „Mikrovilli" ca. 1 μm, Dichte 200000/mm^2	300 m^2	
Gesamte Resorptionsfläche	300 m^2	19,200

Strecke von nur ca. 15 cm überbrückt, eine Gesamtoberfläche von 300 m². Gegenüber einem einfachen Rohr entsprechenden Durchmessers zwischen Pylorus und Bauhin-Klappe bedeutet dies eine Vergrößerung der Oberfläche um den Faktor 20 000 (Tabelle 8.4). Diese Vergrößerung der Kontaktfläche zwischen Speisebrei und Dünndarmmukosa ist für die Resorption entscheidend. Dabei besitzt die Oberfläche des gesunden Darms eine so große Sicherheitsreserve, daß ein Überleben mit nur 30 cm Dünndarm, also dem 20. Teil der physiologischen Gesamtlänge, möglich ist.

Im makroskopischen Bereich wird die Oberflächenvergrößerung durch die Schlingen des Darms und die Kerckring-Falten erreicht. Beide erniedrigen auch die Passagegeschwindigkeit intestinaler Substrate und verlängern somit die Kontaktzeit von Nährsubstraten und Mukosa. In der lichtmikroskopischen Dimension wird die Oberfläche durch Schleimhautausstülpungen mit vollständiger Gefäßversorgung (Arterie, Venen, Lymphgefäß) weiter vergrößert. Die Höhe dieser Darmzotten (angelsächsisch: Villi) nimmt beim gesunden menschlichen Darm vom Duodenum zum Ileum hin ab. Beim Kurzdarm mit duodenojejunaler Anastomose kann es hingegen zu einem deutlichen Wachstum der Zotten im Ileum kommen (Williamson 1978).

Die monoepitheliale Enterozytenschicht, die die Zotten bedeckt, trägt ihrerseits an der luminalen Oberfläche den sog. Bürstensaum, der aus Ausstülpungen in elektronenoptischer Größenordnung besteht (Mikrovilli) und nochmals eine wesentliche Oberflächenvergrößerung bewirkt (Moog 1981; Magee u. Dalley 1986). Ausläufer der glatten Muscularis mucosae münden in die Zotten, und in den Mikrovilli (=Bürstensaum) stellen Aktin- und Myosinfilamente die Grundlage der aktiven Beweglichkeit dar. Diese Strukturen bewirken eine ständige Durchmischung des randständigen Speisebreies. Weiterhin kommt dem Bürstensaum Bedeutung aufgrund der eingebetteten digestiven Enzyme zu: Saccharidasen, alkalische Phosphatasen und Aminopeptidasen sind in dieser Membranstruktur verankert (Ugolev 1965: Konzept der „surface digestion"; Moog 1981).

Zotten und Bürstensaum unterliegen zahlreichen Einflüssen: Bei der nichttropischen Sprue (Glutenenteropathie) führt die Atrophie dieser Strukturen zu einer generellen Resorptionsminderung. Während der Laktation und beim Kurzdarm findet sich hingegen eine Zunahme von Zotten- und Bürstensaumgröße. Dieser Vorgang wird als *intestinale Adaptation* bezeichnet (Levine et al. 1974/b; Hanson et al. 1977; Lichtenberger u. Trier 1979; Williamson 1978, 1984).

Nicht zur Resorptionsfläche werden hingegen die Lieberkühn-Krypten gerechnet. Ihre Öffnungen sollen am lebenden Darm geschlossen sein. Die Krypten haben sekretorische und regulative Funktionen für die intestinale Flora und dienen als Quelle für das sich ständig regenerierende Epithel der Darmzotten (Leblond u. Messier 1958).

Zellumsatz und intestinale Sekretion

Die Zellerneuerung der Mukosa findet aus den Krypten heraus statt. Nur im Kryptenbereich wird Zellteilung beobachtet (Leblond u. Messier 1958). Von hier aus wandern die alternden Zellen bis zur Spitze der Zotten. Dort schilfern sie ins Darmlumen ab. Dabei werden die intrazellulären Mukosaenzyme freigesetzt (holokriner Sekretionstyp; Leblond u. Messier 1958; Messier u. Leblond 1960). Die Umsatzrate der Mukosaepithelzellen ist bei allen Säugetieren etwa gleich: Ein Zyklus von Zellteilung bis zur intraluminalen Abschilferung wird mit 3 Tagen angegeben (Moog 1981). Für merokrin sezernierende gastrointestinale Drüsenzellen ist dieser Zellzyklus wesentlich länger (3 Wochen bis Jahre, Junqueira u. Carneiro 1980).

Klinisch bedeutsame Konsequenz dieser raschen Zellumsatzraten sind Resorptionsstörungen und Diarrhöen bei gestörter Zellerneuerung (Mangelernährung, Bestrahlung, Chemotherapie).

8.2 Verdauung und Resorption

Die Abschilferung der intestinalen Epithelzellen entspricht einer täglichen Sekretion von 30 g Protein. Weitere „endogene Proteinquellen" stellen die Enzyme und Glykoproteine dar, die von Speicheldrüsen, Magen, intestinalen Drüsen und dem Pankreas sowie als Galle sezerniert werden (30 – 40 g/d) (Freeman u. Kim 1978; Larusso 1984). Insgesamt fallen *täglich 60 – 70 g endogenes Protein* zur Resorption an, eine Rezirkulation die bei vielen Bilanzüberlegungen übersehen wird. Bei vollständigem Ausfall der Resorptionsfunktion müßte diese Menge exogen und parenteral zugeführt werden, allerdings ist in dieser Situation (z.B. Kurzdarmsyndrom, Strahlenenteritis) zumeist auch die intestinale Proteinsekretion vermindert (Abnahme der epithelialen Zellmasse, fehlende Stimulation sämtlicher Verdauungsdrüsen).

Energiequelle für Resorptionsvorgänge

Intestinale Resorptionsprozesse werden von Konzentrationsgradienten und der *energieverbrauchenden Natrium-Kalium-Pumpe* angetrieben. Bis heute gibt es keinen Beweis für die Existenz eines von dieser Pumpe unabhängigen aktiven Transportmechanismus (Schultz 1981). Grundlage des aktiven und unidirektionalen Transports der Enterozyten ist die ausschließliche Lokalisation der Natriumpumpe an der basolateralen Membran (Abb. 8.9. a): Dem Konzentrationsgradienten entsprechend strömt Natrium vom Darmlumen her in die Zelle ein, um an der basolateralen Membran im Austausch gegen Kalium abgepumpt zu werden. Die Energie für diesen Schritt stammt aus der Hydrolyse von ATP, die durch die ubiquitär vorhandene Natrium-Kalium-ATPase katalysiert wird. Natrium und Kalium werden nicht im Verhältnis von 1:1 ausgetauscht. Der Natriumtransport überwiegt, so daß ein elektrischer Gradient entsteht, der seinerseits ebenfalls Transportvorgänge antreiben kann (z.B. die Diffusion von Chlorid; Abb. 8.9 a). Dieser Vorgang wird als *elektrogener Transport* bezeichnet (Schultz 1981).

Für alle bislang untersuchten aktiven Transportvorgänge organischer Substrate (d-Hexosen, l-Aminosäuren, Diglyzeride, Triglyzeride, Vitamine, Gallensäuren) wurde eine Koppelung an den Natriumtransport gefunden (Abb 8.9. b): Der Einstrom der Substrate in die Zelle erfolgt über einen natriumgekoppelten Transportmechanismus, der seine Energie aus dem Natriumgradienten bezieht. Es kommt zu einer intrazellulären Akkumulation des zu transportierenden Substrats, so daß der Konzentrationsgradient an der basolateralen Membran als treibende Kraft für den Weitertransport aus der Zelle ins Portalblut ausreicht. Weitere Energie wird für diesen Schritt nicht benötigt. Allerdings können größere Moleküle nicht durch einfache Diffusion aus der Mukosazelle aufgenommen werden; „erleichterte Diffusion", vermittelt durch spezifische Transportsysteme, dürfte die entscheidende Rolle spielen.

Motilität

Eine weitere Voraussetzung der Resorption ist die gastrointestinale Motilität. Die ständige Durchmischung des Speisebreies gestattet ausreichenden Kontakt mit der resorptiven Oberfläche. Eine Verkürzung der Kontaktzeit (Diarrhö) reduziert die Resorptionskapazität ebenso wie ein Stop der propulsiven und mischenden Darmmotorik (Ileus). Klinisch kann die Verkürzung der Transitzeit durch den

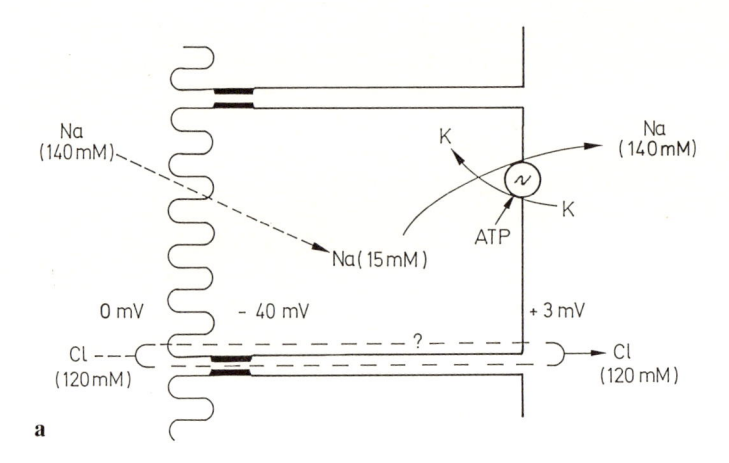

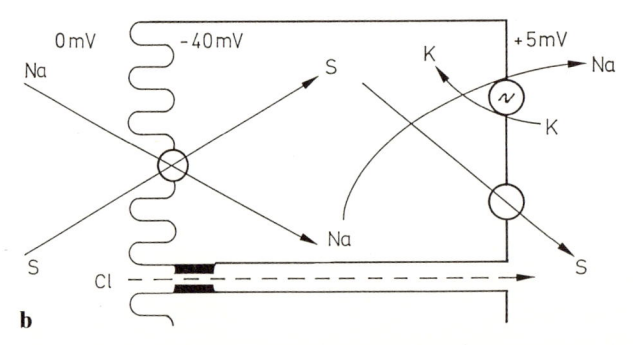

Abb. 8.9. a Modell des ungekoppelten Na⁺-Transports durch die Mukosazelle in das Portalblut. Treibende Kraft ist die ATP-abhängige Na-K-Pumpe an der basolateralen Membran. **b** Modell des Na⁺-gekoppelten Substrattransports. S Substrate: d-Hexosen, l-Aminosäuren, Dipeptide, Tripeptide, wasserlösliche Vitamine, Gallensäuren. (Modifiziert nach Schultz 1981)

Dünndarm allerdings nicht immer erfaßt werden, weil die Resorptionskapazität des Kolons den vermehrten Ileozäkalfluß kompensiert (Kap. 6.2). In der postoperativen Phase nach abdominalen Eingriffen ist die Dickdarmfunktion allerdings für etwa 3 Tage gestört: Diarrhöen unter postoperativer enteraler Ernährung sind dann ein Symptom mangelhafter Resorption (Kap. 6.2: Pathogenese der Diarrhö).

Physikalische Eigenschaften der Substrate als Determinanten der Resorption

Molekulargewicht: Unterhalb eines Molekulargewichts von ca. 180 Da können Partikel wie das Chloridion über interzelluläre Wasserkanäle Konzentrationsgradienten oder elektrischen Gradienten folgend (Kationen) resorbiert werden (Abb 8.9. a). Nutritive Substanzen haben – abgesehen von einigen Monoaminosäuren – jedoch ein höheres Molekulargewicht. Quantitativ spielt dieser Weg deshalb eine untergeordnete Rolle.

Löslichkeit: Wasserunlösliche Substanzen werden grundsätzlich schlecht, Substanzen mit amphiphilen Eigenschaften (d.h. Löslichkeit in wäßriger und lipophiler Phase) hingegen der Lipidlöslichkeit entsprechend resorbiert (hoher Lipid-Wasser-Verteilungsquotient günstig).

Ionisierte Substrate sind weniger lipophil als die entsprechenden, nichtionisierten Substanzen. Entsprechend dem niedrigeren Lipid-Wasser-Verteilungskoeffizienten werden ionisierte Substrate deshalb schlechter resorbiert. Zur Beurteilung des Ionisationsgrades kann der pK-Wert eines Substrats herangezogen werden: Dieser Wert gibt an, bei welchem pH-Wert 50 % einer Substanz ionisiert vorliegt. Für das physiologische pH von 7,4 kann dann ausgerechnet werden, welcher Anteil unter physiologischen Bedingungen nicht ionisiert ist, also für den raschen Transport zur Verfügung steht.

Resorption von Wasser und Elektrolyten : Bedeutung der Isoosmolarität

Im Intestinaltrakt laufen Sekretion und Resorption von Wasser und Eletrolyten stets parallel ab. Im oberen Dünndarm überwiegt die Sekretion, in Ileum und Kolon die Resorption. Die Flußraten im Dünndarm betragen das 10fache der Nettobewegung (Tabelle 8.5.).

Im Duodenum wird der Speisebrei durch die hohe Sekretion rasch auf isoosmolare Konzentrationen, d.h. auf Konzentrationen, die der Serumosmolarität entsprechen, verdünnt. Unter physiologischen Bedingungen wird aus einem isoosmolaren Speisebrei resorbiert. Dies hat seinen Niederschlag in der Forderung gefunden, bei Sondenernährung in den Dünndarm isoosmolare Substrate einzusetzen.

Elektrolyte werden auf unterschiedlichen Wegen resorbiert: Natrium, Chlorid (s.o.), Eisen^{2+}, Kalzium^{2+} und Bikarbonat werden durch spezialisierte Trans-

Tabelle 8.5. Tägliche Flüssigkeits- und Natriumverschiebung im Intestinaltrakt. (Schedl 1974)

	Flüssigkeit [ml/d]	Na+ [mmol/d]
Orale Zufuhr	2000	50–100
Speichel	1000	50
Magensaft	2000	100
Pankreassekret	2000	200
Galle	1000	150
Dünndarmsekret	6200	840
Gesamte luminale Flüssigkeits- und Natriumbelastung	14200	1440
Flüssigkeits- und Natrium- transit in Dickdarm	1500	200
Faecale Verluste	100-200	5

portmechanismen, andere Ionen hingegen durch Diffusion aufgenommen (Lithium, Iod, Brom). Einige polyvalente Ionen können überhaupt nicht resorbiert werden (Aluminium^{3+}, Magnesium^{2+}, Barium^{2+}, Sulfate^{2-}). Von dieser Eigenschaft wird bei Antazida (Al^{3+}, Mg^{2+}) und dem Röntgenkontrastmittel BaSO$_4$ Gebrauch gemacht.

Kohlenhydratresorption (Dawson 1970; Gray 1981; Kimmich 1981; Alpers 1987)

Kohlenhydrate der enteralen Ernährung

Mehr als die Hälfte der täglichen Kalorienmenge, in der westlichen Welt mehr als 300 g/d, werden als Kohlenhydrate aufgenommen. Mehr als 60 % dieser Menge sind Stärke, zusätzlich spielen einige Disaccharide (besonders Maltose, Laktose und Saccharose) eine Rolle, während ein nur geringer Kohlenhydratanteil als freie Glukose oder Fruktose aufgenommen wird. Stärke besteht ausschließlich aus Glukose, die über α-(1-4-)Glykosidbindungen mit α-(1-6-)Bindungen an den Verzweigungstellen verknüpft ist. Der größte Anteil (80-85%) sind die größeren Amylopektinmoleküle (Molekulargewicht ca. 10^6), bei denen sowohl α-(1-4-) als auch α-(1-6-)Bindungen vorliegen können. Ein kleinerer Anteil liegt als Amylose vor (ca. 15 %), welche lediglich aus langen, unverzweigten Glukoseketten ausschließlich in α-(1-4-) Bindungen besteht (Molekulargewicht 5 · 10^4).

Die Assimilation der Kohlenhydrate kann in eine luminale und eine membranassoziierte digestive Phase sowie den transmukosalen Transport unterteilt werden. Während luminale und mebranöse Digestion weitgehend unabhängige Vorgänge darstellen, wird eine Koppelung von mebranöser Digestion und transmukosalem Transport diskutiert.

Luminale Digestion

Stärke wird intraluminal v. a. durch die pankreatische α-Amylase abgebaut; Amylasen des Speichels spielen beim Menschen eine geringe Rolle. α-Amylasen hydrolysieren ausschließlich α-(1-4-) Glykosidbindungen. Endprodukte der luminalen Einwirkung auf Amylose sind Maltose und Maltotriose, während beim Abbau von Amylopektin infolge der nicht angreifbaren α-(1-6-)Glykosidbindungen Oligo-(1-6-)Glykoside mit 4 oder 5 Glukoseeinheiten resultieren (kurzkettige Glykane) (Tabelle 8.6). α-Amylasen sind normalerweise in mehr als 10fachem Überschuß vorhanden, so daß die luminale Digestion auch bei Erkrankungen und Teilresektionen des Pankreas nicht gestört ist (Fogel u. Gray 1973).

Membranassoziierte Digestion ("surface digestion")

Die Oligosaccharidasen (Tabelle 8.6) sind Glykoproteine mit einem Molekulargewicht um 200 000, die mit einem kleinen hydrophoben Anteil in der Bürstensaummembran der Enterozyten verankert sind (Abb. 8.10). Sie haben eine hohe Substrataffinität (niedriges K_m) und eine hohe Umsatzgeschwindigkeit; lediglich Laktase hat eine geringe Umsatzrate und kann das umsatzlimitierende Enzym werden (s.u.).

8.2 Verdauung und Resorption

Tabelle 8.6. Membranassoziierte Oligosaccharidasen. Substrate, Wirkungen und Produkte

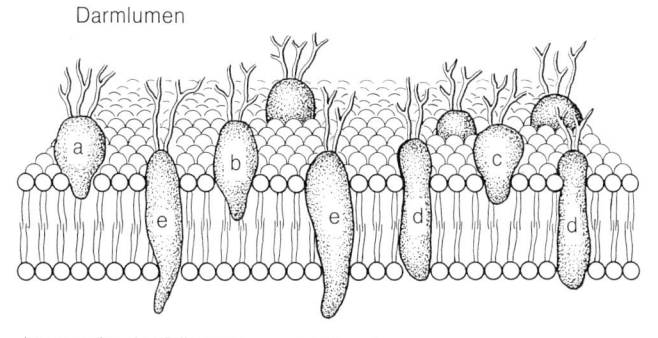

Enzyme	Substrate	Produkte	Hydrolysestelle
α-1-4-Glukosidase	Maltooligosaccharide Kettenlänge 2 – 9	Glukose	α-1-4-Glukosidbindungen
Sukrose-α-Glukohydrolase = α-Dextrinase = Isomaltase	Sukrose = Saccharose, Tetra- u. Penta-Glykoside	Glukose, Fruktose	α-1-2-Bindungen von Saccharose, α-1-6-Bindungen der α-Dextrine
Sukrase	Saccharose = Sukrose	Glukose, Fruktose	
	Maltose	Glukose	
Laktase = β-Galaktosidase	Laktose	Glukose, Galaktose	

Darmlumen

Innenseite der Bürstensaummembran

Abb. 8.10. Modell zur Einbettung der Hydrolasen in die Bürstensaummembran. Die Enzymkörper sind in den lipophilen Bereich der Membran integriert, die Kohlenhydratkomponente ragt in das Lumen hinaus: Glykokalyx der Bürstensaummembran. Die Disaccharidasen (*a, b, c*) liegen oberflächlicher (Abspaltung durch tryptische Pankreasenzyme möglich), die alkalische Phosphatase ist tief in der Membran verankert (*d*), und die Aminopeptidasen ragen durch die Innenseite der Bürstensaummembran hindurch (*e*). (Aus Moog 1981)

Oligosaccharidasen haben einen nochmals rascheren Umsatz als die Enterozyten; man nimmt an, daß sie von den Proteasen des Pankreas hydrolysiert und sodann durch zytoplasmatische Synthese ersetzt werden. Deshalb wird bei Pankreasinsuffizienz klinisch und experimentell eine erhöhte Maltase- und Isomaltaseaktivität beobachtet (Arvanitakis u. Olsen 1974; Batt et al. 1979).

Die membranassoziierte Hydrolyse von Oligosacchariden ist für die Resorption kaum je limitierend. Mit Ausnahme von Laktose werden Oligosaccharide nicht langsamer sondern eher rascher und vollständiger resorbiert als entsprechende freie Kohlenhydrate (Gray u. Santiago 1966; Mcdonald 1968; Cook 1973;

Sandle et al. 1977). Diese Beobachtung führte zu der Hypothese, daß Hydrolyse und Transport der Oligosaccharide zumindest partiell gekoppelt seien (Crane 1962).

Laktase

Bereits beim Gesunden kann Laktase bei höherem Laktoseangebot zu einem limitierenden Enzym werden (Kap. 6.2: Pathogenese der Diarrhö). Im Gegensatz zu anderen Disaccharidasen kann Laktase auch durch höhere Zufuhr von Laktose nicht induziert werden (Gilat et al. 1981). Die maximale Umsatzrate beim Erwachsenen scheint genetisch fixiert (höhere Aktivität beim Säugling).

Laktoseintoleranz definiert als Laktaseaktivität unter 1,0 U/g Mukosa oder 15 U/g Mukosaprotein, durch einen Anstieg der Blutglukose von weniger als 20 mg% sowie abdominale Symptome nach Zufuhr von 50 g Laktose, wird je nach ethnischer Zugehörigkeit bei 3 % (Dänemark) bis 99 % (Nigeria) beobachtet (Gray 1981). In Mitteleuropa muß man bei 5-10% der Bevölkerung mit dieser *primären Laktoseintoleranz* rechnen. Bei Mangelernährung und gastroenterologischen Erkrankungen nimmt dieser Prozentsatz als sog. *sekundäre Laktoseintoleranz* weiter zu. Es resultiert die Forderung nach weitgehender Laktosefreiheit für die Diäten zur künstlichen Ernährung mangelernährter und gastroenterologisch erkrankter Patienten.

Weitere Oligosaccharidasemängel sind für Saccharose (erblich, chronische Diarrhö als Symptom) und Glukose-Galaktose beschrieben worden. Allerdings haben diese Erkrankungen aufgrund ihrer Seltenheit geringe praktische Bedeutung.

Transmukosaler Transport

Glukose und Galaktose können als einzige Monosaccharide aktiv transportiert werden. Besteht ein Konzentrationsgradient von der luminalen zur serosalen Seite, so ist auch Diffusion möglich. Ein Transport gegen einen Konzentrationsgradienten wird durch die Natrium-Kalium-Pumpe der basolateralen Membran angetrieben und folgt einem elektrochemischen und einem Konzentrationsgradienten. Stöchiometrisch werden 1 Glukose- und 2 Natriummoleküle in die Zelle transportiert und von dort dem Konzentrationsgradienten (Glukose/Galaktose) folgend über die basolaterale Membran weiter transportiert (Crane 1962; Gray 1981).

Fruktose dürfte im wesentlichen durch Diffusion transportiert werden; Malabsorption ist bekannt (Ravich et al. 1983). Nochmals schlechter werden die Monosaccharide (Sorbit und Mannit) resorbiert (Holdsworth u. Dawson 1965). Für die Sondenernährung spielen diese Kohlenhydrate deshalb keine Rolle.

Konsequenzen für die Sondenernährung

Oligosaccharide sollten gegenüber Monosacchariden als Bestandteil der Sondenernährung bevorzugt werden, da diese bei niedrigerer Osmolarität gleich gut oder besser resorbiert werden. Ein kinetischer Vorteil der Oligosaccharide dürfte nur bei ausgeprägten intestinalen Erkrankungen (z.B. M. Crohn, Mangelernährung) zum Tragen kommen, da beim gesunden Intestinum eine ausreichende

8.2 Verdauung und Resorption

Kapazität für die Aufnahme von Monosacchariden vorhanden ist. Vergleichende Untersuchungen zur Resorption längerkettiger Polysaccharide (Amylose, Amylopektin) liegen bislang nicht vor; diese könnten bei ausreichender Pankreasfunktion aufgrund der geringeren Osmolarität ein noch günstigeres Substrat darstellen.

Für Laktose, aber auch für andere Kohlenhydrate wie Fruktose oder die Zuckeraustauschstoffe Xylit und Sorbit ist kein Platz in definierten bilanzierten Diäten.

Protein (Adibi u. Kim 1981; Munch 1981; Magee u. Dalley 1986; Alpers 1987)

Eine eiweißreiche Mahlzeit stimuliert auch die Sekretion endogenen Proteins (Enzyme, Zellabschilferung), wodurch das zur Resorption intraluminal bereitstehende Protein um bis zu 30 % gegenüber dem Gehalt der Eiweißmahlzeit vermehrt werden kann (Nixon u. Mawer 1970a; Adibi u. Mercer 1973; Freeman u. Kim 1978; Larusso 1984). Das Gesamtprotein wird auf dem Transportweg in die Portalvene Hydrolyseschritten im Darmlumen, in der Bürstensaummembran und im Zytoplasma des Enterozyten ausgesetzt (Abb. 8.11).

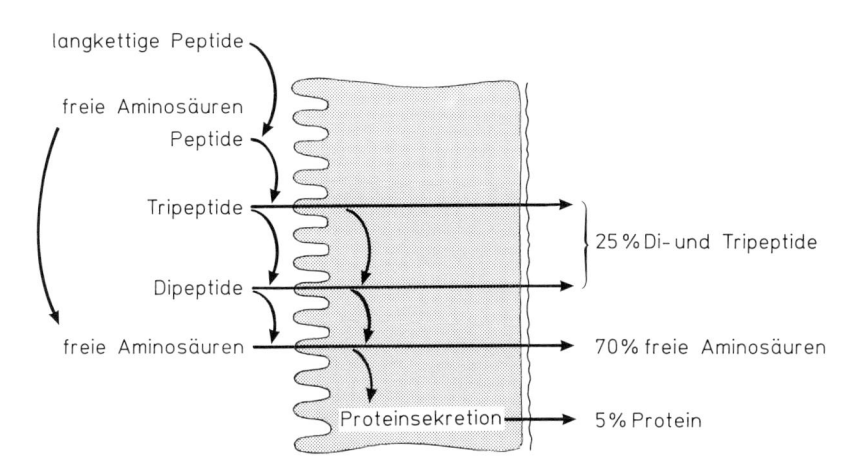

Abb. 8.11. Modell der Peptidresorption. Abbau der Peptide an der Bürstensaummembran mit konsekutivem aktivem Transport von Di- und Tripeptiden sowie freien Aminosäuren. Die folgende intrazelluläre Hydrolyse der Tri- und Dipeptide resultiert vermutlich in einem portalen Verhältnis von Di-/Tripeptiden zu freien Aminosäuren von 1:3

Luminale Digestion

Im Magen führen Pepsin und Salzsäure zur Proteindenaturierung, ein Verdauungsschritt, der beim Gesunden verzichtbar ist (Borgström et al. 1957). Experimentell werden bei Pankreasinsuffizienz Hydrolysate (=vorverdautes Protein) hingegen deutlich besser als intaktes Eiweiß resorbiert (Curtis et al. 1979). Im Duodenum spalten die pankreatischen Endo- (z.B. Trypsin, Chymotrypsin, Elastase) und Exopeptidasen (z.B. Karboxypeptidase) das Protein nämlich in Aminosäuren und Oligopeptide mit einer Kettenlänge von 2-6 Aminosäuren auf. Intraluminal wird 1/3 der Proteinkomponente zu freien Aminosäuren, 2/3 zu Oligopeptiden hydrolysiert, die dann durch die intraluminalen Enzyme nicht weiter gespalten werden können. Der geringe Anteil von Aminopeptidasen aus abgeschilferten Enterozyten leistet keinen relevanten Beitrag zum Abbau der Oligopeptide (Nixon u. Mawer 1970b; Adibi u. Mercer 1973; Steinhardt 1984).

Transport freier Aminosäuren

Es handelt sich um aktiven Transport, dessen Energie über die Natrium-Kalium-Pumpe der basolateralen Membran zugeführt wird. Die Natriumabhängigkeit des Transportes freier Aminosäuren konnte in vitro (Curran et al. 1967; Schultz et al. 1967) und in vivo beim Menschen (Adibi 1970) nachgewiesen werden. Dabei ist die Aufnahme der Aminosäuren durch das Transportsystem der Bürstensaummembran energie- und natriumabhängig, während die Passage über die basolaterale Membran ein natriumunabhängiger Vorgang ist (Abb. 8.9). Als Transportsystem über die Bürstensaummembran dienen mindestens 4 verschiedene gruppenspezifische Carrier (Munck 1981).

1. Transportsystem für neutrale Aminosäuren (α-Aminomonokarboxylsäuren);
2. Transportsystem für basische Aminosäuren (kationische, dibasische Aminosäuren) und Zystein;
3. Transportsystem für saure Aminosäuren (anionische Dikarbonsäuren);
4. Transportsysteme für Iminosäuren (Prolin, Hydroxyprolin, N-Methylglyzin).

Diese Transportsysteme besitzen zwar eine besondere Affinität zu den spezifischen Aminosäuren, doch ist diese Spezifität nicht exklusiv: Einige Aminosäuren können durchaus von mehreren Carriersystemen, allerdings mit unterschiedlicher Kinetik, transportiert werden.

Resorption und Hydrolyse von Oligopeptiden

Oligopetide werden an der Bürstensaummembran oder im Zytoplasma des Enterozyten hydrolysiert (Abb. 8.11). Ein geringer Teil relativ hydrolyseresistenter Dipeptide entkommt der Hydrolyse im Enterozyten und kann in der Portalvene in intakter Form wieder gefunden werden. Dabei handelt es sich insbesondere um Prolin- und Hydroxyprolinpeptide sowie um Glyzyl-Glyzin.

Der überwiegende Teil der Oligopeptide wird an der Bürstensaummembran oder im Zytoplasma des Enterozyten hydrolysiert. Größere Peptide (mehr als Tripeptide) sind dabei das Substrat der bürstensaumassoziierten Aminopeptidasen; diese Peptide können in intakter Form nicht in die Zelle aufgenommen werden. Di- und Tripeptide überqueren hingegen zum größten Teil über einen noch nicht identifizierten Transportmechanismus die Bürstensaummembran und werden von zytoplasmatischen Aminopeptidasen hydrolysiert (Abb. 8.12).

Peptidtransportsystem

Das Transportsystem für Peptide ist bislang weder chemisch noch morphologisch eindeutig charakterisiert. Die Mehrzahl der Befunde spricht dafür, daß es für

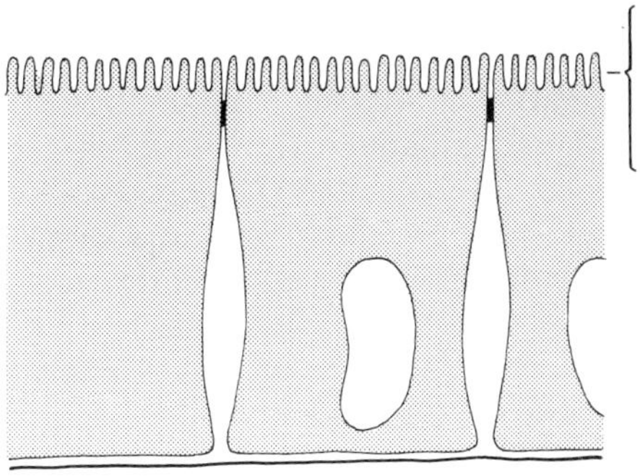

8.2 Verdauung und Resorption

Bürstensaummembran
- Aminooligopeptidasen
- Aminopeptidase A
- Dipeptidasen
- Dipeptidylaminopeptidase
- Glutamyltranspeptidase

Zytoplasma

Dipeptidasen
Aminopeptidasen
Prolindipeptidasen

Abb. 8.12. Lokalisation der Peptidhydrolasen. Die Enzyme der Bürstensaummembran haben eine hohe Affinität für Oligopeptide (bis 8 Aminosäuren), können aber auch Dipeptide mit Ausnahme von Peptiden mit Prolin in N-terminaler Position hydrolysieren. Die Aminopeptidasen des Zytoplasmas können hingegen nur Di- und Tripeptide hydrolysieren. (Adibi u. Kim 1981)

Peptide, im Gegensatz zum Aminosäurentransport *nur 1 Transportsystem* mit sehr breiter Spezifität für Di- und Tripeptide gibt (Das u. Radhakrishnan 1975; Matthews et al. 1979; Taylor 1980; Steinhardt 1984).

Transportiert werden ausschliesslich Di- und Tripeptide (Adibi u. Morse 1977). Der Transport ist stereospezifisch für l-Isomere (Asatoor et al. 1973; Cheeseman u. Smyth 1973). Peptide mit basischen und sauren Aminosäuren haben eine geringere Affinität als solche mit neutralen Aminosäuren (Addison et al. 1975). Die Ausdehnung der Seitenkette erhöht die Affinität zum Peptidtransportsystem (Adibi u. Kim 1981). Bei niedrigen Peptidkonzentrationen läuft der Transport ausschließlich carriervermittelt, während bei höheren Konzentrationen Diffusion eine wesentliche Rolle spielt (Matthews et al. 1979). Die Abhängigkeit des Peptidtransports von der Natrium-Kalium-Pumpe ist nicht endgültig geklärt; einige Befunde sprechen dagegen (Matthews et al. 1974; Cheeseman u. Parsons 1974), andere dafür (Addison et al. 1972). Auf jeden Fall scheint die Energie der Natrium-Kalium-Pumpe für den Peptidtransport weniger essentiell als für den Aminosäurentransport zu sein (Sigrist-Nelson 1975).

Die Bedeutung des Peptidtransportsystems kommt neben den angeführten experimentellen Befunden auch in klinischen Beobachtungen zum Ausdruck: Gegenüber entsprechenden Aminosäurenlösungen haben Peptide einen kinetischen Resorptionsvorteil: Bei etwa gleicher Affinität ist die maximale Transportgeschwindigkeit höher (Adibi et al. 1974; Steinhardt u. Adibi 1986). Nach einer Proteinmahlzeit werden im Lumen mehr Peptide als freie Aminosäuren gefunden (Adibi 1971; Adibi u. Mercer 1973); dies gilt, obgleich Peptide rascher als freie Aminosäuren aus dem Darmlumen abtransportiert werden. Bei genetisch bedingten Störungen des Aminosäurentransports kann das Peptidsystem so vollwertigen Ersatz bieten, daß kein Proteinmangel entsteht (Hartnup-Erkrankung: Transportdefekt für Histidin, Phenylalanin und Tryptophan; Zystinurie: Transportdefekt für dibasische Aminosäuren, insbesondere Arginin und Zystin). Auch bei anderen Erkrankungen wie der nichttropischen Sprue oder bei jejunoilealem Bypass wegen Adipositas ist das Aminosäurentransportsystem mehr betroffen als das Peptidsystem (Fogel 1971; Adibi et al. 1974; Silk et al. 1974 a).

Aufgrund dieser Informationen werden peptidhaltige chemisch definierte Diäten gegenüber Aminosäurenpräparaten für überlegen gehalten. Allerdings muß in der Praxis berücksichtigt werden, daß Hydrolysate auch freie Aminosäuren enthalten, die ihrerseits die Peptidhydrolyse inhibieren können (Kim u. Brophy 1979). Ferner wurden die Bedingungen, unter denen der Resorptionsvorteil von Peptiden gegenüber Aminosäuren in klinischen und experimentellen Untersuchungen nachgewiesen wurde, stets extrem gewählt (hohe Perfusionsrate, hohe Substratkonzentration). Ob die aus diesen Experimenten gezogenen Schlüsse uneingeschränkt auf die klinische Situation übertragen werden dürfen, ist bislang unklar.

Interaktionen zwischen Nährsubstraten (Peptidtransport und Glukoseresorption) sind bislang wenig untersucht. Dabei gibt es Hinweise, daß Glukose den Transport von Aminosäuren und Peptiden hemmt, wobei dieser Effekt für Aminosäuren ausgeprägter als für Peptide sein soll (Newey u. Smyth 1964; Alvarado 1966; Chez et al. 1966; Cook 1971; 1972; Robinson u. Alvarado 1971; Munck 1972).

Diese Bedenken gegenüber zu weit gehenden klinischen Schlußfolgerungen und zu hohen Erwartungen an die Effektivität von Proteinhydrolysaten im Vergleich zu Sondendiäten mit intaktem Eiweiß sind berechtigt. Dennoch bleibt gesichert, daß Hydrolysate im Gegensatz zu Aminosäurenlösungen sowohl über das Peptid- als auch über das Aminosäurensystem transportiert werden können. Ferner stellen am Ende der luminalen Digestion ca. 1/3 freie Aminosäuren und 2/3 Oligopeptide auch das physiologische Substrat der Resorption dar. Deshalb ist die Bevorzugung eines Proteinhydrolysats gegenüber intaktem Eiweiß einerseits und freien Aminosäuren andererseits folgerichtig, wenn eine Sondenernährung in den Dünndarm erfolgt.

Lipide (Patton 1981; Thomson u. Dietschy 1981; Magee u. Dalley 1986; Shian 1987)

Der tägliche Konsum an Fett liegt zwischen 25 g bei reisessenden Populationen Südostasiens und mehr als 150 g bei einigen nordamerikanischen Bevölkerungsgruppen (Davenport 1971). Ausgehend von der Empfehlung, etwa 30 % der täglichen Kalorien als Fett zuzuführen, sollte die Fettzufuhr bei etwa 90 g/d liegen. Dabei wird allerdings nur der kalorische Effekt der Fettzufuhr berücksichtigt und nicht beachtet, daß die inhomogene Gruppe der Lipide neben ausschließlichen Kalorienträgern auch essentielle Fettsäuren, Phospholipide und fettlösliche Vitamine umfaßt. Der vorliegende Abschnitt beschäftigt sich ausschließlich mit Aspekten der Resorption, während Metabolismus und erforderliche Zufuhrmengen an anderer Stelle für die parenterale und enterale Zufuhr diskutiert werden (Kap. 2, 3.5 und 8.1).

Chemisch sind Lipide eine inhomogene Gruppe unterschiedlicher Substanzen, deren Gemeinsamkeit in langen, aliphatischen oder aromatischen Kohlenwasserstoffketten besteht. Auf dieser Eigenschaft beruht die relative Unlöslichkeit in Wassser sowie die Extrahierbarkeit aus biologischem Material in Chloroform (Bligh u. Dyer 1959). Als resorptionsphysiologische Grundlage ist

8.2 Verdauung und Resorption

Tabelle 8.7. Auszug aus der Lipidklassifikation nach Small (Carey 1970). Berücksichtigt sind nur Gruppen mit gewisser Polarität, sog. amphiphile Lipide. Dabei sind die Kriterien der intermolekularen Wassereinlagerung (Quellfähigkeit) oder der Löslichkeit in Wasser die Grundlage für die Gruppenzuordnung

Unlösliche, nicht quellende, amphiphile Lipide	Niedrige Wasserlöslichkeit, nicht mischbare flüssige oder solide Phase	Langkettige Fettsäuren, Triglyzeride, Cholesterol
Unlösliche, quellende, amphiphile Lipide	Mäßige Wasserlöslichkeit, flüssige, kristalline Phase	Phospholipide, Monoglyzeride
Lösliche, amphiphile Lipide	Molekulare Löslichkeit, spontane Mizellenbildung	Gallensäuren, Detergenzien, Seifen

eine Klassifikation der Lipide entsprechend Polarität und Verhalten in wäßriger Phase sinnvoll (Tabelle 8.7).

Triglyzeride, Phospholipide und Sterole.

Trigylzeride sind die quantitativ bedeutsamste Gruppe der diätetischen Fette. Es handelt sich um Triester des Glyzerol. Überwiegend enthalten Triglyzeride langkettige Fettsäuren mit 16-18 Kohlenstoffatomen, darunter insbesondere die einfach ungesättigte Ölsäure (18 : 1) und die gesättigte Palmitinsäure (16 : 0). Nur ein geringer Anteil enthält mittelkettige Fettsäuren mit 8 – 12 C-Atomen; kurzkettige Fettsäuren mit weniger als 6 C-Atomen kommen im wesentlichen als Abbauprodukte von Ballaststoffen im Dickdarm vor. Sie besitzen nur unter besonderen Bedingungen nutritive Bedeutung (Kap. 3.7). Langkettige Triglyzeride („long chain triglycerides" = LCT) und langkettige Fettsäuren sind praktisch wasserunlöslich, während die Wasserlöslichkeit von den mittelkettigen Triglyzeriden („medium chain triglycerides" = MCT) zu den kurzkettigen Fettsäuren („short chain fatty acids" = SCFA) hin zunimmt.

Lipidassimilation (Abb. 8.14)

Schritt 1 : Emulgierung. Für die wasserunlöslichen Lipidkomplexe beginnt der Assimilationsprozeß mit der Emulgierung durch schwach wirksame Lipasen, die von den Speicheldrüsen sezerniert werden, z. T. aber auch in Nahrungsmitteln enthalten sind. Die kontinuierliche mechanische Durchmischung des Mageninhalts begünstigt diesen Vorgang (Abb. 8.14, Schritt 1). Nach experimentellen Untersuchungen begünstigt dieser Vorgang die Effektivität der Lipidassimilation auch unter physiologischen Bedingungen (Roy et al. 1979; Patton 1981).

Schritt 2 : Hydrolyse. Im Dünndarm kommt es unter Einwirkung der Lipasen zu lipolytischem Abbau von Triglyzeriden, Phospholipiden und Cholesterol. Diese Lipasen reagieren kaum mit monomolekularen Lösungen, sondern arbeiten an der Lipid-Wasser-Grenzschicht, also etwa an der Oberfläche von Fetttropfen. Gallensäuren akkumulieren aufgrund ihrer amphophilen Eigenschaften an der Oberfläche von Öl-in-Wasser-Tröpfchen und verhindern somit den Zugriff

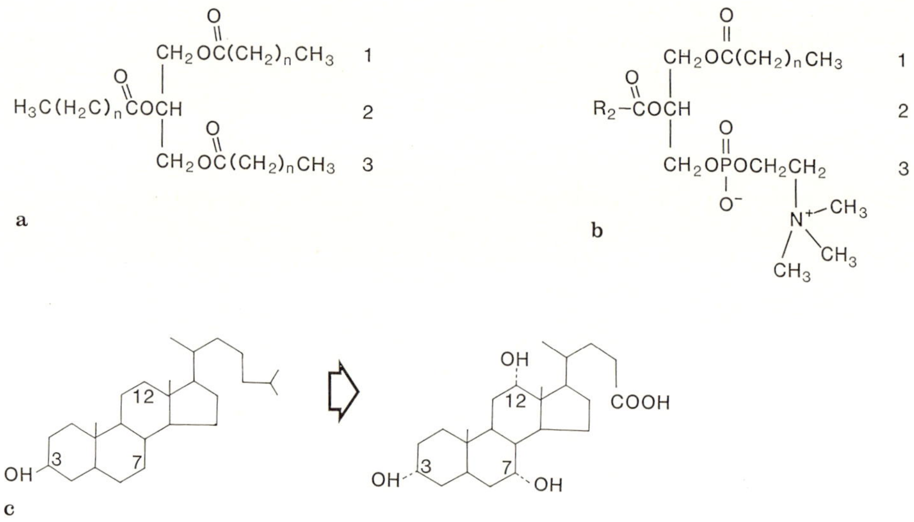

Abb. 8.13 a-c. Grundstruktur von Triglyzeriden (**a**), Phospholipiden (**b**) und des Cholesterols sowie der entsprechenden Gallensäure (Cholsäure) (**c**).

der Lipase auf Triglyzeride. Erst durch die Bindung von Kolipase an Gallensäuren wird die Interaktion von Lipasen und Lipiden ermöglicht. Als Primäresterhydrolase spaltet die Lipase nun die Fettsäuren 1 und 3 ab (Abb. 8.13), so daß 2-Monoglyzeride und freie Fettsäuren entstehen. Diätetisches Cholesterol liegt teilweise als Ester vor und wird ebenfalls hydrolysiert. Exogen zugeführte Phospholipide werden teils vollständig, teils nur bis zur Stufe des 1-Monoacylglycerol-Phosphorylcholin hydrolysiert.

Schritt 3: Mizellare Dispersion. Nicht strikt sequentiell, sondern parallel mit der Hydrolyse entstehen gemischte Mizellen, welche Tri-, Di- und Monoglyzeride sowie freies Glycerol, Cholesterol, Phospholipide und Gallensäuren enthalten. Es handelt sich um eine dynamische Phase, an der Lipolyse und Resorption weiterlaufen. Im Gegensatz zu Emulsionen, deren Partikel einen Durchmesser von 2000 – 50 000 Å haben, ist die Gesamtoberfläche mizellarer Lösung aufgrund eines Durchmessers der Mizellen von nur 30 – 100 Å riesig.

Schritt 4: Diffusion durch nichtströmende Grenzschicht („unstirred water layer" = UWL). Zwischen der ständig in Mischung und Fluß befindlichen luminalen Phase und der Membran der Enterozyten liegt eine nichtströmende Grenzschicht. Der englische Begriff „unstirred water layer" (= UWL) hat sich für diese ruhende Grenzschicht als Terminus technicus durchgesetzt. Die teils wäßerige, teils schleimig muzinöse Grenzschicht stellt eine Diffusionsbarriere dar, die nur von relativ wasserlöslichen mittel- und kurzkettigen Fettsäuren frei passiert werden kann. Alle anderen Lipide können die UWL nur aus der mizellaren Phase heraus überqueren. Ohne Gallensäuren werden deshalb etwa 1/3 der Triglyzeride, minimale Fettsäuremengen und praktisch weder Cholesterol noch fettlös-

8.2 Verdauung und Resorption

liche Vitamine resorbiert. Die Diffusion durch die UWL scheint der geschwindigkeitslimitierende Schritt der Fettassimilation zu sein.

Schritt 5: Membranpermeation. Der Durchtritt durch die Bürstensaummembran (BSM) der Enterozyten dürfte überwiegend ein monomolekularer, passiver Diffusionsprozeß sein, der von den Löslichkeitskoeffizienten Wasser-Lipid und Lipid-Wasser bestimmt wird. Aufgrund der Selektivität dieses Prozesses für bestimmte Fette im Vergleich zu chemisch nahe verwandten Substanzen muß angenommen werden, daß die Membranpermeation zumindest teilweise von spezifischen Transportsystemen begünstigt wird.

Schritt 6: Intrazellulärer Metabolismus. Mittel- und kurzkettige Fettsäuren (weniger als 12 Kohlenstoffatome) passieren die Mukosazelle und gelangen ohne wesentliche Veränderungen ins portale Venensystem. Für diese Fettsäuren spielen die Schritte 6 und 7 also keine Rolle. Die übrigen Fette werden intrazellulär zunächst verändert: Die durch Lipase gebildeten Triglyzeridfragmente werden zu Triglyzeriden resynthetisiert. Auch Cholesterol wird reverestert.

Schritt 7: Lipoproteinbildung. Triglyzeride, die am glatten endoplasmatischen Retikulum (ER) gebildet wurden, werden mit Cholesterol, Phospholipiden, Kohlenhydraten und Apoproteinen zu komplexen wasserlöslichen Lipoproteinen aufgebaut. Dabei werden die Fetttröpfchen vom glatten zum rauhen endoplasmatischen Retikulum transportiert, von wo sie in den Golgi-Apparat einfließen.

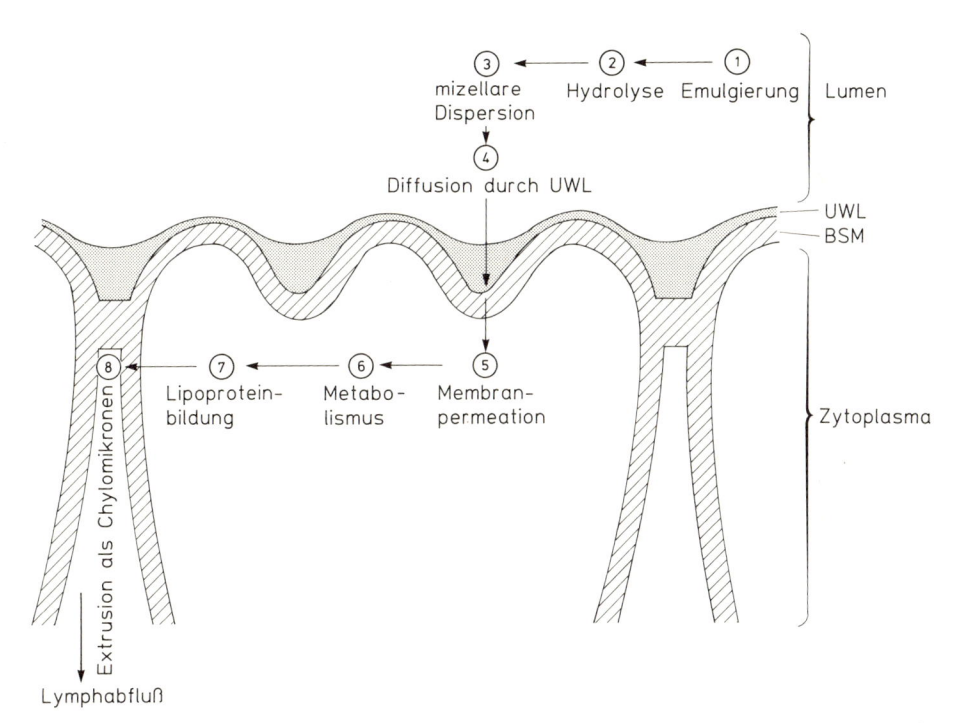

Abb. 8.14. Assimilation von Lipiden mit langkettigen Fettsäuren (*LCT*). *UWL* „unstirred water layer", BSM Bürstensaummembran. (Weitere Erläuterungen der Schritte 1–8 im Text.)

Schritt 8: Extrusion der Chylomikronen. Vom Golgi-Apparat werden die Chylomikronen enthaltenden Vesikel an die basolaterale Membran der Mukosazelle transportiert. Durch Fusion der Golgi-Vesikel mit der Zellmembran werden die Chylomikronen in den interzellulären Raum ausgeschüttet, von wo sie in den Lymphstrom gelangen.

Spezielle Aspekte der Lipidassimilation

Luminale Hydrolyse

Pankreaslipase (EC 3.1.1.3., MG ca. 50 000) ist das quantitativ bedeutsamste Enzym der Lipidhydrolyse. Die postprandiale Aktivität der Pankreaslipase im menschlichen Dünndarm beträgt bis zu 140 g/min (Borgström u. Hildebrandt 1975), so daß gemessen an einer täglichen Triglyzeridzufuhr von weniger als 150 g eine hohe Reservekapazität vorhanden ist. Die Auffassung, daß Gallensäuren die Aktivität der Pankreaslipase begünstigen, hat sich als falsch erwiesen: Tatsächlich lagern sich die amphiphilen Gallensäuren an der Oberfläche der Fetttröpfchen ein, vergrößern dabei die Oberfläche und versperren der Pankreaslipase den Zugriff auf die Triglyzeride. In Gegenwart von Gallensäuren ist die Pankreaslipase deshalb inaktiv (Borgström 1975; Borgström et al. 1979 a). Kontakt zu Triglyzeriden wird erst durch Einwirkung eines Polypeptides mit Molekulargewicht 10 000 möglich, das als Prokolipase sezerniert und durch Trypsin zu Kolipase aktiviert wird (Borgström et al. 1979 b). Kolipase bindet unabhängig von Gegenwart oder Abwesenheit der Gallensäuren an Triglyzeride; die sich anlagernde Pankreaslipase bekommt dadurch an der Mizellen-Wasser-Grenzfläche Kontakt zu den Triglyzeriden und kann deren Hydrolyse katalysieren (Borgström 1975; Börgström et al. 1979 a). Kolipase stellt somit den Anker der Lipase in der zu verarbeitenden mizellaren Phase dar (Patton 1981).- Die Pankreaslipase spaltet ausschliesslich Fettsäuren in primärer Esterbindung (Reste 1 und 3) ab; nach spontaner Umlagerung von 2-Monoglyzeriden in 1-Monoglyzeride kann die Hydrolyse jedoch auch bis zum freien Glyzerol weiterlaufen.

Phospholipase A2 (EC 3.1.1.4., MG 14 000) wird als inaktives Proenzym vom Pankreas sezerniert, tryptisch aktiviert und benötigt Gallensäuren als Kofaktoren. Das Enzym spaltet Phospholipide nur an Position 2 und entläßt je eine freie Fettsäure und ein Molekül Lysophospholipid.

Cholesterolesterase und unspezifische Pankreaslipase (EC 3.1.1.13, MG 65 000) stellen ein identisches Enzym dar, welches in geringen Mengen extrazellulär, hauptsächlich aber im Zytoplasma der Mukosazellen vorkommt. Es wird vermutet, daß dieses Enzym sowohl die extrazelluläre Hydrolyse als auch die intrazelluläre Reveresterung des Cholesterols katalysiert. Als unspezifische luminale Hydrolase hat es zudem hydrolytische Aktivität gegen Triglyzeride der mizellaren Phase (Patton 1979).

Mizellenbildung

Relativ polare Lipide (Gallensäuren, Seifen langkettiger Fettsäuren, Lysolezithin) haben eine gewisse Löslichkeit in Wasser, existieren also bis zu einer Grenzsituation in monomolekularer Lösung. Oberhalb einer für jede Substanz oder Kombi-

8.2 Verdauung und Resorption

nation von Substanzen bestimmten Konzentration, der sog. *kritischen mizellaren Konzentration,* stabilisieren sich die Moleküle in wäßriger Lösung wechselseitig. Dazu treten die apolaren Anteile zusammen und bilden einen hydrophoben Kern, während die Oberfläche dieser sog. Mizellen von den hydrophilen Anteilen der amphiphilen Moleküle gebildet wird. In diese Grundstruktur können sich weitere Moleküle je nach ihrer Polarität einlagern, wodurch sich die Eigenschaften der Mizellen verändern (Größe, Oberflächenspannung).

Mizellenbildung ist also ein physikalisches Phänomen der absorptiven Phase. Besondere Eigenschaften der mizellaren Phase sind die Fähigkeit zur Lösungsvermittlung und Konzentrierung apolarer Substanzen, die Größe der Oberfläche und die Dynamik des Austauschs von Molekülen mit den angrenzenden Phasen.

Mizellare Resorption und nichtströmende Grenzschicht
(„unstirred water layer" = UWL)

Der Darminhalt ist durch Mischbewegungen und propulsive Peristaltik in ständiger Bewegung. Lediglich die der Darmwand unmittelbar anliegende Grenzschicht befindet sich in völliger Ruhe und stellt entsprechend ein wäßriges Diffusionshindernis dar (Westergaard u. Dietschy 1976, Abb. 8.14 und 8.15). Zahlreiche experimentelle Befunde können ohne die Annahme dieser UWL nicht erklärt werden.

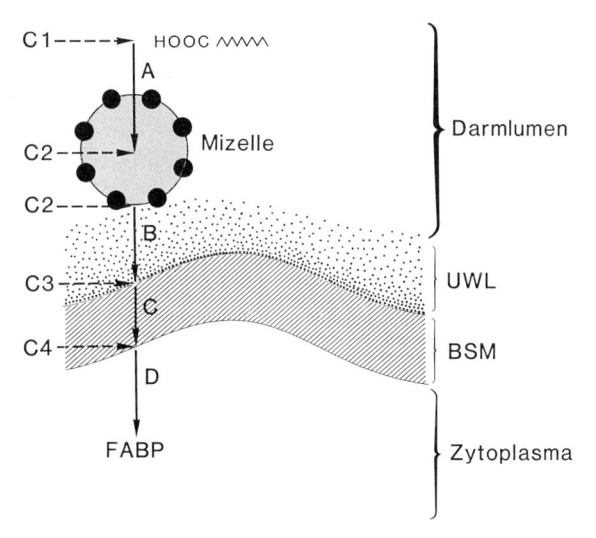

Abb. **8.15.** Mizellare Resorption. Die Lipidkonzentration ist mit C_1 bis C_4 bezeichnet. Im Darmlumen erfolgt die Konzentrierung des Substrats durch Aufnahme in die mizellare Phase (*Schritt A*): $C_2 > C_1$. Die Diffusion durch die „unstirred water layer" (UWL) (*Schritt B*) wird vom Konzentrationsgradienten C_2/C_3 bestimmt. Da die Permeation der lipophilen Bürstensaummembran (BSM) (*Schritt C*) ebenso wie der intrazelluläre Abtransport (*Schritt D*), der durch das „fatty acid binding protein" (FABP) begünstigt wird, rasch verläuft, gilt $C_4 < C_3 < C_2$. Der die Diffusion durch die UWL bestimmende Konzentrationsgradient C_2/C_3 ist entsprechend groß.

Für Lipide stellt die UWL ein wesentliches Diffusionshindernis dar. Wenig polare Substanzen gelangen ohne Hilfe der mizellaren Phase nicht an die Bürstensaummembran. Es ist heute klar, daß die Mizellen nicht in direkten Kontakt mit der Bürstensaummembran treten (Westergaard u. Dietschy 1976). Vielmehr dienen die Mizellen der Lösungsvermittlung und der Konzentrierung der Lipide, so daß ein relevanter Konzentrationsgradient zwischen der mizellaren Phase und der Grenzschicht zwischen UWL und Bürstensaummembran des Enterozyten entsteht. Dieser Konzentrationsgradient ist die bestimmende Kraft für die Diffusion durch die UWL (Abb. 8.15). Aufrechterhalten wird der Konzentrationsgradient einerseits durch die intramizelläre Konzentration, die bei Abtransport von Lipiden durch eine Verkleinerung der Mizelle konstant bleibt. Andererseits wird der Konzentrationsgradient durch die niedrige Konzentration an der Bürstensaummembran erzeugt, die durch rasche Aufnahme der Lipide ins Zytoplasma aufrechterhalten wird. Die Diffusion durch die UWL wird neben dem Konzentrationsgradienten von der Lipophilie und dem Molekulargewicht des Substrats bestimmt (d.h. Diffusionsgradient).

Mizellen sind somit ein dynamisches physikalisches System, das den Transport wenig wasserlöslicher Lipide durch die UWL ermöglicht. Im Verlauf der Passage durch den Intestinaltrakt kommt es zu dissoziierter Verkleinerung und unterhalb der kritischen mizellaren Konzentration zum Aufbrechen der Mizellen. Fettsäuren und Monoglyzeride werden besonders im oberen Jejunum resorbiert (Gordon u. Kern 1968), während die Resorption der Gallensäuren überwiegend im Ileum lokalisiert ist (Dietschy 1968).

Praktische Konsequenzen

Gallensäuren sind eine Voraussetzung von mizellarer Lösung und konsekutiver Lipidresorption. Mangel an Gallensäuren beeinträchtigt deshalb die Resorption langkettiger Triglyzeride, des Cholesterols und der fettlöslichen Vitamine.

Lipidresorption hängt unmittelbar vom Durchmesser der UWL ab. Bei einer Vergrößerung der UWL infolge veränderter Darmmotilität (z.B. Ileus) oder Elektrolytstörungen kann die Lipidresorption ebenfalls vermindert sein.

Intrazellulärer Metabolismus und Ausscheidung

Langkettige Fettsäuren, Monoglyzeride, Glyzerol, Cholesterol und Phospholipide werden nach Aufnahme in die Zelle verestert und als Chylomikronen zusammen mit Proteinen („low density lipoprotein") in die Lymphwege transportiert. Mittel- und kurzkettige Fettsäuren werden bei ihrer Passage durch die Mukosazelle wahrscheinlich nicht oder nur zu einem kleinen Teil zu Triglyzeriden reverestert und direkt in die Portalvene transportiert.

Nach Permeation der Bürstensaummembran wird der Transport der langkettigen freien Fettsäuren von einem fettsäurebindenden Protein begünstigt (MG 12 000, hohe Affinität für ungesättigte freie Fettsäuren, geringere für gesättigte und fehlende für mittelkettige Fettsäuren)(Ockner u. Manning 1974). Dieses Protein („fatty acid binding protein", FABP) gewährleistet einen raschen Abtransport der freien Fettsäuren und führt damit zu einer niedrigen Konzentration der freien Fettsäuren an der Innenseite der Bürstensaummembran (Abb. 8.15: D).

8.2 Verdauung und Resorption

Der wichtigste von 2 Stoffwechselwegen der Triglyzeridresynthese ist die direkte Reveresterung von Monoglyzeriden mit freien Fettsäuren im sog. *Monoacylglycerol-Stoffwechselweg*. Schlüsselenzyme dieses Stoffwechselweges sind Acyl-CoA-Synthetase, Monoacyltransferase und Diglyzerid-Acyltransferase. Diese Enzyme konnten ebenso wie jene des *Glyzerolphosphatweges* an der Innenseite des glatten endoplasmatischen Retikulums lokalisiert werden. Das glatte endoplasmatische Retikulum wird deshalb als Ort der Triglyzerid-Resynthese angesehen. Der Glyzerolphosphatweg ist quantitativ weniger für die Triglyzeridbiosynthese als vielmehr für die Synthese von Phospholipiden relevant. Die Tryglizeridbiosynthese des Enterozyten ist im Gegensatz zur Triglyzeridsynthese in Hepatozyten und Adipozyten nicht sensitiv gegenüber Katecholaminen, Glukagon und zyklischem AMP (Shakir et al. 1978).

Geschwindigkeitsbestimmend für die Biosynthese von Triglyzeriden ist in der Regel nicht die Synthesekapazität, sondern die intrazelluläre Verfügbarkeit der freien Fettsäuren, die ihrerseits die Enzyme der Triglyzeridresynthese beeinflußt (Rodgers u. Bochenek 1970; Tandom et al. 1972). Erhöhte Fettzufuhr kann die Resorptionskapazität für Triglyzeride und die Aktivität der Monoacyltransferase steigern (Johnston 1976) und v. v.: Bei fettfreier Ernährung tritt eine adaptative Reduktion dieser Enzymkapazitäten ein (Powell u. MacElveen 1974).

Die resynthetisierten Triglyzeride wandern vom glatten zum rauhen endoplasmatischen Retikulum. Sie werden dort durch neu synthetisierte Lipoproteine stabilisiert und mit reveresterten Phospholipiden und Cholesterol zu Prächylomikronen vereinigt. Diese Prächylomikronen werden über die Mikrotubuli zum Golgi-Apparat transportiert, wo durch Glykosylierung die Glykoproteinoberfläche der Chylomikronen entsteht.

Die Ausschleusung der Chylomikronen aus der Zelle erfolgt in Vesikeln des Golgi-Apparates, welche vermutlich mit lateralen Anteilen der Plasmamembran fusionieren, also durch Exozytose.

Die genannten Phasen konnten sämtlich elektronenmikroskopisch erfaßt werden. Sie laufen in den ersten 30 min nach Fettzufuhr ab (Sabesin u. Frase 1977).

Praktische Konsequenzen

Die Synthese der Chylomikronen ist ein komplexer und daher störanfälliger Prozeß, der an intakte Proteinsynthese, essentielle Fettsäuren und Phospholipide gebunden ist.

Die substratabhängige Regulierung der Schlüsselenzyme kann nach enteraler Nahrungskarenz von nur wenigen Tagen zu temporärer Malassimilation führen, die eine Readaptation an die Fettapplikation erforderlich macht.

Kettenlänge der freien Fettsäuren und Assimilation mittelkettiger Triglyzeride

Die Pankreaslipase hat eine besondere Affinität zu kurz- und mittelkettigen Triglyzeriden, so daß diese bevorzugt und vollständig hydrolysiert werden (Greenberger et al. 1966). Mittelkettige Fettsäuren (10 – 12 Kohlenstoffatome) werden im Gegensatz zu den langkettigen nahezu vollständig resorbiert, allerdings erscheint nur ein kleiner Teil in der Lymphe.

Aus der wäßrigen wie aus der mizellaren Phase ist die Resorption mittelkettiger Triglyzeride rascher und vollständiger als die der mehr apolaren Lipide. Lösung in mizellarer Phase bedeutet für mittel- und kurzkettige Fettsäuren keine Resorptionsverbesserung. Dies spricht dafür, daß mittel- und kurzkettige freie Fettsäuren die UWL aufgrund ihrer Polarität überwinden können. Auch die Permeation der Bürstensaummembran geschieht rasch. Zur Erklärung muß eine carriererleichterte Diffusion oder ein Transportmechanismus über „wäßrige Poren" der Bürstensaummembran angenommen werden (Thomson u. Dietschy 1981).

Intrazellulär werden die mittelkettigen freien Fettsäuren *nicht* von fettsäurenbindenden Proteinen („fatty acid binding protein", FABP) gebunden und transportiert, *nicht* reverestert und *nicht* in Chylomikronen eingebunden. Diese Fettsäuren erscheinen vielmehr über einen bisher nicht näher charakterisierten Mechanismus im portalen Blutstrom (Bach u. Babayan 1982).

Praktische Konsequenzen

Im Vergleich zur Assimilation langkettiger Fettsäuren ist die Aufnahme der mittelkettigen Triglyzeride ein relativ unkomplizierter Prozeß. Intraluminal ist weder die komplexe Hydrolyse (Lipase-Kolipase-Gallensäuren) noch die Bildung von Mizellen erforderlich. Intrazellulär entfallen die Schritte der Triglyzeridresynthese.

Für die klinische Ernährung können mittelkettige Triglyzeride vom resorptionsphysiologischen Standpunkt aus somit Vorteile bieten. Dem stehen allerdings pathophysiologische, bislang nicht vollständig geklärte intestinale Nebenwirkungen mittelkettiger Triglyzeride entgegen (Kap. 3.5 und 6.2).

Vitamine

Die *fettlöslichen Vitamine A, D, E und K* werden aus Mizellen resorbiert, sodann aber teils mit Chylomikronen und teils direkt in das portalvenöse System abgegeben (Thomson u. Dietschy 1981).

Für Vitamin A (Retinol) ist ein passiver, carriervermittelter Transport, für das wichtigste Vitamin der K-Gruppe, Vitamin K 1 (Phylloquinon), ein aktiver, energieverbrauchender Transportmechanismus beschrieben (Thompson u. Dietschy 1981).

Für die Resorption fettlöslicher Vitamine ist somit eine intakte Fettresorption Voraussetzung.

Bei den *wasserlöslichen Vitaminen* besitzt die Resorption von *Vitamin B 12 (Kobalamin)* klinische Bedeutung, besonders auch bei chirurgischen Patienten. Sowohl nach Magenresektion (fehlende Produktion des intrinsischen Faktors) als auch nach Resektion des terminalen Ileums (Entfernung des Resorptionsortes) und bei Pankreasinsuffizienz (fehlende tryptische Aktivierung, s.u.) ist die Vitamin B 12-Resorption gestört: Kobalamin (MG 1355) wird im sauren Magenmilieu aus einer Proteinbindung freigesetzt. Noch im Magen bindet es an den intrinsischen Faktor, ein von den Parietalzellen sezerniertes Glykoprotein. Der B-12-intrinsic factor-Komplex ist gegenüber den digestiven Enzymen resistent und wird erst im terminalen Ileum von einem spezifischen Carriermolekül, das den intrinsischen Faktor erkennt, aufgenommen (Donaldson et al. 1967). Diese Bedingungen erklären die Resorptionsstörung von B 12 nach Resektion von Magen und terminalem Ileum.

Im Magen wird ein weiteres kobalaminbindendes Glykoprotein, das sog. Protein R, sezerniert. Dieser Vitamin-B-12-Protein-R-Komplex kann nicht resorbiert werden. Voraussetzung für die Aufnahme des Protein-R-gebundenen Vitamins B 12 ist die tryptische Spaltung dieses Komplexes und die Bindung des freiwerdenden Vitamins B 12 an den intrinsischen Faktor im Duodenum. Dieser Vorgang ist an eine intakte Pankreasfunktion gebunden und kann eine Störung der Vitamin-B-12-Resorption bei Pankreasinsuffizienz erklären.

Vitamin B 12 wird allerdings stets inkomplett resorbiert (ca. 10 %). Nach Aufnahme von etwa 1,5 µg aus einer 10 µg-Dosis kommt es zu einer 4- bis 6stündigen Blockierung des mukosalen Transportmechanismus, so daß die maximale tägliche Transportkapazität bei etwa 6 µg Vitamin B 12 liegt (Magee u. Dalley 1986).

Resorption von Eisen

Besonders bei chirurgischen Patienten, die durch Operation und Nachbehandlung Blutverluste erleiden können, ist die Frage der Eisenresorption und damit der oralen Substitutionsmöglichkeit wesentlich.

Mit der Nahrung kann hämgebundenes Eisen aus Hämo- und Myoglobin sowie als freies 2- oder 3wertiges Ion (Fe^{2+}, Fe^{3+}) aufgenommen werden. Hämmoleküle werden von der Mukosa in intakter Form resorbiert, wobei der Mechanismus noch unklar ist. Intrazellulär wird das Eisen herausgelöst und von Transferrin, dem eisentransportierenden Serumprotein, aufgenommen.

Zweiwertiges Eisen (Fe^{2+}) hat gute Wasserlöslichkeit, aber die Tendenz, mit Nahrungsmitteln (besonders Gemüse) und Medikamenten unlösliche Komplexe zu bilden. Dreiwertiges Eisen (Fe^{3+}) ist wenig wasserlöslich, präzipitiert bei neutralen pH als Eisenhydroxid [$Fe(OH)_3$]. Reduzierende Substanzen (besonders Askorbinsäure, aber auch Mannit, Sorbit und einige Aminosäuren) beeinflussen das Gleichgewicht zugunsten des 2wertigen Eisens, bilden stabile, lösliche Komplexe und fördern somit die Resorption. Sämtliche genannten Faktoren haben keinen Einfluß auf die Resorption hämgebundenen Eisens, weshalb die Aufnahme von Eisen in dieser Form sicherer als die freien Eisens pflanzlicher Herkunft ist.

Eisen wird von einem energieverbrauchenden, aktiven Transportsytem resorbiert, doch ist die intrazelluläre Transportsequenz noch unklar. Welche Rolle eine mögliche Umwandlung vom 2- zum 3wertigen Eisen dabei spielt, ist nicht vollständig klar.

Reguliert wird die Eisenresorption durch Anzahl und wahrscheinlich auch Konformationsänderungen der Eisenrezeptoren auf der Bürstensaum- und der basolateralen Membran sowie von der Konzentration und Reaktivität des Serumtransferrins: Eisenmangel erhöht die Affinität dieser Systeme, bei Sättigung des Organismus findet eine Rückregulierung statt. Bei Anfluten großer Eisenmengen wird eine Überladung des Organismus durch mukosale Transportblockierung verhindert. Der Transport soll nicht an der Bürstensaummembran, sondern an der basolateralen Membran blockiert werden. Allerdings ist dieser sog. Mukosablock kein vollständiger Schutz; bei langdauernder oraler Eisenüberdosierung kann auch beim Gesunden eine sekundäre Hämochromatose auftreten; diese ist durch exzessive Eisenablagerung in Leber, Haut und Pankreas gekennzeichnet. Spätfolgen können Leberzirrhose, Pigmentierung der Haut und ein Diabetes mellitus sein (Magee u. Dalley 1986).

Intestinale Adaptation

Es kann als sicher gelten – für einige Beispiele wurde dies belegt – , daß der Intestinaltrakt zu weitgehender Adaptation an die gebotene Nahrungszufuhr in der Lage ist. Dies gilt sowohl für den Intestinaltrakt als Ganzes als auch für spezifische Einzelleistungen. So kann beim Kurzdarm durch enterale Ernährungstherapie eine morphologische und funktionelle Hyperplasie des Intestinaltrakts induziert werden: Die Zotten werden länger, die Krypten tiefer, die Anzahl der Enterozyten pro Flächeneinheit, der Enzymbesatz und die Erneuerungsrate der Enterozyten nehmen zu. Funktionell führt diese Anpassungsreaktion zu vermehrter Resorptionskapazität je Flächeneinheit. Bedingung für diese globale Adaptation ist die Anwesenheit intraluminaler Nährstoffe, denn eine vollständige parenterale Ernährung führt zur hypoplastischen Adaptation (Levine 1974/a,b; Williamson 1978; 1984; Karasov 1987).

Auch auf Substratebene findet eine Anpassung der Assimilationskapazität des Intestinaltrakts an das jeweilige Angebot enteraler Nährsubstrate statt; darauf wurde beispielsweise bei der Besprechung der Lipidassimilation hingewiesen.

Eine grundsätzliche Konsequenz dieser Adaptationsfähigkeit sollte das Einschleichen jeglicher künstlicher enteraler Ernährung sein, um dem Organismus die Möglichkeit zur Adaptation an das jeweilige Produkt und die spezielle Ernährungssituation zu geben (i.e. Adaptationsphase). In besonderem Maße gilt dies natürlich für den enteralen Nahrungsaufbau nach Perioden gestörter intestinaler Funktion (Ileus, Diarrhö), nach längerer enteraler Nahrungskarenz (parenterale Ernährung) und bei gestörter Homöostase des Organismus (Mangelernährung, Elektrolytstörungen).

Hormonelle Konsequenzen

Zahlreiche vorstehend beschriebene Folgereaktionen von enteraler Substratzufuhr und Assimilation sind hormonvermittelt. Dies trifft für die Stimulation der Enzymsekretion ebenso wie für die intestinale Adaptation zu.

Protein und seine Abbauprodukte stimulieren die Sekretion pankreatischer Proenzyme über die Freisetzung von Cholezystokinin (CCK). Gastrin hat eine ähnliche Wirkung, und Sekretin, dessen wichtigster Stimulus ein Abfall des duodenalen pHs durch Einströmen gastraler Säure ist, kann die CCK-induzierte Enzymreaktion verstärken. – Kohlenhydrate stimulieren besonders die Insulinfreisetzung, wobei für enterale und parenterale Applikation gleicher Glukosemengen unterschiedliche Insulinantworten gefunden wurden (McArdle et al. 1981). Enterale Nährsubstrate, besonders Fett, führen zur Freisetzung des „gastric inhibitory polypeptide" (GIP), das seinerseits in die Regulation der Insulinsekretion eingreift und die Insulinwirkung verstärken kann (Collier u. Deak 1983; Walsh 1987).

Auch die Vorgänge der intestinalen Adaptation unterliegen hormoneller Kontrolle: Als Mediatoren werden Gastrin, Glukagon, Enteroglukagon, Cholezystokinin, Sekretin, Insulin, Prolaktin, Adrenalin, Prostaglandine und Steroide diskutiert (Karasov 1987).

Die Interaktionen der gastrointestinalen Hormone stehen in ihrer Komplexität dem immunologischen Netzwerk nicht nach. Es handelt sich um einen modernen Forschungsschwerpunkt der Gastroenterologie. Der Leser muß auf die Spezialliteratur verwiesen werden (Walsh 1987).

Literatur

Addison JM, Burston D, Dalrymple JA, Matthews DM, Payne JW, Sleisenger MH, Wilkinson S (1975) A common mechanism for transport of di- and tripeptides by hamster jejunum in vitro. Clin Sci Mol Med 49: 313-322

Addison JM, Burston D, Matthews DM (1972) Evidence for active transport of the dipeptide glycylsarcosine by hamster jejunum in vitro. Clin Sci 43: 907-911

Adibi SA (1970) Leucine absorption rate and net movements of sodium and water in human jejunum. J Appl Physiol 28: 753-757

Adibi SA (1971) Intestinal transport of dipeptides in man. Relative importance of hydrolysis and intact absorption. J Clin Invest 50: 2266-2275

Adibi SA, Mercer DW (1973) Protein digestion in human intestine as reflected in luminal, mucosal and plasma amino acid concentrations after meals. J Clin Invest 52: 1586-1594

Adibi SA, Fogel MR, Agrawal RM (1974) Comparison of free amino acid and dipeptide absorption in the jejunum of sprue patients. Gastroenterology 67: 586-591

Adibi SA. Morse EL (1977) The number of glycine residues which limits intact absorption of glycine oligopeptides in human jejunum. J Clin Invest 60: 1008-1016

Adibi SA, Kim YS (1981) Peptide absorption and hydrolysis. In: Johnson LR (ed) Physiology of the gastrointestinal tract. Raven, New York pp 1073-1095

Alpers DH (1987) Digestion and absorption for carbohydrates and proteins. In: Physiology of the gastrointestinal tract. Johnson LR (ed) Raven, New York pp 1469-1487

Alvarado F (1966) Transport of sugars and amino acids in the intestine: Site of inhibition by D-galactose. Science 151: 1010-1013

Arvanitakis C, Olsen WA (1974) Intestinal mucosal disaccharidases in chronic pancreatitis. Am J Dig Dis 69: 417-421

Asatoor AM, Chadra A, Milne MD, Prosser DI (1973) Intestinal absorption of stereoisomers of dipeptides in the rat. Clin Sci Mol Med 45: 199-212

Bach AC, Babayan VK (1982) Medium-chain triglycerides: An update. Am J Clin Nutr 36: 950-962

Batt RM, Bush BM, Peters TJ (1979) Biochemical changes in the jejunal mucosa of dogs with naturally occuring pancreatic insufficiency. Gut 20: 709-715

Bligh EG, Dyer WJ (1959) A rapid method of total lipid extraction and purification. J Biochem Physiol 37: 911-917

Borgström B (1975) On the interaction between pancreatic lipase and colipase and the substrate and the importance of bile salts. J Lipid Res 16: 411-417

Borgström B, Dahlquist A, Lundh G, Sjovall J (1957) Studies of intestinal digestion and absorption in the human. J Clin Invest 36: 1521-1536

Borgström B, Hildebrand H (1975) Lipase and colipase activities of human small intestinal contents after a liquid test meal. Scand J Gastroenterol 10: 585-591

Borgström B, Erlanson-Albertsson C, Wieloch T (1979 a) Pancreatic colipase: chemistry and physiology. J Lipid Res 20: 805-816

Borgström B, Wieloch T, Erlanson-Albertsson C (1979 b) Evidence for a pancreatic procolipase and its activation by trypsin. FEBS Lett 108: 407-410

Carey MC, Small DM (1970) The characteristics of mixed micellar solution with particular reference to bile. Am J Med 49: 590-608.
Caspary WF (1985) Digestions- und Resorptionsstörungen. In: Ahnefeld FW, Grünert A (Hrsg) Grundlagen und Klinik der enteralen Ernährung. Springer, Berlin Heidelberg New York Tokyo, S 65-88
Cheeseman CI, Smyth DH (1973) Specific transfer process for intestinal absorption of peptides. J Physiol (Lond) 229: 45P-46P
Cheeseman CI, Parsons DS (1974) Intestinal absorption of peptides: Peptide uptake by small intestine of Rana Pipiens. Biochim Biophys Acta 373: 523-526
Chez RA, Schultz SG, Curran PF (1966) Effect of sugars on transport of alanine in intestine. Science 153: 1012-1013
Collier G, Deak O (1983) The effect of coingestion of fat on the glucose, insulin, and gastric inhibitory polypeptide responses to carbohydrate and proteins. Am J Clin Nutr 37: 941-944
Cook GC (1971) Impairment of glycine absorption by glucose and galactose in man. J Physiol (Lond) 217: 61-70
Cook GC (1972) Comparison of intestinal absorption rates of glycine and glycylglycine in man and the effect of glucose in the perfusion fluid. Clin Sci 43: 443-453
Cook GC (1973) Comparison of absorption rates of glucose and maltose in man in vivo. Clin Sci 44: 425
Crane RK (1962) Hypothesis for mechanisms of intestinal active transport of sugars. Fed Proc 21: 891-895
Curtis KJ, Gaines HD, Kim YS (1967) Protein digestion and absorption in rats with pancreatic duct occlusion. Gastroenterology 74: 1271-1276
Curran PF, Schultz SG, Chez RA, Fuisz RE (1967) Kinetic relations of the Na-amino acid interaction at the mucosal border of intestine. J Gen Physiol 50: 1261-1286
Das M, Radhakrishnan AN (1975) Studies on a widesprectrum intestinal dipeptide uptake system in the monkey and the human. Biochem J 146: 133-139
Davenport HW (1971) Physiology of the digestive tract. Year Book medical Publishers, Chicago pp 197
Dawson A (1970) The absorption of disaccharides. In: Card, Cramer (eds) Modern trends in gastroenterology, Butterworths, London, pp 105-124
Dietschy JM (1986) Mechanism for the intestinal absorption of bile acids. J Lipid Res 9: 297-309
Donaldson R, MacKenzie I, Trier J. (1976) Intrinsic factor mediated attachment of vitamin B12 to brush borders and microvillus membranes of hamster intestine. J Clin Invest 46: 1215-1228
Field M (1981) Secretion of electrolytes and water by mammalian small intestine. In: Johnson LR (ed) Physiology of the gastrointestinal tract, Raven, New York, pp 963-982
Fogel MR, Gray GM (1973) Starch hydrolysis in man. An intraluminal process not requiring membrane digestion. J Appl Physiol 35: 263-267
Fogel MR, Ravitch MM, Adibi SA (1971) Absorption and digestive function of the jejunum after jejunoileal bypass for treatment of human obesity. Gastroenterology 729-733
Freeman HH, Kim YS (1978) Digestion and absorption of proteins. Annu Rev Med 29: 99-116
Gilat T, Russo S, Gelman-Malachi E, Aldor TAM (1981) Lactase in man: A nonadaptable enzyme. Gastroenterology 62: 1125-1127
Gordon SG, Kern F (1968) The absorption of bile salt and fatty acid by hamster small intestine. Biochim Biophys Acta 152: 372-378
Gray GM (1981) Carbohydrate absorption and malabsorption. In: Johnson LR (ed) Physiology of the gastrointestinal tract. Raven New York, pp 1063-1072
Gray GM, Conklin KA, Townley RRW (1976) Sucrase-isomaltase deficiency. Absence or an inactive enzyme variant. New Engl J Med 294: 750-753
Gray GM, Santiago NA (1966) Disaccharide absorption in normal and diseased human intestine. Gastroenterology 51: 489-498
Greenberger NJ, Rodgers JB, Isselbacher KJ (1966) Absorption of medium and long chain triglycerides. Factors influencing their hydrolysis and transport. J Clin Invest 45: 217-227

Hanson W, Osborne J, Sharp J (1977) Compensation of the residual intestine after intestinal resection in the rat. Gastroenterology 72: 692-705

Holdsworth CD, Dawson AM (1965) Absorption of fructose in man. Proc Soc Exp Biol Med 118: 142

Johansson C (1975) Characteristics of the absorption pattern of sugar, fat and protein from composite meals in man. A quantitative study. Scand J Gastroenterol 10: 33-42

Johnston JM (1976) Triglyceride biosynthesis in the intestinal mucosa. In: Rommel K, Goebell H (eds) Lipid absorption: Biochemical and clinical aspects. MTP Press, Lancaster, pp 85

Junqueira L, Carneiro J (1980) Basic histology. Lange, Los Altos

Kim YS, Brophy EJ (1979) Effect of amino acids on purified rat intestinal brush-border membrane aminooligopeptidase. Gastroenterology 76: 82-87

Kimmich GA (1981) Intestinal absorption of sugar. In: Johnston LR (ed). Physiology of the gastrointestinal tract. Raven, New York pp 1035-1061

LaRusso NF (1984) Proteins in bile: How they get there and what they do. Am J Physiol 247: G199-G205

Leblond C, Messier B (1985) Renewal of chief cells and goblet cells in the small intestine as shown by radioautography after injection of thymidine-H into mice. Anat Rec 312: 247-254

Levine GM, Deren JJ, Steiger S, Zunio R (1974) Role of oral intake in maintenance of gut mass and disaccharidase activity. Gastroenterology 67: 975-982

Levine GM, Deren JJ, Yezdimer E (1974) Small bowel resection: Oral intake in the stimulus for hyperplasia. Am J Dig Dis 21: 542-546

Lichtenberger LM, Trier JS (1979) Changes in gastrin levels, food intake and duodenal mucosal growth during lactation. Am J Physiol 237: E98-105

MacDonald I, Turner LJ (1986) Serum fructose levels after sucrose or its constituent monosaccharides. Lancet I: 841

Magee DF, Dalley II AF (1986) Digestion and the structure and function of the gut, Chapt 10: Absorption. Karger, Basel pp 211-255

Matthews DM, Addison JM, Burston D (1974) Evidence for active transport of the dipeptide carnosine (beta-alanyl-l-histidine) by hamster jejunum in vitro. Clin Sci Mol Med 46: 693-705

Matthews DM, Gandy RH, Taylor E, Burston D (1979) Influx of two dipeptides, glycylsarcosine and l-glutamyl-l-glutamic acid, into hamster jejunum in vitro. Clin Sci 56: 15-23

McArdle AH, Palmason C, Morency I, Brown RA (1981) A rational for enteral feeding as the preferable route for hyperalimentation. Surgery 90: 616-621

Messier B, Leblond C (1960) Cell proliferation and migration as revealed by radioautography after injection of thymidine-H into male rats and mice. Am J Anat 106: 247-285

Moog F (1981) The lining of the small intestine. Scient Am 245: 154-179

Munck BG (1972) Amino acid transport by rat small intestine. Galactose inhibition of transepithelial net transport as a result of stimulation of bidirectional efflux from the epithelium. Biochim Biophys Acta 266: 639-648

Munck BG (1981) Intestinal absorption of amino acids. In: Johnson LR (ed) Physiology of the gastrointestinal tract. Raven, New York, pp 1097-1122

Newey H, Smyth DH (1964) Effects of sugars on intestinal transfer of amino-acids. Nature 202: 400-401

Nixon SE, Mawer GE (1970 a) The digestion and absorption of proteins in man: 1. The site of absorption. Br J Nutr 24: 227

Nixon SE, Mawer GE (1970 b) The digestion and absorption of protein in man: 2. The form in which digested protein absorbed. Br J Nutr 24: 241

Ockner RK, Manning JA (1974) Fatty acid-binding protein in small intestine. Identification, isolation and evidence for its role in cellular fatty acid transport. J Clin Invest 54: 326-338

Patton JS (1981) Gastrointestinal lipid digestion. In: Johnson LR (ed) Physiology of the gastrointestinal tract. Raven, New York, pp 1123-1146

Powell GK, MacElveen MA (1974) Effect of prolonged fasting on fatty acid re-esterification in rat intestinal mucosa. Biochim Biophys Acta 369: 8

Ravich WJ, Bayless TM, Thomas M (1983) Fructose: Incomplete intestinal absorption in humans. Gastroenterology 84: 26-29

Robinson JWL, Alvarado F (1971) Interaction between sugar and amino-acid transport systems at the small intestinal brush border: a comparative study. Pflügers Arch 326: 48-75

Rodgers JB jr, Bochenek W (1970) Localization of lipid re-esterifying enzymes of the rat small intestine. Effects of jejunal removal on ileal enzyme activities. Biochim Biophys Acta 202: 426

Roy CC, Roulet M, Lefebure D, Chantrand L. Lepage G, Fournier LA. (1979) The role of gastric lipolysis on fat absorption and bile acid metabolism in the rat. Lipids 14: 811-815

Sabesin SM, Frase S (1977) Electron microscopic studies of the assembly, intracellular transport and secretion of chylomicrons by rat intestine, J Lipid Res 18: 496-511

Sandle GI, Lobley RW, Holmes R (1977) Effect of maltose on the absorption of glucose in the jejunum in man. Gut 18: A944

Schedl H (1974) Water and electrolyte transport: Clinical aspects. Med Clin N Am 58: 1429-1448

Schultz SG, Curran PF, Chez RA, Fuisz RE (1967) Alanine and sodium fluxes across mucosal border of rabbit ileum. J Gen Physiol 50: 1241-1260

Schultz SG, Curran PF (1970) Coupled transport of sodium and organic solutes. Physiol Rev 50: 637-718

Schultz SG (1981) Salt and water absorption by mammalian small intestine. In: Johnson LR (ed) Physiology of the gastrointestinal tract. Raven, New York, pp 983-989

Shakir EMM, Sundaram SG, Margolis S (1978) Lipid synthesis in isolated intestinal cells. J Lipid Res 19: 433-442

Shian Y (1987) Lipid digestion and absorption. In: Johnson LR (ed) Physiology of the gastrointestinal tract. Raven, New York, pp 1527-1556

Silk DBA, Kumar PJ, Perrett D, Clark ML, Dawson AM (1974 a) Amino acid and peptide absorption in patients with coeliac and dermatitis herpetiformis. Gut 15: 1-8

Silk DBA, Webb JPW, Lane AE, Clark ML, Dawson AM (1974 b) Functional differentiation of human jejunum and ileum: A comparison of the handling of glucose, peptides, and amino acids. Gut 15: 444-449

Sigrist-Nelson K (1975) Dipeptide transport in isolated intestinal brush border membrane. Biochim Biophys Acta 394: 220-226

Steinhardt HJ (1984) Vergleich der enteralen Resorptionsraten freier Aminosäuren und Oligopeptide. Leber Magen Darm 14: 51-56

Steinhardt HJ, Adibi SA (1986) Kinetics and characteristics of absorption from an equimolar mixture of 12 glycyl-dipeptides in human jejunum. Gastroenterology 90: 577-582

Tandom R, Edwards RH, Rodgers JB (1972) Effects of bile diversion on the lipid re-esterifying capacity of the rat small bowel. Gastroenterology 63: 990

Taylor E, Burston D, Matthews DM (1980) Influx of glycylsarcosine and l-lysyl-l-lysine into hamster jejunum in vitro. Clin Sci 58: 221-225

Thomson ABR, Dietschy JM (1981) Intestinal lipid absorption: Major extracellular and intracellular events. In: Johnson LR (ed) Physiology of the gastrointestinal tract. Raven, New York, pp 1147-1220

Ugolev A (1965) Membrane contact digestion. Physiol Rev 45: 555-595

Walsh JH (1987) Gastrointestinal hormones. In: Johnson LR (ed) Physiology of the gastrointestinal tract. Raven, New York, pp 181-253

Westergaard H, Dietschy JM (1976) The mechanism whereby bile acid micelles increase the rate of fatty acid and cholesterol uptake into the intestinal mucosal cell. J Clin Invest: 97-108

Williamson RCN (1978) Intestinal adaptation. Structural, functional and cytokinetic changes. N Engl J Med 298: 1393-1402

Williamson RCN (1984) Disuse atrophy of the intestinal tract. Clin Nutr 3: 169-170

9 Trends

Für den eiligen Leser

Die Einführung neuer Infusionslösungen und Sondendiäten sowie das Angebot an neuen Nährsubstraten versuchen, Praxis und Effizienz der künstlichen Ernährung zu verbessern. MCT und Gesamtnährlösungen in der parenteralen Ernährung sind bereits nicht mehr länger Trends, sondern an der Schwelle zur klinischen Routine. Trotz Modifikationen ist der Einsatz von Sondendiäten in speziellen Situationen begrenzt. Der Trend dürfte auf Entwicklung und Angebot von Modulen gerichtet sein.

Ziel der künstlichen Ernährung ist die Beeinflussung der Eiweißkatabolie. Aufgrund übergeordneter Regulationsmechanismen im Streßstoffwechsel ist die Lösung des Problems durch parenterales und enterales Angebot von Nährstoffen allein nicht möglich. Andere Behandlungsprinzipien sind notwendig. Trends in dieser Richtung zeichnen sich ab.

Trends aufzuzeigen, ist der Versuch, aus der Summe vorliegender Daten zukünftige Entwicklungen abzuleiten und zu bewerten. Grundlagenforscher und Kliniker werden aufgrund ihres Standpunktes zu unterschiedlichen Ergebnissen gelangen. Aber auch bei einseitiger theoretischer oder klinikbezogener Betrachtungsweise zwingt die Fülle der Daten zur Selektion. Das vorliegende Kapitel beschränkt sich deshalb auf die Darstellung von Modulen zum Aufbau einer enteralen Ernährung sowie auf die Diskussion neuer Therapieansätze zur Behandlung der Katabolie.

Module

Module bieten im Gegensatz zu den bekannten nährstoff- oder chemisch definierten Sondendiäten die Möglichkeit der individuellen Diätzusammenstellung.

Die Palette des Angebots läßt noch wesentliche Wünsche offen: Insbesondere fehlen geeignete Basismodule mit minimaler Elektrolyt- und Vitaminkonzentration sowie die entsprechenden Vitamin- und Elektrolytmodule, die den oft rasch wechselnden Bedarf insbesondere an Elektrolyten individuell zu decken erlauben.

Grundsätzlich können folgende Module unterschieden werden:

Basismodule sind Kombinationen verschiedener Substrate (Proteine, Kohlenhydrate, Fette, Vitamine, Elektrolyte, Spurenelemente), die für sich allein noch unvollständig sind und durch weitere Module ergänzt werden müssen.

Kohlenhydratmodule enthalten Poly- (mehr als 10 Zucker), Oligo- (mehr als 2 Zucker), Di- (Saccharose, Maltose, Laktose) oder Monosaccharide (Glukose, Xylit, Sorbit, Fruktose). Mit absteigendem Molekulargewicht wird die Löslichkeit besser, die osmotische Wirksamkeit höher und die Süßwirkung größer. Kohlenhydratmodule sind stets preisgünstig.

Fettmodule können LCT, MCT und mehrfach ungesättigte Fettsäuren einzeln oder in Kombination enthalten. Bei reinen MCT-Modulen muß auf Substitution ausreichender Mengen essentieller Fettsäuren geachtet werden.

Proteinmodule können intaktes Protein, Hydrolysate unterschiedlichen Grades oder kristalline Aminosäuren liefern. Mit abnehmender Peptidlänge steigt die Osmolarität und verschlechtert sich der Geschmack. Oligopeptidmodule, die zu 80% Di-, Tri- und Tetrapeptide und zu nur 20 % längerkettige Peptide und freie Aminosäuren enthalten, werden optimal absorbiert, da sie ohne weitere Digestion von den Carriersystemen für Peptide und Aminosäuren transportiert werden können (Kap. 8.2). Kristalline Aminosäuren haben demgegenüber grundsätzliche Nachteile: Sie sind hochosmolar, können das Peptidtransportsystem nicht nutzen, und die Applizierbarkeit einiger Aminosäuren (z.B. Tyrosin, Tryptophan) ist aufgrund niedriger Löslichkeit eingeschränkt. Allerdings können Aminosäurenmodule innerhalb der physikalischen Grenzen nahezu beliebig manipulierte Aminosäurenmuster enthalten, so daß sie für die Ernährung bei Nieren- und Leberinsuffizienz zukünftig größere Bedeutung erhalten könnten.

Vitaminmodule könnten einen Entscheid zwischen Bedarfsdeckung und Substitutionstherapie bei Mangelzuständen ermöglichen. Durch Vitamin-K-arme Vitaminmodule könnte die Antikoagulation mit Kumarinen darüber hinaus vereinfacht werden. Vitaminmodule stehen noch in klinischer Erprobung.

Elektrolytmodule könnten als Zusatz zu elektrolytarmen bilanzierten Diäten oder anderen Modulen eine Anpassung an die sehr variablen Bedürfnisse von Patienten gestatten. Wie bei parenteraler Ernährung üblich könnte damit auch bei enteraler Ernährung die Tagesmenge individuell bemessen werden. Auch diese Module sind noch in klinischer Prüfung.

Module können verschieden eingesetzt werden:

1. Zur Anreicherung oder Modifikation einer definierten, bilanzierten Diät. Bei Patienten mit Verbrennungen oder Proteinmangelernährung kann auf diese Weise beispielsweise die Proteinzufuhr erhöht werden.

2. Als Zusatz zur oralen Ernährung. Bei alten Patienten oder bei Patienten mit Wundheilungsstörungen kann durch Proteinmodule zusätzliches Eiweiß angeboten werden.

3. Bei Kombination zur vollständigen künstlichen Ernährung. Dieser Weg gestattet den Aufbau sehr individueller, präzise definierter Diäten, bedingt aber genaue Kenntnisse über den Bedarf eines Patienten und die Kombinierbarkeit verschiedener Module. Zudem ist die tägliche Zubereitung zeitaufwendig. Werden Fehler gemacht, so sind metabolische Komplikationen und Mangelsyndrome möglich. Eine ausschließlich auf individuell zusammengestellten Modulen basierende künstliche Ernährung sollte deshalb nur gewählt werden, wenn alle anderen Möglichkeiten ausgeschlossen erscheinen.

4. Eine wichtige Alternative zum vollständigen, individuellen Aufbau einer Diät aus Einzelmodulen besteht in der Ergänzung eines Basismodules durch spezifische Einzelmodule. Als Basismodul können sowohl spezielle, für diese Funktion hergestellte Produkte als auch eine suboptimale Menge einer beliebigen Sondenkost verwendet werden. Diese wird dann durch Einzelmodule ergänzt. Diese Möglichkeit wird heute noch zu wenig beachtet, obwohl sie möglicherweise einen geeigneten Kompromiß zwischen der aufwendigen und fehleranfälligen Diätkomposition aus Einzelmodulen und der wenig flexiblen Lösung einer bilanzierten Komplettdiät darstellt.

Beeinflussung der Eiweißkatabolie des Postaggressionsstoffwechsels

Dem Eiweißstoffwechsel kommt besonders im Streß eine zentrale Rolle zur Aufrechterhaltung der Homöostase des Organismus zu (Kap. 8.1). Proteine erfüllen ihre Funktion als Stütz- oder Gerüstsubstanzen, als lokale oder systemische Hormone bei der Informationsübertragung oder als Enzyme bei der Regulation von Stoffwechselvorgängen. Seit Cuthbertson (1932) ist bekannt, daß der gesteigerte Abbau von körpereigenem Eiweiß eine systemische, z.T. unökonomische Reaktion des Körpers auf jegliche Form von Trauma oder Verletzung darstellt. Struktur- und Funktionsproteine auch unverletzter Gewebe werden zugunsten von Zuckerneusynthese, Wundheilung oder Bildung von Abwehrkörpern geopfert. Dieser Vorgang kann sich bei unkontrolliertem Fortschreiten – wie z.B. bei protrahierter Sepsis bis zum „Autokanibalismus" steigern. Einbußen an Muskelmasse mit verzögerter Mobilisierung, unzureichende Funktion der Atemmuskulatur und im Extremfall letales Mehrfachorganversagen können folgen.

In der Praxis steht heute nur die Möglichkeit zur Verfügung durch Substratangebot die postoperative Eiweißkatabolie zu mindern. Eine Aufhebung ist mit diesen Maßnahmen nicht möglich (Clowes et al. 1980; Wolfe et al. 1983). Es hat deswegen seit Bestehen der parenteralen Ernährung nicht an Versuchen gefehlt, den Eiweißabbau auf andere Weise zu beeinflussen.

Verzweigtkettige Aminosäuren

Die postoperative Zufuhr von Aminosäurenlösungen, angereichert mit den verzweigtkettigen Aminosäuren Valin, Leuzin, Isoleuzin ($> 40\%$), wurde zuerst von Freund (Freund et al. 1979) vorgeschlagen. Die Vorstellung basiert auf der Tatsache, daß von allen essentiellen Aminosäuren allein Valin, Leuzin und Isoleuzin praktisch ausschließlich in der Peripherie metabolisiert werden, wobei für diese Aminosäuren in vitro eine besondere regulative Wirkung auf die muskuläre Proteinsynthese nachgewiesen wurde (Sax et al. 1986).

Gemessen am Parameter der Stickstoffausscheidung war der eiweißsparende Effekt solcher Lösungen nur selten eindeutig, oft marginal oder in manchen Studien gar nicht vorhanden (Überblick bei Roth et al. 1983; Sax et al. 1986). Als eine mögliche Erklärung sind unterschiedliche Kontrollmechanismen der Proteolyse im Postaggressionsstoffwechsel und im gesunden Organismus anzusehen.

α-Ketoanaloge

Eine Weiterentwicklung des obigen Konzepts stellt die Zufuhr der Ketoanalogen der verzweigtkettigen Aminosäuren dar. Für diese, insbesondere für das Leuzinderivat Ketoisokapronsäure, wurde neben der Steigerung der Proteinsynthese eine spezifische, den Proteinabbau hemmende Wirkung beschrieben. Der Wegfall der Desaminierung macht im Gegensatz zur Zufuhr von vollständigen Aminosäuren ein solches Regime auch in Zuständen mit eingeschränkter Fähigkeit zur Stickstoffelimination, wie im Nierenversagen, anwendbar (Walser 1983).

Während erste klinische Studien diese Überlegungen bestätigten (Sapir et al. 1983), konnte in späteren Untersuchungen ein spezifischer Effekt der Ketoanalogen auf die Stickstoffausscheidung nicht nachgewiesen werden (Überblick bei Kurvelä u. Takala 1985). Wegen der geringen Zahl an vorliegenden kontrollierten Studien ist eine endgültige Wertung dieses Therapieansatzes zum gegenwärtigen Zeitpunkt noch nicht möglich.

Ketonkörper

Seit längerem ist bekannt, daß die Entwicklung einer Ketose bei längerem Fasten mit einem eiweißsparenden Effekt verbunden ist. Als Ursache dafür wird die Einsparung von Glukose durch verstärkte Ketonkörperutilisation und damit eine Reduzierung der Glukoneogenese aus Aminosäuren angesehen. Ferner wurde eine direkte, den Proteinabbau hemmende Wirkung der Ketone diskutiert (Keller 1983). Letztere konnte in neueren Untersuchungen nicht bestätigt werden (Miles et al. 1983); außerdem war eine Ketonkörperinfusion in Streßzuständen nicht in der Lage, den Glukoseumsatz zu senken (Radcliff et al. 1983). Eine zusätzliche Infusion von Ketonkörpern im Rahmen eines Ernährungsregimes scheint nicht erfolgversprechend.

Dipeptide

In den Standardaminosäurenlösungen sind einige semiessentielle Aminosäuren wie Tyrosin, Zystin oder Glutamin aufgrund physikalischer Eigenschaften (Wasserlöslichkeit, Instabilität) kaum oder nicht enthalten. Da im Streßzustand ein Absinken des zellulären Glutamingehalts mit der Eiweißkatabolie in Verbindung gebracht wird, liegt es nahe, Aminosäurenlösungen mit hohem Glutamingehalt postoperativ einzusetzen. Durch Koppelung von Glutamin und Tyrosin an andere Aminosäuren kann in Form von Dipeptiden eine ausreichende Zufuhr sichergestellt werden.

Verwertung und Effizienz der Dipeptide sind nachgewiesen (Steinhardt et al. 1984; Fürst 1985). Das Fehlen klinischer Studien an unterschiedlichen Patientenkollektiven läßt zum gegenwärtigen Zeitpunkt eine endgültige Aussage über die klinische Relevanz noch nicht zu. Weitere Untersuchungen sind von großem klinischem Interesse.

Ornithin-α-Ketoglutarat

Versuche der pharmakologischen Beeinflussung des posttraumatischen Eiweißkatabolismus wurden in jüngerer Zeit mit Ornicetil, einem Salzkomplex aus

Ornithin und α-Ketoglutarat unternommen. Ursachen des stickstoffsparenden Effekts dürften verstärkte Sekretion von Insulin und Wachstumshormon unter Ornithin-α-Ketoglutarat sowie dessen Funktion als Präkursor der Glukoneogenese sein (Cynober et al. 1984). In einer 1. klinischen Pilotstudie wurde über einen ausgeprägten stickstoffsparenden Effekt von Ornithin-α-Ketoglutarat im Rahmen der totalen parenteralen Ernährung berichtet (Leander et al. 1985). Untersuchungen des Aminosäurenstoffwechsels bei gesunden Probanden unter Ornithin-α-Ketoglutarat konnten diese Ergebnisse jedoch nicht unterstützen (Erikson et al. 1985). Auch im Hinblick auf mögliche Nebenwirkungen von Ornithin-α-Ketoglutarat werden zukünftige Studien zeigen müssen, ob der klinische Einsatz dieses Präparats zur Therapie der Proteolyse gerechtfertigt ist.

Karnitin

Karnitin stellt eine wichtige Mediatorsubstanz im Zellstoffwechsel dar. Es ist für den Transport von langkettigen Fettsäuren ins Mitochondrium verantwortlich. Unter gewissen klinischen Bedingungen, wie z.B. bei Frühgeborenen oder bei Patienten im septischen Mehrfachorganversagen wurde eine reduzierte Karnitinsynthese bzw. ein zellulärer Karnitinmangel beobachtet. Als mögliche Folge sind eingeschränkte Fettverwertung bei gleichzeitiger Organverfettung und ein die Eiweißoxydation begünstigender Energiemangel beschrieben (Borer et al. 1970; Tao u. Yoshimura 1980).

Das daraus abgeleitete Konzept der zusätzlichen Karnitinzufuhr im Rahmen von parenteralen Ernährungsregimen konnte bei Frühgeborenen im Tierversuch bestätigt werden (Böhles et al. 1983). Da aber ein Karnitinmangel nur bei langfristiger parenteraler Ernährung (Kap. 3.5) zu erwarten ist, sind dem Einsatz karnitinhaltiger Lösungen wahrscheinlich enge Grenzen gesetzt.

Insulin

Als das wichtigste anabole Hormon im menschlichen Organismus besitzt Insulin eine herausragende Wirkung auf Proteinsynthese und Proteolyse (Fukagawa et al. 1985). Der Einsatz dieses Hormons im Rahmen der Ernährungstherapie liegt nahe. Mehrere klinische Studien konnten den eiweißsparenden Effekt von Insulin mit gleichzeitiger Gabe von Glukose nachweisen (Hinton et al. 1971; Woolfson et al. 1975). Es stellte sich jedoch heraus, daß sehr hohe Insulinkonzentrationen erreicht werden mußten, um eine Wirkung zu erzielen. Die daraus resultierenden Veränderungen des Natrium-Kalium-Haushalts verlangen ein engmaschiges Monitoring, was die klinische Praktikabilität dieses Behandlungsprinzips einschränkt. Zusätzlich beruht der stickstoffsparende Effekt des Insulins auf einer verbesserten Aminosäurenverwertung in der Skelettmuskulatur, was sich in Situationen, in denen die Synthese von viszeralen Proteinen im Vordergrund steht, nachteilig auswirken kann (Sim et al. 1979; Moldawer et al. 1980). Die außerdem beschriebenen Nebenwirkungen einer hohen Glukosedosierung (kohlenhydratinduzierte Fettleber, Kohlendioxydproduktion) schränken den Nutzen der Insulinzufuhr weiter ein (Sheldon et al. 1978). Die Gabe von Insulin als „Anabolikum" ist im Rahmen der parenteralen Ernährung nicht zu befürworten.

Wachstumshormon

Das Wachstumshormon stellt ein Schlüsselhormon des menschlichen Körpers dar, gekennzeichnet durch seine besondere Rolle bei der Regulation des Körperwachstums wie des Eiweißaufbaus. Neben der Freisetzung von Insulin stimuliert es den intrazellulären Transport von Aminosäuren, die ribosomale Eiweißsynthese sowie die Fettmobilisierung (Wilmore et al. 1974). Bereits in früheren Studien an Verbrennungspatienten konnte die eiweißsparende Wirkung des Wachstumshormons – eine suffiziente Eiweißzufuhr vorausgesetzt – gezeigt werden (Pearson et al. 1960; Wilmore et al. 1974). Neuere Untersuchungen bestätigen diese Effekte auch für die Kombination mit hypokalorischen Ernährungsregimen (Manson u. Wilmore 1988).

Obwohl bisher noch kontrollierte klinische Studien fehlen, verdient dieses Behandlungsprinzip Beachtung.

Trijodthyronin (T 3)

Eine Vielzahl nicht schilddrüsenbedingter Erkrankungen, darunter auch der posttraumatische und postoperative Zustand, gehen mit einem Abfall der gesamt- und freien T_3-Konzentrationen im Plasma einher („Low-T_3-Syndrom"). Ein zusätzlicher T_4-Abfall weist auf eine Verschlechterung des klinischen Zustands hin. Ob es sich hierbei um ein Epiphänomen handelt oder ob der Abfall der Schilddrüsenhormone ursächlich mit dem Streßstoffwechsel in Verbindung steht, ist nicht geklärt (Kaptein et al. 1982; Baue et al. 1984).

Bisher wurden nur wenige Studien durchgeführt, die sich mit den Auswirkungen einer T_3-Substitution im Streß beschäftigten. Bei Verbrennungspatienten konnte durch zusätzliche Gabe von T_3 weder der Hypermetabolismus noch die Mortalität gesenkt werden (Becker et al. 1982). Untersuchungen im Hinblick auf die Beeinflussung des Eiweißstoffwechsels liegen bisher nicht vor. In diesem Zusammenhang ist es jedoch interessant, daß z.B. der Abfall von T_3 bei längerem Fasten als Maßnahme des Organismus gewertet wird, den Grundumsatz und damit auch den Eiweißkatabolismus zu senken. Unter solchen Bedingungen kommt es nach Gabe von T_3 zu einem verstärkten Abbau von Protein und damit zu einer erhöhten Stickstoffausscheidung. Somit erscheint die Verabreichung von T_3 postoperativ wenig sinnvoll (Utiger 1980).

Hormonelle Blockade

Das veränderte hormonelle Milieu nach Operation oder Trauma (erhöhte Katecholamin-, Glukagon- und Kortisonkonzentrationen) spielt eine wichtige Rolle bei der Auslösung der Eiweißkatabolie (Bessey et al. 1984). Es lag deswegen nahe, entweder durch selektive Blockade der Katecholaminwirkung (α-/β-Blocker) oder durch Verringerung der Katecholamin- und Kortisolausschüttung (epidurale Anästhesie) zu versuchen, den postoperativen Eiweißabbau zu reduzieren. Tierexperimentell konnte durch α-/β-Blockade die muskuläre Aminosäurenabgabe reduziert werden. Eine signifikante Verbesserung der Gesamtkörperharnstoffproduktion trat jedoch nicht auf (Wolfe et al. 1981; Hulton et al. 1985).

Effektiver hinsichtlich der Stickstoffproduktion scheint die epidurale Anästhesie/Analgesie zu sein, für die auch am Patienten durch Verringerung der

Katecholamin- und Kortisolfreisetzung eine verbesserte Eiweißretention postoperativ gezeigt werden konnte (Brandt et al. 1978; Kehlet et al. 1979). Leider fehlen bisher Vergleichsuntersuchungen mit anderen Therapieansätzen, die die Katabolie beeinflussen. Wegen der Praktikabilität der epiduralen Anästhesie und wegen narkosetechnischer Vorteile kann dieser Möglichkeit der Proteolyseverminderung jedoch ein hoher Stellenwert eingeräumt werden.

Kinin-Prostaglandin-System

Untersuchungen aus jüngerer Zeit haben neue Aspekte der Pathophysiologie des posttraumatischen Proteinkatabolismus ergeben. Neben den systemischen Hormonen scheinen Gewebehormone eine wichtige Rolle bei der Induktion der Proteolyse zu spielen. Aus aktivierten Makrophagen freigesetzte Substanzen (Interleukin 1, proteolyseinduzierender Faktor) führen am Skelettmuskel zu einer Freisetzung von Arachidonsäure und Bildung von katabolem PGE 2 (Frayn 1986).

Diese Befunde führten zur Entwicklung des Konzepts, die Katabolie über Hemmung der Zyklooxygenase zu beeinflussen. In ersten tierexperimentellen Studien konnte auf diese Weise im Langzeitexperiment durch Gabe von Indometacin der muskuläre Eiweißabbau eingeschränkt werden (Ruft u. Secrist 1984). Andererseits waren in jüngster Zeit mehrere In-vitro-Studien nicht in der Lage, eine proteolysehemmende Wirkung von Indometacin, Ibuprophen oder Aspirin nachzuweisen. Als mögliche Ursache für diese Diskrepanz sind u.a. methodische Unterschiede (kurze Inkubationszeiten, artifizielles Milieu) zu diskutieren. Da klinische Untersuchungen bisher nicht vorhanden sind, muß abgewartet werden, welche Erfolgsaussichten diesem Therapieschema auch im Hinblick auf die möglichen Nebenwirkungen in der Zukunft beschieden sein werden.

Ein anderer Therapieansatz ergibt sich aus der möglichen Interkonversion zwischen katabolem PGE 2 und anabolem PGF 2 α. So besitzt das Gewebehormon Bradykinin in niedriger Dosierung neben einer direkten hemmenden Wirkung auf die lysosomale Proteolyse auch die Eigenschaft, die Ketoreduktase, welche PGE 2 in PGF 2 α umwandelt, zu aktivieren. Inwieweit auch die verbesserte Glukoseutilisation unter Bradykinin zur Reduzierung des Eiweißabbaus beiträgt, ist noch nicht geklärt (Wong et al. 1977; Dietze 1982). Erste klinische Pilotstudien mit dem Einsatz einer niedrigdosierten Bradykinininfusion im Rahmen der parenteralen Ernährung zeigten Effekte auf die Stickstoffretention (Dietze et al. 1982; Jauch et al., unveröffentlichte Befunde). Auch hier bleibt abzuwarten, ob weitere kontrollierte Studien diese Ergebnisse bestätigen. Aufgrund theoretischer Überlegungen ist jedoch eine gewisse Erfolgsaussicht berechtigt.

Literatur

Baue A E, Günther B, Hartl W, Ackenheil M, Heberer G (1984) Altered hormonal activity in severely ill patients after injury or sepsis. Arch Surg 119, 1125-1132

Becker R A, Vaughan G M, Ziegler M G (1982) Hypermetabolic low trijodothyronine syndrome of burn injury. Crit Care Med 10, 870-875

Bessey P Q, Watters J M, Aoki T T. Wilmore D W (1984) Combined hormonal infusion simulates the metabolic response to injury. Ann Surg 200: 264-281

Böhles H, Segerer H, Fekl W (1983) Improved N-retention during C-carnitine-supplemented total parenteral nutrition. JPEN 8, 9-13

Border J R, Burns G P, Rumpf C (1970) Carnitine levels in severe infection and starvation – a possible key to the prolonged catabolic state. Surgery 68: 175-179

Brandt M R, Fernandes A, Mordhorst R, Kehlet H (1978) Epidural analgesia improves postoperative nitrogen balance. Br J Med 1: 1106-1108

Clowes G H A Jr, Heideman M, Lindberg B, Randall H T, Hirsch E F, Chang-Ja C, Martin H (1980) Effects of parenteral alimentation on amino acid metabolism in septic patients. Surgery 88, 531-543

Cuthbertson D P (1932) Observations on disturbance of metabolism produced by injury to limbs. Quart J Med 1: 233-246

Cynober L, Saizy R, Nguyen Dinh F, Lioret N, Giboudeau J (1984) Effect of enterally administered ornithine α-ketoglutarate on plasma and urinary amino acid levels after burn injury. J Trauma 24, 590-596

Dietze G J (1982) Modulation of the action of insulin in relation to the energy state in skeletal muscle tissue – possible involvement of kinins and prostaglandin. Mol Cell Endocrinol 25, 127-149

Dietze G J, Wicklmayr M, Günther B et al (1982) Improvement of insulin action on carbohydrate and protein metabolism by bradykinin in stress-induced insulin resistance in the acutely ill. In: Role of chemical mediators in the pathophysiology of acute illness and injury. McConn R (ed). Raven Press New York, 317-325

Erikson L S, Reihner E, Wahren J (1985) Infusion of ornithine alpha-ketoglutarate in healthy subjects: effects on protein metabolism. Clin Nutr 4, 73-76

Frayn K N (1986) Hormonal control of metabolism in trauma and sepsis. Clin Endocrinol 24, 577-599

Freund H, Hoover H C, Atamia S, Fischer J E (1979) Infusion of the branched chain amino acids in postoperative patients: anti-catabolic properties. Ann Surg 190, 18-23

Fürst P (1985) Kurzkettige Peptide in der parenteralen Ernährung. Infusionstherapie 12, 70-76

Fukagawa N K, Minaker K L, Rowe J W, Goodman M N, Matthews D E, Bier P M, Young V R (1985) Insulin mediated reduction of whole body protein breakdown. J Clin Invest 76, 2306-2311

Hinton P, Allison S P, Littlejohn S (1971) Insulin and glucose to reduce catabolic response to injury in burned patients. Lancet I: 767-769

Hulton N, Johnson D J, Smith R J, Wilmore D W (1985) Hormonal blockade modifies post-traumatic protein catabolism. J Surg Res 39: 310-315

Jauch K W, Hartl W. Hemmung des postoperativen Proteinkatabolismus durch Bradykinin. (unveröffentlichte Befunde)

Kaptein E M, Weiner J M, Robinson J W, Wheeler W S, Nocoloff J F (1982) Relationship of altered thyreoid hormone indices to survival in nonthyroidal illnesses. Clin Endocrinol 16, 565-574

Kehlet H, Brandt M R, Hansen A, Alberti K G (1979) Effect of epidural anesthesia on metabolic profiles during and after surgery. Br J Surg 66, 543-546

Keller U (1983) Regulation of ketone body kinetics in man, and relationship to nitrogen metabolism. In: New Aspects of Clin Nutr. pp 335-336 (Kleinberger G ed), Karger Basel

Kirvelä U, Takala J (1985) Failure of additional ketoanalogues of BCAA to improve the response to parenteral nutrition after experimental trauma in the rat. Clin Nutr 4, 151-154

Leander U, Fürst P, Vesterberg K, Vinnars E (1985) Nitrogen sparing effect of Ornicetil in the immediate postoperative state. Clinical Biochemistry and Nitrogen Balance. Clin Nutr 4, 43-51

Manson J M, Wilmore D W (1986) Positive nitrogen balance with human growth hormone and hypocaloric feedings. Surgery 100, 188-197

Miles J M, Nissen S C, Rizza R A (1983) Failure of infused ß-hydroxybutyrate to decrease proteolysis in man. Diabetes 32, 197-205

Moldawer L L, OKeefe S J D, Bothe A J R, Bistrian B R, Blackburn G L (1980) In vivo demonstration of nitrogen-sparing mechanism for glucose and amino acids in the injured rat. Metabolism 29, 173-180

Pearson E, Soroff H S, Prudden J F, Schwartz M S (1960) Studies on growth hormone – V.Effect on the mineral and nitrogen balances of burned patients. Am J Med Sci 239, 17-26

Radcliff A G, Wolfe R R, Colpoys M F, Mühlbacher F, Wilmore D W (1983) Ketone glucose interaction in fed, fasted and fasted infected sheep. Am J Physiol 244, R 667-R 675

Roth E, Funovics J, Karner J, Huk I, Schulz F, Fritsch A (1983) Keine Stimulierung der Stickstoffretention und Plasmaproteinsynthese durch eine erhöhte Zufuhr von verzweigtkettigen Aminosäuren. Infusionstherapie 10, 259-266

Ruft R L, Secrist D (1984) Inhibitors of prostaglandin synthesis or cathepsin B prevent muscle wasting due to sepsis in the rat. J Clin Invest 73, 1483-1486

Sapir D G, Walser M, Moyer E D, Rosenshein N B, Stewart P M, Moreadith C, Imbembo A L, Munoz Z (1983) Effects of α-ketoisocaproate and of leucin on nitrogen metabolism in postoperative patients. Lancet I: 1010-1013

Sax H C, Talamini M A, Fischer J E (1986) Clinical use of branched-chain amino acids in liver disease, sepsis trauma and burns. Arch Surg 122, 358-366

Sheldon G F, Peterson S R, Sanders R (1978) Hepatic dysfunction during hyperalimentation. Arch Surg 113, 504-508

Sim A J W, Wolfe B M, Yong V R, Clarke D, Moore F D (1979) Glucose promotes whole body protein synthesis from infused amino acids in fasting man. Lancet I: 68-72

Steinhardt H J, Paleos G A, Brandl M, Fekl W L, Adibi S A (1984) Efficacy of a synthetic dipeptide mixture as the source of amino acids for total parenteral nutrition in a sub-human primate (baboon). Plasma concentration, metabolic clearance and urinary excretion of a series of dipeptides. Gastroenterology 86, 1562-1569

Tao R C, Yoshimura N N (1980) Carnitine metabolism and its application in parenteral nutrition. JPEN 4, 469-486

Utiger R (1980) Decreased extrathyreoidal trijodothyronine production in nonthyroidal illness. Benefit or harm. Am J Med 69, 807-810

Walser M (1983) Rationale and indication for the use of α-ketoanalogues JPEN 8, 37-41

Wilmore D W, Moylan J A, Briston B F (1974) Anabolic effects of human growth hormone and high caloric feedings following thermal injury. Surg Gyn Obst 138, 875-884

Wolfe R R, Goodenough R D, Burke J F , Wolfe M H (1983) Response of protein and urea kinetics in burn patients to different levels of protein intake. Ann Surg 197, 163-171

Wolfe R R, Durkot M J, Wolfe M H (1981) Investigation of kinetics of integrated metabolic response to adrenergic blockade in conscious dogs. Am J Physiol 241, E 385 – E 395

Wong P Y K, Terragno D A, Terragno N A (1977) Dual effects of bradykinin on prostaglandin metabolism. Relationship to the dissimilar vascular action of kinins. Prostaglandin 13, 1113-1125

Woolfson A M J, Heatley R V, Allison S P (1979) Insulin to inhibit protein catabolism after injury. N Engl J Med 300, 14-17

10 Effektivität und Ergebnisse

Für den eiligen Leser

Künstliche Ernährung wird als Ersatz (Substitut) oder Ergänzung (Supplement) der physiologischen Ernährung, seltener auch als primäre oder adjuvante Therapiemaßnahme (Pharmakon) eingesetzt. Als *Substitut* ist die Effektivität künstlicher Ernährung unbestritten (z.B. vollständige parenterale Ernährung bei subtotalem oder totalem Dünndarmverlust). Ebenso anerkannt ist die künstliche Ernährung als *Supplement* einer nicht ausreichenden oralen Nahrungszufuhr.

Ernährung als primäre und adjuvante Therapiemaßnahme entspricht dem Einsatz eines Pharmakons, substituiert darüber hinaus aber auch die physiologische Nahrungszufuhr. Die Effektivität muß bei dieser Indikation einem Medikament vergleichbar aufgrund kontrollierter klinischer Studien bewiesen werden: Nutzen, Risiko und Aufwand müssen in akzeptablen Verhältnis stehen. Diese Anforderungen werden bei der perioperativen Ernährung mangelernährter Patienten, bei der interdisziplinären Behandlung des M. Crohn sowie bei der Behandlung gastrointestinaler Fisteln erfüllt.

Nicht bewiesen ist für chirurgische Patienten die klinische Effektivität der Behandlung von Folgen der Leberinsuffizienz sowie der muskulären Katabolie der Postaggressionsphase mit Lösungen, die verzweigtkettige Aminosäuren in erhöhter Konzentration enthalten. Dies gilt auch für die Behandlung niereninsuffizienter Patienten mit Lösungen essentieller Aminosäuren oder Ketoanalogen dieser Aminosäuren und die enterale Ernährung im Rahmen kombinierter radiologisch-chirurgischer Therapiepläne. Weitere kontrollierte Untersuchungen sind erforderlich.

Von klinischen Parametern (Überlebensdauer) und Laborkriterien weniger berührt wird die *soziale Indikation* zur Ernährungstherapie. Hier spielt der schwer quantifizierbare Zugewinn an Lebensqualität die entscheidende Rolle.

Der Effektivitätsnachweis ist eine wesentliche Voraussetzung für den wissenschaftlich begründeten Einsatz einer therapeutischen Maßnahme. Dies gilt auch für die Ernährungstherapie. Bei der Wahl geeigneter Kriterien zur Beurteilung der Wirksamkeit muß abweichend von der Effektivitätsbestimmung eines Pharmakons berücksichtigt werden, daß die Ernährung eine evidente Wirksamkeit besitzt: Sie bewahrt vor dem Verhungern.

Grundsätzlich kann die Effektivität einer Ernährungstherapie anhand klinischer Kriterien wie Überlebensrate, Komplikationshäufigkeit oder Ansprechen auf eine andere primäre Therapie objektiviert werden. Proteinwerte sowie anthropometrische und immunologische Messungen sind weitere Kriterien (Kap. 7). Schwieriger erfaßbar ist die potentielle Verbesserung der Lebensqualität, die besonders beim inkurablen Tumorpatienten das entscheidende Kriterium für den Einsatz der künstlichen Ernährung sein kann (Spitzer et al. 1981). Ferner müssen die Nebenwirkungen der künstlichen Ernährung bei der Indikationsstellung berücksichtigt und gegen den potentiellen Nutzen abgewogen werden.

Besteht das Ziel einer Ernährungstherapie darin, eine *unterbrochene natürliche Nahrungsaufnahme zu ersetzen*, so ist die Frage nach der Wirksamkeit seit den klassischen Untersuchungen von Dudrick eindeutig positiv beantwortet (Dudrick et al. 1968). Gegenstand der Diskussion bleibt die kritische Dauer der Nahrungskarenz (2 – 8 Tage), welche bei einer bestimmten Stoffwechsellage (stabile Stoffwechsellage versus Postaggressionsstoffwechsel) eine künstliche Ernährung erfordert, und das Regime, welches unter gegebenen Bedingungen zur Ernährungstherapie herangezogen werden soll (hypokalorisch-proteinsparend, normokalorisch mit oder ohne Fett, mit oder ohne Anreicherung verzweigtkettiger Aminosäuren). Beim heutigen Stand der Ernährungstherapie können klinische Kriterien bei akzeptablem Stichprobenumfang (= Anzahl beobachteter Patienten pro Ernährungsgruppe) zur Beantwortung dieser Fragen nicht herangezogen werden. Solche Entscheidungen müssen aufgrund biochemischer, anthropometrischer und immunologischer Parameter getroffen werden (Tabelle 10.1).

Gänzlich anders ist die Sachlage beim *therapeutischen Einsatz* der künstlichen Ernährung. Dies gilt gleichermaßen für den adjuvanten Therapieeinsatz (z.B. Behandlung der Mangelernährung) und für die primäre therapeutische Indikation (z.B. Fistel, bestimmte Situationen beim M. Crohn). Auf dieser Ebene muß anhand klinischer Kriterien bewiesen werden, daß eine präoperative Ernährungstherapie im Vergleich zu einer nicht entsprechend behandelten Kontrollgruppe die Häufigkeit postoperativer Komplikationen mindert, daß eine parenterale oder enterale Ernährung der medikamentösen Therapie des M. Crohn zumindest ebenbürtig ist oder daß Verschlußrate, Morbidität und Letalität bei gastrointestinalen Fisteln unter einer geeigneten Ernährungstherapie günstiger als ohne diese Behandlungsmaßnahme sind. *Zur Begründung eines therapeutischen Einsatzes der Ernährungstherapie dürfen im Gegensatz zur substituierenden Indikation nur klinische Kriterien akzeptiert werden* (Tabelle 10.1).

Sollen bei bewiesener therapeutischer Effektivität *unterschiedliche Ernährungsregime verglichen* werden (z.B. Fett, Glukose oder Zuckeraustauschstoffe als Energiequelle der präoperativen Ernährungstherapie), so wird dies meist nicht aufgrund klinischer Kriterien möglich sein. Mit dem Wechsel der Entscheidungsebene (gesicherte Primärtherapie : Entscheid über Therapiemodalität) werden wiederum Laborparameter zu den wesentlichen Entscheidungskriterien (Tabelle 10.1).

Weitere Kriterien, die ebenfalls zur Beurteilung von Effektivität und Therapieergebnis herangezogen werden müssen, sind Nebenwirkungen und Risiken der Ernährung sowie der Kostenfaktor. Die Diskussion dieser Fragen ist allerdings nur sinnvoll, wenn die Effektivität der in Frage stehenden Ernährungstherapie gesichert ist. Dann muß geklärt werden, ob beispielsweise der Nutzen einer

Tabelle 10.1. Anforderungen an die Effektivität eines Ernährungsregimes. Die Kriterien variieren mit dem Ziel der Ernährungstherapie

Ziel	Kriterien der Effektivität
soziale/karitative Indikation (Ernährung bei inkurablem Tumorleiden)	Lebensqualität (subjektives Wohlbefinden)
Ersatz oraler Ernährung (prä- und postoperativ, Verbrennung)	Parameter des Ernährungszustands (z.B. Albumin, Körpergewicht, Stickstoffbilanz), Serumspiegel der Substrate
Adjuvante und primäre Therapie (M. Crohn, enterokutane Fistel)	Klinische Kriterien (Therapieergebnis und -toleranz, Anzahl und Art der Komplikationen)
Wahl eines speziellen Ernährungsregimes (Glukose vs. Glukose/Fett)	Biochemische, anthropometrische und immunologische Kriterien ausreichend, klinische Kriterien (s.o.) erwünscht

präoperativen Ernährungstherapie die Komplikationen der parenteralen Ernährung (Kap. 3.8 und 6.1) oder der Einsatz der Sondenernährung bei der Behandlung entzündlicher Darmerkrankungen die entsprechenden Nebenwirkungen der enteralen Ernährung (Kap. 4.5 und 6.2) aufwiegt. An letzter Stelle steht die Diskussion des Kostenfaktors; sie muß unter sozialen und ökonomischen Aspekten entschieden werden. In Ländern mit hohem Lebensstandard darf man davon ausgehen, daß ein in seiner Effektivität gesichertes und vom Risiko her vertretbares Ernährungsregime bezahlbar ist. Umgekehrt muß es als sinnvolle Kostenbegrenzung angesehen werden, nicht gesicherte Therapieformen auch nicht einzusetzen.

Im folgenden sollen Effektivität und Ergebnisse der Ernährungstherapie für einige typische klinische Situationen untersucht werden. Dabei ist zu berücksichtigen, daß diese Überlegungen bereits den voranstehenden Kapiteln zu Indikation, Kontroversen und speziellen Aspekten bestimmter Erkrankungen zugrunde liegen. Ein positives Vorurteil der Autoren zu Effektivität und Ergebnissen der Ernährungstherapie wird vom Leser aufgrund der Zusammenstellung des vorliegenden Buches ohnehin unterstellt werden. Dieser Abschnitt darf sich deshalb auf einige repräsentative Beispiele beschränken.

Präoperative parenterale Ernährungstherapie

Ziel einer präoperativen parenteralen Ernährung ist die Senkung der postoperativen Komplikationshäufigkeit. Es handelt sich also um eine adjuvante Therapiemaßnahme, deren Alternative in der sofortigen Operation besteht. Bei der Effektivitätsprüfung müssen auch Risiken und Nebenwirkungen dieser zusätzlichen Behandlung berücksichtigt werden: Die Dauer der Hospitalisation wird verlängert, was neben Kosten auch eine Besiedelung mit resistenten Spitalkeimen und somit ein höheres Infektionsrisiko bedeutet (Hospitalismusproblematik). Zudem müssen alle typischen Komplikationen der parenteralen Ernährung in die Evaluation von Nutzen und Risiko mit einbezogen werden (Kap. 6.1). Zur Sicherung der Effektivität einer präoperativen parenteralen Ernährung dürfen deshalb nur klinische Kriterien kontrollierter Untersuchungen herangezogen werden.

Sechs entsprechende Studien liegen vor. Einige Untersucher stellten eine signifikante Risikominderung durch präoperative Ernährungsmaßnahmen fest (Heatley et al. 1979; Mullen et al. 1980; Müller et al. 1982), andere konnten dies nicht bestätigen (Holter u. Fischer 1977; Preshaw et al. 1979; Thompson et al. 1981). Ein augenfälliger Unterschied zwischen Untersuchungen mit positivem und solchen mit negativem Resultat der Ernährungstherapie ist die *Dauer* der präoperativen Ernährungsbehandlung: Wenn mehr als 7 Tage behandelt wurde (Heatley et al. 1979; Mullen et al. 1980; Müller et al. 1982), konnte eine Risikoreduktion beobachtet werden, bei kürzerer präoperativer Ernährungsbehandlung hingegen nicht (Holter u. Fischer 1977; Preshaw et al. 1979). Eine Ausnahme stellt die Untersuchung von Thompson dar, bei der keine Minderung der postoperativen Komplikationshäufigkeit durch eine 8tägige präoperative parenterale Ernährungstherapie erreicht werden konnte (9 Patienten ohne vs. 12 Patienten mit präoperativer parenteraler Ernährungstherapie) (Thompson et al. 1981).

Ein weiterer Unterschied liegt in der *Patientenselektion* dieser Untersuchungen. Ein risikomindernder Effekt manifestierte sich nur in Risikopopulationen: Die Risikominderung durch präoperative Ernährungstherapie war in der Untersuchung von Heatley (Heatley et al. 1979) auf Patienten mit einem Serumalbumin unter 35 g/l und in der Untersuchung von Mullen (Mullen et al. 1980) auf Risikopatienten mit einem „prognostic nutritional index" über 50 % beschränkt. Auch die Untersuchungen von Holter (Holter et al. 1977) und Thompson (Thompson et al. 1977) beschränkten sich auf Risikopatienten, die durch signifikanten Gewichtsverlust definiert waren: Wenn trotzdem keine Risikominderung in der Ernährungsgruppe beobachtet wurde, könnte dies auf eine zu kurze Dauer der präoperativen Ernährungstherapie (Holter et al. 1977) oder auf eine zu geringe Anzahl eingeschlossener Patienten (Holter et al. 1977; Thompson et al. 1981) zurückzuführen sein (Fehler zweiter Art, vgl. Kap. 3.10).

Zusammenfassend kann festgehalten werden, daß der Effektivitätsnachweis für die präoperative parenterale Ernährung anhand klinischer Kriterien geführt werden kann: Eine präoperative Ernährung vermag das Risiko chirurgischer Patienten zu mindern. Voraussetzung sind die Selektion von Risikopatienten, die ausreichende Dauer der präoperativen Ernährungstherapie und ein genügend großer Beobachtungsumfang. Die Minderung des Risikos äußert sich in einem Rückgang von Wundinfekten, Pneumonien, Sepsis, Anastomoseninsuffizienz und Letalität.

Proteinsparende postoperative parenterale Ernährung

Ziel dieser hypokalorischen Ernährung ist eine dem Postaggressionsstoffwechsel angepaßte Substratzufuhr (Kap. 2.1). Es handelt sich also um eine Ersatztherapie, welche die in der postoperativen Phase nicht mögliche orale Nahrungsaufnahme kompensieren soll. Der Effektivitätsnachweis muß daher nicht aufgrund klinischer Kriterien geführt werden. Ernährungszustand, Stickstoffbilanz und Serumspiegel der Substrate sind zum Effektivitätsnachweis dieser substituierenden Therapie ausreichend (Tabelle 10.1).

Die Zufuhr von Aminosäuren und niedrig dosierten Energieträgern (Glukose, Zuckeraustauschstoffe, Fett) kann den Proteinbestand als die wesentliche Funktionsreserve des Organismus in der Postaggressionsphase besser sichern als die alleinige Substitution von Wasser und Elektrolyten. Dabei stellt die adäquate Aminosäurensubstitution den wesentlichen proteinsparenden Mechanismus in der akuten Krankheitsphase dar. Demgegenüber ist der zusätzliche Einfluß einer Kalorienzufuhr relativ begrenzt. Dies kommt auch in der Tatsache zum Ausdruck, daß bereits eine niedrig dosierte Kohlenhydratzufuhr einen relevanten proteinsparenden Effekt aufweist (Löhlein et al. 1979; Löhlein 1986). Nachgewiesen werden kann dieser proteinsparende Effekt aufgrund der Stickstoffbilanz sowie anhand von Messungen der Transportproteine im Serum (Präalbumin, Retinol-bindendes Protein, Albumin) (Löhlein et al. 1979; Günther et al. 1983).

Ein klinischer Effekt im Sinne einer Minderung perioperativer Komplikationen konnte in kontrollierten klinischen Studien hingegen nicht nachgewiesen werden (Hensle 1978; Garden et al. 1983; Günther et al. 1983; Hogbin et al. 1984; Löhlein 1986; Figueras et al. 1986).

Zusammenfassend ist die Effizienz der hypokalorischen parenteralen Ernährung als Ersatztherapie während der Postaggressionsphase gesichert. Der Effektivitätsnachweis beruht auf biochemischen, anthropometrischen und immunologischen Kriterien, nicht aber auf klinischen Daten.

Postoperative vollständige parenterale Ernährungstherapie

Ziele der postoperativen Ernährungsbehandlung sind die Minderung der postoperativen Komplikationshäufigkeit sowie ein dem Streßstoffwechsel angepaßter Ersatz der normalen Nahrungsaufnahme.

Die Effektivität der vollständigen parenteralen Ernährung als Substitut der normalen Ernährung wurde seit den klassischen Untersuchungen von Dudrick (Dudrick et al. 1968) durch ubiquitäre klinische Erfahrungen bestätigt. Zahlreiche Untersuchungen konnten anhand biochemischer, anthropometrischer und immunologischer Parameter die Effektivität der künstlichen Ernährung als Ersatz für physiologische Nahrungsaufnahme belegen (Preshaw et al. 1979; Yeung et al. 1979; Young u. Hill 1980; Iapichino et al. 1985; Koretz 1986). Unter postoperativer parenteraler Ernährung wurde auch ein höherer Kollagen- (Bozetti et al. 1975) und Hydroxyprolingehalt (Haydock u. Hill 1987) der Wunden als Hinweis auf eine günstige Wundheilung beschrieben. An der Effektivität der parenteralen Ernährung als Substitut oraler Nahrungsaufnahme kann also kein Zweifel bestehen.

Anders stellt sich die Situation dar, wenn die postoperative parenterale Ernährung als primäre oder adjuvante Therapie zur Diskussion steht: An den Effektivitätsnachweis werden dann höhere Ansprüche gestellt, denen nur klinische Kriterien kontrollierter Studien genügen.

Die klinische Effektivität der postoperativen parenteralen Ernährung *nach Eingriffen am unteren Gastrointestinaltrakt* wurde in 4 prospektiven kontrollierten Studien untersucht (Collins et al. 1978; Preshaw et al. 1979; Young u. Hill 1980;

Jensen 1982): In keiner Studie vermochte die postoperative Ernährungstherapie die Letalität signifikant zu reduzieren; bei immerhin 3 Untersuchungen wurden Hospitalisationsdauer und postoperative Komplikationsfrequenz durch die zusätzliche Therapie gesenkt (Collins et al. 1978; Young u. Hill 1980; Jensen 1982). Eine Untersuchung wurde aufgrund einer vermehrten Häufigkeit von Anastomoseninsuffizienzen unter parenteraler Ernährung abgebrochen, obgleich bei parenteraler Ernährung im Gegensatz zur Kontrollgruppe eine positive Stickstoffbilanz beobachtet wurde (Preshaw et al. 1979).

Drei prospektive kontrollierte Studien liegen vor, die den klinischen Effekt einer *postoperativen Ernährungstherapie nach Eingriffen am oberen Gastrointestinaltrakt* zum Gegenstand hatten (Moghissi et al. 1977; Heatley et al. 1979; Yamada et al. 1983). In allen 3 Untersuchungen war die postoperative Komplikationshäufigkeit unter parenteraler Ernährung vermindert, doch erreichte dieser Effekt nur bei der Untersuchung mit der größten Patientenzahl statistische Signifikanz (n = 74; Komplikationen bei 14/38 vs. 30/36 Patienten) (Heatley et al. 1979). Die beiden anderen Untersuchungen umfaßten 34 (Yamada et al. 1983) und 15 Patienten (Moghissi et al. 1977).

Beurteilt man die Aussagekraft dieser kontrollierten Untersuchungen, so erstaunt die geringe Zahl sowohl der durchgeführten Studien als auch der darin beobachteten Patienten. Die Wahrscheinlichkeit, bei derart geringem Zahlenmaterial einen reellen Unterschied zwischen ernährter und nicht ernährter Gruppe zu übersehen, ist groß (Irrtum zweiter Art, Kap. 3.10). Trotzdem bleibt unverkennbar, daß 6 der 7 zitierten Untersuchungen eine günstige Tendenz für Patienten mit postoperativer parenteraler Ernährung im Vergleich zur Kontrollgruppe aufweisen.

Zuammenfassend ist die Effizienz einer substituierenden Ernährungstherapie unzweifelhaft, aber auch die Effektivität der postoperativen Ernährung mit therapeutischer Zielsetzung findet in der Mehrzahl der vorliegenden Untersuchungen Unterstützung. Die *praktische Konsequenz* muß heute lauten: Mangelernährte Patienten als Risikogruppe sind so lange zu ernähren, bis eine adäquate orale Nahrungsaufnahme gesichert ist. Damit wird der Stellenwert der postoperativen parenteralen Ernährung im wesentlichen als der einer Ersatztherapie definiert.

Postoperative enterale Ernährung über Dünndarmsonden

Ziel der postoperativen enteralen Ernährung ist – der parenteralen Ernährung vergleichbar – zumeist Ersatz und Ergänzung der normalen Ernährung. Deshalb sind die Kriterien des Ernährungszustands für den Effektivitätsnachweis entscheidend. Auf Ausnahmen (Bastow et al. 1983; McArdel et al. 1986) wird einzugehen sein.

Zahlreiche klinische Studien haben unter enteraler Ernährung bereits in der 1. postoperativen Woche eine ausgeglichene Stickstoffbilanz und in der Folge eine Stabilisierung von Serumeiweißparametern beobachtet (Allardyce u. Groves 1974; Rowlands et al. 1977; Yeung et al. 1979; McArdel et al. 1981; Quayle et al. 1984; Muggia-Sullam et al. 1985; Boland et al. 1986; Bower et al. 1986; Daly et al. 1987). Es besteht daher kein Zweifel, daß die enterale Ernährung in den Dünndarm ein effektives Ernährungsregime darstellt. Dies zeigt sich insbesondere bei der künstlichen ambulanten Langzeiternährung im Sinne einer „home enteral nutrition" (Chrysomilides u. Kaminsky 1981; Boland et al. 1986).

Umstritten sind hingegen Einsatz und Effektivität der Ernährung in der unmittelbar postoperativen Phase: Befürworter haben ungestörte Resorptionskapazität und Motilität des Dünndarms in Anspruch genommen (Wells et al. 1964; Tinckler 1965; Glucksman et al. 1966; Nachlas et al. 1972). Beides wird aufgrund klinischer Erfahrungen nicht in vollem Umfang bestätigt: In der frühen postoperativen Phase beeinträchtigen gastrointestinale Nebenwirkungen, insbesondere Durchfälle, die Resorption und damit auch die Effektivität der enteralen Ernährung bei bis zu 50 % der Patienten (Hayashi et al. 1985; Daly et al. 1987; Kap. 6.2). Die enterale Ernährung ist deshalb weniger als ein Ernährungsregime für die unmittelbar postoperative Phase geeignet, sondern v. a. zur langfristigen Ernährung nach ausgedehnten operativen Eingriffen (Schattenkerk et al. 1984; Heberer et al. 1987).

Die perioperative enterale Ernährung als adjuvante Therapie wurde im Rahmen der kombinierten radiologisch-chirurgischen Behandlung des Harnblasenkarzinoms geprüft (McArdel et al. 1986). In einer Studie, die leider eine historische Kontrollgruppe enthielt, wurden 20 Patienten 3 Tage vor und 4 Tage nach Vorbestrahlung der Harnblase mit einer chemisch definierten Diät behandelt; 24 h nach Zystektomie (Entfernung der Harnblase) und Anlage eines Ileum-Conduit (Ersatzblase aus Dünndarm) wurde die Ernährung über eine Katheterjejunostomie fortgeführt. Der postoperative Verlauf war in der enteral behandelten Gruppe komplikationsärmer (weniger Diarrhö, Nausea, Erbrechen und Krämpfe). Insbesondere traten keinerlei blutige Durchfälle auf, was als Schutzeffekt gegenüber der Strahlenwirkung gewertet wurde.

Ebenfalls als adjuvante Therapiemaßnahme wurde die enterale Ernährung in Form nächtlicher Sondensupplemente zur Förderung von Wundheilung und Ernährungszustand nach Schenkelhalsfrakturen in einer kontrollierten Studie geprüft: In der Gruppe mangelernährter Patienten führte eine nächtliche, zusätzliche Sondenernährung zu statistisch signifikanter Verkürzung der Rehabilitationszeit und einer Erniedrigung der Letalität ($5/23 = 22\%$ vs. $2/25 = 8\%$), die einem statistischen Trend entsprach. Die Ernährungstherapie erwies sich in dieser Studie also als wirksame adjuvante Behandlung der Mangelernährung (Bastow et al. 1983).

Diese Indikationen zur adjuvanten enteralen Ernährungstherapie gehen über die Substitution der physiologischen Nahrungsaufnahme deutlich hinaus. Vorläufig wird dieser Einsatz der künstlichen enteralen Ernährung Studiensituationen vorbehalten bleiben. Erst nach weiterer Absicherung könnte ein Einsatz in der klinischen Praxis empfohlen werden.

Zusammenfassend muß die enterale Ernährung über Sonden als eine der parenteralen Ernährung gleichberechtigte und in ihrer Effektivität gesicherte Therapie angesehen werden. Beim Einsatz zur Substitution der physiologischen Nahrungszufuhr ist die Wirksamkeit gesichert, während der Effektivitätsnachweis bei adjuvantem oder primärem Therapieanspruch schwierig und aufgrund der heute verfügbaren klinischen Untersuchungen nicht als gesichert angesehen werden kann. Insbesondere der spezifische protektive Effekt gegenüber ionisierenden Strahlen verlangt weitere Untersuchungen.

Ernährungstherapie heute

Die künstliche Ernährung chirurgischer Patienten ist in den vergangenen Jahren durch eine Vielzahl neuer Möglichkeiten und Erkenntnisse bereichert worden. Trotzdem darf man nicht jeden Patienten ernähren, den man ernähren kann.

Gesichert ist die Effektivität der künstlichen Ernährung als kausale Behandlung der Mangelernährung (z.B. präoperative Ernährungstherapie) sowie zum langfristigen Ersatz der natürlichen Nahrungsaufnahme (z.B. Verbrennung). Darüber hinaus konnten nur wenige Indikationen zur adjuvanten und primären Ernährungstherapie in ihrer Effektivität aufgrund prospektiver, kontrollierter Untersuchungen abgesichert werden (z.B. enterokutane Fisteln, definierte Stadien des M.Crohn).

In vielen Situationen sind wir aber noch nicht in der Lage, eine hinreichend abgesicherte Therapie empfehlen zu können. Wie der voranstehende Abschnitt gezeigt hat, liegt dies oft daran, daß den Untersuchungen ungeeignete Entscheidungskriterien oder unangemessen kleine Patientenzahlen zugrunde lagen. Eine Beurteilung der Effektivität der zu untersuchenden Ernährungsregime war dann nicht möglich.

In anderen Situationen hat die künstliche Ernährung die in sie gesetzten Erwartungen enttäuscht: So scheinen sich für die chirurgische und die internistische Therapie bei Karzinompatienten die Erwartungen auf ein besseres Ansprechen der Therapie und ein längeres Überleben nicht zu erfüllen (Elkort et al. 1981; Fischer 1984; Koretz 1986; Smit et al. 1986). Zur Verbesserung der Lebensqualität des Tumorpatienten ist die künstliche Ernährung – parenteral wie enteral verabreicht – hingegen eine wirksame Therapiemaßnahme. Eine soziale und karitative Indikationsstellung ist deshalb gerechtfertigt.

Auch der Kontroverse zwischen enteraler und parenteraler Ernährung wurden zahlreiche kontrollierte Untersuchungen gewidmet (Allardyce u. Groves 1974; Rowland et al. 1977; Yeung et al. 1979; McArdel et al. 1981; Lim et al. 1981; Burt et al. 1982, Quayle et al. 1984; Muggia-Sullam et al. 1985; Smit et al. 1985; Bower et al. 1986). Man kann davon ausgehen, daß parenterale und enterale Nährstoffzufuhr grundsätzlich gleichwertig sind. Trotz unterschiedlicher Ernährungsregime sowie heterogenem und meist kleinem Patientengut findet sich die Übereinstimmung, daß die enterale Ernährung – obgleich ohne Frage prä- und unmittelbar postoperativ durchführbar – in dieser Periode der parenteralen Ernährung aufgrund häufiger Komplikationen unterlegen ist. Je länger eine Ernährungstherapie in der Folge erforderlich ist, um so mehr tritt die Bedeutung der enteralen Ernährung in den Vordergrund. Verträglichkeit, Nebenwirkungen und Kosten werden deshalb zu den Determinanten therapeutischer Effektivität. Aufgrund dieser Kriterien wird der Entscheid zwischen parenteraler und enteraler Ernährung getroffen (Kap. 1). Parenterale und enterale Ernährung sind deshalb keine Konkurrenzverfahren, sondern komplementäre Methoden.

Literatur

Allardayce DB, Groves AC (1974) A comparison of nutritional gains resulting from intravenous and enteral feeding. Surg Gynecol Obstet 139: 179-184

Bastow MD, Rawlings J, Allison SP (1983) Benefits of supplementary tube feeding after fractured neck of femur: a randomized controlled trial. Br Med J 287: 1589-1592

Boland MP, MacDonald NE, Stoski DS, Soucy P, Patrick J (1986) Chronic jejunostomy feeding with a non-elemental formula in undernourished patients with cystic fibrosis. Lancet I: 232-234

Bower RH, Talamini MA, Sax HC, Hamilton F, Fischer JE (1986) Postoperative enteral vs. parenteral nutrition. Arch Surg 121: 1040-1045

Bozzetti F, Terno G, Longoni C (1975) Parenteral hyperalimentation and wound healing. Surg Gynecol Obstet 141: 712-714

Burt ME, Gorschboth CM, Brennan MF (1982) A controlled prospective randomized trial evaluating the metabolic effects of enteral and parenteral nutrition in the cancer patient. Lancet 49: 1092-1105

Chrysomilides SA, Kaminsky MV (1981) Home enteral and parenteral nutritional support: A comparison. Am J Clin Nutr 34: 2271-2275

Collins JP, Oxby CB, Hill GL (1978) Intravenous aminoacids and intravenous hyperalimentation as protein-sparing therapy after major surgery. Lancet I: 188-191

Daly JM, Bonan R, Stofberg P, Block A, Jeevanandam M, Morse M (1978) Immediate postoperative jejunostomy feeding. Am J 153: 198-204

Dudrick SJ, Wilmore DW, Vars HM, Rhoads JE (1968) Long-term parenteral nutrition with growth, development and positive nitrogen balance. Surgery 64: 134-142

Elkort RJ, Baker FL, Vitale JJ, Cordano A (1981) Long-term nutritional support as an adjunct to chemotherapy for breast cancer. JPEN 5: 358-390

Figueras-Felip J, Rafecas-Renau A, Sitges-Serra A, Puig-Ris P, Pi-Sigus F, Colomer J, Bianchi-Cardona A (1986) Does peripheral hypocaloric parenteral nutrition benefit the postoperative patient? Results of a multicentric randomized trial. Clin Nutr 5: 117-121

Fischer JE (1984) Adjuvant parenteral nutrition in the patient with cancer. Editorial Surgery 96: 578-580

Garden OJ, Smith A, Harris NWS, Shenkin A, Sim AJW, Carter DC (1983) The effect of isotonic amino acid infusions on serum proteins and muscle breakdown following surgery. Br J Surg 70: 79-82

Glucksman DL, Kalser MH, Warren WD (1966) Small intestinal absorption in the immediate postoperative period. Surgery 60: 1020-1025

Günther B, Utz R, Teichmann R, Hartl W (1983) Peripher-venöse hypokalorische Ernährung nach grossen Abdominaleingriffen. Infusionstherapie 10: 74-78

Hayashi JT, Wolfe BM, Calvert CC (1985) Limited efficacy of early postoperative jejunal feeding. Am J Surg 150: 52-56

Haydock DA, Hill GL (1987) Improved wound healing response in surgical patients receiving intravenous nutrition. Br J Surg 74: 320-323

Heatly RV, Lewis MH, Williams RHP (1979) Pre-operative intravenous feeding – a controlled trial. Postgrad Med J 55: 541-545

Heberer M, Bodoky A, Iwatschenko P, Harder F (1987) Indications for needle catheter jejunostomy in elective abdominal surgery. Am J Surg 153: 545-552

Hensle TW (1978) Protein-sparing in cystectomy patients. J Urol 119: 355-358

Hogbin BM, Smith AM, Craven AH (1984) Evaluation of peripheral essential amino acid infusion following major surgery. JPEN 8: 511-514

Holter AR, Fischer JE (1977) The effect of hyperalimentation on complications in patients with carcinoma and weight loss. J Surg Res 23: 31-34

Iapichino G, Radrizzani D, Solca M, Bonetti G, Leoni L, Ferro A (1985) Influence of total parenteral nutrition on protein metabolism following acute injury: Assessment by urinary 3-methylhistidine excretion and nitrogen balance. JPEN 9: 42

Jensen S (1982) Parenteral nutrition and cancer surgery. JPEN 6: 335

Koretz RL (1986) Nutritional support: how much for how much? Gut 27: 85-95

Lim STK, Choa RG, Lam KH, Wong J, Ong GB (1981) TPN versus gastrostomy in the preoperative preparation of patients with carcinoma of the esophagus. Br J Surg 68: 69-72

Löhlein D, Donay F, Henkel E (1979) Untersuchungen zum Einfluss der periphervenösen parenteralen Ernährung auf den postoperativen Proteinstatus. Infusionstherapie 6: 284-288

Löhlein D (1986) Hypokalorische parenterale Ernährung. Beitr Infusionsther Klin Ernähr 16: 54-63

McArdle AH, Palmason C, Morency I, Brown RA (1981) A rationale for enteral feeding as the preferable route for hyperalimentation. Surgery 90: 616-623

McArdle AH, Reid EC, Laplante MP, Freeman CR (1986) Prophylaxis against radiation injury. Arch Surg 121: 879-885

Moghissi K, Hornshaw J, Teasdale PR, Dawes EA (1977) Parenteral nutrition in carcinoma of the esophagus treated by surgery: Nitrogen balance and clinical studies. Br J Surg 64: 125-128

Müller JM, Brenner U, Dienst C, Pichlmaier H (1982) Preoperative parenteral feeding in patients with gastrointestinal carcinoma. Lancet I: 68-71

Muggia-Sullam M, Bower RH, Murphy RF, Joffe SN, Fischer JE (1985) Postoperative enteral vs parenteral nutritional support in gastrointestinal surgery. Am J Surg 149: 106-112

Mullen JL, Buzby GP, Mathews DC, Smale BF, Rosato EF (1980) Reduction of operative morbidity by combined preoperative and postoperative nutritional support. Ann Surg 192: 604-613

Nachlas MM, Younis MT, Roda CP, Wityk JJ (1972) Gastrointestinal motility studies as a guide to postoperative management. Ann Surg 175: 510-522

Preshaw RM, Attisha RP, Hollingsworth WJ, Todd JD (1979) Randomized sequential trial of parenteral nutrition in healing of colonic anastomoses in man. Can J Surg 22: 437-439

Quayle AR, Mangnall D, Clark RG (1984) A comparison of immediate post-operative enteral and parenteral nutrition in patients with gastric carcinoma. Clin Nutr 3: 35-39

Rowlands BJ, Giddings AEB, Johnston AOB, Hindmarsh JT, Clark RG (1977) Nitrogen-sparing effect of different feeding regimes in patients after operation. Br J Anaesth 49: 781-787

Schattenkerk ME, Obertop H, Bruining HA, van Rooyen W, van Houten H (1984) Early postoperative enteral feeding by a needle catheter jejunostomy after 100 oesophageal resections and reconstructions for cancer. Clin Nutr 3: 47-49

Smit JM, Mulder NH, Sleijfer DT, Bouman JG, Koudstaal J, Elema JD, Veeger W (1986) Gastrointestinal toxicity of chemotherapy and the influence of hyperalimentation. Cancer 58: 1990-1994

Smith RC, Hartemink RJ, Hollinshead JW, Gillett DJ (1985) Fine bore jejunostomy feeding following major abdominal surgery: A controlled randomized clinical trial. Br J Surg 72: 458-561

Spitzer WO, Dobson AJ, Hall J, Chesterman E, Levi J, Shepherd R, Battista RN, Catchlove BR (1981) Measuring the quality of life of cancer patients. A concise QL-index for use by physicans. J Chron Dis 34: 585-597

Thompson BR, Julian TB, Stremple JF (1981) Preoperative total parenteral nutrition in patients with gastrointestinal cancer. J Surg Res 30: 497-500

Tinckler LF (1965) Surgery and intestinal motility. Br J Surg 2: 140-150

Wells CM, Rawlinson K, Tinckler L, Jones H (1964) Postoperative gastrointestinal motility. Lancet I: 4-10

Yamada N, Koyama H, Hioki K, Yamada T, Yamamoto M (1983) Effect of postoperative total parenteral nutrition (TPN) as an adjunct to gastrectomy for advanced gastric carcinoma. Br J Surg 7: 267-274

Yeung CK, Smith RC, Hill GL (1979) Effect of an elemental diet on body composition. A comparison with intravenous nutrition. Gastroenterology 77: 652-657

Young GA, Collins JP, Hill GL (1979) Plasma proteins in patients receiving intravenous amino acids or intravenous hyperalimentation after major surgery. Am J Clin Nutr 32: 1192-1196

Young GA, Hill GL (1980) A controlled study of protein-sparing therapy after excision of the rectum. Ann Surg 192: 183-191

11 Tabellarischer Anhang

Tabelle 11.1. Umrechnungsformeln wichtiger Einheiten

Konventionelle Einheit der Energie (kcal) in SI (kJ)
1 kcal = 4,184 kJ
1 kJ = 0,239 kcal

Aminosäuren- oder Proteinstickstoff (AS-N, g) in Aminosäuren oder Protein (AS, g)
AS-N (g) · 6,25 = AS (g)
AS (g) · 0,16 = AS-N (g)

Umrechnung von Gewicht (g), Molekulargewicht (mol, val, MG) (vgl. Tabelle 11.2)

$$g = mol \cdot MG \qquad mol = \frac{g}{MG}$$

$$g = \frac{val \cdot MG}{Wertigkeit} \qquad mol = \frac{val}{Wertigkeit}$$

$$val = mol \cdot Wertigkeit$$

Tabelle 11.2. Umrechnung von konventionellen Einheiten in SI-Einheiten (Multiplikation mit Faktor 1, F1) und umgekehrt (Multiplikation mit Faktor 2, F2)

	Molekulargewicht [Da]	Konventionelle Einheit	F1	SI-Einheit	F2
Bilirubin	585	mg/dl	17,1	µmol/l	0,0585
Chlorid	35,5	mg/dl	0,28	mmol/l	3,55
		mval/l	1	mol/l	1
Glukose	180	mg/dl	0,0555	mmol/l	18,0
Harnsäure	168	mg/dl	59,48	µmol/l	0,0168
Harnstoff	60	mg/dl	0,166	mmol/l	6,01
		g/l	16,6	mmol/l	0,0601
Kalium	39,1	mg/dl	0,256	mmol/l	3,9
		mval/l	1	mmol/l	1
Kalzium	40,1	mg/dl	0,250	mmol/l	4,01
		mval/l	0,5	mmol/l	3,55
Kreatinin	113	mg/dl	88,4	µmol/l	0,0113
		mg/l	8,84	µmol/l	0,113
Kupfer	63,6	µg/l	0,1574	µmol/l	6,353
Magnesium	24,3	g/dl	0,41	mmol/l	2,44
		mval/l	0,5	mmol/l	2
Natrium	23	mg/dl	0,435	mmol/l	2,3
		mval/l	1	mmol/l	1
Phosphor (anorganisch)	31	mg/dl	0,3229	mmol/l	3,097
Triglyzeride		g/l	1,14	mmol/l	0,875

Tabelle 11.3. Formeln zur Berechnung von Grund- bzw. Ruheumsatz

A Alter, G Körpergewicht, GU Grundumsatz, H Körpergrösse, RU Ruheumsatz

a) Nach Stein-Levine

Männer : GU (kcal/d) = 1,05 (kcal) · KG (kg) · 24
Frauen : GU (kcal/d) = 0,97 (kcal) · KG (kg) · 24

b) Nach Harris-Benedict

Männer : RU (kcal/d) = 66,5 + 13,8 · KG (kg) + 5,0 · H (cm) – 6,8 · A (Jahre)
Frauen : RU (kcal/d) = 655 + 9,6 · KG (kg) + 1,9 · H (cm) – 4,7 · A (Jahre)

a) Stein TP, Levine GM (1984) Human macronutrients requirements. Clin Nutr 1: 73-83

b) Harris JA, Benedict FC (1919) A biometric study on basal metabolism in man. Publication No. 279, Carnegie Institution of Washington

Tabelle 11.5. Kaloriengehalt wichtiger Nährstoffe

Substrat	kcal/g	kJ/g	ATP(mmol/100 g)
Glukose	3,75	16	21,1
Fruktose	3,75	16	21,1
Sorbit	3,75	16	21,1
Xylit	4,05	17	22,8
Fett	9,3	38	51,4
Aminosäuren	4,2	17	

Tabelle 11.6. Osmolaritäten wichtiger Nährlösungen (mosmol/l)

Substrat	Osmolarität
Glukose 5 %	275
Glukose 10 %	500
Glukose 20 %	1000
Glukose 40 %	2000
Glukose 50 %	2500
Fett 10 %	280
Fett 20 %	330
Kombinationslösungen	< 900: periphervenöse Applikation > 900: zentralvenöse Applikation
Serumosmolarität	270 – 300

Tabelle 11.4. Nomogramm zur Bestimmung der Körperoberfläche Erwachsener. Aus: Wissenschaftliche Tabellen Geigy, Teilband 1. 1980

Körperoberfläche Erwachsener
Nomogramm zur Bestimmung der Oberfläche aus Länge und Masse

Nach der Formel von Du Bois und Du Bois. *Arch. intern. Med.*, **17.** 863 (1916):
$O = M^{0,425} \times L^{0,725} \times 71,84$ bzw. $\log O = \log M \times 0,425 + \log L \times 0,725 + 1,8564$
(O: Körperoberfläche [in cm^2], M: Körpermasse [in kg], L: Körperlänge [in cm])

12 Sachverzeichnis

α-/β-Blocker 380
Adaptation der künstlichen
  Ernährung 331
-, intestinale 350, 370
Adaptationsphase 17, 38–47, 342
Akute parenterale Alimentation 92
- respiratorische Insuffizienz 173
Akute-Phase-Proteine 309
Albumin 2, 264, 306, 323
All-in-one-Lösung (AIO) 10, 20, 21
Ambulante künstliche Ernährung 119, 194–197
Aminosäuren, Dosierung 81, 82
-, essentielle 36, 51, 76–80, 106
-, glukoplastische 339
-, intrazelluläre 340
-, nichtessentielle 76–78
-, Proportionierung der 77–79
-, semiessentielle 77–80
-, verzweigtkettige 36, 76, 78, 81, 131, 151, 153, 175, 185, 341, 377
Aminosäurenbedarf 76–84, 106, 107
Aminosäurenimbalancen 152, 175
Aminosäurenlösungen, bedarfsadaptierte 76
-, leberspezifische 175
-, plasmaadaptierte 76
-, strßstoffwechseladaptierte 76, 81
-, traumaspezifische 76, 131
-, utilisationsadaptierte 76
Aminosäurenmuster 76
Anastomoseninsuffizienzen 162–167
Anthropometrie 300–304
Antikoagulation 52
Armmuskelumfang 302
Arterielle Punktion 244, 246
Aspiration 266
Assimilation 347
Astronautenkost 35, 37, 103
Aufbau der künstlichen Ernährung s. Adaptionsphase
Austauschzucker 52, 85–90
Autokannibalismus 150, 151
Autonomes Nervensystem 332
Azygoskatheter 210

Ballaststoffe 35, 110–113
Basismodule 375
Bausteine der enteralen Ernährungstherapie 53–59
Beobachtungsstudie 122, 123
Blutung, gastrointestinale 267
Blutzuckerspiegel 250
Bradykinin 335, 381
Broca-Gewicht 300
Broviac-Katheter 200
Bürstensaum 350, 355, 357, 359, 363, 365, 368

Checklisten, nutritive 320
Cholezystitis, akute 251
Cholezystokinin 370
Chylomikronen 363
Colitis ulcerosa 159
Cori-Zyklus 339
Crohn Erkrankung 155–159, 195

Darmatonie, postoperative 45
Darmerkrankungen, entzündliche 155
Datenerhebung, prolektive 122
-, retrolektive 122
Diabetes mellitus 36, 52, 56, 91, 92, 188–193
-, traumatischer 334
Diarrhö 259–265
-, Medikamente 264
Diäten, chemisch definierte 36, 37, 41, 42, 55, 60–64, 158
-, definierte, bilanzierte 34, 35, 60–64
- für spezifische Anforderungen 51
-, küchentechnisch hergestellte 34
-, modifizierte chemisch definierte 36, 37, 64
-, - nährstoffdefinierte 36, 60–64
-, nährstoffdefinierte 35, 36, 38, 55, 60–64
-, pulverisierte 35, 64
Dichte, kalorische 36
Digestion 347
Dipeptide 80, 378
Dislokation 269
Distension 260
Druckinfusionsapparate 236–242

Dumpingsymptomatik 270
Dünndarmernährung 41-47
Dünndarminfarkt 271
Dünndarmsonden 215-218
Dynamometrie 304, 305, 323

Effizienz der künstlichen Ernährung 196, 385-394
Einheiten, konventionelle, SI 395
Eisen, Resorption 369
Eiweißbedarf 14, 15, 39, 40, 76, 81, 82, 130, 133, 137, 138, 152, 162, 174, 178
Eiweißkatabolie 91, 130, 151, 340, 377
Eiweißumsatz 184
Eiweißverluste 162, 340
Elektrolytbedarf des Verbrennungspatienten 138
Elektrolyte 16, 50, 251, 253
-, Bedarf 15, 50, 138
Elektrolyten, Zusatz von 22-24
Elektrolytmodule 376
Elementardiät 35, 36, 103
Emulgator 97
Emulgierung 361
Endoskopie, Plazierung von Sonden 41, 221
Energiebedarf schwerverbrannter Patienten 133, 137
Energiedichte von Lipiden 60
Energiesystem, duales 95, 96
Enterokolitis, nekrotisierende 270
Enterokutane Fisteln, Prognosekriterien 163
Enterostomien 214
Enzephalopathie, hepatische 175
Epidurale Anästhesie, Analgesie 380
Erbrechen 266
Ernährung, ambulante enterale 195
-, gastrale 37-40, 131, 142
-, -, pumpenkontrollierte 39, 40
-, hypokalorische 9, 10, 11, 17, 85, 185, 249, 331, 343
-, jejunale 41-47
-, Kombination von parenteraler und enteraler 44-47
-, normokalorische 9, 10, 14-21, 164
-, partielle parenterale 9
-, periphervenöse 9, 116
-, postoperative 5, 17, 389
-, präoperative 4, 16, 17, 114, 181, 387
-, proteinsparende 9, 11, 388
-, totale 9
-, vollständig parenterale 9, 14
-, zentralvenöse 9, 14
Ernährungspumpe s. Druckinfusionsapparate
Ernährungsteam 119-121, 194
Ernährungszustand 2, 277-329

Fallkontrollstudie 122, 123
Fehler dritter Art 126
-, erster Art 126
-, zweiter Art 126
Fett 94-102, 130, 174, 343, 360-368
-, Clearance 96
-, Immunität 97
-, Kontraindikationen 97
-, Lungenfunktion 97
-, Oxydationsrate 96
-, Utilisation 96
Fettbildung aus Glukose 92, 174
Fette, kalorische Dichte 60
-, mittelkettige 57-59, 98, 99, 367, 368
Fettelimination 96-99
Fettemulsion, Stabilität 22
Fettkonsum 360
Fettleber, kohlenhydratinduzierte 92, 95
Fettmodule 376
Fettsäuren, essentielle 58, 59, 94
-, kurzkettige 111, 361
-, langkettige 57-59, 263
-, mittelkettige 36, 57-59, 98, 99, 367, 368
Fettsäurenmangelsyndrom 58
Fibronektin 288, 289, 308
Fistel, Dickdarm 167
-, Dünndarm 166
Fisteln, gastrointestinale 162-168
-, High output 163
-, Low output 163
Fixation der Nährsonde 220
Flüssigdiäten 35
Flüssigkeitsbedarf des Verbrennungspatienten 138
Fruktose 85-89
Fruktoseintoleranz, hereditäre 12, 85, 86, 88, 89
Funktionsstörungen der Leber 251

Gallensäuren 364, 365
Ganzkörperkalium 315
Gastrale Distension 45
Gastric inhibitory polypeptide 371
Gastrostomie 223-230
-, perkutane endoskopische 38, 40, 195, 217, 226-230
Genauigkeitskontinuitätsdiagramme, Infusionspumpen 239
Gesamtnährlösungen 10, 20, 194
Gewichtsverlust 2, 295, 297
Glukagon 333
Glukoneogenese 87, 333, 339, 341
Glukose, Clearance 91, 92
Glukose-Insulin-Elektrolyt-Infusion 189
Glukose-Laktat-Zyklus 339

Glukoseassimilationsstörung 17, 91, 331, 335
Glukoseaufnahme 337
Glukoseklemmtechnik 335
Glukosemindestmenge 11
Glukoseoxydation 91, 92
Glukoseverwertungsstörung 17, 19
Glutamin 55, 339
Glykogenolyse 333

Hämodialyse 178
Hämofiltration 178
Hämothorax 244, 246
Harnstoffproduktionsrate 312-314
Harris-Benedict-Formel 73, 396
Hautfaltendicke 301-304
Hautreaktion vom verzögerten Typ 285-288, 290, 291, 295, 316, 323
Heparin 96
Herzinsuffizienz 54
Hickman-Broviac-Katheter 200, 208
Hormone, kontrainsulinäre 333
Hormoninkretion, Resorption 370
Hungerstoffwechsel 3, 14, 334, 340
Hydrolysate 54, 55
Hyperaldosteronismus, sekundärer 23
Hyperalimentation 9, 69, 95
Hyperglykämie 17, 20, 85-93, 150, 170
Hyperinsulinämie 175
Hyperkaliämie 272
Hyperlaktatämie 250
Hypermetabolismus 150
Hypertriglyzeridämie 97, 170, 175, 178
-, sekundäre 97
Hypoglykämie 152, 191, 193
-, reaktive 17
Hypokaliämie 191, 193, 253, 272
hypokalorisches, proteinsparendes 31-Regime 11-13, 44
Hypophosphatämie 24
Hypothalamisch-hypophysäre Achse 332

Idealgewicht 301
Ileus 45, 267
-, Hypoproteinämie und 45
-, mechanischer 271
Immunglobuline 280, 281, 283, 288
Immunologische Faktoren 277-294, 316-318, 322-324
Immunologisches Monitoring 282-291
Immunreaktivität, zelluläre 277, 279
Immuntherapie, unspezifische 277
Indikation, adjuvante 1
-, medizinische 1
-, soziale 4, 385
-, substitutive 385

-, therapeutische 2, 155, 162, 385
Indizes, prognostische 318, 322
Infektionsrate 171
Infusionsapparate 236-242
Infusionsbestecke 242
Infusionsgeräte 236-242
Infusionsgeschwindigkeit 262
Infusionslösungen, Zusätze 21-27
Infusionspumpen 236-242
Infusionsregler 237
Infusothorax 244, 246
Insertionstechnik 202-210, 218
Insulin 91-93, 131, 185, 250, 333, 371, 379
Insulin-Dosis-Wirkungskurve 335
Insulinbedarf 91-93, 188-193
Insulinmangel 92
Insulinresistenz 17, 87, 92, 182, 334
-, postoperative 334
Insulinrezeptoren 334
Insulinsensitivität 334, 337
Insulinwirksamkeit 334
Insulinzufuhr, perfusorgesteuerte 191
Insulinzusatz 17, 170
Interleukin-1 281, 283
Interleukine 341, 381
Ionen, Wertigkeit 22
Isotopenverdünnungsmethoden 314

Jugulariskatheter 207

Kalorien, stickstofffreie 47
Kalorien-Stickstoff-Verhältnis 76, 82
Kalorienbedarf 14, 15, 17, 20, 39, 40, 69, 130, 159
-, Berechnung 73, 396
-, gesteigerter 17
Kaloriengehalt, Nährstoffe 396
Kalorienregime, duales 14, 131, 174
Kalorimetrie, indirekte 70-72, 91, 96, 130, 174, 183
Kalziumphosphat, unlösliches 24
Karnitin 95, 97, 130, 153, 379
Katabolie 23, 241, 277, 281, 282
-, muskuläre 81
Katecholamine 333
Katheter, mehrlumige 200
-, zentralvenöser 9, 171
Katheterbruch 249
Katheterjejunostomie 44, 165, 218, 230-232, 268-271
Kathetermaterial, Thrombogenität 199
Katheterokklusion 249
Katheterpflege 210
Kathetersepsis 196, 200, 247
Katheterwechsel 48, 250
-, Seldingertechnik 249

Ketoanaloge der Aminosäuren 178, 377
Ketogenese 336, 339
Ketonkörper 378
Kinin-Prostaglandin-System 381
Knochenerkrankung, metabolische 251
Kohlendioxydproduktion 92
Kohlenhydrate 56-57
Kohlenhydratmischlösungen 20
Kohlenhydratmodule 375
Kohlenhydratresorption 111, 354-357
Kombinationslösungen 9, 11, 26-29
Komfortfunktionen von Infusions-
 apparaten 240
Kompatibilität 21
Komplettlösungen 9, 11, 26-29
Komplikationen, metabolische 119,
 250-254, 261, 271-272
-, septische 119, 247-249
-, sondenbedingte 267-271
-, thrombotische 244, 246
Körpergewicht, optimales 300
-, relatives 301
Körperoberfläche, Nomogramm 397
Körperzusammensetzung 314
Kortisol 333
Kreatininausscheidung und -index 310
Kristalline Aminosäuren 55
Kurzdarmsyndrom 195

Laktat 338
Laktatazidose 88
Laktatkonzentration 250
Laktose 38, 56, 57, 263, 356,
Laktoseintoleranz 56, 57, 263, 356
Langzeiternährung 195
Leberinsuffizienz 59, 174
Leberversagen 51, 52, 81
Leberzirrhose 96
Leukozytenmediatoren 341
Lipidassimilation 361-368
Lipide 57-59
-, Klassifikation 361
Lipolyse 85-87, 333, 336, 339
Lipoprotein 98
Lipoproteintransfer 96
Low-T3-Syndrom 380
Lymphozytenzahl 277, 283, 284, 316

M. Crohn 155-161
Magenentleerung 112
Magensäuresekretion 251
Makrobolusapplikation 38, 39, 40
Makrophagen 282, 283
Malabsorption 347-349
Malassimilation 347-349
Maldigestion 347-349

Malposition, pulmonale 269
Mangelernährung 2, 4, 14, 96, 155, 158, 159,
 163, 169, 181
-, Anamnese 297
-, Klassifikation 296
-, körperliche Untersuchung 298
Medikamentengabe über Sonden 50, 51
Mehrfachinfusionen 237
3-Methylhistidinausscheidung 311
Mindesteiweißzufuhr 76, 77, 79
Module 34, 35, 37, 375
Mononährstofflösungen 9
Monozyten 281
Motilität, intestinale 112, 265, 351
Multiples Testen 127
Muskelaminosäuren 309

Nährstoffe, parenterale, Utilisation 241
Nährstoffverwertungsstörung 17
Nahrungskarenz 3
Nahrungsmittelallergie 55
Natrium-Kalium-Pumpe 351, 352
Neuroendokrine Regulation 241, 331
Nicht-Glukose-Kohlenhydrate 85-90
Niereninsuffizienz 51, 96
Nierenlösung 178
Nierenversagen 176, 378
Null-Hypothese 125

Oberflächenspannung 22
Obstipation 265
Oligopeptiddiät 35, 36, 41, 54, 103, 105
Oligopeptiddiäten 36, 37
Oligopeptide 53, 56, 357-360
Oligopeptidmodule 376
Oligosaccharide 56, 57, 356
Ornithin-α-Ketoglutarat 378
Osmolarität 11, 21, 262
-, Nährlösungen 396
Ösophagusvarizen, Sondenernährung
 bei 269
Otitis media 267
Over-the-needle-Technik 200

Pankreaslipase 364
Pankreassekretion 41
Pankreatitis 169-172
Parallelinfusion 10, 212
Patientenselektion 114, 116
Peptiddiäten, synthetische 55
Peptidtransportsysteme 358-360
Perforation, Ernährungssonden 269
Pharyngostomie 233
Phosphatbedarf 24, 50, 89, 94, 251
Phosphofruktokinase 337
Pilotstudie 124

Plasmaaminosäuren, Ernährungszustand 309
Pneumatosis intestinalis 270
Pneumothorax 243-245
Polytrauma 39, 71, 129-132
Portkatheter 201, 209
Portosystemische Shuntoperationen 175
Positionskontrolle der Sondenspitze 220, 222
Postaggressionsstoffwechsel 3, 17, 56, 85-89, 91, 331, 341, 377
Postrezeptordefekt 338
Präalbumin 307
Prädiktiver Wert 125
Prognostische Indizes, Ernährungszustand 296
Proteinbedarf des Schwerverbrannten 133, 138
Proteinhydrolysate 103
Proteinkomponente 53
–, biologische Wertigkeit 106-108
Proteinmodule 376
Proteinquellen, endogene 351, 357
Proteinsynthese, muskuläre 81
Proteolyse 333
– der Skelettmuskulatur 151
Pyruvatdehydrogenase (PDH) 337

Radiologie, interventionelle 222
Randle-Mechanismus 337
Realimentation 117, 163
Reflux 266
Reflux- und Aspirationsgefahr 41
Resorption 347-374
– von Wasser und Elektrolyten 353
Resorptionsfläche 347
Resorptionsvorgänge, Energiequelle 351
Respiratorentwöhnung 52
Respiratorischer Quotient 70, 71, 92
Retinolbindendes Protein 308
Risiko, nutritives 2, 120
Risikoformeln 318, 323
Rohrfaser 110
Rose-Muster 76

Schädel-Hirn-Trauma 131
Schwerkraftinfusion 236
Sekretin 371
Sensitivität 125
Sepsis 130, 150
Serumaminogramme 175
Serumaminosäurenmuster 151
SI-Einheiten 395
Signifikanz, statistische 122
Silikonkautschuk-Katheter 200
Sinusitis, akute 267
Sonden, nasogastrale 123, 219

–, nasointestinale 221
–, transnasale 44
Sondenbruch und -leck 267
Sondendiäten, chemisch definierte 103
–, nährstoffdefinierte 103
Sondenernährung 116, 171
–, gastrale 103, 131
–, intestinale 103
–, postoperative 44, 390
–, Präparate 59-65
–, pumpenkontrollierte 41
Sondenmaterialien 214
Sondentypen 214
Sorbit 87
Spezifität 125
Spritzenpumpen 238
Spurenelemente 24, 30, 49, 155, 254
Spurenelementebedarf von Verbrennungspatienten 139
Stabilität von Lösungen 21
Standardaminosäurenlösung 81, 178
Standarddiät, nährstoffdefinierte 36
Standardkalorienbedarf 72
–, Korrekturfaktoren 73
Stickstoffbilanz 312
Stickstoffhomöostase 77
Stickstoffzufuhr und Proteinzufuhr 54
Streßlösungen 81, 131
Streßstoffwechsel 3, 14
Subklaviakatheter 207

T-Lymphozyten 284
Therapie, primäre 2
Thrombophlebitis 13, 249
Through-the-needle-Technik 200
Transferrin 307, 369
Transmineralisation 23
Transport freier Aminosäuren 358
Triglyzeride, langkettige 36, 56, 94, 361
–, mittelkettige 53, 94, 99, 153, 176, 189, 263, 361
Triglyzeridspiegel, Toleranzgrenze im Serum 94
Trijodthyronin T3 380
Trizepshautfalte 302
Tube feeding syndrome 272
Tumorerkrankungen 181-187, 392
Tumorkachexie 181
Tumorstoffwechsel 182
Tyrosin 55

Überwachung bei enteraler Ernährung 48
–, metabolische 191, 193
Ulcera, Ernährungssonden 267
Untersuchung, prospektive 122
–, retrospektive 122

V. azygos 205
V. cephalica 203
V. jugularis 203
V. subclavia 203
Validität 125
Venenkatheter, zentrale, beim Verbrennungspatienten 142, 145, 146
Venenkathetermaterialien 199
Venenverträglichkeit 11, 21
Venülen 199
Verbrennung 133–149
Verdauung 347–374
Vitamin B 12, Resorption 368
Vitamin K 49
Vitaminbedarf des Verbrennungspatienten 133, 138, 141, 143, 144
Vitamine 24, 30, 48, 155, 156, 158, 254
–, Dosisempfehlungen 25, 30
–, fettlösliche 94
– und Spurenelemente 13
Vitaminmodule 376

Wachstumshormon 332, 379
Warburg-Theorie 183
Wasser- und Elektrolytverlust 162
Weichmacher, Sondenmaterialien 199
Witzel-Fistel 35, 224

Xylit 11, 12, 85–87, 89

Zetapotential 21
Zink 24, 25, 30, 50, 164
Zuckeraustauschstoffe 11, 20, 44, 85–90, 130, 175, 251, 343
Zugänge, enterale 214
Zugänge, parenterale 199, 202
Zusatz von Arzneimitteln 27
Zusätze zur enteralen Ernährung 48

Die Praxis der Chirurgie

L. F. Hollender, Straßburg; **H.-J. Peiper,**
Göttingen (Hrsg.)

Pankreaschirurgie

1987. 337 Abbildungen, 65 Tabellen, davon
8 Farbabbildungen. XIII, 552 Seiten.
Gebunden DM 480,–. ISBN 3-540-15539-2

Das Buch beschreibt die chirurgischen Krankheitsbilder der Bauchspeicheldrüse und ihre operative Behandlung. Dieses Gebiet chirurgischer Tätigkeit hat während der letzten Jahrzehnte eine beachtliche, früher kaum denkbare Weiterentwicklung erfahren, die im internationalen und deutschen Schrifttum eine aktuelle, auf die Praxis ausgerichtete Darstellung nötig werden ließ. Mit der „Pankreaschirurgie" wird dem Chirurgen all das vermittelt, was zum Verständnis der operativen Therapie – pathologische Anatomie, Pathophysiologie und Diagnostik – sowie der konservativen Behandlungsmöglichkeiten von wesentlicher Bedeutung ist. Gerade die Therapie von Erkrankungen der Bauchspeicheldrüse ist heute häufig nur im Rahmen eines interdisziplinären Konzeptes zu sehen. Aus der Fülle operativ-technischer Verfahren werden vor allem solche detailliert-zeichnerisch dargestellt, die sich in der Praxis der Verfasser bewährt haben. Auf die Taktik des Vorgehens und die Schilderung aller wichtigen Operationsschritte wird besonderer Wert gelegt. Das Buch wendet sich vornehmlich an den gastroenterologisch interessierten Chirurgen. Es soll ihm das technische Rüstzeug vermitteln und als Ratgeber bei der Durchführung dieser differenzierten und nicht selten diffizilen Eingriffe am Pankreas dienen. Dem Internisten bietet es Einblicke in den Standard moderner Pankreaschirurgie, in die Indikationen und die zu erwartenden Ergebnisse.

Springer-Verlag
Berlin Heidelberg New York
London Paris Tokyo

**W. H. Remine, W. S. Payne, J. A. van Heerden,
C. E. Welch, L. W. Ottinger, J. P. Welch**

Speiseröhre, Magen, Darm

Übersetzt aus dem Amerikanischen von
G. Müller
Gezeichnet von F. E. Hosmer, E. Tagrin,
R. J. Galla

1987. 285 zum größten Teil farbige Abbildungen. XVII, 391 Seiten. Gebunden DM 490,–.
ISBN 3-540-13215-5

Die Autoren stellen bevorzugt die Techniken dar, die sie selbst als wirkungsvoll, sicher und erfolgreich erprobt haben. Die Darstellung der Anatomie, Physiologie und Pathologie erfolgt nur insoweit, wie sie für das Verständnis der Zusammenhänge unbedingt notwendig ist. Die ausgezeichneten Farbabbildungen aller Kapitel entsprechen in ihrer Darstellungsweise exakt der Situation, wie sie der Operateur vorfindet. Ein ideales Nachschlagewerk für den Abdominalchirugen.

H. D. Becker, Göttingen; **W. Lierse,
H. W. Schreiber,** Hamburg (Hrsg.)

Magenchirurgie

Indikationen, Methoden, Komplikationen
Illustriert von I. Schaumburg
Redaktion: T. Effenberger, B. Kremer

1986. 519 Abbildungen. XII, 388 Seiten.
Gebunden DM 390,–. ISBN 3-540-12417-9

Bewährte Standard- und Ausweichverfahren des chirurgischen Alltags bei Eingriffen am Magen und dem funktionell verbundenen proximalen Duodenum werden anatomisch exakt dargestellt und mögliche Komplikationen, Fehler und Gefahren einschließlich ihrer Vermeidung ausführlich erläutert. Die einzelnen operativen Schritte sind in hervorragender Weise illustriert und durch einen knappen und präzisen Text ergänzt.

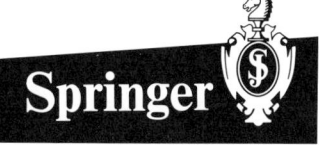

Springer

Die Praxis der Chirurgie

J. R. Siewert, Technische Universität München; **R. Pichlmayer,** Universität Hannover (Hrsg.)

Das traumatisierte Abdomen

1986. 87 Abbildungen. XII, 205 Seiten. Gebunden DM 198,–.
ISBN 3-540-16275-5

Das Bauchtrauma stellt eine besondere Herausforderung im chirurgischen Alltag dar: Jeder Chirurg muß in jeder chirugischen Abteilung in der Lage sein, intraabdominelle Verletzungen zu versorgen oder zumindest zu stabilisieren: Eine rasche und sichere Diagnostik, eine zielstrebige Indikationsstellung und schließlich die operative Versorgung der intraabdominellen Verletzungen sind von gleichrangiger Bedeutung für die Prognose des „Traumatisierten Abdomens".

F. P. Gall, P. Hermanek, J. Tonak, Universität Erlangen-Nürnberg (Hrsg.)

Chirurgische Onkologie

Histologie und stadiengerechte Therapie maligner Tumoren

1986. 274 Abbildungen. IX, 760 Seiten. Gebunden DM 425,–.
ISBN 3-540-13202-3

Das Buch ist die erste deutschsprachige Monographie über die Behandlung maligner Tumoren unter besonderer Berücksichtigung der chirurgischen Therapie. Einleitend werden die Grundsätze von Pathologie, Diagnose, Klassifikation, Therapie, Nachsorge und Statistik dargestellt: Der spezielle Teil gibt einen umfassenden, aktuellen, praxisbezogenen Überblick über die wichtigsten Organtumoren unter besonderer Berücksichtigung von diagnostischen Notwendigkeiten, Therapieplanung, und Therapiedurchführung.

B. J. Harlan, A. Starr, F. M. Harwin, Portland

Manual der Herzchirugie

Aus dem Amerikanischen übersetzt von W. Seybold-Epting

1983. 312 zum größten Teil farbige Abbildungen. XIX, 389 Seiten.
Gebunden DM 490,–.
ISBN 3-540-11788-1

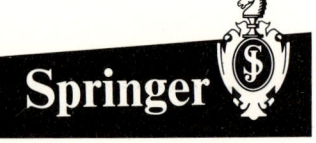

Springer-Verlag
Berlin Heidelberg New York
London Paris Tokyo

Springer